国家卫生健康委员会"十三五"规划教材

全国中医住院医师规范化培训教材

针 灸 学

主　编　赵吉平　符文彬

副主编　(按姓氏笔画排序)
　　　　王东岩　王艳君　朱　英　金肖青　戴淑青

编　委　(按姓氏笔画排序)
　　　　王东岩(黑龙江中医药大学附属第二医院)　　赵吉平(北京中医药大学东直门医院)
　　　　王艳君(河北省中医院)　　　　　　　　　　娄必丹(湖南中医药大学第一附属医院)
　　　　王维峰(山西中医药大学第三临床学院)　　　高　楠(日照市中医医院)
　　　　宁百乐(广东省中医院)　　　　　　　　　　常晓波(江西中医药大学)
　　　　朱　英(广西中医药大学附属瑞康医院)　　　符文彬(广东省中医院)
　　　　李立红(浙江省人民医院)　　　　　　　　　童　娟(广州医科大学附属第一医院)
　　　　李桂平(天津中医药大学第一附属医院)　　　蔡　润(安徽中医药大学第一附属医院)
　　　　张　敏(长春中医药大学附属医院)　　　　　裴　建(上海中医药大学附属龙华医院)
　　　　陈　理(江苏省中医院)　　　　　　　　　　谭　程(北京中医药大学东直门医院)
　　　　陈新旺(河南中医药大学第三附属医院)　　　戴淑青(青岛市中医医院)
　　　　金肖青(浙江医院)

秘　书　谭　程(兼)　宁百乐(兼)

人民卫生出版社

图书在版编目（CIP）数据

针灸学 / 赵吉平，符文彬主编 . —北京：人民卫
生出版社，2020

ISBN 978-7-117-29940-4

Ⅰ. ①针… Ⅱ. ①赵…②符… Ⅲ. ①针灸学 Ⅳ.
①R245

中国版本图书馆 CIP 数据核字（2020）第 064386 号

| 人卫智网 | www.ipmph.com | 医学教育、学术、考试、健康，
购书智慧智能综合服务平台 |
| 人卫官网 | www.pmph.com | 人卫官方资讯发布平台 |

针 灸 学

主　　编：赵吉平　符文彬
出版发行：人民卫生出版社（中继线 010-59780011）
地　　址：北京市朝阳区潘家园南里 19 号
邮　　编：100021
E - mail：pmph @ pmph.com
购书热线：010-59787592　010-59787584　010-65264830
印　　刷：保定市中画美凯印刷有限公司
经　　销：新华书店
开　　本：787 × 1092　1/16　印张：25　插页：2
字　　数：562 千字
版　　次：2020 年 6 月第 1 版　2020 年 6 月第 1 版第 1 次印刷
标准书号：ISBN 978-7-117-29940-4
定　　价：75.00 元
打击盗版举报电话：010-59787491　E-mail：WQ @ pmph.com
质量问题联系电话：010-59787234　E-mail：zhiliang @ pmph.com

数字增值服务编委会

主　编　赵吉平　符文彬

副主编　（按姓氏笔画排序）

　　　　王东岩　王艳君　朱　英　金肖青　戴淑青

编　委　（按姓氏笔画排序）

丁立钧（日照市中医医院）　　　　　　陈新旺（河南中医药大学第三附属医院）

王　影（中国中医科学院眼科医院）　　金肖青（浙江医院）

王东岩（黑龙江中医药大学附属第二　　赵吉平（北京中医药大学东直门医院）
　　　　医院）　　　　　　　　　　　侯学思（首都医科大学附属北京中医

王艳君（河北省中医院）　　　　　　　　　　　医院）

王维峰（山西中医药大学第三临床学院）娄必丹（湖南中医药大学第一附属医院）

宁百乐（广东省中医院）　　　　　　　高　楠（日照市中医医院）

朱　英（广西中医药大学附属瑞康医院）常晓波（江西中医药大学）

李立红（浙江省人民医院）　　　　　　符文彬（广东省中医院）

李桂平（天津中医药大学第一附属医院）童　娟（广州医科大学附属第一医院）

张　敏（长春中医药大学附属医院）　　蔡　润（安徽中医药大学第一附属医院）

张佳佳（北京中医药大学东直门医院）　裴　建（上海中医药大学附属龙华医院）

陈　晟（北京中医药大学东直门医院）　谭　程（北京中医药大学东直门医院）

陈　理（江苏省中医院）　　　　　　　戴淑青（青岛市中医医院）

秘　书　谭　程（兼）　宁百乐（兼）

3

修 订 说 明

为适应中医住院医师规范化培训快速发展和教材建设的需要,进一步贯彻落实《国务院关于建立全科医生制度的指导意见》《医药卫生中长期人才发展规划(2011—2020 年)》和《国家卫生计生委等 7 部门关于建立住院医师规范化培训制度的指导意见》,按照《国务院关于扶持和促进中医药事业发展的若干意见》要求,规范中医住院医师规范化培训工作,培养合格的中医临床医师队伍,经过对首版教材使用情况的深入调研和充分论证,人民卫生出版社全面启动全国中医住院医师规范化培训第二轮规划教材(国家卫生健康委员会"十三五"规划教材)的修订编写工作。

为做好本套教材的出版工作,人民卫生出版社根据新时代国家对医疗卫生人才培养的要求,成立国家卫生健康委员会第二届全国中医住院医师规范化培训教材评审委员会,以指导和组织教材的修订编写和评审工作,确保教材质量;教材主编、副主编和编委的遴选按照公开、公平、公正的原则,在全国 60 余家医疗机构近 1 000 位专家和学者申报的基础上,经教材评审委员会审定批准,有 500 余位专家被聘任为主审、主编、副主编、编委。

本套教材始终贯彻"早临床、多临床、反复临床",处理好"与院校教育、专科医生培训、执业医师资格考试"的对接,实现了"基本理论转变为临床思维、基本知识转变为临床路径、基本技能转变为解决问题的能力"的转变,注重培养医学生解决问题、科研、传承和创新能力,造就医学生"职业素质、道德素质、人文素质",帮助医学生树立"医病、医身、医心"的理念,以适应"医学生"向"临床医生"的顺利转变。

根据该指导思想,本套教材在上版教材的基础上,汲取成果,改进不足,针对目前中医住院医师规范化培训教学工作实际需要,进一步更新知识,创新编写模式,将近几年中医住院医师规范化培训工作的成果充分融入,同时注重中医药特色优势,体现中医思维能力和临床技能的培养,体现医考结合,体现中医药新进展、新方法、新趋势等,并进一步精简教材内容,增加数字资源内容,使教材具有更好的思想性、实用性、新颖性。

本套教材具有以下特色:

1. 定位准确,科学规划　本套教材共 25 种。在充分调研全国近 200 家医疗机构及规范化培训基地的基础上,先后召开多次会议深入调研首版教材的使用情况,并广泛听取了长期从事规培工作人员的意见和建议,围绕中医住院医师规范化培训的目标,分为临床学科(16 种)、公共课程(9 种)两类。本套教材结合中医临床实际情况,充分考虑各学科内亚专科的培训特点,能够满足不同地区、不同层次的培训要求。

2. **突出技能,注重实用**　本套教材紧扣《中医住院医师规范化培训标准(试行)》要求,将培训标准规定掌握的以及编者认为在临床实践中应该掌握的技能与操作采用"传统"模式编写,重在实用,可操作性强,强调临床技术能力的训练和提高,重点体现中医住院医师规范化培训教育特色。

3. **问题导向,贴近临床**　本套教材的编写模式不同于本科院校教材的传统模式,采用问题导向和案例分析模式,以案例提示各种临床情境,通过问题与思路逐层、逐步分解临床诊疗流程和临证辨治思维,并适时引入、扩展相关的知识点。教材编写注重情境教学方法,根据诊治流程和实际工作中的需要,将相关的医学知识运用到临床,转化为"胜任力",重在培养学员中医临床思维能力和独立的临证思辨能力,为下一阶段专科医师培训打下坚实的基础。

4. **诊疗导图,强化思维**　本套教材设置各病种"诊疗流程图"以归纳总结临床诊疗流程及临证辨治思维,设置"临证要点"以提示学员临床实际工作中的关键点、注意事项等,强化中医临床思维,提高实践能力,体现中医住院医师规范化培训教育特色。

5. **纸数融合,创新形式**　本套教材以纸质教材为载体,设置随文二维码,通过书内二维码融入数字内容,增加视频/微课资源、拓展资料及习题等,使读者阅读纸书时即可学习数字资源,充分发挥富媒体优势和数字化便捷优势,为读者提供优质适用的融合教材。教材编写与教学要求匹配、与岗位需求对接,与中医住院医师规范化培训考核及执业考试接轨,实现了纸数内容融合、服务融合。

6. **规范标准,打造精品**　本套教材以《中医住院医师规范化培训实施办法(试行)》《中医住院医师规范化培训标准(试行)》为编写依据,强调"规范化"和"普适性",力争实现培训过程与内容的统一标准与规范化。其临床流程、思维与诊治均按照各学科临床诊疗指南、临床路径、专家共识及编写专家组一致认可的诊疗规范进行编写。在编写过程中,病种与案例的选择,紧扣标准,体现中医住院医师规范化培训期间分层螺旋、递进上升的培训模式。教材修订出版始终坚持质量控制体系,争取打造一流的、核心的、标准的中医住院医师规范化培训教材。

人民卫生出版社医药卫生规划教材经过长时间的实践和积累,其优良传统在本轮教材修订中得到了很好的传承。在国家卫生健康委员会第二届全国中医住院医师规范化培训教材评审委员会指导下,经过调研会议、论证会议、主编人会议、各专业教材编写会议和审定稿会议,编写人员认真履行编写职责,确保了教材的科学性、先进性和实用性。参编本套教材的各位专家从事中医临床教育工作多年,业务精纯,见解独到。谨此,向有关单位和个人表示衷心的感谢!希望各院校及培训基地在教材使用过程中,及时提出宝贵意见或建议,以便不断修订和完善,为下一轮教材的修订工作奠定坚实的基础。

人民卫生出版社有限公司

2020 年 3 月

国家卫生健康委员会"十三五"规划教材
全国中医住院医师规范化培训
第二轮规划教材书目

序号	教材名称	主编		
1	卫生法规(第2版)	周 嘉	信 彬	
2	全科医学(第2版)	顾 勤	梁永华	
3	医患沟通技巧(第2版)	张 捷	高祥福	
4	中医临床经典概要(第2版)	赵进喜		
5	中医临床思维(第2版)	顾军花		
6	中医内科学·呼吸分册	王玉光	史锁芳	
7	中医内科学·心血管分册	方祝元	吴 伟	
8	中医内科学·消化分册	高月求	黄穗平	
9	中医内科学·肾病与内分泌分册	倪 青	邓跃毅	
10	中医内科学·神经内科分册	高 颖	杨文明	
11	中医内科学·肿瘤分册	李和根	吴万垠	
12	中医内科学·风湿分册	刘 维	茅建春	
13	中医内科学·急诊分册	方邦江	张忠德	
14	中医外科学(第2版)	刘 胜		
15	中医皮肤科学	陈达灿	曲剑华	
16	中医妇科学(第2版)	梁雪芳	徐莲薇	刘雁峰
17	中医儿科学(第2版)	许 华	肖 臻	李新民
18	中医五官科学(第2版)	彭清华	忻耀杰	
19	中医骨伤科学(第2版)	詹红生	冷向阳	谭明生
20	针灸学	赵吉平	符文彬	
21	推拿学	房 敏		
22	传染病防治(第2版)	周 华	徐春军	
23	临床综合诊断技术(第2版)	王肖龙	赵 萍	
24	临床综合基本技能(第2版)	李 雁	潘 涛	
25	临床常用方剂与中成药	翟华强	王燕平	

国家卫生健康委员会
第二届全国中医住院医师规范化培训教材
评审委员会名单

前　言

　　《针灸学》是国家卫生健康委员会"十三五"规划教材、全国中医住院医师规范化培训教材中的一本。本教材针对规培生的需求，在努力做好与本科教材知识点衔接的基础上，坚持"基本方法、基本技能、基本思维"的三基原则，注重技能点、创新点、执业点的三点结合，在提高学生针灸临床诊疗思维能力，加强临床技能的规范化训练方面进行了比较深入的思考。

　　教材分为六章。第一章是经络总论，第二章是腧穴总论，第三章是经络腧穴各论，第四章是刺灸法，第五章是针灸治疗总论，第六章是针灸治疗各论。本版教材具有如下特色：①在内容选择上，以现行的规培考试大纲为指导，以应知、应会的核心知识、核心技能为重点；②在腧穴方面，选择了200个常用腧穴，以表格形式分列了腧穴的特定穴类属、定位、解剖、主治、操作，其中列举的操作方法具有临床实用性；③在针灸技术方面，选择了13种常用的针灸技术，以流程图的形式，既展示了技术的基本操作规程，又突出了重要环节的核心要素；④在治疗各论中，选择了48个针灸治疗的优势病种，以临床案例为引导，以诊疗过程为主线，引导学生逐步深入思考，帮助建立具有针灸辨治特点的临床诊疗思维模式，并起到示范作用；⑤配备有数字教材，通过对知识的归纳总结、题目练习、模拟考核，提高了教材的可读性、实用性、应试性。此外，本教材重视在诊疗环节中渗透医学的人文关怀思想；基于相关规定，案例部分采用了疾病的中西医双重诊断。

　　本教材具有良好的启发性、实用性、可读性和应试性，旨在使学生好学，临床好用。该教材适用于中医住院医师的规范化培训，也可作为针灸专业研究生、初入临床的针灸医师的参考用书，以及中级专业技术资格考试者的应试参考用书，对从事针灸教学、医疗、科研的工作人员也有所帮助。

　　本教材第一、二、五章由赵吉平编写；第三章由陈新旺、高楠、赵吉平编写；第四章由符文彬、李桂平、童娟编写；第六章由王东岩、戴淑青、金肖青、王艳君、朱英、王维峰、李立红、陈理、张敏、娄必丹、常晓波、童娟、裴建、蔡润编写。

　　全书由赵吉平、符文彬、谭程、宁百乐负责统稿。

编写过程中,尽管我们强调精品意识,突出临床特色,但由于本教材在编写的内容及形式上有较大的创新性,更由于编者水平所限,书中难免存在不足之处,诚望读者及同行给予批评指正。

《针灸学》编委会
2020 年 3 月

目　录

第一章

经络总论

> **培训目标**
>
> 1. 掌握十二经脉的分布规律、循行与交接规律、气血流注、属络表里关系及与脏腑器官的联络。
> 2. 掌握奇经八脉、十五络脉、十二经别、十二经筋、十二皮部的概念、分布和作用。
> 3. 掌握经络的作用和经络学说的临床应用。
> 4. 熟悉经络的标本、根结、气街和四海的意义。

经络是经脉和络脉的总称,是人体内运行气血的通道。《灵枢·脉度》记载:"经脉为里,支而横者为络,络之别者为孙。"经脉贯通上下,沟通内外,是经络系统中的主干;络脉是经脉别出的分支,较经脉细小,纵横交错,遍布全身。络脉又包括浮络、孙络,难以计数。《灵枢·经脉》记载:"经脉者,常不可见也","诸脉之浮而常见者,皆络脉也"。

经络学说是阐述人体经络系统的循行分布、生理功能、病理变化及其与脏腑相互关系的一门学说,是中医理论体系的重要组成部分,贯穿于中医学的生理、病理、诊断、治疗中,指导着针灸临床治病,也指导着中医各科的临床实践,在针灸临床中的地位尤为突出。《灵枢·经别》曰:"夫十二经脉者,人之所以生,病之所以成,人之所以治,病之所以起,学之所始,工之所止也。"强调经络在生理、病理、诊断、治疗等方面的重要性。

第一节 经络系统的组成

经络系统由经脉和络脉组成(图 1-1),其中经脉包括十二经脉、奇经八脉以及附属于十二经脉的十二经别、十二经筋、十二皮部;络脉包括十五络脉和难以计数的浮络、孙络等。

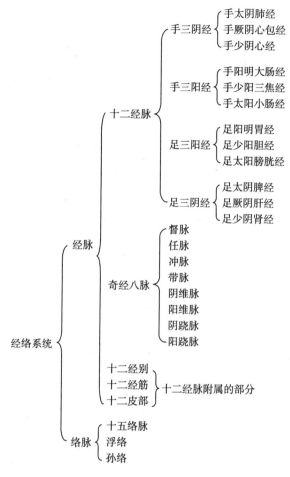

图 1-1　经络系统组成

一、十二经脉

十二经脉是手三阴经(手太阴肺经、手厥阴心包经、手少阴心经)、手三阳经(手阳明大肠经、手少阳三焦经、手太阳小肠经)、足三阳经(足阳明胃经、足少阳胆经、足太阳膀胱经)、足三阴经(足太阴脾经、足厥阴肝经、足少阴肾经)的总称,是经络系统的主体,故又称之为"正经"。

（一）十二经脉在体表的分布规律

十二经脉左右对称地分布于人体体表的头面、躯干和四肢。以传统取穴姿势,即自然直立,两手下垂,掌心向内,拇指向前为标准体位,十二经脉中 6 条阳经分布于四肢外侧和头面、躯干,其中手三阳经分布于上肢外侧,足三阳经分布于下肢外侧,其分布规律是阳明在前,少阳在中(侧),太阳在后;6 条阴经分布于四肢内侧和胸腹,其中手三阴经分布于上肢内侧,足三阴经分布于下肢内侧。手三阴经的分布规律是太阴在前、厥阴在中、少阴在后;足三阴经在小腿下半部及足背的分布规律是厥阴在前、太阴在中、少阴在后,在内踝上 8 寸处,足厥阴经同足太阴经交叉后,分布规律为太阴在前、厥阴在中、少阴在后(图 1-2)。

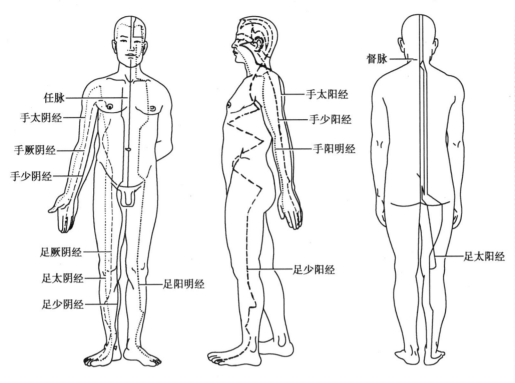

图 1-2 十四经循行分布图

（二）十二经脉的表里属络关系

十二经脉"内属于府藏,外络于肢节",在体内与脏腑有明确的属络关系。其中阴经属脏络腑,阳经属腑络脏。

十二经脉之间存在着表里相合关系。如《素问·血气形志》所载:"足太阳与少阴为表里,少阳与厥阴为表里,阳明与太阴为表里,是为足阴阳也。手太阳与少阴为表里,少阳与心主为表里,阳明与太阴为表里,是为手之阴阳也。"互为表里的经脉在生理上有密切联系,病变时会相互影响,治疗时可相互为用。

（三）十二经脉的循行走向与交接规律

十二经脉循行走向的规律是:手三阴经从胸走手,手三阳经从手走头,足三阳经从头走足,足三阴经从足走腹(胸)。如《灵枢·逆顺肥瘦》所载:"手之三阴,从脏走手;手之三阳,从手走头;足之三阳,从头走足;足之三阴,从足走腹。"

十二经脉循行交接的规律是:①相表里的阴经与阳经在四肢末端交接。②同名的阳经与阳经在头面部交接。③相互衔接的阴经与阴经在胸中交接(图 1-3)。

（四）十二经脉的气血流注规律

十二经脉气血流注顺序有一定规律。十二经脉气血流注从手太阴肺经开始,逐经相传,至足厥阴肝经而终,再由足厥阴肝经复传于手太阴肺经,形成周而复始、如环无端的循环流注系统,将气血周流全身,营养和维持各组织器官的功能活动。如《灵枢·卫气》载:"阴阳相随,外内相贯,如环之无端。"(图 1-4)。

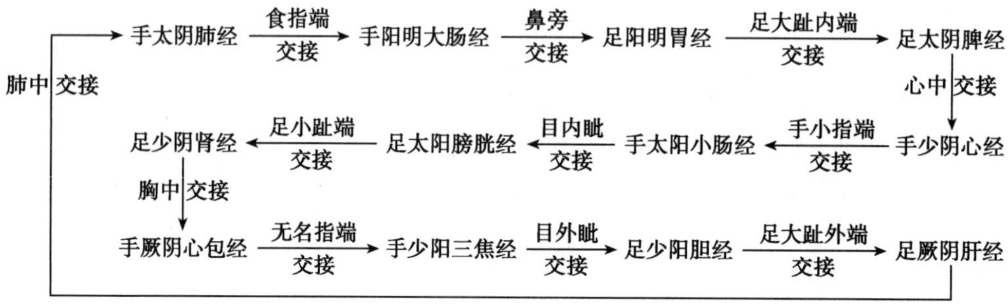

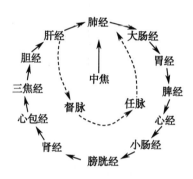

图 1-3　十二经脉循行走向与交接规律

图 1-4　十二经脉气血流注

(五) 十二经脉与脏腑器官的联络

十二经脉除了属络五(六)脏六腑外,还与其循行分布部位的其他组织器官有着密切的联络(表 1-1)。临床上辨证分经,循经取穴,多以此为依据。

表 1-1　十二经脉与脏腑器官联络

经脉名称	联络的脏腑	联络的器官
手太阴肺经	肺、大肠、中焦、胃口	肺系
手阳明大肠经	大肠、肺	下齿、口、鼻孔
足阳明胃经	胃、脾	鼻、上齿、口唇、耳、喉咙
足太阴脾经	脾、胃、心	咽、舌
手少阴心经	心、小肠、肺	心系、咽、目系
手太阳小肠经	小肠、心、胃	咽、耳、目内外眦、鼻
足太阳膀胱经	膀胱、肾	目内眦、耳、脑
足少阴肾经	肾、膀胱、肝、肺、心	喉咙、舌
手厥阴心包经	心包、三焦	
手少阳三焦经	三焦、心包	耳、目锐眦
足少阳胆经	胆、肝	目锐眦、耳
足厥阴肝经	肝、胆、胃、肺	阴器、喉咙、颅颡、目系、唇

二、奇经八脉

奇经八脉指督脉、任脉、冲脉、带脉、阴维脉、阳维脉、阴跷脉、阳跷脉八条经脉，又因与十二经脉不同而别道奇行，故称为奇经八脉。

(一) 奇经八脉的分布与特点

奇经八脉与十二正经不同，既不直属脏腑，除任、督脉外又无专属穴位，"别道奇行"，故称"奇经"。奇经没有表里对应关系。

督脉、任脉、冲脉皆起于胞中，同出会阴而异行，称为"一源三歧"。督脉行于腰背正中，上至头面，总督六阳经。任脉循行于腹胸正中，上抵颏部。冲脉与足少阴肾经相并上行，环绕口唇。带脉起于胁下，绕行腰间一周。阴维脉起于小腿内侧，沿腿股内侧上行，至咽喉与任脉会合。阳维脉起于足跗外侧，沿腿膝外侧上行，至项后与督脉相会。阴跷脉起于足跟内侧，随足少阴等经上行，至目内眦与阳跷脉会合。阳跷脉起于足跟外侧，伴足太阳等经上行，至目内眦与阴跷脉会合，再沿足太阳经上额，于项后会合足少阳经。

(二) 奇经八脉的作用与临床意义

奇经八脉交错地循行分布于十二经之间，具有以下作用：

一是统率、主导作用。奇经八脉将部位相近、功能相似的经脉联系起来，达到统率有关经脉气血，协调阴阳的作用。督脉督领诸阳经，统摄全身阳气和真元，为"阳脉之海"。任脉妊养诸阴经，总调全身阴气和精血，为"阴脉之海"。冲脉起于胞中，与督脉、任脉、足阳明、足少阴等经关系密切，具有涵蓄十二经气血的作用，故有"十二经脉之海"和"血海"之称。带脉约束了纵行躯干部的诸条经脉。阳维脉主一身之表，阴维脉主一身之里，二者共同维系一身阳经和阴经。阴阳跷脉主肢体两侧的阴阳，调节下肢运动与寤寐。

二是沟通、联络作用。奇经八脉在循行分布过程中，与其他各经相互交会沟通，加强了十二经脉之间的相互联系。如手足三阳经共会督脉于大椎，任脉关元、中极穴为与足三阴经之交会穴，冲脉加强了足阳明与足少阴经之间的联系，带脉横绕腰腹，联系着纵行于躯干的各条经脉等。

三是蓄积、渗灌作用。奇经八脉纵横交错循行于十二经脉之间，当十二经脉和脏腑之气旺盛时，奇经加以储蓄；当十二经脉生理功能需要时，奇经又能渗灌和供应（表 1-2）。

表 1-2 奇经八脉循行分布和功能

奇经八脉	循行分布概况	功能
任脉	腹、胸、颏下正中	妊养六阴经，调节全身阴气和精血，为"阴脉之海"
督脉	腰、背、头面正中	督领六阳经，调节全身阳气和真元，为"阳脉之海"
冲脉	与足少阴经并行，环绕口唇，且与任脉、督脉、足阳明经等有联系	涵蓄十二经气血，故称"十二经之海"或"血海"

续表

奇经八脉	循行分布概况	功能
带脉	起于胁下,环腰一周,状如束带	约束纵行躯干的诸条经脉
阴维脉	起于小腿内侧,并足太阴、厥阴上行,至咽喉合于任脉	主一身之里,维系全身阴经
阳维脉	起于足跗外侧,并足少阳经上行,至项后会于督脉	主一身之表,维系全身阳经
阴跷脉	起于足跟内侧,伴足少阴等经上行,至目内眦与阳跷脉会合	共同调节下肢运动;司寤寐
阳跷脉	起于足跟外侧,伴足太阳等经上行,至目内眦与阴跷脉会合	

奇经八脉中的任脉和督脉,各有其所属的腧穴,故与十二经相提并论合称"十四经",其他 6 条奇经没有专属的腧穴。

奇经八脉理论是经络理论的重要内容之一。在临床实践中,不论是对针灸诊断,还是对针灸治疗以及中医辨证施治,都有重要意义。"八脉交会穴""灵龟八法"和"飞腾八法",都是这一理论的具体运用。

三、十五络脉

十二经脉和任脉、督脉各自别出一络,加上脾之大络,总计 15 条,称为十五络脉,分别以其所别出处的腧穴命名。另有"胃之大络,名曰虚里。贯膈络肺,出于左乳下,其动应衣,脉宗气也",故有"十六络"之说。

(一) 十五络脉的分布概况

十二经别络在四肢肘膝关节以下本经络穴分出后,均走向其相表里的经脉;任脉的别络,从胸骨剑突下鸠尾分出后,散布于腹部;督脉的别络,从尾骨下长强分出后,散布于头部,并走向背部两侧的足太阳经;脾的大络,出于腋下大包穴,散布于胸胁部。全身络脉中,十五络脉较大,络脉中浮行于浅表部位的称为"浮络"。络脉最细小的分支称为"孙络",遍布全身,难以计数。

(二) 十五络脉的作用与临床意义

十二经别络有沟通表里两经,加强十二经脉表里两经之间联系的作用。其中阴经别络走向阳经,阳经别络走向阴经,加强了表里两经的联系。

十五络脉为大络,有统属全身浮络、孙络,以渗灌血液,营养周身,贯通营卫的作用。根据络脉的分布特点,可以使十二经脉气血由线状流行逐渐扩展为面状弥散。十二经络穴的部位,即是各络脉脉气的汇聚点和枢纽;任脉之络、督脉之络和脾之大络,沟通了腹、背和身侧的经气,输布气血以濡养全身。孙络、浮络横行交错,网络周身,行于外者为"阳络",行于内者为"阴络";内而脏腑,外而五官九窍、四肢百骸,无处不到,输布气血以濡养全身。《灵枢·本脏》记载:"经脉者,所以行血气而营阴阳,濡筋骨,利关节也。"循行于经脉中的营卫气血,正是通过络脉布散全身的浮络、孙络,而温养、濡润全身,维持人体正常生理功能。

络脉理论对中医临床特别是针灸临床有重要的指导意义。根据络脉病候和络脉沟通表里两经的特点,可以选用络穴治疗络脉的虚实病证和相表里两经的病变;络脉理论还用于诊察疾病,如诊察络脉颜色的变化,可测知脏腑经脉有关方面的病变;络脉理论还可以指导针刺放血,以治疗相应疾病,如刺络拔罐放出少许血液,能祛除络脉中的瘀积,达到通畅气血、治疗疾病的目的。

四、十二经别

十二经别是十二正经别行深入体腔的支脉。由于经别均由十二经脉分出,故其名称也依十二经脉而定,即有手三阴经别、手三阳经别、足三阳经别和足三阴经别。

(一) 十二经别的循行分布特点

十二经别的循行分布具有离、入、出、合的特点,多从四肢肘膝关节附近的正经别出(离),经过躯干深入体腔与相关的脏腑联系(入),再浅出体表上行头项部(出),在头项部,阳经经别合于本经的经脉,阴经经别合于其相表里的阳经经脉(合)。由此十二经别按阴阳表里关系汇合成六组,称为"六合"。

根据《灵枢·经别》,足太阳、足少阴经别从腘部分出,入走肾与膀胱,上出于项,合于足太阳膀胱经;足少阳、足厥阴经别从下肢分出,行至毛际,入走肝胆,上系于目,合于足少阳胆经;足阳明、足太阴经别从髀部分出,入走脾胃,上出鼻頞,合于足阳明胃经;手太阳、手少阴经别从腋部分出,入走心与小肠,上出目内眦,合于手太阳小肠经;手少阳、手厥阴经别分别从所属正经分出,进入胸中,入走三焦,上出耳后,合于手少阳三焦经;手阳明、手太阴经别从所属正经分出,入走肺与大肠,上出缺盆,合于手阳明大肠经。

(二) 十二经别的作用与临床意义

十二经别有加强表里两经联系的作用,其阴经经别,多走向阳经经脉,并与之会合,从而使十二经脉表里两经之间增加了联系;有加强经脉与脏腑联系的作用,经别进入体腔以后,大多数都循行于该经脉所属脏腑,特别是阳经经别全部联系到其本经有关的脏和腑,使体内脏腑的配合以及表里两经在内行部分的联系更加密切,也为临床常用的表里配穴法提供了理论依据;有加强十二经脉与头部联系的作用,不仅阳经经别到达头部,阴经经别也合于头面,由于经别加强了十二经脉对头面的联系,从而突出了头面部经脉和腧穴的重要性及其主治作用,也为手足三阴经中部分腧穴能够治疗头面和五官疾病,以及近代发展起来的头针、面针、耳针等奠定了理论基础。

通过十二经别的分布循行,使经脉对肢体、内脏各部分之间的联系更趋周密。十二经脉没有分布到的某些部位和脏器,经别则把它联系起来,使机体增加了联系径路,密切了人体各部分之间的关系。

经别无所属的穴位,也无独立的病证,但由于其循行补充了十二经脉的不足,从而扩大了经穴的主治范围。如十二经脉中足阳明胃经没有联系到心脏,手少阴心经也没有循行到胃腑,而足阳明经别的循行是属于胃,散络于脾,又上通于心,沟通了心与胃之间的联系,从而为中医和胃气以安心神的治法提供了理论依据。足太阳膀胱经的承山穴能够治疗肛肠疾患,也是因为其经别"别入于肛"。

五、十二经筋

十二经筋是十二经脉之气结聚散络于筋肉关节的体系,是附属于十二经脉的筋肉系统。十二经筋皆隶属于十二经脉,并随其所属经脉而命名。

（一）十二经筋的分布概况和特点

十二经筋的循行分布,与其所辖经脉体表通路基本一致,其循行走向均从四肢末端走向头身,行于体表,不入内脏。在循行分布过程中有结、聚、散、络的特点。结聚部位多在关节及肌肉丰厚处,并与邻近的他经相联结。其中足三阳经筋起于足趾,循股外上行结颅(面部);足三阴经筋起于足趾,循股内上行结于阴器(腹部);手三阳经筋起于手指,循臑外上行结于角(头部);手三阴经筋起于手指,循臑上行结于贲(胸部)。前阴是宗筋所聚,足三阴与足阳明经筋都在该处聚合。散,主要在胸腹;络,足厥阴肝经除结于阴器外,还能总络诸筋。此外,经筋还有刚筋、柔筋之分。刚(阳)筋分布于项背和四肢外侧,以手足阳经经筋为主;柔(阴)筋分布于胸腹和四肢内侧,以手足阴经经筋为主。

（二）十二经筋的作用与临床意义

经筋的作用主要是约束骨骼,利于关节屈伸活动,以保持人体正常的运动功能。《素问·痿论》曰:"宗筋主束骨而利机关也。"

经筋为病,多为筋肉组织的病证和运动功能的异常,如筋痛、转筋、弛纵等表现。如《灵枢·经筋》指出:"寒则反折筋急,热则筋弛纵不收","阳急则反折,阴急则俯不伸"。针灸治疗多"以痛为腧",即在病患局部取穴,多用燔针劫刺。如《灵枢·经筋》云:"治在燔针劫刺,以知为数,以痛为输。"如肩背腰腿疼痛或活动不利以及肌肉痉挛、瘫痪等症,皆属于经筋病的范畴。此外,经筋为病,还产生某些与脏腑、五官九窍相关的特殊病证,如"维筋相交,目不开"的足少阳经筋病,"耳中鸣痛"的手太阳经筋病,"阴缩不用"的足厥阴经筋病等。

六、十二皮部

十二皮部是十二经脉功能活动反映于体表的部位,也是络脉之气在皮肤所散布的部位。《素问·皮部论》说:"皮者,脉之部也","凡十二经络脉者,皮之部也。"

（一）十二皮部的分布概况

十二皮部的分布区域,是以十二经脉体表的分布范围为依据,是十二经脉在皮肤上分属的部位。《素问·皮部论》指出:"欲知皮部以经脉为纪者,诸经皆然。"

（二）十二皮部的作用与临床意义

十二皮部居于人体最外层,与经络气血相通,是络脉之气(卫气)散布之处,所以是机体的卫外屏障,有保卫机体、抗御外邪和反映病证的作用。

皮部理论临床应用广泛,中医临床辨证诊断常以皮部理论为依据,如观察浮络的色泽变化,检查皮下结节、皮肤感觉等是望诊、按诊的重要内容;各种外治法离不开皮部理论的指导,针灸临床选穴和刺法的操作也离不开皮部理论,如传统刺法中的"半刺""毛刺",各种灸法、拔罐法、穴位敷贴法以及近代兴起的皮肤针法等,与皮部的关系都十分密切。

第二节 经络的标本、根结、气街、四海

经络的标本、根结、气街、四海理论是经络理论的重要内容。掌握这些理论,可以加深对经络分布及经气运行特殊规律的认识,从而有效地指导临床实践。

一、标本

在经络学中,标本主要指经脉腧穴分布部位的上下对应关系。

十二经脉都有"标"部与"本"部。本在四肢肘膝以下的一定部位,标在头、胸背部。如足太阳之本,在足跟以上 5 寸中,穴为跗阳,标在两络命门(目),穴为睛明。根据《灵枢·卫气》所载,十二经脉标本的位置及相应的腧穴列表如下(表 1-3)。

表 1-3 十二经脉标本

十二经脉	本		标	
	部位	相应腧穴	部位	相应腧穴
足太阳	跟以上 5 寸	跗阳	两络命门(目)	睛明
足少阳	窍阴之间	足窍阴	窗笼(耳)之前	听会
足阳明	厉兑	厉兑	颊下,夹颃颡	人迎
足少阴	内踝下上 3 寸中	交信、复溜	背俞与舌下两脉	肾俞、廉泉
足厥阴	行间上 5 寸所	中封	背俞	肝俞
足太阴	中封前上 4 寸中	三阴交	背俞与舌本	脾俞、廉泉
手太阳	外踝之后	养老	命门(目)之上 1 寸	攒竹
手少阳	小指次指之间上 2 寸	中渚	耳后上角下外眦	丝竹空
手阳明	肘骨中上至别阳	曲池	颜下合钳上	迎香
手太阴	寸口之中	太渊	腋内动脉	中府
手少阴	锐骨之端	神门	背俞	心俞
手厥阴	掌后两筋之间 2 寸	内关	腋下 3 寸	天池

二、根结

根结中"根"指根本、开始,即四肢末端井穴;"结"指结聚、归结,即头、胸、腹部。《标幽赋》指出:"更穷四根三结,依标本而刺无不痊。"此处"四根三结"指十二经脉以四肢为"根",以头、胸、腹三部为"结"。主要反映经气的所起与所归以及经气上下两极间的关系。根据《灵枢·根结》所载,足三阴三阳之根与结列表如下(表 1-4)。

表1-4　足三阴三阳根结部位

经脉	根(井穴)	结
太阳	至阴	命门(目)
阳明	厉兑	颃大(钳耳)
少阳	窍阴	窗笼(耳)
太阴	隐白	太仓(胃)
厥阴	大敦	玉英(玉堂),络膻中
少阴	涌泉	廉泉(舌下)

十二经脉的"根"与"本","结"与"标"位置相近或相同,意义也相似。"根"有"本"意,"结"有"标"意。"根"与"本"部位在下,皆经气始生始发之地,为经气所出;"结"与"标"部位在上,皆为经气所结、所聚之处,为经气之所归。但它们在具体内容上又有所区别,即"根之上有本","结之外有标","标本"的范围较"根结"为广。"标本"理论强调经脉分布上下部位的相应关系,而"根结"理论则强调经气两极间的联系。

标本根结理论补充说明了经气的流注运行状况,即经气循行的多样性和弥散作用,强调了人体四肢与头身的密切联系,为四肢肘膝以下的腧穴治疗远隔部位的脏腑及头面五官疾病提供了又一理论依据。

三、气街

气街是经气聚集运行的共同通路。《灵枢·卫气》记载:"请言气街:胸气有街,腹气有街,头气有街,胫气有街。"《灵枢·动输》又指出:"四街者,气之径路也。"说明了头、胸、腹、胫部有经脉之气聚集循行的通路。

《灵枢·卫气》对气街的部位有较详细记载:"故气在头者,止之于脑。气在胸者,止之膺与背腧。气在腹者,止之背腧,与冲脉于脐左右之动脉者。气在胫者,止之于气街,与承山踝上以下。"由此可见,气街具有横向为主、上下分部、紧邻脏腑、前后相连的特点,横贯脏腑经络,纵分头、胸、腹、胫是其核心内容。气街理论从另一个角度阐述了经气运行的规律,为临床配穴处方提供了理论依据。

四、四海

四海即髓海、血海、气海、水谷之海的总称,四海为人体气血精髓等精微物质汇聚之所,《灵枢·海论》指出:"人有髓海,有血海,有气海,有水谷之海,凡此四者,以应四海也。"

四海的部位与气街的部位类似,髓海位于头部,气海位于胸部,水谷之海位于上腹部,血海位于下腹部,各部之间相互联系。

四海主持全身的气血、津液,其中脑部髓海为元神之府,是神气的本源,脏腑经络活动的主宰;胸部为气海,宗气所聚之处,贯心脉而行呼吸;胃为水谷之海,是营气、卫气的化源之地,即气血生化之源;冲脉为十二经之海,又称"血海",起于胞宫,与原气关系密切,为原气之所出,是人体生命活动的原动力。

四海理论进一步明确了经气的组成和来源。四海病变,主要分为有余、不足两大类,对临床辨证施治有指导意义。

第三节　经络的作用和经络学说的临床应用

经络密切联系周身的组织和脏器,在生理功能和病理变化方面有着重要的作用。

一、经络的作用

《灵枢·经脉》记载:"经脉者,所以能决死生,处百病,调虚实,不可不通。"说明了经络在生理、病理和疾病的防治等方面的作用。其所以能决死生,是因为经络具有联系人体内外,运行气血的作用;处百病,是因为经络具有抗御病邪,反映证候的作用;调虚实,是因为刺激经络,有传导感应的作用。

(一) 联系脏腑,沟通内外

人体的五脏六腑、四肢百骸、五官九窍、皮肉筋骨等组织器官通过经络的联系而构成一个有机的整体,完成正常的生理活动。十二经脉及其分支等纵横交错、入里出表、通上达下联系了脏腑器官,奇经八脉沟通于十二经之间,经筋皮部联结了肢体筋肉皮肤,从而使人体的各脏腑组织器官有机地联系起来。正如《灵枢·海论》说:"夫十二经脉者,内属于腑脏,外络于肢节。"

(二) 运行气血,协调阴阳

气血必须通过经络的传注,才能输布全身,以濡润全身各脏腑组织器官,维持机体的正常功能。《灵枢·本脏》说:"经脉者,所以行血气而营阴阳,濡筋骨,利关节者也。"指明经络具有运行气血、协调阴阳和营养全身各脏腑组织器官的作用。

(三) 抗御病邪,反映病候

《素问·气穴论》指出"孙络"能"以溢奇邪,以通荣卫",说明当疾病侵犯时,孙络和卫气发挥了重要的抗御作用。《素问·缪刺论》又载:"夫邪之客于形也,必先舍于皮毛,留而不去,入舍于孙脉,留而不去,入舍于络脉,留而不去,入舍于经脉,内连五脏,散于肠胃。"说明经络是传注病邪的途径,当体表受到病邪侵犯时,可通过经络由表及里,由浅入深,在此过程中,经络则抗邪于外,起到了卫外为固的作用。

内脏病变可通过经络反映到体表组织器官。如《素问·脏气法时论》也说"肝病者,两胁下痛引少腹","心病者,胸中痛,胁支满,胁下痛,膺背肩胛间痛,两臂内痛"等。说明经络既是病邪传注的通路,又是反映病候的途径。

(四) 传导感应,调整虚实

针刺过程中的得气和行气现象都是经络传导感应的功能表现。人身经络之气发于周身腧穴,《灵枢·九针十二原》说:"节之交,三百六十五会……所言节者,神气之所游行出入也。"所以针刺操作的关键在于调气,所谓"刺之要,气至而有效"。当经络或内脏功能失调时,通过针、灸等刺激体表的穴位,经络可以将其治疗性刺激传导到有关的部位和脏腑,从而发挥调节人体脏腑气血的作用,使阴阳平复,达到治疗疾病的目的。

二、经络学说的临床应用

经络学说的临床应用,主要表现在指导诊断和指导治疗两个方面。

（一）指导诊断

1. 经络辨证　经络辨证是以经络学说为理论依据,辨析经络及其相关脏腑在病理情况下的临床表现,通过综合分析判断病属何经、何脏、何腑,从而进一步确定病因、病性及病机的一种辨证方法,是中医诊断学的重要组成部分。经络有一定的循行部位和脏腑属络,可以反映经络本身及所属脏腑器官的病证,所以在临床上,根据疾病所出现的症状、体征,结合经脉循行的部位及所联系的脏腑器官,可以确定病变所在的经脉,进行辨证归经。如头痛,痛在前额部多与阳明经有关,痛在侧头部多与少阳经有关,痛在后头部多与太阳经有关,痛在巅顶部多与厥阴经有关。另外,临床上还可以根据所出现的证候进行辨证归经,如咳嗽、鼻流清涕、胸痛、上肢内侧前沿痛等,与手太阴肺经有关。

2. 经络腧穴诊察

（1）经络腧穴望诊:是通过观察经络所过部位体表所发生的各种异常变化来诊断疾病的方法。主要观察经络腧穴色泽、形态的变化,如皮肤的皱缩、隆陷、松弛以及颜色的改变、光泽的明晦、色素的沉着和斑疹的有无等。《灵枢·经脉》说:"凡诊络脉,脉色青则寒且痛,赤则有热。胃中寒,手鱼之络多青矣;胃中有热,鱼际络赤。其暴黑者,留久痹也;其有赤有黑有青者,寒热气也;其青短者,少气也。"说明诊察络脉所表现的各种不同颜色,是诊断病证的重要依据之一。

（2）经络腧穴按诊:是在经络腧穴部位上运用触摸、按压等方法来寻找异常变化,如压痛、麻木、硬结、索条状物、肿胀、凹陷等,借以诊断疾病的方法。这一诊法常可为针灸临床治疗提供选穴的直接依据。《灵枢·经水》说:"审、切、循、扪、按,视其寒温盛衰而调之。"即是对经络部位进行诊察的方法。经络按诊的部位多为背俞穴、募穴、原穴、郄穴、合穴或阿是穴等。

（3）切脉:也是经络腧穴按诊的重要组成部分。《灵枢·九针十二原》指出:"凡将用针,必先诊脉,视气之剧易,乃可以治也。"目前临床切脉,独取手太阴肺经寸口,但在遇到危重患者时,除了寸口之外,还须结合切趺阳、太溪二脉,以验胃气、肾气之存亡。《素问·三部九候论》所说的对人身上、中、下各部经穴的遍诊法以及《伤寒论》提出的人迎、寸口、趺阳上中下三部合参诊脉法,都是以经络学说为依据的。

（4）经络腧穴测定:在现代研究中,许多学者利用单光子计数探测仪、红外热像仪、压痛仪、皮肤电阻探测仪等经络腧穴检测仪器,从光、热、力、声、电等多角度对经络腧穴的生物物理学特性进行了大量研究,为研究经穴的动态变化及深入探索脏腑—腧穴反应规律提供了客观依据,对于诊断经络脏腑疾病和处方取穴,都有一定参考价值。

（二）指导治疗

1. 指导针灸治疗　首先,指导针灸循经选穴。针灸临床,常根据经脉循行分布及与器官的联系而循经取穴。当某一经络或脏腑有病,便选用该经或该脏腑的所属经脉或相关经脉的腧穴来治疗。例如上病下取,下病上取,中病旁取,左右交叉取以及前后互取等。如胃痛近取中脘,循经远取足三里、梁丘;胁痛循经选取阳陵泉、太冲;前额头痛,循经选取合谷、内庭等。《四总穴歌》"肚腹三里留,腰背委中求,头项寻列缺,面口合谷收",就是循经取穴的具体体现。其次,指导刺灸方法的选用。如根据皮部与经络脏腑的密切联系,可用皮肤针叩刺皮肤,皮内针埋藏皮内来治疗脏腑经脉的病证;根据"菀陈则除之"的治疗原则,使用刺络出血的方法来治疗一些常见病,如目赤肿痛刺太阳出血,咽喉肿痛刺少商出血,急性腰扭伤刺委中出血等;经筋病候多表现为疼痛、拘挛等症,治疗以局部取穴为主。均是经络理论在针灸临床上的应用。

2. 指导药物归经 药物按其主治性能归入某经或某几经,简称药物归经,它是在分经辨证的基础上发展起来的。因病证可以分经,主治某些病证的药物也就成为某经或某几经之药。徐灵胎《医学源流论》说:"如柴胡治寒热往来,能愈少阳之病;桂枝治畏寒发热,能愈太阳之病;葛根治肢体大热,能愈阳明之病。盖其止寒热、已畏寒、除大热,此乃柴胡、桂枝、葛根专长之事。因其能治何经之病,后人即指为何经之药。"

此外,中医各科也可以经络理论为依据进行施治,如目病可不治目而用补肝之法,因为肝经联系于目;心火上炎的口舌生疮,可清泻小肠,导火下行,是因为心与小肠相表里,在体内通过经络相联系。

 复习思考题

1. 试述足三阴经在下肢的分布规律。
2. 试述十二经脉的循行走向与交接规律。
3. 试述奇经八脉的作用与临床意义。
4. 试述十五络脉的分布概况。
5. 试述十二经筋的作用与临床意义。
6. 试述经络"四海"的含义及作用。
7. 试述经络辨证的意义及临床作用,并举例说明。
8. 试述传统经络腧穴诊察的临床应用。
9. 试述经络学说在针灸临床治疗中的应用,并举例说明。
10. 回答手少阴心经、足阳明胃经、足厥阴肝经在循行中联络的器官。
11. 回答十二经别的临床意义。
12. 回答十二皮部的临床意义。

扫一扫
测一测

第二章

腧 穴 总 论

 培训目标

1. 掌握腧穴的概念；
2. 掌握腧穴的治疗作用和主治规律；
3. 掌握腧穴的定位方法。

第一节　腧穴的概念和分类

一、腧穴的概念

腧穴是人体脏腑经络之气血输注于体表的特殊部位，《灵枢·九针十二原》曰："节之交，三百六十五会……所言节者，神气之所游行出入也，非皮肉筋骨也。"《灵枢·小针解》曰："节之交三百六十五会者，络脉之渗灌诸节者也。"均说明腧穴与经络气血密切相关，不能仅看作是皮肉筋骨的局部形质。腧穴又是疾病的反应点，《灵枢·九针十二原》曰"五脏有疾也，应出十二原，而原各有所出，明知其原，睹其应，而知五脏之害矣。"说明脏腑病变可以从经络反映到相应的腧穴。腧穴还是针灸的施术部位，《千金翼方》指出："凡孔穴者，是经络所行往来处，引气远入抽病也。"说明如果在体表的穴位上施以针或灸，就能够"引气远入"而治疗病证。

二、腧穴的分类

腧穴分为经穴、奇穴和阿是穴三类。经穴是指分布在十二经脉和任、督脉上的腧穴，称为"十四经穴"，简称"经穴"。经穴具有固定的名称和固定的位置，分布在十四经循行路线上，具有主治本经及相应脏腑病证的共同作用，是腧穴的主要组成部分。2006 年颁布的中华人民共和国国家标准《经穴部位》（GB/12346-2006）中，经穴总数为 362 个。

奇穴是指既有一定的名称，又有明确的位置，但尚未列入或不便归入十四经系统的腧穴,又称"经外奇穴",简称"奇穴"。这类腧穴的主治范围比较单一,多数对某些病证有特殊疗效,如百劳穴治瘰疬,四缝穴治小儿疳积等。

奇穴的分布较为分散,有的在十四经循行路线上;有的虽不在十四经循行路线上,但却与经络系统有着密切联系;有的并不是一个穴点,而是多个穴点的组合,如十宣、八邪、八风、华佗夹脊等;有的虽名为奇穴,但实际上也是经穴,如胞门、子户,即是水道穴,四花即是胆俞、膈俞两穴,灸痨穴即是心俞穴(据《针灸聚英》)。

阿是穴,又称天应穴、不定穴、压痛点等,指既无固定名称,亦无固定位置,而是以压痛点或其他反应点作为针灸施术部位的一类腧穴。阿是穴多位于病变附近,也可在与病变距离较远处。阿是穴无一定数目。"阿是"见于唐代《备急千金要方·灸例》:"有阿是之法,言人有病痛,即令捏(掐)其上,若里(果)当其处,不问孔穴,即得便快成(或)痛处,即云阿是,灸刺皆验,故曰阿是穴也。"《灵枢·五邪》曰:"以手疾按之,快然,乃刺之。"《素问·缪刺论》曰:"疾按之应手如痛,刺之。"《素问·骨空论》曰:"切之坚痛,如筋者灸之。"说明或痛,或快,或特殊反应处,都有阿是之意。

第二节　腧穴的治疗作用和主治规律

一、腧穴的治疗作用

腧穴的治疗作用具有一定的共性和规律性,主要有以下三个方面。

(一) 近治作用

近治作用,指腧穴都能治疗其所在部位及邻近脏腑、组织、器官的病证。这是所有腧穴主治作用所具有的共同特点,即"腧穴所在,主治所在"。如眼区的睛明、承泣、四白等穴,均能治疗眼病;胃脘部的中脘、建里、梁门等穴,均能治疗胃病;肘关节附近的曲池、曲泽、小海,均治疗肘部疼痛;阿是穴均可以治疗所在部位局部的病症等。

(二) 远治作用

远治作用,指某些腧穴不仅能治疗局部病证,而且能治疗本经循行所到达的远隔部位的脏腑、组织、器官的病证。具有远治作用的腧穴,主要是十二经脉在四肢肘、膝关节以下的经穴,即"经脉所通,主治所及"。越是远端穴,治疗范围越广。如合谷穴,不仅能治上肢病证,而且能治颈部和头面部病证等;足三里不仅能治疗下肢痿痹,还能治疗胃脘疼痛。

(三) 特殊作用

特殊作用,指某些腧穴具有双向的良性调整作用、整体调整作用和相对特异的治疗作用。腧穴双向的良性调整作用,表现在同一腧穴对机体的不同病理状态,可以起到两种相反而有效的治疗作用,如泄泻时针刺天枢能止泻,便秘时针刺则能通便;心动过速时针刺内关能减慢心率,心动过缓时针刺则可加快心率。腧穴的整体调整作用,表现在某些穴位对全身性的病证有整体调节作用,如合谷、曲池、大椎可治外感发热;足三里、关元、膏肓俞能补益正气。腧穴相对特异的治疗作用,指本经穴比他经穴、本经特定穴比非特定穴、经穴比非经穴在治疗作用方面具有相对的特异性,如内关穴治疗心脏病,至阴穴治疗胎位不正等。

二、腧穴的主治规律

腧穴的主治规律,可以归纳为分经主治规律和分部主治规律。

(一)分经主治规律

分经主治,是指某一经脉所属的经穴均可治疗该经循行部位及其相应脏腑的病证。十二经脉在四肢部的五输穴、原穴、络穴、郄穴等,对于头身部及脏腑病证有特殊治疗作用,是腧穴分经主治的基础,也是古人所总结的"四根三结"主治规律的由来。四肢是经脉的"根"和"本"部,对于头身的"结"和"标"部有远道主治作用。各经腧穴有各自的分经主治规律,邻经的腧穴又有某些主治上的共同点(表2-1~ 表2-5)。

表 2-1　手三阴经穴主治规律

经名	本经主病	二经相同	三经相同
手太阴经	肺、喉病		
手厥阴经	心、胃病	神志病	胸部病
手少阴经	心病		

表 2-2　手三阳经腧穴主治规律

经名	本经主病	二经相同	三经相同
手阳明经	前头、鼻、口齿病		
手少阳经	侧头、胁肋病	眼病、耳病	眼病、咽喉病、热病
手太阳经	后头、肩胛、神志病		

表 2-3　足三阳经穴主治规律

经名	本经主病	二经相同	三经相同
足阳明经	前头、口、齿、咽喉、胃肠病		
足少阳经	侧头、耳病、项、胁肋、胆病	眼病	神志病、热病
足太阳经	后头、项、背腰、肛肠病		

表 2-4　足三阴经穴主治规律

经名	本经主病	二经相同	三经相同
足太阴经	脾胃病		
足厥阴经	肝病	前阴病	腹部病
足少阴经	肾、肺、咽喉病		

表 2-5　任督二脉的经穴主治规律

经名	本经主病	二经相同
任脉	中风脱证、虚寒、下焦病	神志病、脏腑病
督脉	中风昏迷、热病、头部病	

（二）分部主治规律

分部主治,是指处于身体某一部位的腧穴均可治疗该部位的病证及某类病证。由于每一条经脉所属的腧穴分布位置不同,其主治作用的范围也有差异。临床实践证明,腧穴的主治作用与腧穴的部位密切相关。如颈项和肩胛区的腧穴,主治局部病证,颈项当头与背之间的腧穴,还可主咽喉、热病和上肢病证;背腰部的腧穴,大多可以治疗背部病、脏腑病、慢性疾患;少腹部的腧穴,除能治疗脏腑疾病外,还能治疗全身性的疾病;胁部的腧穴治疗肝胆病,侧腹的腧穴治疗脾胃病;腰骶部的腧穴,除治疗下焦脏腑病之外,主要用于下肢病证。腧穴的分部主治规律主要与气街、四海的功能相关。各部经穴主治规律见如下列表(表 2-6、表 2-7)。

表 2-6　头面颈项部经穴主治规律

分部	主治
前头、侧头区	眼、鼻病
后头区	神志、头部病
项区	神志、咽喉、眼、头项病
眼区	眼病
鼻区	鼻病
颈区	舌、咽喉、气管、颈部病

表 2-7　胸腹背腰部经穴主治规律

前	后	主治
胸膺部	上背部	肺、心病(上焦病)
胁腹部	下背部	肝、胆、脾、胃病(中焦病)
少腹部	腰尻部	前后阴、肾、肠、膀胱病(下焦病)

第三节　腧穴定位法

常用的定位方法有:体表解剖标志定位法、骨度分寸定位法、手指同身寸定位法和简便取穴定位法。

一、体表解剖标志定位法

体表解剖标志定位法是以人体的各种体表解剖标志为依据来确定腧穴位置的方法,又称“自然标志定位法”。体表标志,主要指分布于全身体表的骨性标志和肌性标志,可分为固定标志和活动标志两类。因为只有部分穴位分布于体表标志处,故体表解剖标志定位法临床应用有一定的局限性。

1. 固定标志　是指各部位由骨节、肌肉所形成的突起、凹陷,以及五官轮廓、发际、爪甲、乳头、肚脐等,是自然姿势下可见的标志,可以借助这些标志确定腧穴的位置。如鼻尖取素髎,两眉中间取印堂,两乳中间取膻中,脐旁 2 寸取天枢,腓骨小头前下方凹陷中取阳陵泉,第7颈椎棘突下取大椎等。此外,背腰部穴的取穴标志,如肩胛冈平第3胸椎棘突,肩胛骨下角平第7胸椎棘突,髂嵴平第4腰椎棘突等。

2. 活动标志　是指各部位的关节、肌肉、肌腱、皮肤随着活动而出现空隙、凹陷、皱纹、尖端等,是在活动姿势下才会出现的标志,据此可确定腧穴的位置。如张口取耳门、听宫、听会;闭口取下关。屈肘于横纹头处取曲池;外展上臂时肩峰前下方的凹陷中取肩髃;拇指翘起,当拇长、短伸肌腱之间的凹陷中取阳溪。

二、骨度分寸定位法

骨度分寸定位法是指以患者体表骨节为主要标志测量周身各部的长度和宽度,定出分寸,用于腧穴定位的方法,古称"骨度法"。折量分寸是以患者本人的身材为依据的。取用时,将设定的骨节两端之间的长度折成为一定的等份,每一等份为1寸。不论男女老幼、高矮胖瘦,一概以此标准折量作为量取腧穴的依据。常用全身各部骨度折量寸如下(表2-8)。

骨度分寸定位法常配合体表标志定位法使用,适用穴位多,准确性较高。

表 2-8　常用骨度折量寸表

部位	起止点	折量寸	度量法	说明
头面部	前发际正中至后发际正中	12	直寸	用于确定头部腧穴的纵向距离
	眉间(印堂)至前发际正中	3	直寸	用于确定前发际及其头部腧穴的纵向距离
	第7颈椎棘突下(大椎)至后发际正中	3	直寸	用于确定后发际及其头部经穴的纵向距离
	两额角发际(头维)之间	9	横寸	用于确定头前部腧穴的横向距离
	耳后两乳突(完骨)之间	9	横寸	用于确定头后部腧穴的横向距离
胸腹胁部	胸骨上窝(天突)至剑胸结合中点(歧骨)	9	直寸	用于确定胸部任脉穴的纵向距离
	剑胸结合中点(歧骨)至脐中	8	直寸	用于确定上腹部腧穴的纵向距离
	脐中至耻骨联合上缘(曲骨)	5	直寸	用于确定下腹部腧穴的纵向距离
	腋窝顶点至第11肋游离端(章门)	12	直寸	用于确定胁肋部经穴的纵向距离
	两肩胛骨喙突内侧缘之间	12	横寸	用于确定胸部腧穴的横向距离
	两乳头之间	8	横寸	用于确定胸腹部腧穴的横向距离
背腰部	肩胛骨内侧缘至后正中线	3	横寸	用于确定背腰部腧穴的横向距离
	大椎以下至尾骶	21椎		用于确定背腰部腧穴的纵向距离
上肢部	腋前、后纹头至肘横纹(平尺骨鹰嘴)	9	直寸	用于确定上臂部腧穴的纵向距离
	肘横纹(平尺骨鹰嘴)至腕掌(背)侧远端横纹	12	直寸	用于确定前臂部腧穴的纵向距离

续表

部位	起止点	折量寸	度量法	说明
下肢部	耻骨联合上缘至髌底	18	直寸	用于确定大腿部腧穴的纵向距离
	髌底至髌尖	2	直寸	
	髌尖(膝中)至内踝尖	15	直寸	用于确定小腿内侧部腧穴的纵向距离
	胫骨内侧髁下方阴陵泉至内踝尖	13	直寸	用于确定小腿内侧部腧穴的纵向距离
	股骨大转子至腘横纹(平髌尖)	19	直寸	用于确定大腿部前外侧部腧穴的纵向距离
	臀沟至腘横纹	14	直寸	用于确定大腿后部腧穴的纵向距离
	腘横纹(平髌尖)至外踝尖	16	直寸	用于确定小腿外侧部腧穴的纵向距离
	内踝尖至足底	3	直寸	用于确定足内侧部腧穴的纵向距离

三、手指同身寸定位法

手指同身寸定位法是指以患者本人的手指所规定的尺寸来定取穴位的定位方法,又称"手指比量法"和"指寸法"。常用的有中指同身寸、拇指同身寸和横指同身寸3种。

1. 中指同身寸 以患者中指屈曲时中节桡侧两端纹头之间的距离为1寸。
2. 拇指同身寸 以患者拇指指间关节之宽度为1寸。
3. 横指同身寸 令患者第2~5指并拢,以中指中节横纹为准,其4指的宽度作为3寸,四指相并名曰"一夫",故又称"一夫法"。

四、简便取穴定位法

简便取穴法是一种简便易行的腧穴定位方法。常用的简便取穴方法有:两手伸开,于虎口交叉,当食指端处取列缺;半握拳,当中指端所指处取劳宫;两手自然下垂,于中指端处取风市;垂肩屈肘于平肘尖处取章门;两耳角直上连线中点取百会等。简便取穴法是一种辅助取穴方法。

附:人体十四经穴与常用奇穴图(正面),人体十四经穴与常用奇穴图(后面),人体十四经穴与常用奇穴图(侧面)(见书后彩图1~3)。

? 复习思考题

1. 简述腧穴的概念。
2. 腧穴分为几类?其概念、意义是什么?
3. 试述腧穴的近治作用,并举例说明。

4. 试述腧穴的远治作用,并举例说明。

5. 试述腧穴的特殊作用,并举例说明。

6. 简述腧穴的主治规律。

7. 简述手三阴经腧穴的主治规律。

8. 简述足三阳经腧穴的主治规律。

9. 什么是骨度分寸定位法?

10. 简述3种以上用于头面部腧穴定位的常用骨度折量寸及其应用。

第三章

经络腧穴各论

培训目标

1. 掌握十四正经的经脉循行及主治概要;
2. 掌握 200 个重点腧穴的定位、主治;
3. 熟悉 200 个重点腧穴的操作;
4. 了解十二经脉主要病候、十二络脉循行及主要病候、十二经筋循行及主要病候。

第一节 十二经脉

一、手太阴经络及其腧穴

(一) 手太阴经络

1. 经脉循行及其主要病候

《灵枢·经脉》:肺手太阴之脉,起于中焦,下络大肠,还循胃口,上膈属肺。从肺系横出腋下,下循臑内,行少阴、心主之前,下肘中,循臂内上骨下廉,入寸口,上鱼,循鱼际,出大指之端。其支者,从腕后直出次指内廉,出其端。

是动则病肺胀满膨膨而喘咳,缺盆中痛,甚则交两手而瞀,此为臂厥。是主肺所生病者,咳,上气喘渴,烦心胸满,臑臂内前廉痛厥,掌中热。气盛有余,则肩背痛风寒,汗出中风,小便数而欠。气虚则肩背痛寒,少气不足以息,溺色变。

2. 络脉循行及其主要病候

《灵枢·经脉》:手太阴之别,名曰列缺。起于腕上分间,并太阴之经直入掌中,散入于鱼际。其病:实则手锐掌热,虚则欠㰦,小便遗数。取之去腕半寸,别走阳明也。

3. 经筋循行及其主要病候

《灵枢·经筋》:手太阴之筋,起于大指之上,循指上行,结于鱼后。行寸口外侧,上

21

循臂,结肘中。上臑内廉,入腋下,出缺盆,结肩前髃。上结缺盆,下结胸里,散贯贲,合贲下,抵季胁。其病:当所过者支转筋痛,甚成息贲,胁急吐血。

4. 主治概要

(1) 肺、胸、咽喉部等肺系相关病证:咳嗽、气喘、咯血、咽喉肿痛、胸痛等。

(2) 经脉循行部位的其他病证:肩背痛、肘臂挛痛、手腕痛等。

(二) 手太阴肺经常用腧穴(7穴)

手太阴肺经共11个穴位,包括中府、云门、天府、侠白、尺泽、孔最、列缺、经渠、太渊、鱼际、少商。重点介绍以下7个腧穴(表3-1)。

二、手阳明经络及其腧穴

(一) 手阳明经络

1. 经脉循行及其主要病候

《灵枢·经脉》:大肠手阳明之脉,起于大指次指之端,循指上廉,出合谷两骨之间,上入两筋之中,循臂上廉,入肘外廉,上臑外前廉,上肩,出髃骨之前廉,上出于柱骨之会上,下入缺盆,络肺,下膈,属大肠。其支者:从缺盆上颈,贯颊,入下齿中,还出挟口,交人中,左之右、右之左,上挟鼻孔。

是动则病齿痛颈肿。是主津液所生病者,目黄口干,鼽衄,喉痹,肩前臑痛,大指次指痛不用。气有余,则当脉所过者热肿;虚,则寒栗不复。

2. 络脉循行及其主要病候

《灵枢·经脉》:手阳明之别,名曰偏历,去腕三寸,别走太阴;其别者,上循臂,乘肩髃,上曲颊偏齿;其别者,入耳,合于宗脉。实则龋、聋;虚则齿寒、痹膈,取之所别也。

3. 经筋循行及其主要病候

《灵枢·经筋》:手阳明之筋,起于大指次指之端,结于腕;上循臂,上结于肘外;上臑,结于髃。其支者,绕肩胛,挟脊;直者,从肩髃上颈;其支者,上颊,结于顺;直者,上出手太阳之前,上左角,络头,下右颔。其病:当所过者支痛及转筋,肩不举,颈不可左右视。

4. 主治概要

(1) 头面五官病证:头痛、鼻衄、齿痛、咽喉肿痛、口眼歪斜、耳聋等。

(2) 肠腑病证:腹胀、腹痛、肠鸣、泄泻等。

(3) 皮肤病证:风疹、湿疹、瘾疹、痤疮等。

(4) 神志病证、热病:昏迷、癫狂、发热等。

(5) 经脉循行部位的其他病证:手臂肩部酸痛麻木、上肢不遂等。

(二) 手阳明大肠经常用腧穴(10穴)

手阳明大肠经共20个穴位,包括商阳、二间、三间、合谷、阳溪、偏历、温溜、下廉、上廉、手三里、曲池、肘髎、手五里、臂臑、肩髃、巨骨、天鼎、扶突、口禾髎、迎香。重点介绍以下10个腧穴(表3-2)。

表 3-1 手太阴肺经常用腧穴表

特定穴类属	腧穴	定位	局部解剖	主治	操作
肺募穴	中府	在胸部,横平第1肋间隙,锁骨下窝下外侧,前正中线旁开6寸	浅层布有锁骨上中间神经,第1肋间神经外侧皮支,头静脉等。深层有胸肩峰动、静脉和胸内、外侧神经	①肺系病证:如咳嗽、胸痛、咳血、肺胀满、胸中烦满、气喘等;②其他:肩臂痛	①向外斜刺或平刺0.5~0.8寸,不可向内下深刺,以免伤及肺脏,引起气胸;②可灸
合穴	尺泽	在肘区,肘横纹上,肱二头肌腱桡侧缘凹陷中	浅层布有前臂外侧皮神经,头静脉等,深层有桡神经,桡侧副动、静脉等	①肺系病证:如咳嗽、气喘、咽喉肿痛、咳血等;②胸部胀满;③潮热;④肘臂挛痛;⑤其他:小儿惊风,急性腹痛,吐泻等急症	①直刺0.8~1.2寸或点刺出血;②强刺激久留针用于治疗夜间咳嗽;③直刺0.8~1.2寸,针感向拇指或食指传导或向拇指放射,用于治疗顽固性呃逆;④直刺18mm,治疗牙痛;⑤苍龟探穴法治疗腰痛
郄穴	孔最	在前臂前区,腕掌侧远端横纹上7寸,尺泽(LU5)与太渊(LU9)连线上	浅层布有前臂外侧皮神经,头静脉等,深层有桡动、静脉,桡神经浅支等	①肺系病证:如咳嗽、气喘、咳血、鼻衄、咽喉肿痛等;②失音;③热病无汗;④痔血;⑤肘臂挛痛	①直刺0.5~0.8寸;②可灸;③每天用拇指指腹按压1~3分钟,可以预防痔疮;④直刺0.5~1寸加灸法治疗支气管哮喘
络穴 八脉交会穴	列缺	在前臂,腕掌侧远端横纹上1.5寸,拇短伸肌腱与拇长展肌腱之间,拇长展肌腱沟的凹陷中。简便取穴法:两手虎口自然平直交叉,一手食指按在另一手桡骨茎突上,指尖下凹陷中是穴	浅层布有前臂外侧皮神经和桡神经浅支,深层有桡动、静脉的分支	①肺系病证:如咳嗽、气喘、咽喉肿痛等;②头面五官病证,如外感头痛、项强、齿痛、口喎等;③手腕痛;④其他:尿血,小便热,等麻疹,遗尿	微屈肘,侧腕掌心相对取穴。①向肘部斜刺0.2~0.3寸,针感为局部酸胀,或向前臂放散;②向腕部斜刺0.2~0.3寸,针感为局部酸胀或向拇指放散;③针尖向外,进针0.5~1寸,局部酸胀,用于治疗狭窄性腱鞘炎;④直刺1~1.5寸,针尖向上,向肘部方向,治疗肘臂痛、颈项痛

续表

特定穴类属	腧穴	定位	局部解剖	主治	操作
原穴	太渊	在腕前区,桡骨茎突与舟状骨之间,拇长展肌腱尺侧凹陷中	浅层布有前臂外侧皮神经,桡神经浅支和桡动脉掌浅支,深层有桡动、静脉等	①肺系病证:如咳嗽、气喘、咯血、喉痹等;②无脉症;③胸痛,缺盆中痛,腕臂痛	①避开桡动脉,直刺0.3~0.5寸;②直刺0.3~0.5寸,针感向上传导,用于治疗偏头痛;③向上斜刺0.5~1.2寸,针感向上,改善肺通气功能;④斜刺1寸,针感向上,用于治疗原发性高血压
荥穴	鱼际	在手外侧,第1掌骨桡侧中点赤白肉际处	浅层有正中神经掌支及桡神经浅支,深层有正中神经肌支和尺神经肌支等	①肺系病证:如咳嗽、气喘、咯血、失音、喉痹、咽干等;②外感发热、掌中热;③小儿疳积	①直刺0.5~0.8寸,治疗小儿疳积可用割治法;②向上肢方向进针,进针0.5~0.8寸,用于治疗乳腺增生;③向掌心斜刺0.5~0.8寸,配合强刺激手法,用于治疗咳引尻痛;④大陵透刺鱼际治疗急性踝扭伤;⑤运用透天凉手法针刺治疗咽炎;⑥直刺1~1.5寸,治疗急性哮喘
井穴	少商	在手指,拇指末节桡侧,指甲角侧上方0.1寸(指寸)	布有正中神经的指掌侧固有神经之指背支,拇指背动、静脉与第一掌背动、静脉分支所形成的动静脉网	①肺系疾病:如咳嗽、气喘、咽喉肿痛、鼻衄等;②中暑、发热;③昏迷、癫狂;④指肿、麻木	①浅刺0.1~0.2寸,或用三棱针点刺出血。可灸,但不宜瘢痕灸;②点刺出血治疗小儿腹泻、咽痛、高热;③艾灸治疗鼻出血;④灯心灸治疗痄腮;⑤点刺放血治疗急性扁桃体炎;⑥0.5寸不锈钢针点刺或者三棱针点刺,用于治疗小儿腹泻

表 3-2　手阳明大肠经常用腧穴表

特定穴类属	腧穴	定位	局部解剖	主治	操作
井穴	商阳	在手指,食指末节桡侧,指甲根角侧上方0.1寸(指寸)	布有正中神经的指掌侧固有神经之指背支,食指桡侧动、静脉与第一掌背动、静脉所形成的动、静脉网	①热病,昏迷;②五官病证:如耳聋、青盲、咽喉肿胀、颐颔肿、齿痛等;③手指麻木	①浅刺0.1~0.2寸;②三棱针点刺出血;③不宜灸;④用三棱针快速点刺出血,深度约1分,治疗便秘;⑤平刺进针治疗急性腹痛
原穴	合谷	在手背,第2掌骨桡侧的中点处	浅层布有桡神经浅支,手背静脉网桡侧部和第一掌背动、静脉的分支或属支,深层布有尺神经深支的分支等	①头面五官病证:如头痛、齿痛,目赤肿痛、咽喉肿痛、耳聋、鼻衄、口喎、鼻鼽、牙关紧闭、腮腺等;②妇科病证:如经闭、滞产、月经不调、痛经、胎衣不下、恶露不止、乳少等;③皮肤科病证:如皮肤瘙痒、荨麻疹等;④肠腑病证:如腹痛、痢疾、便秘;⑤热病;⑥无汗或多汗;⑦上肢疼痛、不遂;⑧小儿惊风、瘛疭证	①直刺0.5~1寸,针刺时手呈半握拳状。孕妇不宜针。②向三间穴方向斜刺,捻转行针,出现放电感。用于脑卒中肩手综合征Ⅰ期上肢水肿,脑卒中后假性球麻痹、音管障碍。③针尖透向阳溪,治疗肩臂前侧酸痛而冷、鼻鼽等。④针向劳宫斜刺1.1~1.5寸,用于治疗饮咳嗽鼻内腥,手指拘挛。⑤针向后溪方向透2.2~3.5寸,局部出现酸胀感,用于治疗急性腰扭伤、落枕等。⑥用1~1.5毫针直刺2cm,用于治疗腰部胀痛
原穴	阳溪	在腕区,腕背侧远端横纹桡侧,桡骨茎突远端,解剖学"鼻烟窝"凹陷中	浅层布有头静脉和桡神经浅支,深层布有桡动、静脉的分支或属支	①头面五官病证:如头痛、目赤肿痛、咽喉肿痛、齿痛、耳聋、耳鸣等;②手腕痛,手指拘急	①直刺或斜刺0.5~0.8寸;②可灸;③蒜敷治疗牙痛

续表

特定穴类属	腧穴	定位	局部解剖	主治	操作
络穴	偏历	在前臂，腕背侧远端横纹上3寸，阳溪(LI5)与曲池(LI11)连线上	浅层布有头静脉的属支、前臂外侧皮神经和桡神经浅支，深层有桡神经的骨间后神经分支	①五官病证：如目赤、咽喉肿痛、耳聋、鼻衄等；②水肿、小便不利；③手臂酸痛；④腹部胀满	①直刺或斜刺0.5~0.8寸；②可灸；③火针治疗扁平疣；④针尖向肘处，刺到骨骼，用于治疗网球肘
	手三里	在前臂，肘横纹下2寸，阳溪(LI5)与曲池(LI11)连线上	浅层布有前臂外侧皮神经、前臂后皮神经，深层有桡侧返动、静脉的分支或属支，及桡神经深支	①上肢病证：如手臂麻痛、肘臂不伸、上肢不遂等；②肠腑病证：如腹胀、泄泻等；③齿痛颊肿	①直刺0.8~1.2寸；②可灸；③向上斜刺，局部酸胀，用于治疗急性腰扭伤；④针尖指向尺骨小头，得气，用于治疗坐骨神经痛；⑤指尖向少阳三焦经方向按揉，用于治疗眩晕；⑥指压治疗小儿高热惊厥；⑦直刺1.5寸治疗落枕
合穴	曲池	在肘区，尺泽(LU5)与肱骨外上髁连线的中点处	浅层布有头静脉的属支和前臂后皮神经，深层有桡神经，桡侧返动、静脉和桡侧副动、静脉间的吻合支	①五官病证：如目赤肿痛、齿痛、咽喉肿痛等；②上肢病证：如手臂肿痛、上肢不遂等；③皮肤科病证：如风疹、瘾疹、湿疹、丹毒、瘰疬等；④肠腑病：如腹痛、吐泻、痢疾等；⑤热病；⑥头痛、眩晕、癫狂；⑦月经不调	①直刺1~1.5寸；②火针治疗癫狂；③穴位贴敷治疗虚劳、痹证、小儿遗尿；④艾灸治疗瘾疹、痹证；⑤点刺出血治疗等麻疹、风疹等；⑥三棱针迅速点刺1~2mm，治疗睑腺炎；⑦直刺1.5寸治疗发热

续表

特定穴类属	腧穴	定位	局部解剖	主治	操作
	臂臑	在臂部,曲池(LI11)上7寸,三角肌前缘处	浅层布有臂外侧上、下皮神经,深层有肱动脉的肌支	①颈肩病证:如肩臂疼痛,颈项拘挛;②瘰疬;③目赤肿痛,目不明	①直刺或斜刺0.8~1.5寸;②可灸;③斜刺向上透向肩髃穴用于治疗梅核气
	肩髃	在三角肌区,肩峰外侧缘前端与肱骨大结节两骨间凹陷中	浅层布有锁骨上外侧神经,臂外侧上皮神经,深层有旋肱后动、静脉和腋神经的分支	①上肢病证:如肩痛不举,上肢不遂;②瘰疬;③瘾疹,风疹	①直刺,微斜向外下方,进针0.8~1.5寸;②肩周炎宜向肩关节方向直刺;③上肢不遂宜向三角肌方向斜刺;④以肩髃为中心,直刺1.5~2寸
	扶突	在胸锁乳突肌区,横平喉结,胸锁乳突肌前、后缘中间	浅层内有颈横神经,颈阔肌,深层有颈血管鞘	①咽喉病证:如咽喉肿痛,暴喑,吞咽困难,呃逆等;②瘿气,瘰疬;③咳嗽,气喘;④颈部手术针麻用穴	①直刺0.5~0.8寸。注意避开颈动脉,一般不用电针,以免引起迷走神经中枢反应。②向喉头方向斜刺,深约1寸,针感向喉头放射,治疗脑卒中假性球麻痹;③向后上方斜刺,约1.5寸,以患侧上肢有放射样感觉,治疗神经根型颈椎病。④针尖向颈椎方向直刺5分左右,用于治疗臂痛
	迎香	在面部,鼻翼外缘中点旁,鼻唇沟中	深层有面动、静脉的分支或属支,面神经颊支	①鼻病:如鼻塞,鼻鼽,鼻衄,鼻渊等;②口面部病证:如口㖞,面痒,面肿等;③胆道蛔虫病	①向内上方斜刺或平刺0.3~0.5寸;②向上斜刺0.3~0.5寸,治疗呃逆;③不宜灸;④向上斜刺0.2~0.5寸,治疗慢性鼻窦炎;⑤向下治鼻唇沟处斜刺1.5寸,用于治疗快速心律失常

三、足阳明经络及其腧穴

(一) 足阳明经络

1. 经脉循行及其主要病候

《灵枢·经脉》:胃足阳明之脉,起于鼻之交頞中,旁纳太阳之脉,下循鼻外,入上齿中,还出挟口,环唇,下交承浆,却循颐后下廉,出大迎,循颊车,上耳前,过客主人,循发际,至额颅。其支者,从大迎前下人迎,循喉咙,入缺盆,下膈,属胃络脾。其直者,从缺盆下乳内廉,下挟脐,入气街中。其支者,起于胃口,下循腹里,下至气街中而合,以下髀关,抵伏兔,下入膝膑中,下循胫外廉,下足跗,入中指内间。其支者,下膝三寸而别,下入中指外间。其支者,别跗上,入大指间,出其端。

是动则病洒洒振寒,善呻,数欠,颜黑,病至则恶人与火,闻木声则惕然而惊,心欲动,独闭户塞牖而处,甚则欲上高而歌,弃衣而走,贲响腹胀,是为骭厥。是主血所生病者,狂、疟、温淫、汗出、鼽衄、口喝、唇胗、颈肿、喉痹、大腹水肿、膝膑肿痛、循膺、乳、气街、股、伏兔、骭外廉、足跗上皆痛,中指不用。气盛则身以前皆热,其有余于胃,则消谷善饥,溺色黄;气不足,则身以前皆寒栗,胃中寒则胀满。

2. 络脉循行及其主要病候

《灵枢·经脉》:足阳明之别,名曰丰隆。去踝八寸,别走太阴;其别者,循胫骨外廉,上络头项,合诸经之气,下络喉嗌。其病:气逆则喉痹瘁瘖。实则狂癫,虚则足不收,胫枯。取之所别也。

3. 经筋循行及其主要病候

《灵枢·经筋》:足阳明之筋,起于中三指,结于跗上,邪外上加于辅骨,上结于膝外廉,直上结于髀枢,上循胁,属脊。其直者,上循骭,结于膝;其支者,结于外辅骨,合少阳。其直者,上循伏兔,上结于髀,聚于阴器,上腹而布,至缺盆而结,上颈,上挟口,合于頄,下结于鼻,上合于太阳。太阳为目上网,阳明为目下网;其支者,从颊结于耳前。其病:足中指支,胫转筋,脚跳坚,伏兔转筋,髀前肿,癀疝,腹筋急,引缺盆及颊,卒口僻,急者目不合,热则筋纵,目不开。颊筋有寒则急引颊移口;有热则筋弛纵缓不胜收,故僻。

4. 主治概要

(1) 脾胃病证:胃痛、呕吐、腹痛、腹胀、肠鸣、泄泻、便秘等。

(2) 头面五官病证:头痛、眩晕、面痛、口喝、眼睑瞤动、齿痛、目赤肿痛、近视等。

(3) 神志病证:癫狂、谵语、吐舌。

(4) 热病。

(5) 妇科病证:经闭、痛经、月经不调等。

(6) 经脉循行部位的其他病证:下肢痿痹、中风瘫痪、足背肿痛、乳痈等。

(二) 足阳明胃经常用腧穴 (21 穴)

足阳明胃经共45个穴位,包括承泣、四白、巨髎、地仓、大迎、颊车、下关、头维、人迎、水突、气舍、缺盆、气户、库房、屋翳、膺窗、乳中、乳根、不容、承满、梁门、关门、太乙、滑肉门、天枢、外陵、大巨、水道、归来、气冲、髀关、伏兔、阴市、梁丘、犊鼻、足三里、上巨虚、条口、下巨虚、丰隆、解溪、冲阳、陷谷、内庭、厉兑。重点介绍以下 21 个腧穴 (表3-3)。

表 3-3　足阳明胃经常用腧穴表

特定穴类属	腧穴	定位	局部解剖	主治	操作
	承泣	在面部，眼球与眶下缘之间，瞳孔直下	浅层布有眶下神经的分支，面神经的颧支，深层有动眼神经的分支或属支，眼动、静脉的分支或属支	①眼病：如目赤肿痛、迎风流泪、近视、夜盲等；②面部病证：如口㖞、眼睑眴动等	①以左手拇指向上轻推眼球，紧靠眶缘缓慢直刺0.5~1.5寸，不宜提插捻转，以防刺破血管引起血肿。出针时按压针孔片刻，以防出血。②进针时需以押手将眼球固定（避免刺伤眼球），采用指切法沿眶边缘缓慢进针，操作过程需缓慢进行，直至得气（即获得针感），切忌进行任何针刺手法。③不宜灸
	四白	在面部，眶下孔处	浅层布有眶下神经的分支，面神经的颧支，深层在眶下孔内有眶下动、静脉和眶下神经穿出	①眼病：如目赤肿痛、目翳、近视等；②头面部病证：口㖞、眼睑眴动、头痛、眩晕、面痛等	①直刺或微向上斜刺0.3~0.5寸；②不宜灸；③电针傍刺治疗外伤性面瘫；④迎香向四白透刺治疗胆道蛔虫症
	地仓	在面部，口角旁开0.4寸（指寸）	布有三叉神经的颊支和眶下支，面动、静脉的分支或属支	头面五官病证：如口㖞、眼睑眴动、流涎、齿痛、颊肿等	①斜刺或平刺0.5~0.8寸；②慎灸；③可向颊车穴透刺治疗面瘫，向迎香透刺治疗三叉神经痛；④可向水沟透刺治疗口腔溃疡
	颊车	在面部，下颌角前上一横指（中指）	布有耳大神经的分支，面神经下颌缘支的分支	面口病证：如口㖞、口噤、齿痛、面痛等	①直刺0.3~0.5寸，或平刺0.5~1寸。可向地仓透刺。②针尖先指向下颌方向，斜刺1.5寸，针感向头维，继而转变针尖方向指向头维，针感向头维方向放射，用于治疗气厥。③指压治疗气厥。④可垂直刺入1.0寸左右达齿龈，用于治疗牙痛

续表

特定穴类属	腧穴	定位	局部解剖	主治	操作
	下关	在面部,颧弓下缘中央与下颌切迹之间凹陷中	浅层布有耳颞神经的分支,面神经的颧支,面横动、静脉等。深层有上颌动、静脉,舌神经,下牙槽神经,脑膜中动脉和翼丛等	①面口病证:如牙关不利,面痛,齿痛,口㖞等;②耳部病证:如耳鸣,耳聋,聤耳等	①直刺0.5~1寸,留针时不可做张口动作,以免弯针、折针;②直刺或者针尖稍向后上方,进针深度可达1.5~2寸,患者可有酸胀感扩散至整个额颞关节,用于治疗中后期周围型面瘫;③直刺0.5~1寸,待局部胀痛,针感向下传,能达到足部者,用于治疗足跟痛;④向后上方进针,针刺深度为0.4~0.6寸,若患者有瞬间放电及齿痛痛感,则表示毫针到达蝶腭神经节,用于治疗过敏性鼻炎;⑤直刺1.5~2寸,待患者吸气时将针快速刺入皮下,轻摇针身以疏通经气,针尖向下颌角向至骨神经痛;⑥直刺1.5寸,得气后,尽量使针感向下传达到足部,用于治疗足跟痛
	头维	在头部,额角发际直上0.5寸,头正中线旁开4.5寸	布有耳颞神经的分支,面神经的颞支、颞浅动、静脉的额支等	头面五官病证:如头痛,目痛,迎风流泪,眼睑瞤动等	①平刺0.5~1寸;②浅刺放血,用于治疗经前期偏头痛;③十字刺治疗偏头痛
	人迎	在颈部,横平喉结,胸锁乳突肌前缘,颈总动脉搏动处	浅层有有颈横神经,面神经颈支,深层有甲状腺上动、静脉的分支或属支,舌下神经的分支等	①咽喉颈部病证:如咽喉肿痛,瘰疬等;②胸满,气喘;③原发性高血压;④假性延髓麻痹	①避开颈总动脉,直刺0.3~0.8寸;②不宜灸;③单穴或双穴按压治疗高血压;④直刺8~20mm,见针体随动脉搏动而摆动,用于治疗高血压;⑤直刺1.2~1.5寸,患者感到异物感,发憋或酸麻感觉,用于治疗声带麻痹;⑥直刺0.5~0.8寸,用于治疗三叉神经痛

续表

特定穴类属	腧穴	定位	局部解剖	主治	操作
	梁门	在上腹部，脐中上4寸，前正中线旁开2寸	浅层布有第七、八、九胸神经前支的外侧皮支和前皮支及腹壁浅静脉，深层有腹壁上动、静脉的分支或属支，第七、八、九胸神经前支的肌支	脾胃病证：如纳少，胃痛，呕吐，腹胀等	①直刺0.5~1寸；②可灸；③过饱者禁针，肝脾肿大者慎针或禁针，不宜做大幅度提插；④孕妇禁针
大肠募穴	天枢	在腹部，横平脐中，前正中线旁开2寸	浅层布有第九、十、十一胸神经前支的外侧皮支和前皮支及脐周静脉网，深层有第九、十、十一胸神经前支的吻合支，静脉前支的肌支	①脾胃肠病证：如绕脐腹痛，腹胀，便秘，泄泻，痢疾等；②妇科病证：如癥瘕，月经不调，痛经等	①直刺1.0~1.5寸；②可灸；③孕妇禁针；④直刺2.5寸，用于治疗肠梗阻；⑤直刺1.5~2.5寸，加用电针，用于治疗肾绞痛
	水道	在下腹部，脐中下3寸，前正中线旁开2寸	浅层布有第十一、十二胸神经前支和第一腰神经前支的前皮支及外侧皮支，腹壁浅静脉，深层有第十一、十二胸神经前支的肌支	①妇科病证：如痛经，不孕等；②小便不利；③小腹胀满	①直刺1.0~1.5寸；②可灸；③孕妇禁针；④艾灸治疗小儿睾丸鞘膜积液；⑤针尖向曲骨方向斜刺1~1.5寸，用于治疗产后癃闭
	归来	在下腹部，脐中下4寸，前正中线旁开2寸	浅层布有第十一、十二胸神经前支的外侧皮支及前皮支，腹壁浅动、静脉的分支或属支，深层有腹壁下动、静脉，第十一、十二胸神经前支的肌支	①妇科病证：如月经不调，经闭，痛经，带下，阴挺等；②疝气；③小腹胀痛	①直刺1.0~1.5寸；②可灸；③孕妇禁针
	伏兔	在股前区，髌底上6寸，髂前上棘与髌底外侧端的连线上	浅层布有股外侧皮神经，股神经前皮支及股外侧皮神经，深层有旋股外侧动、静脉的降支，股神经的肌支	①下肢病证：如下肢痿痹，膝冷等；②腰痛	①直刺1.0~2.0寸；②可灸

续表

特定穴类属	腧穴	定位	局部解剖	主治	操作
郄穴	梁丘	在股前区，髌底上2寸，股外侧肌与股直肌腱之间	浅层布有股神经的前支和股外侧皮神经，深层有旋股外侧动、静脉的降支和股神经的肌支	①急性胃痛；②下肢病证：如膝肿痛，下肢不遂等；③乳房病证：如乳痈，乳痛等	①直刺1.0~1.2寸；②艾灸7~9壮，用于治疗急性腹泻；③直刺1寸，用于治疗胃肠痉挛；④直刺0.8~1.5寸，施泻法可治疗急性腹痛
合穴；胃下合穴	足三里	在小腿外侧，犊鼻(ST35)下3寸，犊鼻(ST35)与解溪(ST41)连线上	浅层布有腓肠外侧皮神经，深层有胫前动、静脉的分支或属支	①脾胃肠病证：如胃痛，呕吐，腹胀，泄泻，便秘，肠痈等；②下肢病证：如膝痛，下肢痿痹，中风瘫痪等；③神志病证：如癫狂，不寐等；④气喘，痰多；⑤乳痈；⑥虚劳诸证	①直刺1.0~2.0寸；②强壮保健要穴，宜灸；③小儿慎用灸法；④直刺10~30mm，用于治疗萎缩性胃炎；⑤直刺0.5~1.5寸，用于治疗恶心呕吐；⑥直刺1~1.5寸，用于治疗胃癌痛
大肠下合穴	上巨虚	在小腿外侧，犊鼻(ST35)下6寸，犊鼻(ST35)与解溪(ST41)连线上	浅层布有腓肠外侧皮神经，深层有胫前动、静脉和腓深神经。深刺可能刺中胫后动、静脉和腓深神经	①肠腑病证：如肠鸣，腹中切痛，泄泻，便秘，肠痈等；②下肢病证：如下肢痿痹，中风瘫痪等	①直刺1.0~1.5寸；②可灸；③直刺1.0~2.0寸，用于治疗脑血管病
	条口	在小腿外侧，犊鼻(ST35)下8寸，犊鼻(ST35)与解溪(ST41)连线上	浅层布有腓肠外侧皮神经，深层有胫前动、静脉和腓深神经。深刺可能刺中胫前动、静脉	①下肢病证：如下肢痿痹，转筋等；②肩臂痛；③脘腹疼痛	①直刺1.0~2.0寸；②可灸；③健侧透刺，针尖朝向承山穴捻进2~2.5寸，治疗肩周炎
小肠下合穴	下巨虚	在小腿外侧，犊鼻(ST35)下9寸，犊鼻(ST35)与解溪(ST41)连线上	浅层布有腓肠外侧皮神经，深层有胫前动、静脉和腓深神经	①肠腑病证：如泄泻，痢疾，小腹痛等；②下肢痿痹；③腰脊痛引睾丸；④乳痈	①直刺1.0~1.5寸；②可灸；③直刺1.5寸治疗肩痛

特定穴类属	腧穴	定位	局部解剖	主治	操作
络穴	丰隆	在小腿外侧,外踝尖上8寸,胫骨前肌的外缘。犊鼻(ST35)与解溪(ST41)连线的中点,条口(ST38)外侧一横指处	浅层布有腓肠外侧皮神经,深层有胫前动、静脉的分支或属支和腓深神经的分支	①头部证证:头痛,眩晕等; ②肺系病证:如咳嗽、哮喘、痰多等; ③癫狂; ④下肢痿痹	①可灸; ②直刺1~1.5寸,用于治疗腰肌劳损,降血脂
经穴	解溪	在踝区,踝关节前面中央凹陷中,拇长伸肌腱与趾长伸肌腱之间	浅层布有足背内侧皮神经及足背皮下静脉,深层有腓深神经和胫前动、静脉	①下肢病证:如下肢痿痹,足踝肿痛,足下垂等; ②头部病证:如头痛,眩晕等; ③神志病证:如癫狂,谵语等; ④其他:腹胀,便秘	①直刺0.5~0.8寸; ②可灸
荥穴	内庭	在足背,第2,3趾间,趾蹼缘后方赤白肉际处	浅层布有足背内侧神经的趾背神经,深层有趾背动、静脉网	①胃肠病证:如胃痛,吐酸,泄泻,痢疾,便秘等; ②五官病证:如齿痛,咽喉肿痛,鼻衄等; ③足背肿痛; ④热病	①直刺或向上斜刺0.5~1.0寸; ②可灸; ③使针尖指向跖关节方向刺入,用于治疗磨牙症
井穴	厉兑	在足趾,第2趾末节外侧,趾甲根角侧后方0.1寸(指寸)	布有足背内侧皮神经的趾背神经和趾背动、静脉网	①五官病证:如齿痛,咽喉肿痛,鼻衄等; ②神志病证:如梦魇不宁,癫狂等; ③热病	①浅刺0.1~0.2寸; ②三棱针点刺出血; ③可灸

四、足太阴经络及其腧穴

(一) 足太阴经络

1. 经脉循行及其主要病候

《灵枢·经脉》:脾足太阴之脉,起于大指之端,循指内侧白肉际,过核骨后,上内踝前廉,上端内,循胫骨后,交出厥阴之前,上膝骨内前廉,入腹,属脾络胃,上膈,挟咽,连舌本,散舌下。其支者,复从胃,别上膈,注心中。(脾之大络,名曰大包,出渊腋下三寸,布胸胁)

是动则病舌本强,食则呕,胃脘痛,腹胀善噫,得后与气,则快然如衰,身体皆重。是主脾所生病者,舌本痛,体不能动摇,食不下,烦心,心下急痛,溏瘕泄,水闭,黄疸,不能卧,强立股膝内肿、厥,足大指不用。

2. 络脉循行及其主要病候

《灵枢·经脉》:足太阴之别,名曰公孙。去本节后一寸,别走阳明。其别者,入络肠胃。厥气上逆则霍乱。实则腹中切痛,虚则鼓胀,取之所别也。

3. 经筋循行及其主要病候

《灵枢·经筋》:足太阴之筋,起于大指之端内侧,上结于内踝。其直者,结于膝内辅骨,上循阴股结于髀,聚于阴器。上腹,结于脐,循腹里,结于肋,散于胸中。其内者,著于脊。其病:足大指支、内踝痛,转筋痛,膝内辅骨痛,阴股引髀而痛,阴器纽痛,上引脐与两胁痛,引膺中与脊内痛。

4. 主治概要

(1) 脾胃病证:腹满、腹胀、食不化、胃痛、呕吐、腹痛、泄泻、痢疾等。

(2) 妇科病证:月经不调、痛经、经闭、崩漏等。

(3) 前阴病证:阴挺、遗尿、癃闭、阳痿、疝气等。

(4) 经脉循行部位的其他病证:胸胁胀痛、下肢痿痹、足踝肿痛等。

(二) 足太阴脾经常用腧穴 (9穴)

足太阴脾经共 21 个穴位,包括隐白、大都、太白、公孙、商丘、三阴交、漏谷、地机、阴陵泉、血海、箕门、冲门、府舍、腹结、大横、腹哀、食窦、天溪、胸乡、周荣、大包。重点介绍以下 9 个腧穴 (表 3-4)。

五、手少阴经络及其腧穴

(一) 手少阴经络

1. 经脉循行及其主要病候

《灵枢·经脉》:心手少阴之脉,起于心中,出属心系,下膈,络小肠。其支者,从心系,上挟咽,系目系。其直者,复从心系,却上肺,下出腋下,下循臑内后廉,行太阴、心主之后,下肘内,循臂内后廉,抵掌后锐骨之端,入掌内后廉,循小指之内,出其端。

是动则病嗌干,心痛,渴而欲饮,是为臂厥。是主心所生病者,目黄,胁痛,臑臂内后廉痛、厥,掌中热痛。

2. 络脉循行及其主要病候

《灵枢·经脉》:手少阴之别,名曰通里。去腕一寸,别而上行,循经入于心中,系舌本,属目系。其实则支膈,虚则不能言,取之去腕后一寸,别走太阳也。

表 3-4 足太阴脾经常用腧穴表

特定穴类属	腧穴	定位	局部解剖	主治	操作
井穴	隐白	在足趾，大趾末节内侧，趾甲根角侧后方 0.1 寸（指寸）	布有足背内侧皮神经的分支，趾背神经和趾背动脉	①妇科病证：如月经过多、崩漏等；②出血证：如鼻衄、便血、尿血等；③脾胃病：如腹满、呕吐、泄泻等；④神志病证：如癫狂、多梦、惊风等	①浅刺 0.1~0.2 寸；②可灸；③三棱针点刺出血；④直刺 1~2 分，用于治疗功能性子宫出血；⑤直刺 1 分，用于治疗中风下肢瘫疾
输穴；原穴	太白	在跖区，第 1 跖趾关节近端赤白肉际凹陷中	浅层布有隐神经、浅静脉网等，深层有足底内侧动、静脉的分支或属支，足底内侧神经的分支	①脾胃病证：如肠鸣、腹胀、泄泻、胃痛、便秘等；②足部病证：如足肿痛、足肿等；③体重节痛	①直刺 0.5~0.8 寸；②可灸
络穴；八脉交会穴（通于冲脉）	公孙	在跖区，第 1 跖骨底的前下缘赤白际处	浅层布有隐神经的足内侧支、足背静脉弓的属支，深层有足底内侧动、静脉，足底内侧神经的分支	①脾胃病证：如胃痛、呕吐、肠鸣腹胀、腹痛、痢疾等；②神志病证：如心烦失眠、狂证等；③逆气里急，气上冲心（奔豚气）	①直刺 0.5~1.0 寸；②可灸；③推揉治疗小儿泄泻
交会穴	三阴交	在小腿内侧，内踝尖上 3 寸，胫骨内侧缘后际	浅层布有隐神经的小腿内侧皮支、大隐静脉的属支，深层有胫神经和胫后动、静脉	①脾胃肠病证：如肠鸣腹胀、泄泻、便秘等；②妇科病证：如月经不调、经闭、痛经、带下、阴挺、不孕、滞产等；③心神病证：如心悸、不寐、癫狂等；④前阴病证：如小便不利、遗尿等；⑤男科病证：如遗精、阳痿等；⑥其他：疝气、下肢痿痹、眩晕、水肿、脚气	①直刺 1.0~1.5 寸；②可灸；③孕妇禁针；④直刺 1~2 寸，用于治疗腕关节扭伤；⑤快速进针 30mm 左右配合经经，用于治疗原发性痛经

续表

特定穴类属	腧穴	定位	局部解剖	主治	操作
郄穴	地机	在小腿内侧，阴陵泉(SP9)下3寸，胫骨内侧缘后际	浅层布有隐神经的小腿内侧皮支和大隐静脉，深层有胫神经和胫后动、静脉	①妇科病证：如痛经、崩漏、月经不调、癥瘕等；②脾胃肠病证：如腹胀、腹痛、泄泻等；③小便不利、遗精；④水肿；⑤下肢痿痹	①直刺1.0~1.5寸；②可灸；③直刺1.5~2寸配合艾灸20分钟，用于治疗阴部疼痛；④艾灸用于治疗原发性痛经
合穴	阴陵泉	在小腿内侧，胫骨内侧髁下缘与胫骨内侧缘之间的凹陷中	浅层布有隐神经的小腿内侧皮支，大隐静脉和膝降动脉分支，深层有膝下内侧动、静脉	①脾胃肠病证：如腹痛、泄泻；②前阴病证：小便不利、癃闭等；③男科病证：遗精、阴茎痛等；④妇科病证：带下、妇人阴痛等；⑤水肿；⑥黄疸；⑦膝痛、下肢痿痹	①直刺1.0~2.0寸；②可灸；③双侧直刺，令患者活动肩关节，治疗肩周炎；④阴陵泉透刺阴陵泉治疗急性小儿斜颈
	血海	在股前区，髌底内侧端上2寸，股内侧肌隆起处	浅层布有股神经前皮支，大隐静脉的属支，深层有股动、静脉的肌支和股神经的肌支	①妇科病证：如月经不调、痛经、经闭、崩漏等；②皮外科病证：如湿疹、瘾疹、丹毒、皮肤瘙痒等	①直刺1.0~1.5寸；②可灸；③快速直刺或向股内侧斜刺25~30mm，用于治疗淋病综合征；④直刺1~1.5寸皮肤皮肤溃疡愈合

续表

特定穴类属	腧穴	定位	局部解剖	主治	操作
	大横	在腹部,脐中旁开 4 寸	浅层布有第九、十、十一胸神经前支的外侧皮支和胸腹壁静脉的属支,深层有第九、十、十一胸神经前支的肌支及伴行的动、静脉	①脾胃肠病证:如腹痛、泄泻、便秘等; ②肥胖症	①直刺 0.5~1.0 寸; ②可灸; ③针尖斜向脐中刺入 3 寸左右,用于治疗老年尿失禁
脾之大络	大包	在胸外侧区,第 6 肋间隙,在腋中线上	浅层布有第六肋间神经外侧皮支和胸腹壁静脉的属支,深层有胸长神经的分支和胸背动、静脉的分支或属支	①咳喘; ②胸胁痛; ③周身疼痛,四肢无力	①斜刺或向后平刺 0.5~0.8 寸; ②可灸

3. 经筋循行及其主要病候

《灵枢·经筋》：手少阴之筋，起于小指之内侧，结于锐骨，上结肘内廉，上入腋，交太阴，挟乳里，结于胸中，循臂，下系于脐。其病：内急，心承伏梁，下为肘网。其病当所过者支转筋，筋痛。

4. 主治概要

(1) 心系病证：心痛、心悸、怔忡等。

(2) 神志病证：癫狂痫、癔症、不寐等。

(3) 经脉循行部位的其他病证：肩臂疼痛、胸胁痛、肘臂挛痛、小指疼痛等。

(二) 手少阴心经常用腧穴(7 穴)

手少阴心经共 9 个穴位，包括极泉、青灵、少海、灵道、通里、阴郄、神门、少府、少冲。重点介绍以下 7 个腧穴(表 3-5)。

六、手太阳经络及其腧穴

(一) 手太阳经络

1. 经脉循行及其主要病候

《灵枢·经脉》：小肠手太阳之脉，起于小指之端，循手外侧上腕，出踝中，直上循臂骨下廉，出肘内侧两骨之间，上循臑外后廉，出肩解，绕肩胛，交肩上，入缺盆，络心，循咽，下膈，抵胃，属小肠。其支者，从缺盆循颈，上颊，至目锐眦，却入耳中。其支者，别颊上颐，抵鼻，至目内眦，斜络于颧。

是动则病嗌痛，颔肿，不可以顾，肩似拔，臑似折。是主液所生病者，耳聋，目黄，颊肿，颈、颔、肩、臑、肘臂外后廉痛。

2. 络脉循行及其主要病候

《灵枢·经脉》：手太阳之别，名曰支正，上腕五寸，内注少阴；其别者，上走肘，络肩髃。实，则节弛肘废；虚，则生肬，小者如指痂疥。取之所别也。

3. 经筋循行及其主要病候

《灵枢·经筋》：手太阳之筋，起于小指之上，结于腕；上循臂内廉，结于肘内锐骨之后，弹之应小指之上；入结于腋下。其支者，后走腋后廉，上绕肩胛，循颈，出足太阳之筋前，结于耳后完骨。其支者，入耳中；直者，出耳上，下结于颔，上属目外眦。其病，小指支，肘内锐骨后廉痛；循臂阴，入腋下，腋下痛，腋后廉痛，绕肩胛引颈而痛，应耳中鸣，痛引颔，目瞑良久乃得视。颈筋急则为筋瘘，颈肿，寒热在颈者。

4. 主治概要

(1) 头面五官病证：头痛、眩晕、目翳、耳鸣、耳聋、咽喉肿痛等。

(2) 热病。

(3) 神志病：癫、狂、痫等。

(4) 经脉循行部位的其他病证：肩臂酸痛、肘臂疼痛、颈项强痛、小指麻木疼痛等。

(二) 手太阳小肠经常用腧穴(10 穴)

手太阳小肠经共 19 个穴位，包括少泽、前谷、后溪、腕骨、阳谷、养老、支正、小海、肩贞、臑俞、天宗、秉风、曲垣、肩外俞、肩中俞、天窗、天容、颧髎、听宫。重点介绍以下10 个腧穴(表 3-6)。

表 3-5 手少阴心经常用腧穴表

特定穴类属	腧穴	定位	局部解剖	主治	操作
	极泉	在腋区,腋窝中央,腋动脉搏动处	浅层有肋间臂神经分布,深层有桡神经,尺神经,正中神经,前臂内侧皮神经,臂内侧皮神经,腋动、腋静脉等	①心疾:如心痛、心悸等;②上肢病证:如肩臂疼痛、肘臂冷痛、上肢不遂等;③胁肋疼痛;④瘰疬;⑤上肢针麻用穴	①避开腋动脉直刺 0.5~0.8 寸;②可灸,但不宜直接灸;③施以提插泻法,使放射感传至手指,治疗肩臂运动神经元病;④点按治疗胸胁屏伤;⑤直刺 20~30mm,平补平泻,用于治疗肩周炎
合穴	少海	在肘前区,横平肘横纹,肱骨内上髁前缘	浅层布有前臂内侧皮神经,贵要静脉,深层有尺神经,尺侧返动脉和尺侧下副动、静脉的吻合支	①心痛;②神志病证:如癫症、癫狂症等;③肘臂挛痛、麻木;④手颤;⑤腋胁痛;⑥头项痛;⑦瘰疬	①向桡侧直刺 0.5~1.0 寸;②可灸;③曲池穴向少海透刺 1.5~3 寸,治疗高血压;④针刺可改善心肌缺血;⑤神门向少海透刺 0.3~0.5 寸治疗焦虑症
络穴	通里	在前臂前区,腕掌侧远端横纹上 1 寸,尺侧腕屈肌腱的桡侧缘	浅层有有前臂内侧皮神经,贵要静脉属支,深层布有尺动、静脉和尺神经	①心疾:如心悸、怔忡等;②舌咽病证:如暴喑、舌强不语等;③癫症;④上肢病证:如肘臂挛痛、麻木、手颤等;⑤腋胁部痛;⑥头项痛;⑦瘰疬;⑧小儿遗尿	①直刺 0.3~0.5 寸;②可灸;③麦粒灸治疗中风后失语;④直刺 0.3~0.5 寸,用于治疗中风失语

续表

特定穴类属	腧穴	定位	局部解剖	主治	操作
郄穴	阴郄	在前臂前区,腕掌侧远端横纹上0.5寸,尺侧腕屈肌腱的桡侧缘	浅层有前臂内侧皮神经,贵要静脉属支等,深层有尺动、静脉	①心疾:如心痛、心悸、惊恐等;②血证:如吐血、衄血等;③骨蒸盗汗	①直刺0.3~0.5寸;②可灸;③强刺激手法治疗心绞痛
输穴;原穴	神门	在腕前区,腕掌侧远端横纹尺侧端,尺侧腕屈肌腱的桡侧缘	浅层有前臂内侧皮神经,贵要静脉属支和尺神经掌支,深层布有尺动、静脉和尺神经	①心疾:如心痛、心烦、惊悸、征忡等;②神志病证:如不寐、健忘、痴呆、癫狂痫等	①直刺0.3~0.5寸;②可灸;③直刺患侧神门穴1~1.5寸,待局部酸胀,进行拮抗运动,治疗足跟痛
荥穴	少府	在手掌,横平第5掌指关节近端,第4、5掌骨之间	浅层有尺神经掌支分布,深层布有指掌侧固有神经(尺神经分支)	①心疾:如心痛、心烦、惊悸、征忡等;②神志病证:不寐、痴呆、癫狂痫等;③掌中热;④前阴病证:如小便不利、遗尿、阴痒痛等;⑤小肚掌痛	①直刺0.3~0.5寸;②可灸;③强刺激手法治疗急性腰扭伤;④直刺0.5~0.8寸,行提插捻转,使局部酸痛,治疗中风病手指拿急;⑤直刺双侧0.5寸,泻法,强刺激并嘱患者活动腰部,治疗急性腰扭伤
井穴	少冲	在手指,小指末节桡侧,指甲根角侧上方0.1寸(指寸)	布有尺神经的指掌侧固有神经指背支,和指掌侧固有动、静脉指背支形成的动、静脉网	①心疾:如心悸、心痛等;②神志病证:如癫狂、昏迷等;③目赤;④热病;⑤胸胁痛	①直刺0.1~0.2寸;②可灸;③点按治疗心中烦闷;④点刺出血治疗神志不清

表 3-6 手太阳小肠经常用腧穴表

特定穴类属	腧穴	定位	局部解剖	主治	操作
井穴	少泽	在手指，小指末节尺侧，指甲根角侧上方 0.1 寸（指寸）	分布有尺神经指掌侧固有神经的指背支，和小指尺掌侧指动、静脉形成的动、静脉网	①上肢病证：如肩臂后侧痛、小指麻木疼痛等；②乳房病证：如乳痈、乳少、产后缺乳等；③神志病证：如昏迷、癫狂等；④头面五官病证：如头痛、咽喉肿痛、目翳、胬肉攀睛、耳鸣、耳聋等；⑤热病；⑥痃疟；⑦中风	①直刺 0.1~0.2 寸；②点刺出血；③放血治疗腮腺炎；④电针治疗产后乳汁分泌不足
输穴；八脉交会穴（通于督脉）	后溪	在手内侧，第 5 掌指关节尺侧近端赤白肉际凹陷中	浅层布有尺神经手背支、尺神经掌支和浅静脉等，深层有小指尺掌侧固有神经	①手足太阳经、督脉循行所过部位病证：如头项强痛、腰背痛、手指及肘臂挛痛等；②五官病证：耳聋、目赤、咽喉肿痛等；③神志病证：癫、狂、痫等；④其他：眩晕、热病、盗汗、疟疾	①直刺 0.5~0.8 寸；②可灸；③向合谷方向透刺；④艾条灸治疗险腺炎；⑤电针治疗急性腰扭伤
原穴	腕骨	在腕区，第 5 掌骨底与三角骨之间的赤白肉际凹陷中	浅层布有前臂内侧皮神经、尺神经手背支、尺神经掌支和浅静脉的分支和属支	①指掌腕痛；②头项强痛；③头面五官病证：耳鸣、耳聋、目翳等；④黄疸；⑤消渴；⑥热病汗不出；⑦疟疾	①直刺 0.3~0.5 寸；②可灸；③向掌心刺入 0.8 寸以上易得气，针感强，可放射至掌心或向上放射至肘部；④直刺 0.5 寸，用于治疗肩胛痛

续表

特定穴类属	腧穴	定位	局部解剖	主治	操作
郄穴	养老	在前臂后区，腕背横纹上1寸，尺骨头桡侧凹陷中	浅层布有前臂内侧皮神经，前臂后皮神经，尺神经手背支和贵要静脉属支，深层有腕背动、静脉网	①经脉循行所过部位病证：如肩、背、肘、臂酸痛，项强等；②急性腰痛；③目视不明	①以掌心向胸姿势，直刺0.5~0.8寸；②可灸；③斜刺，针感会传至肩部或腋下；④直刺1~1.5寸，治疗急性腰扭伤；⑤向肘方向斜刺0.5~1寸，针感传到小海，用于治疗肩平乐。⑥取30°夹角斜刺进针，以针感传至肘尖为佳，若传至腋下，甚至直达病所者更佳，一般进针深度1.5~2寸，用于治疗落枕
络穴	支正	在前臂后区，腕背侧远端横纹上5寸，尺骨尺侧与尺侧腕屈肌之间	浅层布有前臂内侧皮神经，贵要静脉属支；深层有尺动、静脉和尺神经	①头项病证：如头痛、眩晕、项强等；②肘臂酸痛；③热病；④消渴；⑤癫狂；⑥疣症	①直刺或斜刺0.5~0.8寸；②可灸；③用火针快速刺入0.3寸，可治疗扁平疣；④直刺约1~1.5寸，针感以沿经下感传或放病所，用于治疗疣症
合穴	小海	在肘后区，尺骨鹰嘴与肱骨内上髁之间凹陷中	浅层布有前臂内侧皮神经，臂内侧皮神经，贵要静脉属支；深层在尺神经沟内有尺神经，尺神经的后方有尺侧上副动、静脉与尺动、静脉吻合的尺返动、静脉网	①上肢病证：肘臂疼痛、麻木、手颤等；②五官病证：耳聋、耳鸣、目黄、牙龈肿痛等；③癫痫	①直刺0.3~0.5寸；②可灸；③治疗中风后手功能障碍时，毫针与皮肤呈45°~60°角，向手指方向斜刺，要求有麻电感，同时向手指方向放射
	肩贞	在肩胛区，肩关节后下方，腋后纹头直上1寸	浅层布有第二肋间神经的外侧皮支和臂外侧上皮神经等	①肩臂疼痛；②上肢不遂；③瘰疬；④耳鸣	①直刺1.0~1.5寸；②可灸；③治疗坐骨神经痛，左病取右，右病取左，向极泉方向斜刺

续表

特定穴类属	腧穴	定位	局部解剖	主治	操作
	天宗	在肩胛区,肩胛冈中点与肩胛骨下角连线上1/3与下2/3交点凹陷中	浅层有第四胸神经后支的皮支和伴行的动、静脉;深层布有肩胛上神经的分支和旋肩胛动、静脉前的分支或属支	①肩胛疼痛;②气喘;③乳房病证:如乳痈、乳癖等	①直刺或向四周斜刺0.5~1.0寸;②可灸;③点刺放血可治疗乳腺增生;④齐刺法治疗顽固性网球肘时;⑤针刺治疗冈上肌腱炎
	颧髎	在面部,颧骨下缘,目外眦直下凹陷中	浅层布有上颌神经的眶下神经分支、面神经的颧支、颞支,静脉的分支或属支;深层有三叉神经的下颌神经分支分布	头面五官病证:如口喎、眼睑眴动、齿痛、面痛等	①直刺0.3~0.5寸,或斜刺0.5~1.0寸;②不宜久灸;③向外上方直刺约1.5寸,使局部出现酸胀感,且出现可耐受的电击样麻感,治疗假性球麻痹;④针尖稍向内向上,针体与颧骨尖切面呈80°刺入,针尖朝向风府穴,缓慢刺入2.5~2.8寸,治疗三叉神经痛;⑤透刺治疗双侧面瘫
	听宫	在面部,耳屏正中与下颌骨髁突之间的凹陷中	布有耳颞神经,颞浅动、静脉耳前支的分支或属支等	①耳部病证:如耳鸣、耳聋、聤耳等;②口面病证:如面痛、齿痛等;③神志病:如癫狂痫等	①张口,直刺0.5~1.0寸;②不宜灸;③深刺治疗耳鸣;④双侧直刺1寸,用于治疗神经性耳鸣耳聋

七、足太阳经络及其腧穴

(一) 足太阳经络

1. 经脉循行及其主要病候

《灵枢·经脉》:膀胱足太阳之脉,起于目内眦,上额,交巅。其支者,从巅至耳上角。其直者,从巅入络脑,还出别下项,循肩髆内,挟脊,抵腰中,入循膂,络肾,属膀胱。其支者,从腰中下挟脊,贯臀,入腘中。其支者,从髆内左右,别下贯胛,挟脊内,过髀枢,循髀外后廉,下合腘中,以下贯腨内,出外踝之后,循京骨,至小指外侧。

是动则病冲头痛,目似脱,项如拔,脊痛,腰似折,髀不可以曲,腘如结,腨如裂,是为踝厥。是主筋所生病者,痔、疟、狂、癫疾,头囟项痛,目黄,泪出,鼽衄,项、背、腰、尻、腘、腨、脚皆痛,小指不用。

2. 络脉循行及其主要病候

《灵枢·经脉》:足太阳之别,名曰飞扬,去踝七寸,别走少阴。实则鼽窒,头背痛;虚则鼽衄。取之所别也。

3. 经筋循行及其主要病候

《灵枢·经筋》:足太阳之筋,起于足小指,上结于踝;邪上结于膝;其下循足外踝,结于踵;上循跟,结于腘;其别者,结于踹外。上腘中内廉,与腘中并,上结于臀。上挟脊上项;其支者,别入结于舌本。其直者,结于枕骨;上头下颜,结于鼻。其支者,为目上网,下结于頄。其支者,从腋后外廉,结于肩髃。其支者,入腋下,上出缺盆,上结于完骨。其支者,出缺盆,邪上出于頄。其病:小指支,跟肿痛,腘挛,脊反折,项筋急,肩不举,腋支,缺盆中纽痛,不可左右摇。

4. 主治概要

(1) 脏腑病证:背部第一侧线的背俞及第二侧线相平的腧穴,主治与其相关的脏腑病证和有关的组织器官病证。

(2) 神志病证:癫、狂、痫等。

(3) 头面五官病证:头痛、鼻塞、鼻衄等。

(4) 经脉循行部位的其他病证:项、背、腰、下肢痹痛等。

(二) 足太阳膀胱经常用腧穴 (30 穴)

足太阳膀胱经共 67 个穴位,包括睛明、攒竹、眉冲、曲差、五处、承光、通天、络却、玉枕、天柱、大杼、风门、肺俞、厥阴俞、心俞、督俞、膈俞、肝俞、胆俞、脾俞、胃俞、三焦俞、肾俞、气海俞、大肠俞、关元俞、小肠俞、膀胱俞、中膂俞、白环俞、上髎、次髎、中髎、下髎、会阳、承扶、殷门、浮郄、委阳、委中、附分、魄户、膏肓、神堂、谚谑、膈关、魂门、阳纲、意舍、胃仓、肓门、志室、胞肓、秩边、合阳、承筋、承山、飞扬、跗阳、昆仑、仆参、申脉、金门、京骨、束骨、足通谷、至阴。重点介绍以下 30 个腧穴 (表 3-7)。

表 3-7 足太阳膀胱经常用腧穴表

特定穴类属	腧穴	定位	局部解剖	主治	操作
	睛明	在面部,目内眦上方眶内侧壁凹陷中	浅层布有三叉神经眼支的滑车上神经,内眦动、静脉的分支或属支。深层有眼动、静脉的分支、静脉的分支和动眼神经的分支	①眼病:如目赤肿痛、流泪、视物不明、目眩、近视、夜盲、色盲、目翳等; ②急性腰痛、坐骨神经痛; ③心疾:心悸、怔忡等	①嘱患者闭目,医者左手轻推眼球往外固定,右手持针,于眼眶边缘和眼球之间缓慢刺入,直刺 0.5~0.8 寸,不宜大幅度提插和捻转,针感局部酸胀并扩散至眼球及针孔 1~2 分钟,以免内出血; ②本穴禁用灸法; ③针尖朝向鼻侧内下方,进针 1~1.3寸,治疗干眼症; ④按压治疗呃逆; ⑤直刺 0.5~1 寸,用于治疗急性腰扭伤
	攒竹	在面部,眉头凹陷中,额切迹处	浅层布有额神经的滑车上神经、眶上动、静脉的分支或属支,深层有面神经的颞支和颧支	①头面病证:如头痛、面痛、眉棱骨痛、面瘫等; ②眼病:眼睑瞤动、眼睑下垂、目视不明、流泪、目赤肿痛等; ③呃逆; ④急性腰扭伤	①向下斜刺 0.3~0.5 寸; ②平刺透鱼腰 0.5~0.8 寸; ③三棱针点刺出血; ④慎用灸法; ⑤直刺双侧 12mm,针刺后令患者行走,或站立,足趾抵地,患踝做旋转运动,用于治疗踝关节扭伤; ⑥可用于治疗闪挫性胁背痛
	天柱	在颈后区,横平第 2 颈椎棘突上际,斜方肌外缘凹陷中	浅层有第三颈神经后支的内侧支和皮下静脉。深层有枕大神经	①后头痛、项强、肩背痛; ②头面五官病证:眩晕、咽喉肿痛、鼻塞、目赤肿痛、近视等; ③热病; ④癫狂痫	①直刺或斜刺 0.5~0.8 寸; ②可灸

续表

特定穴类属	腧穴	定位	局部解剖	主治	操作
	大杼	在脊柱区，第1胸椎棘突下，后正中线旁开1.5寸	浅层布有第一、二胸神经后支的内侧皮支和伴行的肋间后动、静脉有第一、二胸神经后支。深层有第一、二胸神经后支的肌支和相应的肋间后动、静脉背侧支的分支等	①咳嗽、发热；②项强、肩背痛；③骨病：颈椎病、腰椎病、膝骨关节炎、齿痛等	①向内斜刺0.5~0.8寸；②可灸；③点刺出血，治疗类风湿关节炎；④刺入0.5~1寸，用于治疗急性腰扭伤
	风门	在脊柱区，第2胸椎棘突下，后正中线旁开1.5寸	浅层布有第二、三胸神经后支的内侧皮支和伴行的肋间后动、静脉有第二、三胸神经后支。深层有第二、三胸神经后支的肌支和相应的肋间后动、静脉背侧支的分支等	①外感病证、肺系病证：如感冒、发热、头痛、咳嗽、哮喘等；②项强、胸背痛	①斜刺0.5~0.8寸；②可灸；③点刺放血，治疗痤疮
肺之背俞穴	肺俞	在脊柱区，第3胸椎棘突下，后正中线旁开1.5寸	浅层布有第三、四胸神经后支的内侧皮支和伴行的肋间后动、静脉。深层有第三、四胸神经后支的肌支和相应的肋间后动、静脉背侧支的分支或属支	①肺系病证：如鼻塞、咳嗽、气喘、咯血等；②阴虚病证：如骨蒸潮热、盗汗等；③背痛；④皮肤瘙痒、瘾疹	①斜刺0.5~0.8寸；②可灸；③点刺皮肤，治疗咳嗽、皮肤病；④向下平刺0.5~0.8寸，治疗咳嗽；⑤向脊柱方向呈45°刺人0.5寸，用艾条施温和灸法，以患者自觉有温热内传为佳，用于治疗风寒咳嗽；⑥挑刺治疗咳喘病
心之背俞穴	心俞	在脊柱区，第5胸椎棘突下，后正中线旁开1.5寸	浅层布有第五、六胸神经后支的内侧皮支和伴行的动、静脉。深层有第五、六胸神经后支的肌支和相应的分支或第五、六胸神经后支的肋间后动、静脉背侧支的分支或属支	①心神病证：如心痛、惊悸、不寐、健忘、癫痫等；②胸肺病证：如胸闷、胸痛、咳嗽、吐血等；③男科病证：如遗精、白浊等；④盗汗	①斜刺0.5~0.8寸；②可灸；③向脊柱方向斜刺0.8寸，治疗慢性心衰

续表

特定穴类属	腧穴	定位	局部解剖	主治	操作
八会穴之血会	膈俞	在脊柱区，第7胸椎棘突下，后正中线旁开1.5寸	浅层布有第七、八胸神经后支的内侧皮支和伴行的动、静脉。深层有第七、八胸神经后支的肌支和相应的肋间后动、静脉背侧支的分支或属支	①胃痛；②气逆之证：如呕吐、呃逆、咳嗽、气喘等；③血证：如贫血、吐血、便血等；④皮肤病证：如瘾疹、皮肤瘙痒等；⑤阴虚证：如潮热、盗汗等	①斜刺0.5~0.8寸；②可灸；③向脊柱方向斜刺0.5寸，治疗慢性失眠、抑制白细胞减少症
肝之背俞穴	肝俞	在脊柱区，第9胸椎棘突下，后正中线旁开1.5寸	浅层布有第九、十胸神经后支的皮支和伴行的动、静脉。深层有第九、十胸神经后支的肌支和相应的肋间后动、静脉的分支或属支	①肝胆病证：如胁痛、黄疸等；②目疾：如目赤、目视不明、夜盲、迎风流泪等；③眩晕、癫狂痫；④脊背痛、角弓反张、转筋	①斜刺0.5~0.8寸；②可灸；③点刺放血治疗乳腺增生、偏头痛；④斜刺4~6分，缓缓出针，开大针孔，出血5~8滴，用于治疗复发性睑腺炎
胆之背俞穴	胆俞	在脊柱区，第10胸椎棘突下，后正中线旁开1.5寸	浅层布有第十、十一胸神经后支的皮支和伴行的动、静脉。深层有第十、十一胸神经后支的肌支的分支或属支	①肝胆病证：如胁痛、黄疸、口苦等；②肺痨、潮热	①斜刺0.5~0.8寸；②可灸；③向脊柱方向斜刺进针0.5~0.8寸，治疗胃脘痛
脾之背俞穴	脾俞	在脊柱区，第11胸椎棘突下，后正中线旁开1.5寸	浅层布有第十一、十二胸神经后支的皮支和伴行的动、静脉。深层有第十一、十二胸神经后支的肌支的分支或属支	①脾胃病证：如腹胀、纳呆、呕吐、泄泻、痢疾、便血、多食善饥、身体消瘦等；②黄疸、水肿；③背痛	①斜刺0.5~0.8寸；②可灸；③针尖斜向脊柱，进针约0.8寸，治疗失眠、僵人综合征；④向上平刺0.5寸，治疗慢性泻；⑤艾灸治疗小儿单纯性腹泻

续表

特定穴类属	腧穴	定位	局部解剖	主治	操作
胃之背俞穴	胃俞	在脊柱区,第12胸椎棘突下,后正中线旁开1.5寸	浅层布有第十二胸神经后支的皮神经和伴行的动、静脉。深层有第十二胸神经后支的肌支和相应的肋间后动、静脉的分支或属支	脾胃病证:如胃痛,呕吐,腹胀,肠鸣,多食善饥,身体消瘦等	①斜刺0.5~0.8寸;②可灸;③向脊柱方向斜刺0.5~0.8寸,治疗胃脘痛;④向上平刺0.5寸,治疗慢性腹泻;⑤针尖向脊柱方向,与表皮呈15°~30°夹角进针1~1.5寸,用于治疗胃脘痛
三焦之背俞穴	三焦俞	在脊柱区,第1腰椎棘突下,后正中线旁开1.5寸	浅层布有第一、二腰神经后支的皮支和伴行的动、静脉。深层有第一、二腰神经后支的肌支和相应的腰动、静脉背侧支分支或属支	①胃肠病证:如腹胀,呕吐,肠鸣,泄泻,痢疾等;②三焦气化不利病证:如小便不利,水肿等;③腰背强痛	①斜刺0.5~0.8寸;②可灸;③针尖斜向脊柱,针刺1~2寸,治疗术后尿潴留
肾之背俞穴	肾俞	在脊柱区,第2腰椎棘突下,后正中线旁开1.5寸	浅层布有第二、三腰神经后支的皮支和伴行的动、静脉。深层有第二、三腰神经后支的肌支和相应的腰动、静脉背侧支分支或属支	①肾虚病证:如头晕,耳鸣,耳聋,慢性腹泻,气喘,腰酸痛,痿不育等;②前阴病证:遗尿,遗精,癃闭等;③妇科病证:月经不调,带下,不孕等;④消渴	①直刺0.5~1寸;②可灸;③针尖向脊柱方向,进针约0.8寸,治疗腰背综合征;④向上平刺0.5寸,治疗慢性腹泻;⑤药物贴敷治疗小儿遗尿;⑥艾灸治疗小儿泄泻
大肠之背俞穴	大肠俞	在脊柱区,第4腰椎棘突下,后正中线旁开1.5寸	浅层布有第四、五腰神经后支的皮支和伴行的动、静脉。深层有第四、五腰神经后支的肌支和有关的动、静脉的分支或属支	①腰痛;②肠腑病证:如腹胀,泄泻,便秘等	①直刺0.8~1寸;②可灸;③针尖向脊柱方向,进针约0.8寸,治疗腰椎综合征;④直刺加电针,用于治疗单纯性便秘;⑤三棱针挑破表皮,再刺入3~5mm,令出血,用于治疗内痔便血症

续表

特定穴类属	腧穴	定位	局部解剖	主治	操作
小肠之背俞穴	小肠俞	在骶区，横平第1骶后孔，骶正中嵴旁开1.5寸	浅层有臀中皮神经。深层有臀下神经的属支和脊神经后支的肌支	①泌尿生殖病证：如遗尿、尿血、尿痛、带下病；②肠腑病证：如泄泻、痢疾等；③腰骶痛；④疝气	①直刺或斜刺0.8~1寸；②可灸；③斜刺0.8~1寸，治疗便秘
膀胱之背俞穴	膀胱俞	在骶区，横平第2骶后孔，骶正中嵴旁开1.5寸	浅层有臀中皮神经。深层有臀下神经的属支和脊神经后支的肌支	①膀胱气化功能失调病证：如石淋、癃闭、遗尿、带下等；②腰骶痛；③肠腑病：如腹泻、便秘等	①直刺或斜刺0.8~1.2寸；②可灸；③针尖向脊柱方向，针刺1~2寸，治疗术后尿潴留
	次髎	在骶区，正对第2骶后孔中	浅层有臀中皮神经。深层有第二骶神经和骶外侧动、静脉的后支	①妇科病证：如月经不调、痛经、阴挺、带下等；②男科病证：如遗精、阳痿等；③前阴病证：如小便不利、癃闭、遗尿、疝气等；④下肢病证：如腰骶痛、下肢痿痹	①直刺1~1.5寸；②可灸；③针尖向内侧倾斜，深刺3.5~4寸，治疗尿潴留；④深刺治疗腰椎间盘突出症
	承扶	在股后区。臀沟的中点	浅层布有股后皮神经及臀下皮神经的分支。深层有股后皮神经本干、坐骨神经及伴行动、静脉	①下肢病证：如腰腿痛、下肢痿痹等；②痔疾	①直刺1~2寸；②可灸；③斜刺1~1.5寸，治疗骶髂关节错位；④直刺1~2寸，治疗坐骨神经痛
三焦之下合穴	委阳	在膝部，腘横纹上，股二头肌腱的内侧缘	浅层有股后皮神经。深层有腓总神经和腓肠外侧皮神经	①腹满，癃闭；②腰脊强痛，腿足挛痛	①直刺1~1.5寸；②可灸；③针尖向内上倾斜，针刺0.5~0.8寸，治疗足背末梢神经炎

续表

特定穴类属	腧穴	定位	局部解剖	主治	操作
合穴；膀胱之下合穴	委中	在膝后区，腘横纹中点	浅层布有股后皮神经和小隐静脉。深层有胫神经、腘动、静脉和腓肠动脉等	①下肢病证：如腰背痛、下肢痿痹等；②急性腹痛、急性吐泻等；③泌尿系疾病：如癃闭、遗尿等；④血热病证：如丹毒、瘾疹、皮肤瘙痒、疔疮等	①直刺1~1.5寸；②三棱针点刺出血；③向下斜刺0.5寸，治疗下肢病证；④向上斜刺0.5寸，治疗急性泄泻；⑤快速直刺1~1.5寸，用于治疗肾绞痛；⑥刺络拔罐治疗老年性膝关节痛
	膏肓	在脊柱区，第4胸椎棘突下，后正中线旁开3寸	浅层布有第四、五胸神经后支的皮支和伴行的动、静脉。深层有肩胛背神经，肩胛背动、静脉，第四、五胸神经后支的肌支和相应的肋间后动、静脉背侧支的分支或属支	①肺系虚损病证：如咳嗽、气喘、肺痨等；②肩胛痛；③虚劳诸证：如健忘、遗精、盗汗、羸瘦等	①斜刺0.5~0.8寸；②可灸；③三棱针点刺放血治疗腮腺炎、乳腺增生、急性乳腺炎
	志室	在腰区，第2腰椎棘突下，后正中线旁开3寸	浅层布有第一、二腰神经后支的外侧皮支和伴行的动、静脉。深层有第一、二腰神经后支的肌支和相应的腰背动、静脉背侧支的分支或属支	①肾虚病证：遗精、阳痿、癃闭、遗尿、水肿等；②腰脊强痛	①直刺0.5~1.0寸；②可灸；③向上斜刺0.5~0.8寸，治疗遗精、阳痿；④垂直针刺0.6~1.2寸，治疗肾绞痛
	秩边	在骶区，横平第4骶后孔，骶正中嵴旁开3寸	浅层布有臀中皮神经和臀下皮神经。深层有臀上、下动脉，臀上、下静脉，臀上、下神经	①腰骶痛、下肢痿痹；②二阴病证：如癃闭、便秘、痔疾、阴痛等	①直刺1.5~2寸；②透刺法治疗痛经、慢性前列腺炎；③向上斜刺1~2寸，治疗急性腰扭伤、下肢瘫痪；④芒针深刺治疗尿失禁、尿频、痔疮

续表

特定穴类属	腧穴	定位	局部解剖	主治	操作
	承山	在小腿后区,腓肠肌两肌腹与肌腱交角处	浅层布有小隐静脉和腓肠肌内侧皮神经。深层有胫神经和胫后动、静脉	①腰腿拘急,疼痛; ②痔疾,便秘; ③腹痛,疝气	①直刺 1~1.5 寸; ②可灸; ③透刺法治疗颈源性头痛; ④火针治疗腓肠肌痉挛
络穴	飞扬	在小腿后区,昆仑直上 7 寸,腓肠肌外下缘与跟腱移行处	浅层有有腓肠外侧皮神经、静脉有胫神经和胫后动、静脉	①头面五官病证:头痛,目眩,鼻塞,鼻衄; ②颈痛,腰腿痛; ③痔疾	①直刺 1~1.5 寸; ②可灸; ③向下斜刺 0.8 寸,治疗鼻塞; ④毫隆透飞扬 1~1.2 寸,治疗肩周炎; ⑤针刺健侧治疗急性腰扭伤
经穴	昆仑	在踝区,外踝尖与跟腱之间的凹陷中	浅层布有腓肠神经和小隐静脉。深层有腓动、静脉的分支和属支	①头项病证:如后头痛,目眩,项强等; ②腰骶疼痛,足踝肿痛; ③癫痫; ④滞产	①直刺 0.5~0.8 寸; ②可灸; ③透刺法治疗晕厥症; ④向下斜刺 0.5 寸,治疗滞产; ⑤直刺 1 寸,治疗颈源性眩晕
八脉交会穴 (通于阳跷脉)	申脉	在踝区,外踝尖直下,外踝下缘与跟骨之间凹陷中	布有小隐静脉、腓肠神经的分支和外踝前动、静脉	①头部疾病:如头痛,眩晕等; ②神志病证:如癫,狂,痫等; ③眼睛开合不利病证:如嗜睡,不寐等; ④腰腿酸痛,下肢运动不利	①直刺 0.3~0.5 寸; ②可灸; ③向脚趾方向斜刺 0.3 寸,治疗动眼神经麻痹; ④艾条温和灸治疗慢性结肠炎; ⑤快速直刺 0.3~0.5 寸,治疗胞轮振跳

续表

特定穴类属	腧穴	定位	局部解剖	主治	操作
输穴	束骨	在跖区，第5跖趾关节的近端，赤白肉际处	浅层布有足背外侧皮神经，足背静脉弓的属支。深层有趾足底固有神经和趾足底固有动、静脉	①头项部病证：如头痛、项强、目眩等；②腰腿痛；③癫狂	①直刺0.3~0.5寸；②可灸；③向脚趾方向斜刺0.3寸，治疗目眩、癫狂；④向足跟斜刺0.3寸，治疗腓肠肌痉挛；⑤直刺0.5~1寸治疗急性腰扭伤
井穴	至阴	在足趾，小趾末节外侧，趾甲根角侧后方0.1寸（指寸）	布有足背外侧皮神经的趾背神经和趾背动、静脉网	①胎产病证：如胎位不正、滞产、胞衣不下等；②头面五官病证：如头痛、目痛、鼻塞、鼻衄等	①浅刺0.1~0.2寸；②可灸；③三棱针点刺；④向足跟斜刺0.1寸，治疗颈椎病，痛经、眉棱骨痛；⑤三棱针点刺放血20滴左右，治疗前列腺增生；⑥浅刺0.1寸治疗头痛

八、足少阴经络及其腧穴

（一）足少阴经络

1. 经脉循行及其主要病候

《灵枢·经脉》：肾足少阴之脉，起于小指之下，邪走足心，出于然骨之下，循内踝之后，别入跟中，以上腨内，出腘内廉，上股内后廉，贯脊属肾，络膀胱。其直者，从肾上贯肝膈，入肺中，循喉咙，挟舌本。其支者，从肺出，络心，注胸中。

是动则病饥不欲食，面如漆柴，咳唾则有血，喝喝而喘，坐而欲起，目肮肮如无所见，心如悬若饥状，气不足则善恐，心惕惕如人将捕之，是为骨厥。是主肾所生病者，口热、舌干、咽肿，上气，嗌干及痛，烦心，心痛，黄疸，肠澼，脊、股内后廉痛，痿、厥，嗜卧，足下热而痛。

2. 络脉循行及其主要病候

《灵枢·经脉》：足少阴之别，名曰大钟，当踝后绕跟，别走太阳；其别者，并经上走于心包，下外贯腰脊。其病：气逆则烦闷；实，则闭癃；虚，则腰痛。取之所别者也。

3. 经筋循行及其主要病候

《灵枢·经筋》：足少阴之筋，起于小指之下，入足心，并太阴之筋，邪走内踝之下，结于踵；与足太阳之筋合，而上结于内辅之下；并太阴之筋而上，循阴股，结于阴器。循脊内挟膂，上至项，结于枕骨，与足太阳之筋合。其病：足下转筋，及所过而结者皆痛及转筋。病在此者，主痫瘛及痉，在外者不能俯，在内者不能仰。故阳病者腰反折，不能俯；阴病者，不能仰。

4. 主治概要

(1) 头及五官病证：头痛，目眩，咽喉肿痛，齿痛，耳聋，耳鸣等。

(2) 妇科病证，前阴病证：月经不调，遗精阳痿，小便频数等。

(3) 经脉循行部位的其他病证：下肢厥冷，内踝肿痛等。

（二）足少阴肾经常用腧穴（9穴）

足少阴肾经共27个穴位，包括涌泉、然谷、太溪、大钟、水泉、照海、复溜、交信、筑宾、阴谷、横骨、大赫、气穴、四满、中注、肓俞、商曲、石关、阴都、腹通谷、幽门、步廊、神封、灵墟、神藏、彧中、俞府。重点介绍以下9个腧穴（表3-8）。

九、手厥阴经络及其腧穴

（一）手厥阴经络

1. 经脉循行及其主要病候

《灵枢·经脉》：心主手厥阴心包络之脉，起于胸中，出属心包络，下膈，历络三焦。其支者，循胸出胁，下腋三寸，上抵腋下，循臑内，行太阴、少阴之间，入肘中，下臂，行两筋之间，入掌中，循中指，出其端。其支者，别掌中，循小指次指出其端。

是动则病手心热，臂、肘挛急，腋肿；甚则胸胁支满，心中憺憺大动，面赤，目黄，喜笑不休。是主脉所生病者，烦心，心痛，掌中热。

表 3-8　足少阴肾经常用腧穴表

特定穴类属	腧穴	定位	局部解剖	主治	操作
井穴	涌泉	在足底,屈足卷趾时足心最凹陷中	浅层布有足底内侧神经的分支。深层布有第二趾足底总神经和第二趾足底总动、静脉	①急症:昏厥、中暑、小儿惊风、癫狂痫等; ②头面五官病证:如头痛、头晕、目眩、咽喉肿痛、喉痹、失音等; ③二阴病证:如大便难、小便不利等; ④咯血; ⑤热病; ⑥失眠	①直刺 0.5~1.0 寸; ②可灸,不宜瘢痕灸; ③针刺时要防止刺伤足底动脉弓,可灸或药物贴敷; ④直刺 0.5~0.8 寸,单方向捻转 360° 后再行提插手法,紧提慢按,重复 3 次,治疗中风后呃逆; ⑤用 1.5 寸针,直刺双侧同时提插捻转,治疗小儿高热惊厥; ⑥温和灸治疗老年尿频; ⑦直刺 1 寸治疗颈源性眩晕
荥穴	然谷	在足内侧,足舟骨粗隆下方,赤白肉际处	浅层布有隐神经的小腿内侧皮支、足底内侧神经的属支,足背静脉网的属支。深层有足底内侧神经和足底内侧动、静脉	①妇科病证:如月经不调、阴挺、带下病、阴痒、白浊等; ②男科病证:如遗精、阳痿等; ③前阴病证:如癃闭、小便不利等; ④咯血、咽喉肿痛; ⑤消渴、腹泻、黄疸; ⑥下肢痿痹、足附痛; ⑦小儿脐风、口噤	①直刺 0.5~1.0 寸; ②可灸,不宜瘢痕灸; ③三棱针点刺小静脉出血,每次放血 1~20ml 不等,治疗慢性咽炎
输穴;原穴	太溪	在踝区,内踝尖与跟腱之间的凹陷中	浅层布有隐神经的小腿内侧皮支、大隐静脉的属支。深层有胫神经和胫后动、静脉	①肾虚证:如头晕目眩、不寐、健忘、遗精、月经不调等; ②阴虚性五官病证:如咽喉肿痛、齿痛、耳聋、耳鸣等; ③肺系病证:如咳嗽喘、胸痛、咯血等; ④消渴、小便频数、便秘; ⑤腰脊痛、足跟痛、下肢厥冷	①直刺 0.5~1.5 寸; ②可灸; ③直刺得气,治疗顽固性失眠

续表

特定穴类属	腧穴	定位	局部解剖	主治	操作
络穴	大钟	在跟区，内踝后下方，跟骨上缘，跟腱附着部前缘凹陷中	浅层布有隐神经的小腿内侧皮支大隐静脉的属支。深层有胫后动脉的内踝支和跟支构成的动脉网	①二阴病证：遗尿、癃闭、便秘等；②咽痛，咳血，气喘；③痴呆；④腰脊强痛，足跟痛	①直刺0.3~0.5寸；②可灸；③强刺激手法治疗小儿遗尿；④向踝关节方向斜刺10mm左右，治疗踝上韧带损伤
八脉交会穴（通于阴跷脉）	照海	在踝区，内踝尖下1寸，内踝下缘边际凹陷中	浅层有隐神经的小腿内侧皮支，大隐静脉的属支。深层有胫后动、静脉的分支或属支	①妇科病证：月经不调，痛经，阴痒，赤白带下等；②神志病证：癫痫，不寐，嗜卧，癔症等；③咽喉干痛，目赤肿痛；④小便频数，癃闭，便秘	①直刺0.5~0.8寸；②可灸；③透刺法治疗中风后足内翻；④丘墟透照海治疗心悸；⑤艾灸治疗不寐
经穴	复溜	在小腿内侧，内踝尖上2寸，跟腱的前缘	浅层布有隐神经的小腿内侧皮支，大隐静脉的属支。深层有胫神经和胫后动、静脉	①肠腑病证：如腹胀，泄泻；②津液输布失调病证：如盗汗、汗出不止或热病汗出不等；③腰脊强痛，下肢痿痹；④泌尿病证：如癃闭，水肿	①直刺0.5~1.0寸；②可灸；③针尖略指向胫骨后缘，治疗行经跟痛；④直刺1寸治疗经行水肿；⑤直刺1~1.5寸使针感传按足少阴肾经的循行部位向上，用于治疗腰脊反折
合穴	阴谷	在膝后区，腘横纹上，半腱肌肌腱外侧缘	浅层布有股后皮神经和皮下静脉。深层有膝上内侧动、静脉的分支或属支	①癫狂；②阳痿；③妇科病证：如月经不调，崩漏，阴中痛等；④前阴病证：如癃闭等；⑤疝气；⑥膝股内侧痛	①直刺1.0~1.5寸；②可灸；③强刺激手法，治疗急性尿潴留；④点按治疗颈椎病

续表

特定穴类属	腧穴	定位	局部解剖	主治	操作
	大赫	在下腹部,脐中下4寸,前正中线旁开0.5寸	浅层布有腹壁浅静脉的分支或属支,第十一、十二胸神经和第一腰神经前支的前皮支及伴行的动、静脉。深层有腹壁下动、静脉的分支或属支,第十一、十二胸神经前支的肌支和相应的肋间动、静脉	①男科病证:如阳痿、遗精、不育等;②妇科病证:如月经不调、带下病、阴挺、不孕等	①直刺1.0~1.5寸;②可灸;③直刺,针感沿经络走行向会阴部及小腹部放射,治疗产后尿潴留
	肓俞	在腹部,脐中旁开0.5寸	浅层布有脐周皮下静脉网,第九、十、十一胸神经前支的前皮支及其伴行的动、静脉。深层有腹壁上、下动静脉吻合形成的动、静脉网,第九、十、十一胸神经前支的肌支和相应的肋间神经前支的肌支和相应的肋间动、静脉	①脾胃病证:如绕脐痛、腹胀、痢疾、泄泻、便秘等;②疝气;③月经不调	①直刺1.0~1.5寸;②可灸;③直刺1.5~1.8寸,治疗腰椎间盘突出症

2. 络脉循行及其主要病候

《灵枢·经脉》：手心主之别，名曰内关，去腕二寸，出于两筋之间，循经以上，系于心包，络心系。实，则心痛；虚，则为烦心。取之两筋间也。

3. 经筋循行及其主要病候

《灵枢·经筋》：手心主之筋，起于中指，与太阴之筋并行，结于肘内廉；上臂阴，结腋下；下散前后挟胁。其支者，入腋，散胸中，结于贲。其病：当所过者支转筋，及胸痛、息贲。

4. 主治概要

(1) 心胸、神志病证：心痛、心悸、心烦、胸闷、癫狂痫等。

(2) 脾胃病证：胃痛、呕吐等。

(3) 经脉循行部位的其他病证：上臂内侧痛、肘臂挛麻、腕痛、掌中热等。

(二) 手厥阴心包经常用腧穴(8 穴)

手厥阴心包经共 9 个穴位，包括天池、天泉、曲泽、郄门、间使、内关、大陵、劳宫、中冲，重点介绍以下 8 个腧穴(表 3-9)。

十、手少阳经络及其腧穴

(一) 手少阳经络

1. 经脉循行及其主要病候

《灵枢·经脉》：三焦手少阳之脉，起于小指次指之端，上出两指之间，循手表腕，出臂外两骨之间，上贯肘，循臑外上肩，而交出足少阳之后，入缺盆，布膻中，散络心包，下膈，遍属三焦。其支者，从膻中，上出缺盆，上项，系耳后，直上出耳上角，以屈下颊至䪼。其支者，从耳后入耳中，出走耳前，过客主人，前交颊，至目锐眦。

是动则病耳聋，浑浑焞焞，嗌肿，喉痹。是主气所生病者，汗出，目锐眦痛，颊痛，耳后、肩、臑、肘、臂外皆痛，小指次指不用。

2. 络脉循行及其主要病候

《灵枢·经脉》：手少阳之别，名曰外关，去腕二寸，外绕臂，注胸中，合心主。病实，则肘挛；虚，则不收。取之所别也。

3. 经筋循行及其主要病候

《灵枢·经筋》：手少阳之筋，起于小指次指之端，结于腕；上循臂，结于肘；上绕臑外廉，上肩走颈，合手太阳。其支者，当曲颊入系舌本；其支者，上曲牙，循耳前，属目外眦，上乘颔，结于角。其病：当所过者即支、转筋，舌卷。

4. 主治概要

(1) 头面五官病证：头、目、耳、颊、咽喉病等。

(2) 热病。

(3) 经脉循行部位的其他病证：胸胁痛，肩臂外侧痛，上肢挛急、麻木、不遂等。

(二) 手少阳三焦经常用腧穴(10 穴)

手少阳三焦经共 23 个穴位，包括关冲、液门、中渚、阳池、外关、支沟、会宗、三阳络、四渎、天井、清冷渊、消泺、臑会、肩髎、天髎、天牖、翳风、瘛脉、颅息、角孙、耳门、耳和髎、丝竹空，重点介绍以下 10 个腧穴(表 3-10)。

表 3-9　手厥阴心包经常用腧穴表

特定穴类属	腧穴	定位	局部解剖	主治	操作
	天池	在胸部,第 4 肋间隙,前正中线旁开 5 寸	浅层有第 4 肋间神经外侧皮支,胸腹壁静脉的属支。深层有胸内、外侧神经,胸外侧动、静脉的分支或属支	①心肺病证,如咳嗽、痰多、胸闷、气喘、胸痛等; ②乳痈; ③瘰疬	①斜刺或平刺 0.3~0.5 寸,不可深刺,以免伤及心、肺; ②可灸
合穴	曲泽	在肘前区,肘横纹上,肱二头肌腱尺侧缘凹陷中	浅层有肘正中静脉、前臂内侧皮神经等。深层有肱动、静脉,尺侧下副动、静脉前支构成的掌侧支与尺侧动、静脉网,正中神经的本干	①心系病证,如心痛、心悸、善惊等; ②胃腑热性病证,如胃痛、呕血、呕吐等; ③暑热病; ④肘臂挛痛	①直刺 1~1.5 寸; ②点刺出血; ③可灸
郄穴	郄门	在前臂前区,腕掌侧远端横纹上 5 寸,掌长肌腱与桡侧腕屈肌腱之间	浅层有前臂外侧皮神经、前臂内侧皮神经分支。深层有正中神经及其伴行的动、静脉,骨间前动脉,骨间前神经等	①心胸病证,如心痛、心烦、胸痛等; ②热性出血证,如咯血、呕血、衄血等; ③疔疮; ④癫痫	①直刺 0.5~1 寸; ②可灸; ③直刺入穴位后做提插泻法,以食、中、环 3 指抽动为宜,可治疗痉挛性斜颈; ④郄门透刺内关治疗胸痹
经穴	间使	在前臂前区,腕掌侧远端横纹上 3 寸,掌长肌腱与桡侧腕屈肌腱之间	浅层布有前臂内、外侧皮神经等。深层有正中神经及其伴行的动、静脉,骨间前动脉,骨间前神经等	①心系病证,如心痛、心悸等; ②胃系疾病,如胃痛、呕吐等; ③热病、疟疾; ④癫狂痫	①直刺 0.5~1 寸; ②可灸; ③支沟透间使治疗落枕

续表

特定穴类属	腧穴	定位	局部解剖	主治	操作
络穴；八脉交会穴	内关	在前臂前区，腕掌侧远端横纹上2寸，掌长肌腱与桡侧腕屈肌腱之间	浅层布有前臂内侧皮神经，前臂外侧皮神经的分支。深层有正中神经及其伴行的动、静脉，骨间前动、静脉，骨间前神经	①心系病证，如心痛、心悸、胸闷、胸痛等；②胃腑病证，如胃痛、呕吐、呃逆等；③神志病证，如失眠、郁证、癫狂痫等；④中风、偏瘫、眩晕、偏头痛；⑤肘臂挛痛	①直刺0.5~1寸；②可灸；③先泻后补，留针候气治疗突发性耳聋
输穴；原穴	大陵	在腕前区，腕掌侧远端横纹中，掌长肌腱与桡侧腕屈肌腱之间	浅层布有前臂内、外侧皮神经，腕掌侧静脉网。深层有正中神经掌支、腕掌侧动脉网，正中神经等	①胃腑病证，如胃痛、呕吐、口臭等；②神志病证，如喜笑悲恐、癫狂痫等；③心痛、心悸、胸胁满痛；④臂、手腕痛	①直刺0.3~0.5寸；②可灸；③辨证施以补泻手法治疗失眠；④针刺健侧，针尖偏向掌心，至患者觉手心、中指或者食指发麻或者通电样感觉，留针活动患肢，可治疗踝关节损伤
荥穴	劳宫	在掌区，横平第3掌指关节近端，第2,3掌骨之间偏于第3掌骨。简便取穴法：握拳，中指尖下是穴	浅层布有正中神经的掌支，手掌侧静脉网。深层有指掌侧总动脉，正中神经的指掌侧固有神经	①急症，如中风昏迷、中暑等；②心与神志疾患，如心痛、烦闷、癫狂痫等；③口疮、口臭；④鹅掌风	①直刺0.3~0.5寸；②可灸；③本穴为急救要穴之一；④合谷透刺劳宫捻转泻法治疗癫痫
井穴	中冲	在手指，中指末端最高点	分布有正中神经的指掌侧固有神经末梢，指掌侧固有动、静脉形成的动、静脉网	①急症，如中风昏迷、舌强不语、中暑、昏厥、小儿惊风等。②热病、舌下肿痛；③本穴为急救要穴之一	①浅刺0.1寸；②点刺出血；③可灸

表 3-10　手少阳三焦经常用腧穴表

特定穴类属	腧穴	定位	局部解剖	主治	操作
井穴	关冲	在手指,第 4 指末节尺侧,指甲根角侧上方 0.1 寸	皮下组织内有尺神经,指掌侧固有神经指背支脉的分支,指掌侧固有动、静脉指背支的动、静脉网	①头面五官病证,如头痛、目赤、耳鸣,耳聋、喉痹、舌强等; ②热病、中暑、昏厥; ③本穴为急救要穴之一	①浅刺 0.1 寸; ②点刺出血; ③可灸
输穴	中渚	在手背,第 4,5 掌骨间,第 4 掌指关节近端凹陷中	浅层布有尺神经手背支,手背静脉网,前臂后皮神经的末支。深层尺动脉腕背支神经背支的分支	①头面五官病证,如头痛、目赤、耳鸣,耳聋、喉痹等; ②热病、疟疾; ③肩背肘臂酸痛,手指不能屈伸	①直刺 0.3~0.5 寸; ②可灸; ③液门透中渚治疗颈型颈椎病; ④针尖向肩关节方向,与皮肤呈 30° 进针,治疗肩周炎
原穴	阳池	在腕后区,腕背侧远端横纹上,指伸肌腱的尺侧缘凹陷中	有皮下腕背静脉网,第 4 掌背动脉;布有尺神经手背支及前臂后侧皮神经末支	①五官病证,如目赤肿痛、耳聋、喉痹、口干; ②消渴、口干; ③腕痛、肩臂痛	①直刺 0.3~0.5 寸; ②可灸; ③针尖向肘部方向,捻转泻法治疗落枕
络穴;八脉交会穴	外关	在前臂后区,腕背侧远端横纹上 2 寸,尺骨与桡骨间隙中点	浅层布有前臂后皮神经,头静脉和贵要静脉的属支。深层有骨间后动、静脉和骨间后神经	①头面五官病证,如头痛、耳鸣,耳聋等; ②热病; ③瘰疬、胁肋痛; ④ 上肢痿痹	①直刺 0.5~1 寸; ②可灸; ③针刺健侧外关穴,针尖朝向肘部,捻转泻法治疗落枕
经穴	支沟	在前臂后区,腕背侧远端横纹上 3 寸,尺骨与桡骨间隙中点	浅层布有前臂后皮神经和贵要静脉的属支。深层有骨间后动、静脉,骨间后神经	①便秘; ②耳鸣,耳聋、暴喑; ③瘰疬、胁肋疼痛,落枕、手臂痛; ④ 热病	①直刺 0.5~1 寸; ②可灸

续表

特定穴类属	腧穴	定位	局部解剖	主治	操作
	肩髎	在三角肌区,肩峰角与肱骨大结节两骨间凹陷中。当臂外展时,于肩峰后下方凹陷处	浅层布有锁骨上外侧神经。深层有腋神经,旋肱后动、静脉	臂痛,肩重不能举	①直刺 1~1.5 寸;②可灸;③苍龟探穴法治疗肩周炎
	翳风	在颈部,耳垂后方,乳突下端前方凹陷中	浅层布有耳大神经,颈外静脉的属支。深层有颈外动脉耳后动脉,面神经等	①耳疾,如耳鸣,耳聋,聤耳等;②面,口病证,如口喝,牙关紧闭,齿痛,颊肿等;③瘰疬,呃逆	①直刺 1~1.5 寸;②可灸;③治疗面瘫,针对静止期患者采用齐刺法;针对急性期患者采用扬刺法;对恢复期患者给予傍针刺法
	角孙	在头部,耳尖正对发际处	分布有耳颞神经的分支,颞浅动、静脉耳前支	①头痛,项强;②目赤肿痛,目翳;③齿痛,痄腮	①平刺 0.3~0.5 寸;②可灸;③透刺法治疗偏头痛
	耳门	在耳区,耳屏上切迹与下颌骨髁状突之间的凹陷中	分布有耳颞神经,颞浅动、静脉耳前支,面神经颞支等	①耳疾,如耳鸣,耳聋,聤耳等;②齿痛,颈颔痛	①微张口,直刺 0.5~1 寸;②可灸
	丝竹空	在面部,眉梢凹陷中	分布有眶上神经、颧面神经,面神经颞支和颧支,颞浅动、静脉的额支	①头目病证,如头痛,眩晕,目赤肿痛,眼睑眴动,口喝等;②癫痫;③齿痛	平刺 0.3~0.5 寸

十一、足少阳经络及其腧穴

(一) 足少阳经络

1. 经脉循行及其主要病候

《灵枢·经脉》:胆足少阳之脉,起于目锐眦,上抵头角,下耳后,循颈,行手少阳之前,至肩上,却交出手少阳之后,入缺盆。其支者,从耳后入耳中,出走耳前,至目锐眦后。其支者,别锐眦,下大迎,合于手少阳,抵于䪼,下加颊车,下颈,合缺盆,以下胸中,贯膈,络肝,属胆,循胁里,出气街,绕毛际,横入髀厌中。其直者,从缺盆下腋,循胸,过季胁,下合髀厌中。以下循髀阳,出膝外廉,下外辅骨之前,直下抵绝骨之端,下出外踝之前,循足跗上,出小指次指之端。其支者,别跗上,入大指之间,循大指歧骨内,出其端,还贯爪甲,出三毛。

是动则病口苦,善太息,心胁痛,不能转侧,甚则面微有尘,体无膏泽,足外反热,是为阳厥。是主骨所生病者,头痛,颔痛,目锐眦痛,缺盆中肿痛,腋下肿,马刀、侠瘿,汗出振寒,疟,胸胁、肋、髀、膝外至胫、绝骨、外踝前,及诸节皆痛,小指次指不用。

2. 络脉循行及其主要病候

《灵枢·经脉》:足少阳之别,名曰光明。去踝五寸,别走厥阴,并经下络足跗。实则厥;虚则痿躄,坐不能起。取之所别也。

3. 经筋循行及其主要病候

《灵枢·经筋》:足少阳之筋,起于小指次指,上结外踝,上循胫外廉,结于膝外廉。其支者,别起外辅骨,上走髀,前者结于伏兔之上,后者结于尻。其直者,上乘䏚季胁,上走腋前廉,系于膺乳,结于缺盆。直者,上出腋,贯缺盆,出太阳之前,循耳后,上额角,交巅上,下走颔,上结于頄。支者,结于目外眦,为外维。其病:小指次指支转筋,引膝外转筋,膝不可屈伸,腘筋急,前引髀,后引尻,即上乘䏚季胁痛,上引缺盆,膺乳颈维筋急,从左之右,右目不开,上过右角,并跷脉而行,左络于右,故伤左角,右足不用,命曰维筋相交。

4. 主治概要　本经腧穴主治头面五官病证、神志病、热病以及本经脉所经过部位的病证。

(1) 头面五官病证:侧头、目、耳、咽喉病等。

(2) 肝胆病证:黄疸、口苦、胁痛等。

(3) 神志病证、热病:癫狂、发热等。

(4) 经脉循行部位的其他病证:胁肋痛,下肢痹痛、麻木、不遂等。

(二) 足少阳胆经常用腧穴(19穴)

足少阳胆经共44个穴位,包括瞳子髎、听会、上关、颔厌、悬颅、悬厘、曲鬓、率谷、天冲、浮白、头窍阴、完骨、本神、阳白、头临泣、目窗、正营、承灵、脑空、风池、肩井、渊腋、辄筋、日月、京门、带脉、五枢、维道、居髎、环跳、风市、中渎、膝阳关、阳陵泉、阳交、外丘、光明、阳辅、悬钟、丘墟、足临泣、地五会、侠溪、足窍阴,重点介绍以下19个腧穴(表3-11)。

表 3-11　足少阳胆经常用腧穴表

特定穴类属	腧穴	定位	局部解剖	主治	操作
	瞳子髎	在面部,目外眦外侧0.5寸凹陷处	浅层布有颧神经的颧面支与颧颞支。深层有颞深前、后神经,颞深前、后动脉的分支	①目疾,如目赤肿痛,目翳,青盲等; ②头痛	①平刺 0.3~0.5 寸; ②点刺出血
足少阳经与手少阳经交会穴	听会	在面部,耳屏间切迹与下颌骨髁状突之间的凹陷中	浅层布有耳颞神经和耳大神经。深层有颞浅动、静脉,面神经丛和腮腺等	①耳疾,如耳鸣,耳聋,聤耳等; ②齿痛,口喝,面痛	①微张口,直刺 0.5~0.8 寸; ②可灸
足少阳经与足太阳经交会穴	率谷	在头部,耳尖直上入发际 1.5 寸	布有耳神经和枕大神经会合支,颞浅动、静脉顶支	①偏头痛,眩晕,耳鸣,耳聋; ②小儿急、慢惊风	①平刺 0.5~0.8 寸; ②可灸; ③透刺法治疗偏头痛
	完骨	在头部,耳后乳突的后下方凹陷处	浅层布有枕小神经、耳后动、静脉的分支或属支。深层有颈深动、静脉。如果深刺可能刺中椎动脉	①头项五官病证,如头痛,颈项强痛,齿痛,口喝,口噤不开,颊肿等; ②癫痫,疟疾	①平刺 0.5~0.8 寸; ②可灸
	阳白	在头部,眉上 1 寸,瞳孔直上	布有眶上神经外侧支,眶上动、静脉外侧支	①目疾,如目赤肿痛,视物模糊,眼睑眴动等; ②前头痛; ③眼睑下垂,口眼歪斜	①平刺 0.5~0.8 寸; ②可灸
	头临泣	在头部,前发际上0.5寸,瞳孔直上,神庭与头维连线的中点处	布有眶上神经和眶上动、静脉	①目疾,如目痛,目眩,流泪,目翳等; ②头痛; ③鼻塞,鼻渊; ④小儿惊风,癫痫	①平刺 0.5~0.8 寸; ②可灸

续表

特定穴类属	腧穴	定位	局部解剖	主治	操作
足少阳经与阳维脉交会穴	风池	在颈后区，枕骨之下，胸锁乳突肌上端与斜方肌上端之间的凹陷中	浅层布有枕小神经、枕动、静脉的分支或属支。深层有枕大神经	①内风所致的病证，如中风、癫痫、头痛、眩晕、耳鸣、耳聋等；②外风所致的病证，如感冒、鼻塞、鼻衄、鼻渊，目赤肿痛、口眼歪斜等；③颈项强痛	①针尖向鼻尖斜刺0.8~1.2寸。②平刺透风府穴；深部中间为延髓，必须严格掌握针刺的角度与深度。③可灸
手足少阳经与阳维脉之交会穴	肩井	在肩胛区，第7颈椎棘突与肩峰最外侧点连线中点	有斜方肌，深部为肩胛提肌与冈上肌；有颈横动、静脉分支	①妇产科及乳房疾患，如乳痈、乳汁不足、难产、胞衣不下等；②颈项强痛，肩背疼痛，上肢不遂；③头痛、眩晕；④瘰疬	①直刺0.5~0.8寸；内有肺尖，不可深刺。孕妇禁针。②可灸。③挑治肩井穴可治疗睑腺炎
胆之募穴	日月	在胸部，第7肋间隙中，前正中线旁开4寸	浅层布有第6,7,8肋间神经外侧皮支及伴行的动、静脉。深层有第7肋间神经，第7肋间后动、静脉	①肝胆病证，如黄疸、胁肋胀痛等；②肝胆犯胃等病证，如呕吐、吞酸、呃逆、胃脘痛等	①斜刺0.5~0.8寸；②平刺0.5~0.8寸，不可深刺，以免伤及脏器；③沿肋骨缘斜刺0.5寸，行雀啄泻法1分钟，以雀啄感至右上腹或背部为度，留针30分钟，治疗慢性胆囊炎
	带脉	在侧腹部，第11肋骨游离端垂线与脐水平线的交点上	浅层布有第9,10,11胸神经前支的外侧皮支及行行的动、静脉。深层有第9,10,11胸神经前支的肌支，和相应的动、静脉	①妇科经带等病证，如带下、月经不调、阴挺、经闭、小腹痛等；②胁痛、腰痛；③疝气	①直刺1~1.5寸；②可灸

续表

特定穴类属	腧穴	定位	局部解剖	主治	操作
足少阳经与足太阳经交会穴	环跳	在臀区,当股骨大转子最高点与骶管裂孔连线的外1/3与内2/3交点处	浅层布有臀上皮神经。深层有坐骨神经、臀下神经,股后皮神经、臀下动、静脉等	①腰腿疾患,如下肢痿痹、半身不遂、腰腿痛等;②风疹	①直刺2~3寸;②可灸;③搓法和飞法治疗急性腰痛
	风市	在股部,髌底上7寸,髂胫束后缘	浅层有有股外侧皮神经。深层有旋股外侧动脉降支的肌支,股神经的肌支	①下肢疾患,如下肢痿痹、麻木及半身不遂等;②遍身瘙痒	①直刺1~1.5寸;②可灸;③风市透中渎治疗股外侧皮神经炎
合穴;胆下合穴;八会穴之筋会	阳陵泉	在小腿外侧,腓骨头前下方凹陷中	浅层布有腓肠外侧皮神经。深层有胫前返动、静脉,膝下外侧动、静脉的分支或属支,腓总神经分支	①肝胆胃病证,如黄疸、口苦、呕吐、胁肋疼痛等;②下肢、膝关节疾患,如下肢痿痹、膝膑肿痛等;③小儿惊风	①直刺1~1.5寸;②可灸;③齐刺阳陵泉治疗腓总神经麻痹
络穴	光明	在小腿外侧,外踝尖上5寸,腓骨前缘	浅层布有腓肠外侧皮神经、腓肠外侧皮神经。深层有腓深神经,胫前动、静脉	①目疾,如目痛、夜盲、目视不明等;②乳房胀痛,乳汁少	①直刺0.5~0.8寸;②可灸
八会穴之髓会	悬钟	在小腿外侧,外踝尖上3寸,腓骨前缘	浅层布有腓肠外侧皮神经的分支。如穿透小腿骨间膜可刺中腓深神经。深层有腓动、静脉	①髓海不足疾患,如痴呆、中风等;②颈项强痛、偏头痛、咽喉肿痛;③胸胁胀痛;④痔疾、便秘;⑤下肢痿痹、脚气	①直刺0.5~0.8寸;②可灸

续表

特定穴类属	腧穴	定位	局部解剖	主治	操作
原穴	丘墟	在踝区，外踝的前下方，趾长伸肌腱的外侧凹陷中	布有足背浅静脉，足背外侧皮神经，足背中间皮神经，外踝前动、静脉	①目疾，如目赤肿痛、目眩等；②颈项痛、腋下肿、胸胁胀痛、外踝肿痛等证；③疟疾；④足内翻，足下垂	①直刺0.5~0.8寸；②可灸
输穴；八脉交会穴（通于带脉）	足临泣	在足背，第4、5跖骨底结合部的前方，第5趾长伸肌腱外侧凹陷中	布有足背静脉网，第4跖背动、静脉，足底外侧神经的分支	①痛证，如偏头痛、目赤肿痛、胁肋疼痛、足跗肿痛等；②乳痈、乳胀，月经不调；③瘰疬；④疟疾	①直刺0.5~0.8寸；②可灸
荥穴	侠溪	在足背，当第4、5趾间，趾蹼缘后方赤白肉际处	布有足背中间皮神经的趾背神经，趾背动、静脉	①头面五官病证，如头痛、眩晕、目赤肿痛、耳鸣、耳聋等；②痛证，如胸胁疼痛、膝股痛、足跗肿痛等；③乳痈；④热病	①直刺0.3~0.5寸；②可灸
井穴	足窍阴	在足趾，第4趾末节外侧，趾甲根角侧后方0.1寸	布有足背中间皮神经的趾背神经、趾背动、静脉和趾背固有动、静脉构成的动、静脉网	①头面五官病证，如头痛、目赤肿痛、耳鸣、耳聋、咽喉肿痛等；②失眠、多梦；③胁痛、足肿痛；④热病	①浅刺0.1寸；②点刺出血；③可灸

十二、足厥阴经络及其腧穴

(一) 足厥阴经络

1. 经脉循行及其主要病候

《灵枢·经脉》:肝足厥阴之脉,起于足大指丛毛之际,上循足跗上廉,去内踝一寸,上踝八寸,交出太阴之后,上腘内廉,循股阴,入毛中,环阴器,抵小腹,挟胃,属肝,络胆,上贯膈,布胸胁,循喉咙之后,上入颃颡,连目系,上出额,与督脉会于巅。其支者,从目系下颊里,环唇内。其支者,复从肝别,贯膈,上注肺。

是动则病腰痛不可以俯仰,丈夫㿗疝,妇人少腹肿,甚则干,面尘脱色。是主肝所生病者,胸满,呕逆,飧泄,狐疝,遗溺,闭癃。

2. 络脉循行及其主要病候

《灵枢·经脉》:足厥阴之别,名曰蠡沟,去内踝五寸,别走少阳;其别者循胫,上睾,结于茎。其病:气逆则睾肿卒疝。实则挺长,虚则暴痒。取之所别也。

3. 经筋循行及其主要病候

《灵枢·经筋》:足厥阴之筋,起于大指之上,上结于内踝之前,上循胫,上结内辅骨之下,上循股阴,结于阴器,络诸筋。其病:足大指支,内踝之前痛,内辅痛,阴股痛,转筋,阴器不用。伤于内则不起,伤于寒则阴缩入,伤于热则纵挺不收。

4. 主治概要

(1) 肝胆病证:黄疸,胸胁胀痛,呕逆;中风,头痛,眩晕,惊风等。

(2) 妇科病和前阴病证:月经不调,痛经,崩漏,带下,遗尿,小便不利等。

(3) 经脉循行部位的其他病证:下肢痹痛,麻木,不遂等。

(二) 足厥阴肝经常用腧穴(7 穴)

足厥阴肝经共 9 个穴位,包括大敦、行间、太冲、中封、蠡沟、中都、膝关、曲泉、阴包、足五里、阴廉、急脉、章门、期门,重点介绍以下 7 个腧穴(表 3-12)。

表 3-12 足厥阴肝经常用腧穴表

特定穴类属	腧穴	定位	局部解剖	主治	操作
井穴	大敦	在足趾,大趾末节外侧,趾甲根角侧后方 0.1 寸	布有腓深神经的背外侧神经,趾背动、静脉	①泌尿系病证,如遗尿、癃闭、五淋、尿血等; ②月经病及前阴病证,如月经不调、崩漏、阴缩、阴中痛、阴挺等; ③疝气、少腹痛; ④癫痫	①浅刺 0.1~0.2 寸; ②点刺出血; ③可灸
荥穴	行间	在足背,第 1、2 趾间,趾蹼缘后方赤白肉际处	布有腓深神经的趾背神经,趾背动、静脉	①肝经风热病证,如中风、癫痫、头痛、目眩、目赤肿痛、青盲、口㖞等; ②妇科经带病证,如月经不调、痛经、闭经、崩漏、带下等; ③泌尿系病证,如遗尿、癃闭、五淋等; ④阴中痛、疝气; ⑤胸胁满痛; ⑥下肢内侧痛、足跗肿痛	①直刺 0.5~0.8 寸; ②可灸; ③行间透太冲治疗头痛眩晕,目赤暴盲; ④单刺行间穴治疗急性鼻衄血,对侧取穴
输穴;原穴	太冲	在足背,第 1、2 跖骨间,跖骨底结合部前方凹陷中,或触及动脉搏动	浅层布有足背静脉网,足背内侧皮神经等;深层有腓深神经,第 1 趾背动、静脉	①肝经风热病证,如中风、癫狂病证,小儿惊风、头痛、眩晕、耳鸣、目赤肿痛、口㖞、咽痛等; ②妇科病证,如月经不调、痛经、经闭、崩漏、带下等; ③肝胃病证,如胁痛、腹胀、呃逆、黄疸等; ④癃闭、遗尿; ⑤下肢痿痹,足跗肿痛	①直刺 0.5~0.8 寸; ②可灸; ③行青龙摆尾手法以疏肝解郁; ④太冲透涌泉治疗高血压、失眠
络穴	蠡沟	在小腿内侧,内踝尖上 5 寸,胫骨内侧面的中央	浅层布有隐神经的小腿内侧皮支,大隐静脉	①妇科病证,如月经不调、赤白带下、阴挺、阴痒等; ②小便不利、疝气、睾丸肿痛	①平刺 0.5~0.8 寸; ②可灸; ③向上斜刺治疗痛经

特定穴类属	腧穴	定位	局部解剖	主治	操作
合穴	曲泉	在膝部，腘横纹内侧端，半腱肌肌腱内缘凹陷中	浅层布有隐神经、大隐静脉。深层有膝上内侧动、静脉的分支或属支	①妇科病证，如月经不调、痛经、带下、阴挺、阴痒、产后腹痛等；②遗精、阳痿、疝气、小便不利；③膝髌肿痛、下肢痿痹	①直刺1~1.5寸；②可灸
脾之募穴；八会穴之脏会	章门	在侧腹部，第11肋游离端的下际	浅层布有第10、11胸神经前支的外侧皮支，胸腹壁浅静脉的属支。深层有第10、11胸神经的分支或属支，肋间后动、静脉的分支或属支	①胃肠病证，如腹痛、腹胀、肠鸣、腹泻、呕吐等；②肝脾病证，如胁痛、黄疸、痞块、小儿疳积等	①直刺0.8~1寸；②可灸
肝之募穴	期门	在胸部，第6肋间隙，前正中线旁开4寸	浅层布有第6肋间神经的外侧皮支，胸腹壁静脉的属支。深层有第6肋间神经，第6肋间后动、静脉的分支或属支	①肝胃病证，如胸胁胀痛、呕吐、吞酸、呃逆、腹胀、腹泻等；②乳痈；③奔豚；④伤寒热入血室	①斜刺0.5~0.8寸；②平刺0.5~0.8寸，不可深刺，以免伤及内脏；③可灸

第二节   奇经八脉及其腧穴

一、督脉

（一）督脉概述

1. 经脉循行及其主要病候

《难经·二十八难》：督脉者，起于下极之俞，并于脊里，上至风府，入属于脑。

《素问·骨空论》：督脉者，起于少腹，以下骨中央，女子入系廷孔，其孔，溺孔之端也。其络循阴器合篡间，绕篡后，别绕臀至少阴，与巨阳中络者合。少阴上股内后廉，贯脊属肾。与太阳起于目内眦，上额交巅上，入络脑，还出别下项，循肩髆内，侠脊抵腰中，入循膂络肾。其男子循茎下至篡，与女子等。其少腹直上者，贯脐中央，上贯心，入喉，上颐环唇，上系两目之下中央。

《素问·骨空论》：督脉为病，脊强反折。

《脉经·平奇经八脉病》：腰背强痛，不得俯仰，大人癫病，小儿风痫疾。

2. 络脉循行及其主要病候

《灵枢·经脉》：督脉之别，名曰长强，挟膂上项，散头上，下当肩胛左右，别走太阳，入贯膂。实则脊强，虚则头重……取之所别也。

3. 主治概要

（1）热病：发热等。

（2）神志病：癫狂痫等。

（3）头面部病证：头痛、口㖞、面肿等。

（4）脏腑病证：胸背腰段的腧穴主治与其相关的脏腑病证和有关的组织器官病证。

（5）经脉循行部位的其他病证：腰骶、背项疼痛等

（二）督脉常用腧穴（14穴）

督脉共29个穴位，包括长强、腰俞、腰阳关、命门、悬枢、脊中、中枢、筋缩、至阳、灵台、神道、身柱、陶道、大椎、哑门、风府、脑户、强间、后顶、百会、前顶、囟会、上星、神庭、素髎、水沟、兑端、龈交、印堂，重点介绍以下14个腧穴（表3-13）。

表3-13　督脉常用腧穴表

特定穴类属	腧穴	定位	局部解剖	主治	操作
络穴;督脉与足少阴、足少阳经交会穴	长强	在会阴区,尾骨下方,尾骨端与肛门连线的中点处	浅层主要布有尾骨神经的后支。深层有阴部神经的分支,肛神经,阴部内动、静脉的分支或属支,肛动、静脉	①肠腑病证,如痔疾、脱肛、腹泻、便秘、便血等;②癫狂痫、瘛疭;③腰骶、尾骶部疼痛	①斜刺,针尖向上与骶骨平行刺入0.8~1寸;不宜直刺,以免伤及直肠。②可灸
	腰阳关	在脊柱区,第4腰椎棘突下凹陷中,后正中线上	浅层主要布有第4腰神经后支的内侧支及伴行的动、静脉。深层有棘间(后)静脉丛,第4腰神经后支的分支,第4腰动、静脉背侧支的分支或属支	④妇科病证,如月经不调、赤白带下等;⑤男科病证,如遗精、阳痿等;⑥腰骶疼痛,下肢痿痹	①直刺0.5~1寸;②可灸;③扬刺腰阳关治疗压力性尿失禁
督脉与带脉交会穴	命门	在脊柱区,第2腰椎棘突下凹陷中,后正中线上	浅层主要布有第2腰神经后支的内侧支及伴行的动、静脉。深层有棘突间的椎外(后)静脉丛,第2腰神经后支的分支,第2腰动、静脉背侧支的分支或属支	①男性肾阳不足病证,如遗精、阴痿、早泄、精冷不育,小便频数等;②妇科病证,如月经不调、赤白带下、痛经、经闭、不孕等;③腰痛,下肢痿痹;④泄泻	①直刺0.5~1寸;②可灸
	至阳	在脊柱区,第7胸椎棘突下凹陷中,后正中线上	浅层主要布有第7胸神经后支的内侧支及伴行的动、静脉。深层有第7胸神经后支的分支,第7肋间后动、静脉背侧支的分支或属支	①肝胆病证,如黄疸、胸胁胀满等;②咳嗽、气喘;③腰背疼痛、脊强	①向上斜刺0.5~1寸;②可灸

续表

特定穴类属	腧穴	定位	局部解剖	主治	操作
	身柱	在脊柱区，第3胸椎棘突下凹陷中，后正中线上	浅层主要布有第3胸神经后支的内侧皮支及伴行的动、静脉。深层有棘突间的椎外(后)静脉丛，第3胸神经后支的分支，第3肋间后动、静脉背侧支的分支或属支	①外感病证，如身热头痛、咳嗽、气喘等；②神志病证，如惊厥、癫狂、癫狂痫等；③腰脊强痛；④疔疮发背	①向上斜刺0.5~1寸；②可灸
督脉与手足三阳经交会穴	大椎	在脊柱区，第7颈椎棘突下凹陷中，后正中线上	浅层主要布有第8颈神经后支的内侧皮支，及伴行皮下静脉丛。深层有棘突间的椎外(后)静脉丛，第8颈神经后支的分支	①外感病证，如热病、疟疾、恶寒发热、咳嗽、气喘等；②神志病证，如癫狂痫、小儿惊风等；③骨蒸潮热；④项强、脊痛；⑤风疹、痤疮	①向上斜刺0.5~1寸；②可灸。③针尖向下平刺1.5~2寸，行提插捻转泻法治疗急性腰扭伤
督脉与阳维脉交会穴	哑门	在颈后区，第2颈椎棘突上际凹陷中，后正中线上	浅层有第3枕神经和第下静脉。深层有第2、3颈神经后支的分支，椎外(后)静脉丛，枕动、静脉的分支或属支	①神志病证，如癫狂痫、癔病等；②暴喑、舌缓不语；③头重、头痛、颈项强急	①正坐位，头微前倾、项部放松，向下颌方向缓慢刺入0.5~1寸；不可向上深刺，以免刺入枕骨大孔，伤及延髓；②可灸
督脉与足太阳经、阳维脉之交会	风府	在颈后区，枕外隆凸直下，两侧斜方肌之间凹陷中	浅层布有枕大神经，第3枕神经的分支，枕动、静脉的分支或属支。深层有枕下神经的分支	①神志病证，如中风、癫狂痫、癔病等；②内风为患的病证，如眩晕、咽喉肿痛、头痛、失音、目痛、鼻衄等	①正坐位，头微前倾、项部放松，向下颌方向缓慢刺入0.5~1寸；不可向上深刺，以免刺入枕骨大孔，伤及延髓；②可灸

续表

特定穴类归属	腧穴	定位	局部解剖	主治	操作
督脉与足太阳经交会穴	百会	在头部,前发际正中直上 5 寸	布有枕大神经的分支,左、右额浅动、静脉和枕动、静脉的吻合网	①头面病证,如头痛、眩晕、耳鸣等;②神志病证,如中风、痴呆、癫狂痫、癔病、瘟疾、惊悸、失眠、健忘等;③气、失固摄而致的下陷性病证,如脱肛、阴挺、胃下垂、肾下垂等	①平刺 0.5~0.8 寸;②升阳举陷可用灸法
	上星	在头部,前发际正中直上 1 寸	布有额神经的分支,额动、静脉的分支或属支	①头面部病证,如头痛、目痛、鼻渊、鼻衄等;②热病、疟疾;③癫狂	①平刺 0.5~0.8 寸;②可灸
督脉与足太阳经、足阳明经交会穴	神庭	在头部,额前部发际正中直上 0.5 寸	布有额神经的滑车上神经,额动、静脉的分支或属支	①神志病证,如癫狂痫、失眠、惊悸等;②头面五官病证,如头痛、目眩、目赤、目翳、鼻渊、鼻衄等	①平刺 0.5~0.8 寸;②可灸
	素髎	在面部,鼻尖正中	布有筛前神经鼻外支、面动、静脉的鼻背支	①危急重症,如昏迷、惊厥、新生儿窒息、休克、呼吸衰竭等;②鼻病,如鼻渊、鼻衄等;③本穴为急救要穴之一	①向上斜刺 0.3~0.5 寸;②点刺出血
督脉与手足阳明经交会穴	水沟	在面部,人中沟的上 1/3 与下 2/3 交点处	布有眶下神经的分支、上唇动、静脉	①危急重症,如昏迷、晕厥、中风、中暑、休克、呼吸衰竭等;②神志病证,如癫狂痫、急慢惊风等;③面鼻口部病证,如鼻塞、鼻衄、面肿、口歪、齿痛、牙关紧闭等;④闪挫腰痛;⑤本穴为急救要穴之一	①向上斜刺 0.3~0.5 寸,强刺激;②指甲掐按
	印堂	在头部,两眉毛内侧中间的凹陷中	布有额神经的分支滑车上神经,眼动脉的分支额动脉及伴行的静脉	①神志病证,如头痛、眩晕、失眠等;②鼻塞、鼻渊、鼻衄、眉棱骨痛、目痛;③小儿惊风	①提提进针,从上向下平刺 0.3~0.5 寸;②向左、右透刺攒竹、睛明等,针刺 0.5~1 寸;③点刺出血

二、任脉

(一) 任脉概述

1. 经脉循行及其主要病候

《素问·骨空论》：任脉者，起于中极之下，以上毛际，循腹里，上关元，至咽喉，上颐，循面，入目。

《素问·骨空论》：任脉为病，男子内结、七疝，女子带下、瘕聚。

2. 络脉循行及其主要病候

《灵枢·经脉》：任脉之别，名曰尾翳，下鸠尾，散于腹。实则腹皮痛，虚则痒搔。

3. 主治概要

(1) 妇科病、男科病及前阴病。

(2) 经脉循行部位的其他病证：头、胸、腹的局部病证。

(3) 用于保健，强壮身体治未病。

(二) 任脉常用腧穴(12 穴)

任脉共 24 个穴位，包括会阴、曲骨、中极、关元、石门、气海、阴交、神阙、水分、下脘、建里、中脘、上脘、巨阙、鸠尾、中庭、膻中、玉堂、紫宫、华盖、璇玑、天突、廉泉、承浆，重点介绍以下 12 个腧穴（表 3-14）。

三、冲脉

1. 经脉循行及其主要病候

《素问·骨空论》：冲脉者，起于气街，并少阴之经，侠脐上行，至胸中而散。

《难经·二十八难》：冲脉者，起于气冲，并足阳明之经，夹脐上行，至胸中而散也。

《灵枢·动输》：冲脉者，十二经脉之海也，与少阴之大络，起于肾下，出于气街，循阴股内廉，邪入腘中，循胫骨内廉，并少阴之经，下入内踝之后，入足下；其别者，邪入踝，出属跗上，入大指之间，注诸络以温足胫。

《素问·骨空论》：冲脉为病，逆气、里急。

《脉经·平奇经八脉病》：苦少腹痛，上抢心，有瘕疝，绝孕、遗失溺，胁支满烦也。

2. 主治概要

(1) 妇科病证：月经不调、痛经、带下病等。

(2) 男科病证：阳痿、早泄等。

(3) 前阴病证：遗尿、癃闭、疝气等。

(4) 胸腹气逆病证：恶心呕吐、呃逆、胸闷、胁胀等。

3. 交会腧穴　会阴、阴交(任脉)、气冲(足阳明胃经)、横骨、大赫、气穴、四满、中注、肓俞、商曲、石关、阴都、通谷、幽门(足少阴肾经)。

表 3-14 任脉常用腧穴表

特定穴类属	腧穴	定位	局部解剖	主治	操作
膀胱之募穴；任脉与足三阴经交会穴	中极	在下腹部，脐中下 4 寸，前正中线上	浅层主要布有髂腹下神经的前皮支、腹壁浅动、静脉属支或属支。深层有髂腹下神经的分支	①泌尿系证，如小便不利、遗尿、癃闭等；②男科病证，如遗精、阳痿、不育等；③妇科病证，如月经不调、痛经、赤白带下等	①直刺 1~1.5 寸；本穴深部为膀胱，应在排尿后针刺。②可灸；③孕妇慎用
小肠之募穴；任脉与足三阴经及冲脉交会穴	关元	在下腹部，脐中下 3 寸，前正中线上	浅层主要有第 12 胸神经前支的前皮支、腹壁浅动、静脉的分支或属支。深层有第 12 胸神经前支的分支	①元气虚损病证，如中风脱证、虚劳冷急、羸瘦无力等；②肠腑病证，如腹泻、痢疾、脱肛等；③泌尿系病证，如尿闭、尿频等；④男科病证，如遗精、阳痿、早泄等；⑤妇科病证，如月经不调、带下、痛经、经闭、崩漏、阴挺等；⑥少腹疼痛、疝气；⑦本穴为保健要穴	①直刺 1~1.5 寸。②保健灸常用穴；③孕妇慎用
肓之原穴	气海	在下腹部，脐中下 1.5 寸，前正中线上	浅层主要布有第 11 胸神经前支的前皮支、脐周静脉网。深层主要有第 11 胸神经前支的分支	①气虚病证，如中风脱证、形体羸瘦、脏气衰惫、乏力等；②肠腑病证，如腹痛、泄泻、痢疾、便秘等；③男科病证，如遗精、阳痿、滑精；④妇科病证，如月经不调、经闭、崩漏、带下、阴挺等；⑤水肿、气喘	①直刺 1~1.5 寸。②保健灸常用穴，孕妇慎用

续表

特定穴类属	腧穴	定位	局部解剖	主治	操作
	神阙	在脐区,脐中央	浅层主要布有第10胸神经前支的前皮支,腹壁脐周静脉网。深层有第10胸神经前支的分支	①元阳暴脱,如中风脱证,虚脱证,形寒神惫,尸厥等;②肠腑病证,如腹痛、腹胀、泄泻、痢疾便秘、脱肛等;③水肿,臌胀,小便不利;④保健灸常用穴	一般不针,多用艾炷隔盐灸法
任脉与足太阴经交会穴	下脘	在上腹部,脐中上2寸,前正中线上	浅层主要布有第9胸神经前支的前皮支,腹壁浅静脉支。深层有第9胸神经前支的分支	①脾胃病证,如腹痛、腹胀、食谷不化,呕吐、泄泻、小儿疳疾等;②痞块	①直刺1~1.5寸;②可灸
	建里	在上腹部,脐中上3寸,前正中线上	浅层主要布有第8胸神经前支的前皮支,腹壁浅静脉支。深层有第8胸神经前支的分支	①脾胃病证,如胃痛,呕吐,食欲不振,腹胀,腹痛等;②水肿	①直刺1~1.5寸;②可灸
胃之募穴;八会穴之腑会	中脘	在上腹部,脐中上4寸,前正中线上	浅层主要布有第8胸神经前支的前皮支,腹壁浅静脉支。深层有第8胸神经前支的分支	①脾胃病证,如胃痛,呕吐,吞酸,腹胀,腹痛,泄泻等;②黄疸;③癫狂,脏躁	①直刺1~1.5寸;②可灸
	上脘	在上腹部,脐中上5寸,前正中线上	浅层主要布有第7胸神经前支的前皮支,腹壁浅静脉支。深层有第7胸神经前支的分支	①胃痛,纳呆,腹胀,腹痛,呕吐,呃逆;②癫痫	①直刺1~1.5寸;②可灸

续表

特定穴类属	腧穴	定位	局部解剖	主治	操作
心包募穴;八会穴之气会	膻中	在胸部,横平第4肋间隙,前正中线上	主要有第4肋间神经前皮支,胸廓内动、静脉的穿支	①胸中气机不畅的病证,如胸闷、胸痛、心悸、咳嗽、气喘、呃逆、噎膈等;②乳房疾病,如乳少、乳痈、乳房胀痛等	①直刺0.3~0.5寸;②平刺0.3~0.5寸;③可灸
	天突	在颈前区,胸骨上窝中央,前正中线上	浅层布有锁骨上内侧神经,皮下组织内有颈阔肌和颈静脉弓。深层有头臂干、左头臂静脉、主动脉弓和头臂静脉等	①肺系病证,如咳嗽、气喘、胸痛、咽喉肿痛、暴喑等;②气机不畅病证,如瘿气、梅核气、噎膈等	先直刺0.2~0.3寸,当针尖超过胸骨柄内缘后,即针尖向下,紧靠胸骨柄后缘、气管前缘缓慢向下刺入0.5~1寸。必须严格掌握针刺的角度和深度,以防刺伤肺和有关动、静脉
任脉与阴维脉交会穴	廉泉	在颈前区,喉结上方,舌骨上缘凹陷中,前正中线上	浅层布有面神经颈支、颈横神经上支的分支。深层有舌动、静脉的分支或属支,舌下神经的分支,下颌舌骨肌神经等	咽喉口舌病证,如舌下肿痛、口舌生疮、暴喑、喉痹、吞咽困难、中风失语、舌强不语等	①针尖向舌根斜刺0.5~0.8寸;②可灸
	承浆	在面部,颏唇沟的正中凹陷	布有下牙槽神经的终支颏神经,颏动、静脉	①面口部病证,如口喝、齿龈肿痛、流涎等;②暴喑;③癫狂	①斜刺0.3~0.5寸;②可灸

四、带脉

1. 经脉循行及其主要病候

《难经·二十八难》：带脉者，起于季胁，回身一周。

《素问·痿论》：阳明虚则宗筋纵，带脉不引，故足痿不用。

《难经·二十九难》：带之为病，腹满、腰溶溶若坐水中。

2. 主治概要

(1) 妇科病证：痛经、月经不调、崩漏、子宫脱垂、赤白带下等。

(2) 男科病证：阳痿、早泄等。

(3) 前阴病证：遗尿、癃闭、疝气等。

(4) 经脉循行病证：痿病、腰腹胀满、绕脐痛、阴股痛、下肢不利等病证。

3. 交会腧穴　带脉、五枢、维道（均属足少阳胆经）。

五、阳维脉

1. 经脉循行及其主要病候

《素问·刺腰痛》：刺阳维之脉，脉与太阳合腨下间，去地一尺所。

《难经·二十八难》：阳维起于诸阳会也。

《难经·二十九难》：阳维为病苦寒热。

2. 主治概要

(1) 冷热病证：发冷、发热、手足热、盗汗自汗等病证。

(2) 肢体疼痛：头项疼痛、肢节酸痛等。

3. 交会腧穴　金门（足太阳膀胱经），阳交（足少阳胆经），臑俞（手太阳小肠经），天髎（手少阳三焦经），肩井（足少阳胆经），头维（足阳明胃经），本神、阳白、头临泣、目窗、正营、承灵、脑空、风池（足少阳胆经），风府、哑门（督脉）。

六、阴维脉

1. 经脉循行及其主要病候

《素问·刺腰痛》：刺飞阳之脉，在内踝上五寸，少阴之前，与阴维之会。

《难经·二十八难》：阴维起于诸阴交也。

《难经·二十九难》：阳维维于阳，阴维维于阴，阴阳不能自相维，则怅然失志，溶溶不能自收持……阴维为病苦心痛。

2. 主治概要　胸腹部病证：心痛、胃痛、胸腹胁痛、中满、痞胀、肠鸣、泄泻、腹中结块等病证。

3. 交会腧穴　筑宾（足少阴肾经），府舍、大横、腹哀（足太阴脾经），期门（足厥阴肝经），天突、廉泉（任脉）。

七、阳跷脉

1. 经脉循行及其主要病候

《难经·二十八难》：阳跷脉者，起于跟中，循外踝上行，入风池。

《灵枢·寒热病》：足太阳有通项入于脑者，正属目本，名曰眼系……在项中两筋间，入脑乃别阴跷、阳跷，阴阳相交……交于目锐眦。

《难经·二十九难》：阳跷为病，阴缓而阳急。

2. 主治概要

(1) 肢体运动功能障碍病证：肢体内侧肌肉迟缓而外侧拘急的足外翻、腿腹肌削、痿痹无力、手足麻木、拘急、骨节疼痛等。

(2) 眼睑开阖相关病证：目内眦赤痛、眼睑下垂或两目开阖失司。

(3) 睡眠障碍：失眠等。

(4) 其他病证：恶风、自汗、头痛、遍身肿、癫痫等。

3. 交会腧穴　申脉、仆参、跗阳（足太阳膀胱经），居髎（足少阳胆经），臑俞（手太阳小肠经），肩髃、巨骨（手阳明大肠经），天髎（手少阳三焦经），地仓、巨髎、承泣（足阳明胃经），睛明（足太阳膀胱经）。

八、阴跷脉

1. 经脉循行及其主要病候

《灵枢·脉度》：(阴)跷脉者，少阴之别，起于然骨之后，上内踝之上，直上循阴股，入阴，上循胸里，入缺盆，上出人迎之前，入頄，属目内眦，合于太阳、阳跷而上行。

《难经·二十八难》：阴跷脉者，亦起于跟中，循内踝上行，至咽喉，交贯冲脉。

《灵枢·寒热病》：阳气盛则瞋目，阴气盛则瞑目。

《难经·二十九难》：阴跷为病，阳缓而阴急。

2. 主治概要

(1) 肢体运动功能障碍病证：肢体外侧肌肉迟缓而内侧拘急的足内翻、腿腹肌削、痿痹无力、手足麻木等。

(2) 眼睑开阖相关病证：眼睑下垂或两目开阖失司。

(3) 睡眠障碍病证：嗜睡。

(4) 其他病证：中风偏瘫、疝气、崩漏、癫痫等。

3. 交会腧穴　照海、交信（足少阴肾经），睛明（足太阳膀胱经）。

第三节　常用奇穴（27穴）

经外奇穴数目较多，没有准确的数字，在此重点介绍以下27个腧穴（表3-15）。

表 3-15 常用奇穴表

特定穴类属	腧穴	定位	局部解剖	主治	操作
	四神聪	在头部,百会前后左右各旁开1寸,共4穴	布有枕动、静脉,颞浅动、静脉顶支和眶上动脉顶支的吻合网,枕大神经、耳颞神经及眶上神经的分支	①神志病证,如失眠、健忘、癫狂、痫证等;②头痛,头晕,目疾;③中风偏瘫	①平刺0.5~0.8寸;②可灸
	太阳	在头部,眉梢与目外眦之间,向后约一横指的凹陷中	布有颧神经的分支颞面神经、面神经的颧支和颞支,下颌神经的颞神经,颞浅动、静脉的分支或属支	①目赤肿痛,目眩,目涩;②偏正头痛,口眼歪斜,牙痛	①直刺0.3~0.5寸;②斜刺0.3~0.5寸;③点刺出血;④可灸
	球后	在面部,当眶下缘外1/4与内3/4交界处	浅层布有眶下神经,面神经的分支,眶下动、静脉的分支或属支。深层眼神经下支,眼动、静脉的分支或属支,眶下动、静脉	目疾	①直刺,嘱患者向上看,固定眼球,或医者轻推眼球向上,针尖沿眶下缘向上方朝视神经方向缓慢刺入0.5~0.8寸,不可提插捻转,退针后压迫局部2~3分钟,以防出血;②禁灸
	金津、玉液	金津在口腔内,舌系带左侧的静脉上;玉液在舌系带右侧的静脉上	布有下颌神经的舌神经,舌下神经和面神经鼓索的神经纤维,舌动脉的分支舌深动脉,舌静脉的属支舌深静脉	①舌强,舌肿,失语,口疮;②消渴,呕吐,腹泻	点刺出血
	牵正	在面部,耳垂前0.5~1寸	在咬肌中,浅层有耳大神经。深层有面神经颊支,下颌神经咬肌支,咬肌动脉	①口喎;②口疮	①向前斜刺0.5~0.8寸;②可灸;③重刺激治疗面肌痉挛
	翳明	在颈部,当翳风后1寸	浅层有耳大神经和枕小神经的分支。深层有颈内动、静脉	①头痛,眩晕,失眠;②耳鸣,目疾	①直刺0.5~1寸;②可灸;③齐刺法可治疗枕神经痛

续表

特定穴类属	腧穴	定位	局部解剖	主治	操作
	安眠	在项部,当翳风穴与风池穴连线的中点	浅层有耳大神经的分支;深层有颈深动、静脉	①失眠,头痛,眩晕;②心悸;③癫狂	①直刺0.8~1.2寸;②可灸
	子宫	在下腹部,脐中下4寸,前正中线旁开3寸	浅层主要有髂腹下神经的外侧皮支,腹壁浅动脉。深层主要有髂腹股沟神经的分支或属支,腹壁下动、静脉下支的分支或属支	①妇科病证,如月经不调,痛经、崩漏,不孕,子宫脱垂,阴挺等;②腰痛	①直刺0.8~1.2寸;②可灸;③"烧山火法"治疗不孕
	三角灸	在下腹部,以患者两口角之间的长度为一边,作等边三角形,将顶角置于患者脐心,两底边呈水平线,两底角处取穴	在腹直肌中,穴区有腹壁下动、静脉,第10肋间神经	①疝气;②腹痛	艾柱灸5~7壮
	定喘	在脊柱区,横平第7颈椎棘突下,后正中线旁开0.5寸	浅层主要有第8颈神经后支的内侧皮支的分布。深层有颈横动、静脉的分支或属支,第8颈神经和第1胸神经后支的肌支	①哮喘,咳嗽;②落枕,肩背痛,上肢疾患	①直刺0.5~0.8寸;②可灸;③埋针治疗哮喘,慢性支气管炎
	夹脊	在脊柱区,当第1胸椎至第5腰椎棘突下两侧,后正中线旁开0.5寸,一侧17穴,左右共34穴	浅层分别有第1胸神经至第5腰神经的内侧皮支,第1胸神经至第5腰神经后支的肌支,肋间后动、静脉背侧支的分支或属支,腰动、静脉背侧支的分支或属支	①上胸部的穴位治疗心肺、上肢疾病;②下胸部的穴位治疗胃肠疾病;③腰部的穴位治疗腰腹及下肢疾病	①直刺0.3~0.5寸;②用梅花针叩刺;③可灸

续表

特定穴类属	腧穴	定位	局部解剖	主治	操作
	胃脘下俞	在脊柱区，横平第8胸椎棘突下，后正中线旁开1.5寸	浅层主要布有第8胸神经后支的皮支及伴行的动、静脉。深层有第8胸神经后支的肌支，第8肋间后动、静脉背侧的分支或属支	①胃痛，腹痛，胸胁痛，胰腺炎；②消渴	①向内斜刺0.3~0.5寸；②可灸
	腰眼	在腰区，横平第4腰椎棘突下，后正中线旁开3.5寸凹陷中	在背阔肌、腰方肌中。浅层布有第3腰神经后支的皮支。深层布有第4腰神经后支的肌支，腰动脉	①腰痛；②月经不调，带下；③虚劳	①直刺1~1.5寸；②可灸；③平刺得气后向脊柱方向透刺，治疗急性腰扭伤
	肩前	在肩前区，腋前皱襞顶端与肩髃连线的中点	在三角肌中。穴区浅层有锁骨上神经外侧支分布；深层有腋神经、肌皮神经和胸肩峰动脉分布	肩臂痛，臂不能举	①直刺1~1.5寸；②长针针刺，针尖向肩贞方向直刺90mm强刺激，可治疗肩周炎
	二白	在前臂前区，腕掌侧远端横纹上4寸，桡侧腕屈肌腱的两侧，一臂2穴	臂内侧：浅层有前臂外侧皮神经，前臂正中静脉的属支。深层布有正中神经，正中动脉。臂外侧：浅层有前臂外侧皮神经，头静脉的属支。深层有桡动脉、静脉	①痔疾，脱肛；②前臂痛，胸胁痛	①直刺0.5~0.8寸；②可灸；③"透天凉"治疗肠热内盛和湿热下注型痔疮
	腰痛点	在手背侧，当第2、第3掌骨及第4、第5掌骨之间，腕背侧远端横纹与掌指关节的中点处，一手2穴	穴下有手背静脉网，掌背动脉，桡神经的浅支、尺神经的手背支	急性腰扭伤	①直刺0.3~0.5寸；②由两穴点分别向掌中斜刺0.5~0.8寸；③可灸

续表

特定穴类属	腧穴	定位	局部解剖	主治	操作
	外劳宫	在手背，当第2、第3掌骨间，掌指关节后约0.5寸回陷中	布有桡神经浅支的指背神经，手背静脉网，掌背动脉	①落枕；②手指麻木，手指屈伸不利；③腹泻，便溏，腹痛，小儿消化不良；④脱风；⑤小儿急、慢惊风	①直刺0.5~0.8寸；②可灸；③齐刺可治疗中风后手指拘挛
	八邪	在手背，第1~5指间，指蹼缘后方赤白肉际处，左右共8穴	浅层布有手背静脉网，指背神经。深层有指掌侧总动、静脉或指掌侧固有动、静脉，指掌侧固有神经	①手背肿痛，手指麻木；②目痛，咽痛，齿痛，头项强痛；③烦热，疟疾，毒蛇咬伤	①斜刺0.5~0.8寸；②点刺出血
	四缝	在手指，第2~5指掌侧，近端指间关节横纹的中央，一手4穴，左右共8穴	血管:指掌侧固有动脉的分支或属支，指皮下静脉。神经:浅层有掌侧固有神经，深层有正中神经肌支和尺神经肌支	①小儿疳积；②百日咳；③肠虫症，小儿腹泻	①直刺0.1~0.2寸；②三棱针挑破皮肤，挤出少许白色黏液或点刺出血
	十宣	在手指，十指尖端，距指甲游离缘0.1寸，左右共10穴	拇指到中指有正中神经分布；无名指有桡侧的正中神经和尺侧尺神经双重分布；小指有尺神经分布	①昏迷，昏厥，中暑；②癫痫；③高热，咽喉肿痛；④手指麻木	①浅刺0.1~0.2寸；②点刺出血
	鹤顶	在膝前区，髌底中点的上方回陷中	浅层布有股神经前皮支，大隐静脉的属支。深层有膝关节的动脉网	①膝痛，鹤膝风；②腿足无力，瘫痪；③脚气	①直刺0.8~1寸；②可灸

续表

特定穴类属	腧穴	定位	局部解剖	主治	操作
	百虫窝	在股前区，髌底内侧端上3寸	浅层布有股神经前皮支、大隐静脉的属支。深层有股动、静脉的肌支，股神经的分支	①虫积；②皮肤瘙痒、风疹、湿疹、疮疡	①直刺1.5~2寸；②可灸；③穴位注射治疗皮肤瘙痒症
	内膝眼	在膝部，髌韧带内侧凹陷处的中央	浅层布有隐神经髌下支和股神经的前皮支。深层有膝关节的动、静脉网	①膝痛、腿痛、鹤膝风；②脚气	①向膝中斜刺0.5~1寸；②透刺对侧膝眼；③可灸
	胆囊	在小腿外侧上部，当腓骨小头直下2寸	浅层布有腓肠外侧皮神经。深层有腓浅神经、腓深神经，胫前动、静脉	①胆腑病证，如急慢性胆囊炎、胆石症、胆道蛔虫症、胁痛等；②下肢痿痹	①直刺1~1.5寸；②可灸；③穴位埋线治疗胆囊炎
	八风	在足背，第1~5趾间，趾蹼缘后方赤白肉际处，左右共8穴	布有趾背神经（八风1为腓深神经终末支，八风2、3、4为腓浅神经终末支）。深层有腓浅神经终末支，趾背动脉	①趾痛、足跗肿痛；②脚气；③毒蛇咬伤	①斜刺0.5~0.8寸；②点刺出血；③可灸
	阑尾	在小腿外侧，髌韧带外凹陷下5寸，胫骨前缘旁开一横指	浅层布有腓肠外侧皮神经和浅静脉。深层有腓深神经，胫前动、静脉	①急慢性阑尾炎、急慢性肠炎、消化不良、纳呆、胃脘疼痛；②下肢痿痹	①直刺1~1.5寸；②可灸

复习思考题

1. 简述手太阴经的主要病候。
2. 简述手阳明经脉的循行。
3. 简述足太阴经腧穴的主治概要。
4. 简述足太阳经脉的循行。
5. 简述足厥阴经脉的循行。
6. 冲脉主治哪些病证？
7. 阴跷脉、阳跷脉主治哪些病证？
8. 合谷能够治疗哪些病证？
9. 后溪属于什么特定穴？可以治疗哪些病证？
10. 关元能够治疗哪些病证？举例说明该穴的刺灸法要点。

扫一扫
测一测

第四章

刺 灸 法

第一节 毫针刺法

 培训目标

1. 掌握毫针刺法的操作流程、各操作环节的技术要点；
2. 掌握毫针刺法的适应证和异常情况处理；
3. 熟悉毫针刺法的注意事项；

一、操作流程

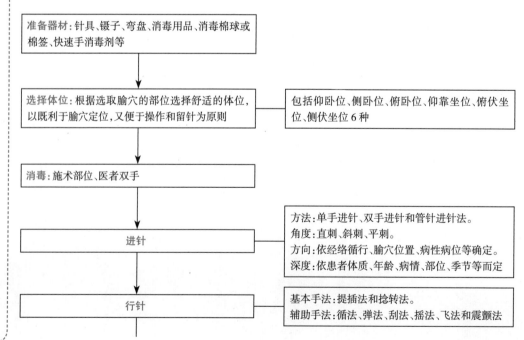

准备器材：针具、镊子、弯盘、消毒用品、消毒棉球或棉签、快速手消毒剂等

↓

选择体位：根据选取腧穴的部位选择舒适的体位，以既利于腧穴定位，又便于操作和留针为原则 —— 包括仰卧位、侧卧位、俯卧位、仰靠坐位、俯伏坐位、侧伏坐位 6 种

↓

消毒：施术部位、医者双手

↓

进针 —— 方法：单手进针、双手进针和管针进针法。
角度：直刺、斜刺、平刺。
方向：依经络循行、腧穴位置、病性病位等确定。
深度：依患者体质、年龄、病情、部位、季节等而定

↓

行针 —— 基本手法：提插法和捻转法。
辅助手法：循法、弹法、刮法、摇法、飞法和震颤法

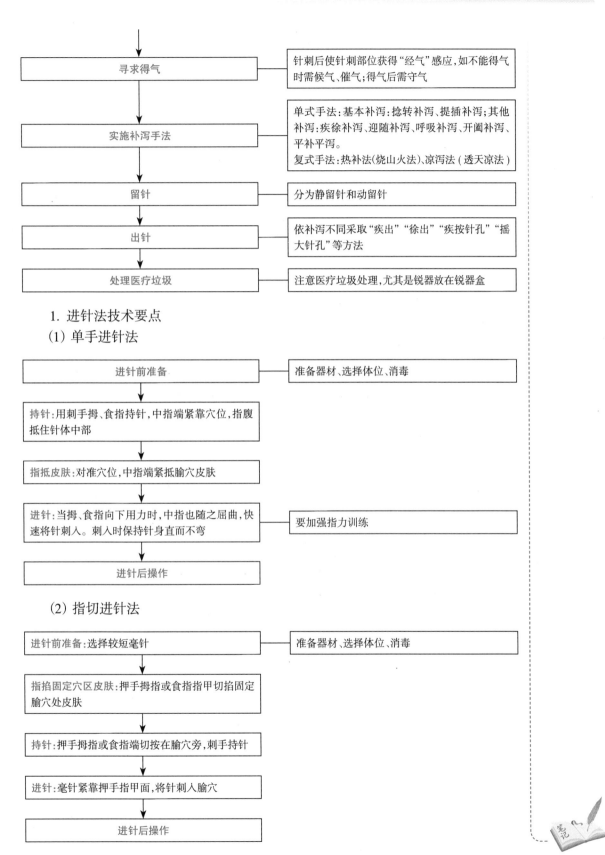

| 寻求得气 | 针刺后使针刺部位获得"经气"感应,如不能得气时需候气、催气;得气后需守气 |

| 实施补泻手法 | 单式手法:基本补泻:捻转补泻、提插补泻;其他补泻:疾徐补泻、迎随补泻、呼吸补泻、开阖补泻、平补平泻。
复式手法:热补法(烧山火法)、凉泻法(透天凉法) |

| 留针 | 分为静留针和动留针 |

| 出针 | 依补泻不同采取"疾出""徐出""疾按针孔""摇大针孔"等方法 |

| 处理医疗垃圾 | 注意医疗垃圾处理,尤其是锐器放在锐器盒 |

1. 进针法技术要点
(1)单手进针法

| 进针前准备 | 准备器材、选择体位、消毒 |

持针:用刺手拇、食指持针,中指端紧靠穴位,指腹抵住针体中部

指抵皮肤:对准穴位,中指端紧抵腧穴皮肤

| 进针:当拇、食指向下用力时,中指也随之屈曲,快速将针刺入。刺入时保持针身直而不弯 | 要加强指力训练 |

| 进针后操作 |

(2)指切进针法

| 进针前准备:选择较短毫针 | 准备器材、选择体位、消毒 |

指掐固定穴区皮肤:押手拇指或食指指甲切掐固定腧穴处皮肤

持针:押手拇指或食指端切按在腧穴旁,刺手持针

进针:毫针紧靠押手指甲面,将针刺入腧穴

| 进针后操作 |

（3）夹持进针法

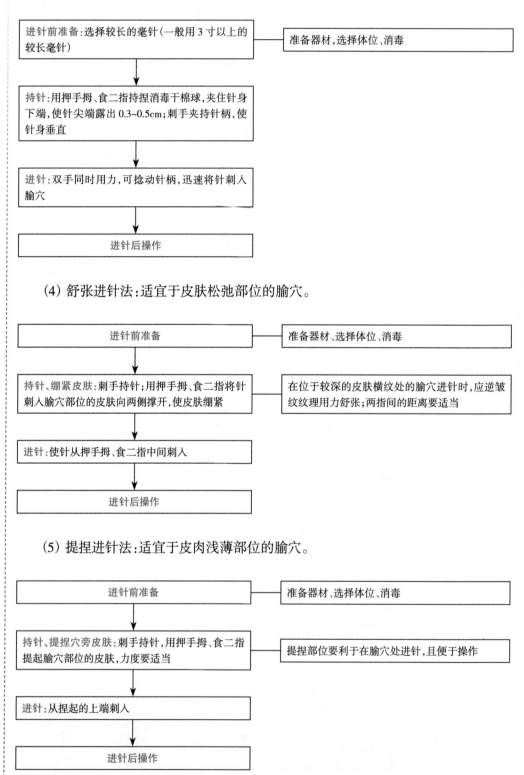

进针前准备:选择较长的毫针(一般用 3 寸以上的较长毫针) → 准备器材,选择体位、消毒

持针:用押手拇、食二指持捏消毒干棉球,夹住针身下端,使针尖端露出 0.3~0.5cm;刺手夹持针柄,使针身垂直

进针:双手同时用力,可捻动针柄,迅速将针刺入腧穴

进针后操作

（4）舒张进针法:适宜于皮肤松弛部位的腧穴。

进针前准备 → 准备器材、选择体位、消毒

持针、绷紧皮肤:刺手持针;用押手拇、食二指将针刺入腧穴部位的皮肤向两侧撑开,使皮肤绷紧 → 在位于较深的皮肤横纹处的腧穴进针时,应逆皱纹纹理用力舒张;两指间的距离要适当

进针:使针从押手拇、食二指中间刺入

进针后操作

（5）提捏进针法:适宜于皮肉浅薄部位的腧穴。

进针前准备 → 准备器材、选择体位、消毒

持针、提捏穴旁皮肤:刺手持针,用押手拇、食二指提起腧穴部位的皮肤,力度要适当 → 提捏部位要利于在腧穴处进针,且便于操作

进针:从捏起的上端刺入

进针后操作

（6）管针进针法：因为进针基本不痛，多用于儿童、惧针和怕痛者。

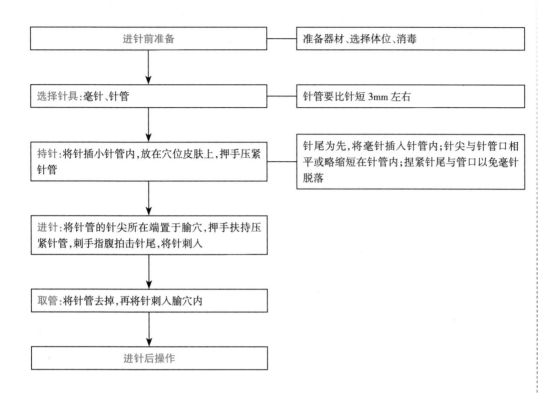

2. 行针的技术要点
（1）提插法

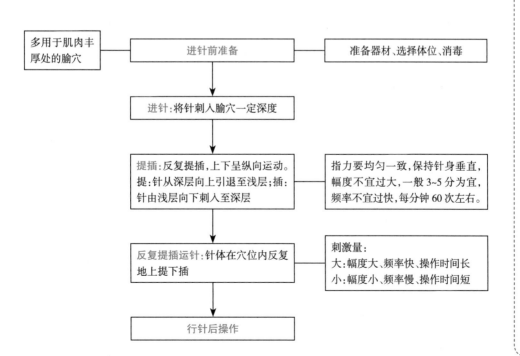

（2）捻转法

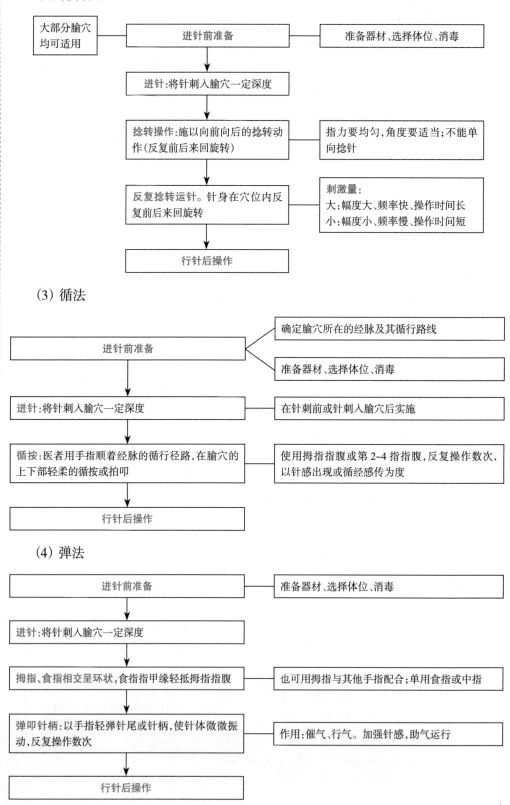

| 大部分腧穴均可适用 | → | 进针前准备 | → | 准备器材、选择体位、消毒 |

进针:将针刺入腧穴一定深度

| 捻转操作:施以向前向后的捻转动作(反复前后来回旋转) | → | 指力要均匀,角度要适当;不能单向捻针 |

| 反复捻转运针。针身在穴位内反复前后来回旋转 | → | 刺激量:
大:幅度大、频率快、操作时间长
小:幅度小、频率慢、操作时间短 |

行针后操作

（3）循法

| 进针前准备 | → | 确定腧穴所在的经脉及其循行路线 |
| | → | 准备器材、选择体位、消毒 |

| 进针:将针刺入腧穴一定深度 | → | 在针刺前或针刺入腧穴后实施 |

| 循按:医者用手指顺着经脉的循行径路,在腧穴的上下部轻柔的循按或拍叩 | → | 使用拇指指腹或第2~4指指腹,反复操作数次,以针感出现或循经感传为度 |

行针后操作

（4）弹法

| 进针前准备 | → | 准备器材、选择体位、消毒 |

进针:将针刺入腧穴一定深度

| 拇指、食指相交呈环状,食指指甲缘轻抵拇指指腹 | → | 也可用拇指与其他手指配合;单用食指或中指 |

| 弹叩针柄:以手指轻弹针尾或针柄,使针体微微振动,反复操作数次 | → | 作用:催气、行气。加强针感,助气运行 |

行针后操作

(5) 刮法

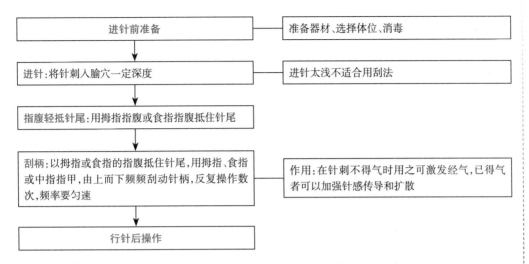

```
┌─────────────────────────┐      ┌─────────────────────────┐
│      进针前准备           │──────│  准备器材、选择体位、消毒   │
└─────────────────────────┘      └─────────────────────────┘
            ↓
┌─────────────────────────┐      ┌─────────────────────────┐
│ 进针:将针刺入腧穴一定深度   │──────│   进针太浅不适合用刮法      │
└─────────────────────────┘      └─────────────────────────┘
            ↓
┌──────────────────────────────────────┐
│ 指腹轻抵针尾:用拇指指腹或食指指腹抵住针尾  │
└──────────────────────────────────────┘
            ↓
┌─────────────────────────┐      ┌──────────────────────────────────┐
│ 刮柄:以拇指或食指的指腹抵   │      │ 作用:在针刺不得气时用之可激发经气,已得气 │
│ 住针尾,用拇指、食指         │──────│ 者可以加强针感传导和扩散             │
│ 或中指指甲,由上而下频频刮   │      └──────────────────────────────────┘
│ 动针柄,反复操作数         │
│ 次,频率要匀速            │
└─────────────────────────┘
            ↓
┌─────────────────────────┐
│      行针后操作           │
└─────────────────────────┘
```

(6) 摇法

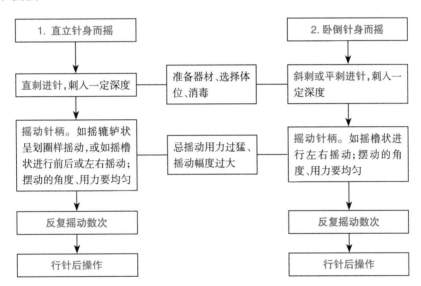

```
┌─────────────────┐                              ┌─────────────────┐
│ 1. 直立针身而摇    │                              │ 2.卧倒针身而摇     │
└─────────────────┘                              └─────────────────┘
        ↓                                                ↓
┌─────────────────┐   ┌──────────────┐   ┌─────────────────┐
│ 直刺进针,刺入一定  │   │ 准备器材、选择体 │   │ 斜刺或平刺进针,刺入一 │
│ 深度             │───│ 位、消毒       │───│ 定深度           │
└─────────────────┘   └──────────────┘   └─────────────────┘
        ↓                                                ↓
┌─────────────────┐   ┌──────────────┐   ┌─────────────────┐
│ 摇动针柄。如摇辘轳状 │   │ 忌摇动用力过猛、│   │ 摇动针柄。如摇橹状进 │
│ 呈划圈样摇动,或如摇橹 │───│ 摇动幅度过大   │───│ 行左右摇动;摆动的角  │
│ 状进行前后或左右摇动; │   └──────────────┘   │ 度、用力要均匀     │
│ 摆动的角度、用力要均匀 │                      └─────────────────┘
└─────────────────┘                              ↓
        ↓                                      ┌─────────────────┐
┌─────────────────┐                           │ 反复摇动数次      │
│ 反复摇动数次      │                           └─────────────────┘
└─────────────────┘                              ↓
        ↓                                      ┌─────────────────┐
┌─────────────────┐                           │ 行针后操作       │
│ 行针后操作       │                           └─────────────────┘
└─────────────────┘
```

(7) 飞法

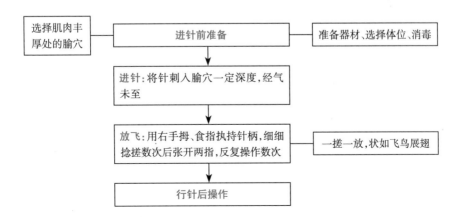

```
┌──────────┐   ┌──────────────┐   ┌─────────────────────┐
│ 选择肌肉丰  │   │  进针前准备    │   │ 准备器材、选择体位、消毒 │
│ 厚处的腧穴  │───│               │───│                      │
└──────────┘   └──────────────┘   └─────────────────────┘
                     ↓
            ┌──────────────────────┐
            │ 进针:将针刺入腧穴一定深度, │
            │ 经气未至              │
            └──────────────────────┘
                     ↓
            ┌──────────────────────┐   ┌──────────────────┐
            │ 放飞:用右手拇、食指执持针柄,│   │ 一搓一放,状如飞鸟展翅 │
            │ 细细捻搓数次后张开两指,反复 │───│                    │
            │ 操作数次              │   └──────────────────┘
            └──────────────────────┘
                     ↓
            ┌──────────────────────┐
            │      行针后操作         │
            └──────────────────────┘
```

（8）震颤法

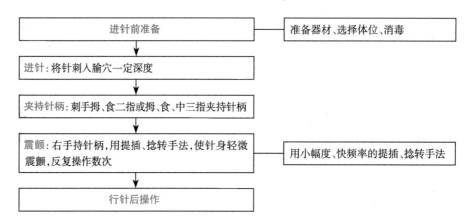

3. 得气、行气、候气和催气的技术要点

（1）得气的技术要点：得气是指毫针刺入腧穴一定深度后，施以提插或捻转等行针手法，使针刺部位获得的经气感应。古代文献称之为"气至"，现在多称为针感。

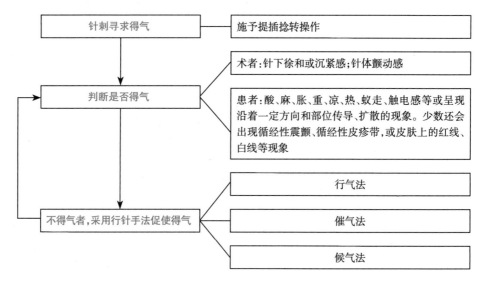

（2）行气的技术要点：行气是指在针刺得气的基础上，进一步使针刺感应循经而行，向一定的部位传导或扩散的方法。

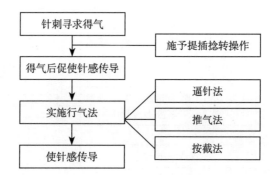

（3）候气的技术要点：候气是指针刺入腧穴后，留针等待经气来至。

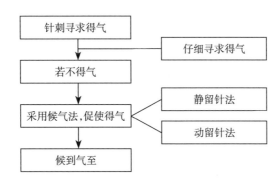

（4）催气的技术要点：催气是指针刺入腧穴，通过一些手法，激发经气，促使经气速至针下的方法。《针灸大全》曰："有病远道者，必先使气直到病所。"

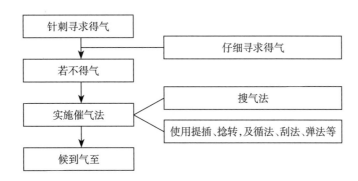

4. 毫针补泻手法的技术要点

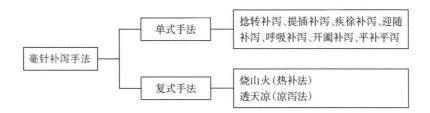

（1）捻转补泻法的技术要点

1）捻转补法的技术要点

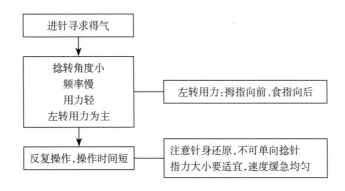

2) 捻转泻法的技术要点

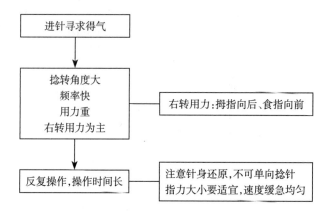

(2) 提插补泻法的技术要点

1) 提插补法的技术要点

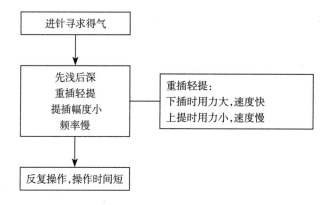

2) 提插泻法的技术要点

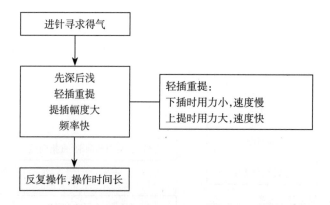

（3）疾徐补泻法的技术要点

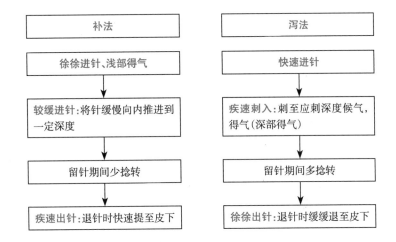

（4）迎随补泻法的技术要点

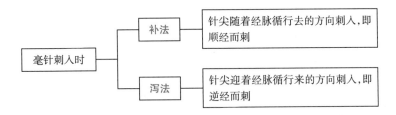

（5）呼吸补泻法的技术要点

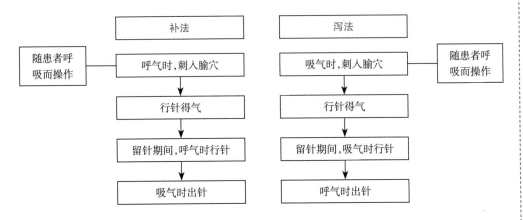

（6）开阖补泻法的技术要点

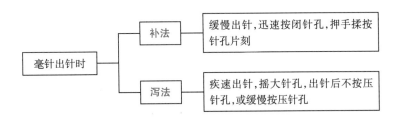

(7) 平补平泻法的技术要点

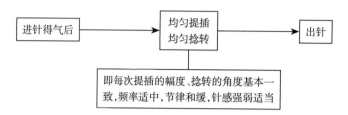

进针得气后 → 均匀提插 均匀捻转 → 出针

即每次提插的幅度、捻转的角度基本一致,频率适中,节律和缓,针感强弱适当

(8) 烧山火(热补法)的技术要点

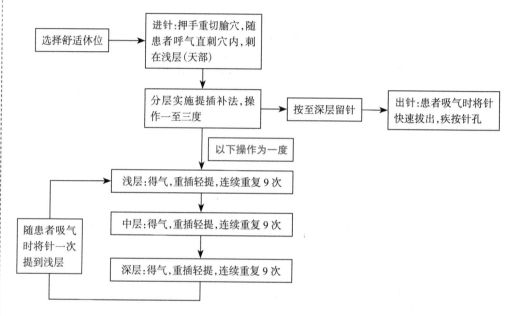

选择舒适体位 → 进针:押手重切腧穴,随患者呼气直刺穴内,刺在浅层(天部)

分层实施提插补法,操作一至三度 → 按至深层留针 → 出针:患者吸气时将针快速拔出,疾按针孔

以下操作为一度

浅层:得气,重插轻提,连续重复9次

中层:得气,重插轻提,连续重复9次

深层:得气,重插轻提,连续重复9次

随患者吸气时将针一次提到浅层

(9) 透天凉(凉泻法)的技术要点

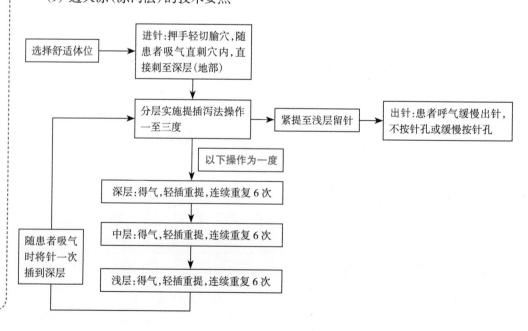

选择舒适体位 → 进针:押手轻切腧穴,随患者吸气直刺穴内,直接刺至深层(地部)

分层实施提插泻法操作一至三度 → 紧提至浅层留针 → 出针:患者呼气缓慢出针,不按针孔或缓慢按针孔

以下操作为一度

深层:得气,轻插重提,连续重复6次

中层:得气,轻插重提,连续重复6次

浅层:得气,轻插重提,连续重复6次

随患者吸气时将针一次插到深层

5. 留针法的技术要点

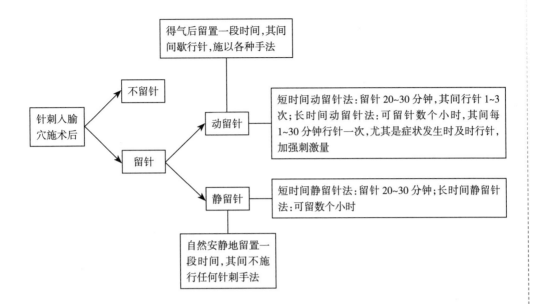

6. 出针法的技术要点

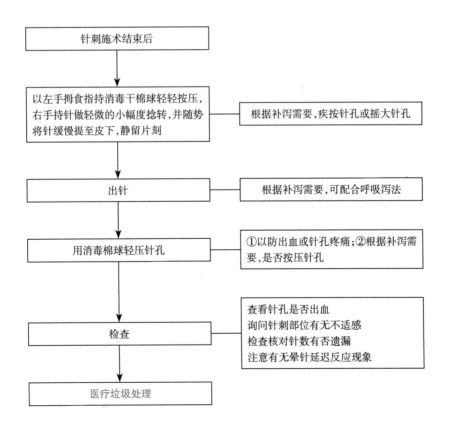

总结

进针

单手：右手拇、食指持针,中指端端靠紧穴位,指腹抵住针体,当拇、食指向下用力时,中指随之屈曲,将针刺入所需的深度

双手：
- 指切进针法：左手拇指或食指端切按在腧穴位置的旁边,右手持针,紧靠左手指甲面将针刺入。
- 夹持进针法：左手拇、食指持捏消毒干棉球,夹住针身下端,将针尖固定在所刺腧穴的皮肤表面位置,右手捻动针柄将针刺入。
- 舒张进针法：左手拇、食指将针刺入腧穴部位的皮肤向两侧撑开,使皮肤绷紧,右手持针,使针从拇、食指中间刺入。
- 提捏进针法：左手拇、食二指将针刺入腧穴部位的皮肤捏起,右手持针,从捏起的上端将针刺入

进针（总结）：
- 方法：单手进针,双手进针和管针进针法。
- 角度：直刺,斜刺,平刺。
- 方向：依经络循行、腧穴位置、病性病位等。
- 深度：依患者体质,年龄,病情,部位而定

行针

基本手法：
- 提插法：将针刺入腧穴一定深度后,施以上提下插。
- 捻转法：将针刺入腧穴后,施向前向后捻转动作

辅助手法：
- 循法：用手指顺着经脉在腧穴的上下轻柔循按。
- 弹法：以手指轻弹针尾或针柄,使针体微微振动。
- 刮法：以拇、食指腹抵住针尾,用拇指或中指指甲,由上而下刮动针柄。
- 摇法：手持针柄,将针轻轻摇动。
- 飞法：右手捏持针柄,细细捻搓数次后张开,反复数次。
- 震颤法：右手持针柄,用小幅度的提插,快频率的提插,捻转,使针身轻微颤颤

行针（总结）：
- 基本手法：提插法和捻转法；
- 辅助手法：循,弹,刮,摇,飞和震颤法

得气

基本：
- 捻转补泻：捻转角度小,用力轻,频率慢,时间短者为补；捻转角度大,用力重,频率快,时间长者为泻。
- 提插补泻：先浅后深,重插轻提为补;先深后浅,轻插重提为泻

得气（总结）：针刺后使针刺部位获得"经气"感应,如酸、麻、胀、重、痛、热、凉、痒、抽、窜等。如不能得气时需守气,催气,得气后需守气

补泻

单式补泻 · 其他：
- 疾徐补泻：进针时徐徐刺入,少捻转,疾速出针者为补;疾速刺入针,多捻转,徐徐出针者为泻。
- 迎随补泻：进针时针尖随着经脉循行去的方向刺入为补;针尖迎着经脉循行来的方向刺为泻。
- 呼吸补泻：患者呼气时进针,吸气时出针为补;吸气时进针,呼气时出针为泻。
- 开阖补泻：出针后迅速按针孔为补;出针时摇大针孔而不立即揉按为泻。
- 平补平泻：进针得气后均匀地提插,捻转

复式手法：
- 热补法：刺入腧穴应刺深度的上1/3,得气后行捻转补法,再将针刺入中1/3,得气后行捻转补法,然后将针刺入下1/3,得气后行捻转补法,即慢慢将针提起上1/3,反复操作3次,即将针按至地部留针。
- 凉泻法：刺入腧穴应刺深度的下1/3,得气后行捻转泻法,再将针提至中1/3,得气后行捻转泻法,然后将针提至上1/3,得气后行捻转泻法,将针缓慢地按至下1/3,反复操作3次,将针提至上1/3即可留针

补泻（总结）：
- 单式手法：基本补泻,捻转补泻,提插补泻；
- 其他补泻:疾徐补泻,迎随补泻,呼吸补泻,开阖补泻,平补平泻;
- 复式手法:热补法(烧山火法);凉泻法(透天凉法)

留针

留针（总结）：不留针(快针);留针(依病情而定针时间)

出针

以左手拇食指持消毒干棉球轻轻压于针刺部位,右手持针做轻微的小幅度捻转,随势将针缓慢提至皮下,静留片刻后即刻出针

出针（总结）：依补泻不同采取"疾出""徐出""疾按针孔""摇大针孔"等方法

二、适应证

毫针刺法临床应用很广,内科、外科、妇科、儿科、骨伤科和五官科疾病均可使用(表 4-1)。

表 4-1 毫针刺法治疗病证举例

常见病证	适用证型	针刺腧穴
漏肩风	手太阳经证、手阳明经证、手少阳经证、手太阴经证	肩髃、肩前、肩髎、阿是穴、阳陵泉等
中风病	中脏腑:闭证和脱证	水沟、百会、内关
	中经络:肝阳暴亢、风痰阻络、痰热腑实、气虚血瘀、阴虚风动	水沟、内关、极泉、尺泽、委中、三阴交
面瘫	风寒证、风热证、气血不足、瘀血阻络	阳白、四白、颧髎、颊车、地仓、合谷、翳风
胃脘痛	肝气犯胃、寒邪客胃、饮食伤胃、脾胃虚寒、胃阴亏耗	中脘、内关、足三里、期门、太冲
失眠	心脾两虚、心胆气虚、阴虚火旺、肝郁化火、痰热内扰	百会、印堂、四神聪、安眠、神门、照海

三、针刺意外情况及处理

毫针刺法有时会出现异常情况,常见者有以下几种(表 4-2)。

表 4-2 针刺意外情况及处理举例

种类	原因	症状	处理	预防
晕针	患者体质虚弱,精神紧张,或疲劳、饥饿、大汗、大泻、大出血之后,或体位不当;医者在针刺时手法不当	精神疲倦、头晕目眩,面色苍白,恶心欲吐,多汗、心慌、四肢发冷,血压下降,脉象沉细,或神志昏迷,扑倒在地,唇甲青紫,二便失禁,脉微细欲绝	1. 立即起针。 2. 使患者平卧,注意保暖,饮温开水或糖水。 3. 重者在上述基础上,可刺人中、素髎等穴。 4. 若仍不省人事,呼吸细微,脉细弱者,配合急救措施	1. 初次接受针刺或精神过度紧张,身体虚弱者,做好解释,消除顾虑。 2. 选择舒适持久的体位,最好采用卧位。 3. 选穴宜少,手法要轻。 4. 若饥饿、疲劳、大渴时,应令进食、休息、饮水后再予针刺。 5. 医者要精神专一,密切观察患者的神色
滞针	患者精神紧张,局部肌肉强烈收缩;或行针手法不当;或留针时间过长	针在体内,捻转不动,提插、出针均感困难,若勉强捻转、提插时,则患者痛不可忍	1. 若肌肉过度收缩时,可稍延长留针时间,或于附近行循按,或叩弹针柄,或在附近再针。 2. 若行针不当,单向捻针而致向相反方向将针捻回,并用刮柄、弹柄法	1. 对精神紧张者,应先做好解释工作,消除患者不必要的顾虑。 2. 注意行针操作手法和避免单向捻转,若用搓法时,应注意与提插法的配合,则可避免肌纤维缠绕针身而防止滞针的发生。 3. 留针不宜太久

续表

种类	原因	症状	处理	预防
弯针	手法不熟练,用力过猛、过速,以致针尖碰到坚硬组织器官;患者移动体位;或因外力压迫、碰击等	针柄改变了进针或刺入留针时的方向和角度,提插、捻转及出针均感困难,而患者感到疼痛	1. 若弯曲角度过大,应顺着弯曲方向出针。 2. 若由体位变动所致,应使患者慢慢恢复原体位,再将针缓缓起出。 3. 如针柄轻微弯曲,慢慢将针起出	1. 医者进针手法要熟练,指力要均匀,并要避免进针速、过猛。 2. 选择适当体位,留针过程中,不要更动体位。 3. 注意保护针刺部位,针柄不得受外物硬碰和压迫
断针	针具质量欠佳;或针身全部刺入;或行针时强力提插、捻转;或留针时变更体位;或弯针、滞针未能正确处理	针身折断,其断端部分针身尚露于皮肤外,或断端全部没入皮肤之下	嘱患者切勿变动体位。若针身显露于体外时,用镊子将针起出。若断端与皮肤相平或稍凹陷者,可用左手拇、食二指垂直向下挤压针孔两旁,使断针暴露后将针取出。若完全深入皮下或肌肉深层时,在X线下定位取出	仔细检查针具。不宜将针身全部刺入腧穴,避免过猛、过强的行针。在行针或留针时,嘱患者不要随意更换体位。如发现弯针立即出针
血肿	针尖弯曲带钩,使皮肉受损,或刺伤血管所致	出针后,针刺部位肿胀疼痛,继则皮肤呈现有紫色	1. 若微量皮下出血而局部小块青紫时,一般不必处理。 2. 若局部肿胀疼痛较剧,青紫面积大,可先冷敷再热敷	仔细检查针具,熟悉解剖部位,避开血管针刺,出针时立即按压
创伤性气胸	针刺胸部、背部和锁骨附近的穴位过深所致	患者突感胸闷、胸痛、气短、心悸,严重者呼吸困难、发绀,冷汗、烦躁、恐惧,甚则血压下降,出现休克等	立即起针,让患者半卧位休息,心情平静,切勿反转体位。一般漏气量少者,可自然吸收。注意密切观察。严重者需及时组织抢救,如胸腔排气、少量慢速输氧等	医者针刺时要集中思想,选好适当体位,根据患者体形肥瘦,掌握进针深度、角度,施行提插手法的幅度不宜过大。胸背部腧穴应斜刺、横刺,不宜长时间留针

续表

种类	原因	症状	处理	预防
刺伤内脏	施术者对腧穴和脏器的部位不熟悉,加之针刺过深,或提插幅度过大,造成相应的内脏受损伤	刺伤肝、脾,可引起内出血,肝区或脾区疼痛,有的可向背部放射。刺伤心脏时,出现强烈刺痛、剧烈撕裂痛、休克等。刺伤肾脏,可出现腰痛,肾区叩击痛,血尿。刺伤胆囊、膀胱、胃、肠等空腔脏器时,可引起疼痛、腹膜刺激征或急腹症等	损伤轻者,卧床休息后可自愈。如损伤较重,或继续有出血倾向者,应加用止血药,或局部做冷敷止血处理,并加强观察。若损伤严重,出血较多,出现休克时,则必须迅速进行输血等急救措施	术者要学好解剖学、腧穴学;掌握腧穴结构和腧穴下的脏器组织。针刺胸腹、腰背部的腧穴时,应控制针刺深度,行针幅度不宜过大
刺伤脊髓	针刺过深,或针刺方向、角度不当	触电样感觉向肢端放射,甚至引起暂时性肢体瘫痪,有时可危及生命	及时出针。轻者需休息,一般可自行恢复。重者进行及时救治	督脉、胸椎以上及华佗夹脊穴,都要掌握针刺深度、方向和角度。行针时只宜捻转手法,避免提插手法,禁用捣刺手法
刺伤神经干	针刺的深度、角度和方向不当,或方法不当	神经干支配区域麻木、无力、疼痛,严重者瘫痪	轻者,按摩可恢复;重者,加用理疗、药物等进行治疗	在神经根和神经干部位的腧穴针刺时,不可深刺、捣刺

四、注意事项

根据人的生理功能状态和生活环境条件等因素,在针刺治病时,还应注意以下几个方面:

1. 患者在过于饥饿、疲劳,精神过度紧张时,不宜立即进行针刺。对身体瘦弱,气虚血亏的患者,进行针刺时手法不宜过强,并应尽量选用卧位。

2. 妇女怀孕 3 个月者,不宜针刺小腹部的腧穴。若怀孕 3 个月以上者,腹部、腰骶部腧穴也不宜针刺。至于三阴交、合谷、昆仑、至阴等一些通经活血的腧穴,在怀孕期亦应予禁刺。如妇女行经时,若非为了调经,亦慎用针刺。

3. 小儿囟门未合时,头顶部的腧穴不宜针刺。

4. 常有自发性出血或损伤后出血不止的患者,不宜针刺。

5. 皮肤有感染、溃疡、瘢痕或肿瘤的部位,不宜针刺。

6. 对胸、胁、腰、背脏腑所居之处的腧穴,不宜直刺、深刺。

7. 针刺眼区和项部的风府、哑门等穴以及脊椎部的腧穴,要注意掌握一定的角度,不宜大幅度的提插、捻转和长时间的留针。

8. 对尿潴留等患者在针刺小腹部的腧穴时,也应掌握适当的针刺方向、角度、深度等,以免误伤膀胱等器官出现意外的事故。

第二节 灸 法

 培训目标

1. 熟悉艾灸法的基本流程;
2. 掌握各种艾灸操作技术的操作流程、各操作环节的技术要点;
3. 掌握各种艾灸操作技术的适应证;
4. 熟悉艾灸法的注意事项。

一、操作流程

(一) 艾灸分类

1. 艾炷灸 直接灸:无瘢痕灸、瘢痕灸;间接灸:隔姜灸、隔蒜灸、隔盐灸、隔附子饼灸。

2. 艾条灸 温和灸、雀啄灸、回旋灸。

3. 温针灸。

4. 温灸器灸。

(二) 灸具灸材

1. 艾绒 用艾叶制成,气味芳香,辛温味苦,容易燃烧,火力温和,为施灸佳料。新制的艾绒含挥发油较多,灸时火力过强,故以陈久的艾绒为佳。

2. 艾条 指用艾绒为主要成分卷成的圆柱形长条。根据内含药物的有无,分为清艾条和药艾条两种。具有使用简便,不起疱,不发疮,无痛苦,患者可以自灸等特点,临床应用十分广泛。

3. 艾炷 用手工或器具将艾绒制作成小圆锥形物,称为艾炷。施灸时,放置方便平稳,而且燃烧时火力由弱到强,患者易于耐受。

(三) 选择腧穴,选择体位

1. 依据疾病和病情确立治疗处方,根据选取腧穴的部位选择舒适的体位。

2. 选择体位原则

(1) 所选腧穴按体位归类,操作中尽量减少体位的变换。

(2) 根据腧穴所在位置选择体位。包括仰卧位、俯卧位、侧卧位、仰靠坐位、俯伏坐位等。

(3) 体位应舒适自然,耐持久,有利于操作为度。

二、适应证

艾灸具有防病保健、温经散寒、扶阳固脱、消瘀散结、引热外行的作用,临床应用非常广泛。用于养生保健、延年益寿;治疗风寒湿痹和寒邪为患之胃脘痛、腹痛、泄泻、痢疾等病证;治疗各种虚寒证、寒厥证、虚脱证,以及中气不足、阳气下陷引起的遗尿、脱肛、阴挺、崩漏、带下等病证;治疗气血凝滞之疾,如乳痈初起、瘰疬、瘿瘤等病证;既可治疗某些实热病证,如疖肿、带状疱疹、丹毒、甲沟炎等,也可用于阴虚发热,如选用膏肓、四花穴等治疗骨蒸潮热、虚劳咳喘(表4-3)。

表 4-3 艾灸治疗病证举例

常见病证	适用证型	施灸腧穴
养生保健	阳虚、气虚	神阙、关元、足三里
泄泻	气滞血瘀	大椎、膈俞、胆俞
中风	脱证	神阙、关元
膝痹	阳虚寒凝	犊鼻、阳陵泉、关元
蛇丹	肝胆湿热	阿是穴

三、注意事项

(一) 施灸的先后顺序

应先灸阳经,后灸阴经;先灸上部,再灸下部;先灸少,后灸多。但临床上需结合病情,灵活应用。

(二) 施灸的禁忌

1. 面部穴位、乳头、大血管等处均不宜使用直接灸。关节活动部位亦不适宜用化脓灸。

2. 一般空腹、过饱、极度疲劳和对灸法恐惧者,应慎施灸。对于体弱患者,灸治时艾炷不宜过大,刺激量不可过强,以防晕灸。

3. 孕妇的腹部和腰骶部不宜施灸。

4. 施灸过程中,要防止燃烧的艾绒脱落烧伤皮肤和衣物;施灸应注意在通风环境中进行。

(三) 灸后的处理

施灸过量、时间过长,局部可出现水疱。小疱只要不擦破,可任其自然吸收;如水疱较大,可用消毒毫针刺破水疱,放出水液,再涂以烫伤油或消炎药膏等。瘢痕灸者,在灸疮化脓期间,疮面局部勿用手搔,要注意保护痂皮,保持清洁,防止感染;若灸疮脓液呈黄绿色或有渗血现象,可以用消炎药膏和玉红膏涂敷。

四、常用灸法技术要点

(一) 化脓灸(瘢痕灸)

1. 操作流程

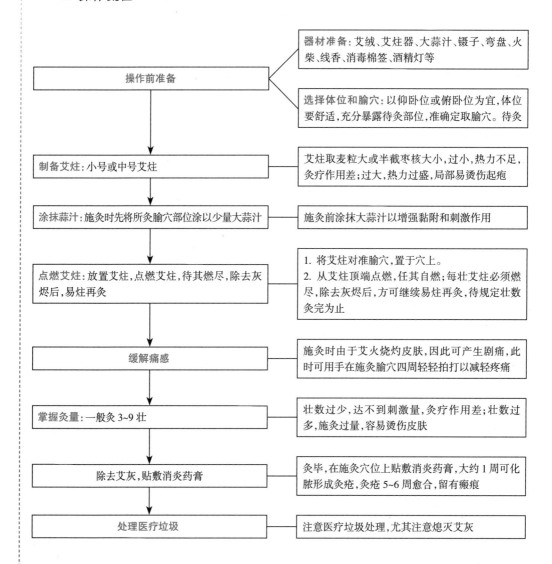

操作前准备
- 器材准备:艾绒、艾炷器、大蒜汁、镊子、弯盘、火柴、线香、消毒棉签、酒精灯等
- 选择体位和腧穴:以仰卧位或俯卧位为宜,体位要舒适,充分暴露待灸部位,准确定取腧穴。待灸

制备艾炷:小号或中号艾炷
- 艾炷取麦粒大或半截枣核大小,过小,热力不足,灸疗作用差;过大,热力过盛,局部易烫伤起疱

涂抹蒜汁:施灸时先将所灸腧穴部位涂以少量大蒜汁
- 施灸前涂抹大蒜汁以增强黏附和刺激作用

点燃艾炷:放置艾炷,点燃艾炷,待其燃尽,除去灰烬后,易炷再灸
1. 将艾炷对准腧穴,置于穴上。
2. 从艾炷顶端点燃,任其自燃;每壮艾炷必须燃尽,除去灰烬后,方可继续易炷再灸,待规定壮数灸完为止

缓解痛感
- 施灸时由于艾火烧灼皮肤,因此可产生剧痛,此时可用手在施灸腧穴四周轻轻拍打以减轻疼痛

掌握灸量:一般灸 3~9 壮
- 壮数过少,达不到刺激量,灸疗作用差;壮数过多,施灸过量,容易烫伤皮肤

除去艾灰,贴敷消炎药膏
- 灸毕,在施灸穴位上贴敷消炎药膏,大约 1 周可化脓形成灸疮,灸疮 5~6 周愈合,留有瘢痕

处理医疗垃圾
- 注意医疗垃圾处理,尤其注意熄灭艾灰

2. **适应证**　化脓灸临床可用于治疗多种疾病,常用于治疗哮喘、风湿顽痹、瘰疬等慢性顽疾(表 4-4)。

表 4-4　化脓灸治疗病证举例

常见病证	适应证	施灸腧穴
哮喘	寒哮证	风门、大椎、大杼
痫证	风痰闭阻证	大椎、膏肓、身柱、丰隆、神道
妇女月经病(干血痨)	血瘀证	大椎、膏肓、中极

3. 注意事项

(1) 灸疮一般 5~6 周方可愈合,并留有瘢痕,施灸前必须征求患者及家属同意方可使用本法,而且在灸疮化脓期间,需注意局部清洁,每日更换膏药,正常情况下脓液应当是色白清稀的,若出现脓液黄稠,则提示继发感染,需及时皮肤科专科诊治。

(2) 颜面、五官和有大血管的部位以及关节活动部位,一般不适宜采用瘢痕灸。

(3) 体弱者刺激量不可过强,艾炷不宜过大,以防晕灸。

(4) 身体过于虚弱,或患有糖尿病、皮肤病者不宜使用。

(5) 孕妇腹部和腰骶部不宜艾灸,实热证、阴虚发热者慎用。

(二) 非化脓灸(非瘢痕灸)

1. 操作流程

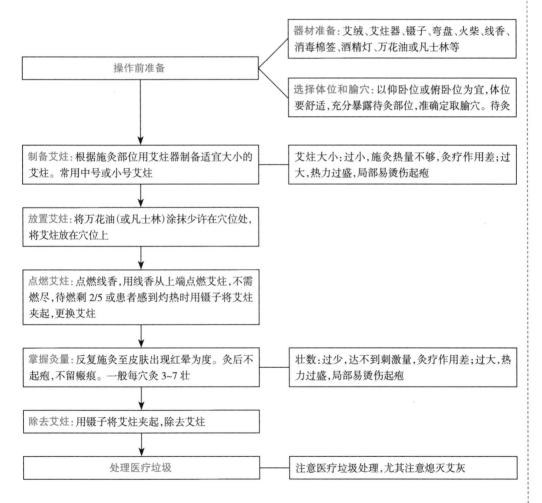

2. 适应证　非化脓灸临床应用很广,凡是灸法之适应证,均可用此法施灸。

3. 注意事项

(1) 施灸时避免烫伤。

(2) 体弱者刺激量不可过强,艾炷不宜过大,以防晕灸。

(3) 孕妇腹部和腰骶部不宜艾灸,实热证、阴虚发热者慎用。

（三）隔姜灸（隔蒜灸）
1. 操作流程

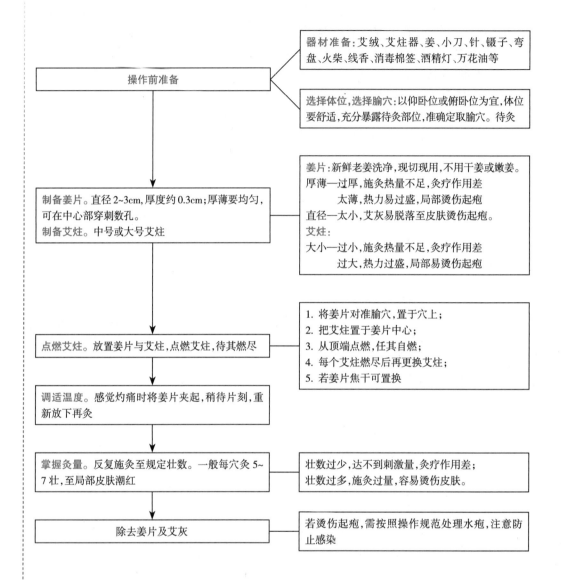

操作前准备 —— 器材准备：艾绒、艾炷器、姜、小刀、针、镊子、弯盘、火柴、线香、消毒棉签、酒精灯、万花油等

选择体位，选择腧穴：以仰卧位或俯卧位为宜，体位要舒适，充分暴露待灸部位，准确定取腧穴。待灸

制备姜片。直径 2~3cm，厚度约 0.3cm；厚薄要均匀，可在中心部穿刺数孔。
制备艾炷。中号或大号艾炷

姜片：新鲜老姜洗净，现切现用，不用干姜或嫩姜。
厚薄—过厚，施灸热量不足，灸疗作用差
　　　　太薄，热力易过盛，局部烫伤起疱
直径—太小，艾灰易脱落至皮肤烫伤起疱
艾炷：
大小—过小，施灸热量不足，灸疗作用差
　　　　过大，热力过盛，局部易烫伤起疱

点燃艾炷。放置姜片与艾炷，点燃艾炷，待其燃尽

1. 将姜片对准腧穴，置于穴上；
2. 把艾炷置于姜片中心；
3. 从顶端点燃，任其自燃；
4. 每个艾炷燃尽后再更换艾炷；
5. 若姜片焦干可置换

调适温度。感觉灼痛时将姜片夹起，稍待片刻，重新放下再灸

掌握灸量。反复施灸至规定壮数。一般每穴灸 5~7 壮，至局部皮肤潮红

壮数过少，达不到刺激量，灸疗作用差；
壮数过多，施灸过量，容易烫伤皮肤。

除去姜片及艾灰 —— 若烫伤起疱，需按照操作规范处理水疱，注意防止感染

2. 适应证 隔姜灸临床应用很广，一般疾病均可使用，多用于因寒而致的呕吐、腹痛、泄泻、风寒湿痹、外感表证等（表 4-5）。

表 4-5　隔姜灸治疗病证举例

常见病证	适用证型	施灸腧穴
胃痛	寒邪客胃、脾胃虚寒	中脘、胃俞、足三里
泄泻	寒湿外袭、肾阳不足	神阙、天枢、脾俞、肾俞
痛经	寒凝血瘀、气血虚弱	气海、关元、脾俞、肾俞
膝骨关节炎	肝肾亏虚、风寒湿阻	膝眼、梁丘、血海、阿是穴

（四）隔盐灸

1. 操作流程

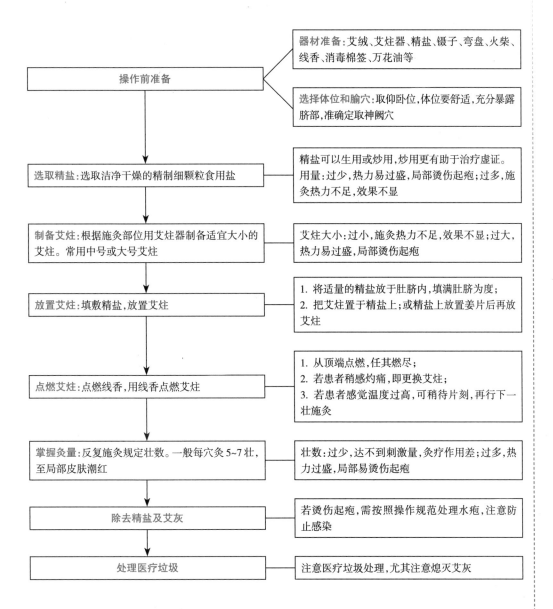

2. 适应证　隔盐灸由于只用于神阙穴的灸治，故临床上多用于阳虚、气虚证的治疗，如急性寒性腹痛、痢疾、吐泻、小便不利、中风脱证等，能起到温补元阳、健运脾胃、复苏固脱的作用（表4-6）。

表4-6　隔盐灸治疗病证举例

常见病证	适用证型	常见病证	适用证型
腹痛	寒邪中里、脾胃虚寒	癃闭	寒凝少腹、气化不利
泄泻	寒湿入里、肾阳不足	中风脱证	肝肾不足、气血亏虚

(五) 隔附子饼灸

1. 操作流程

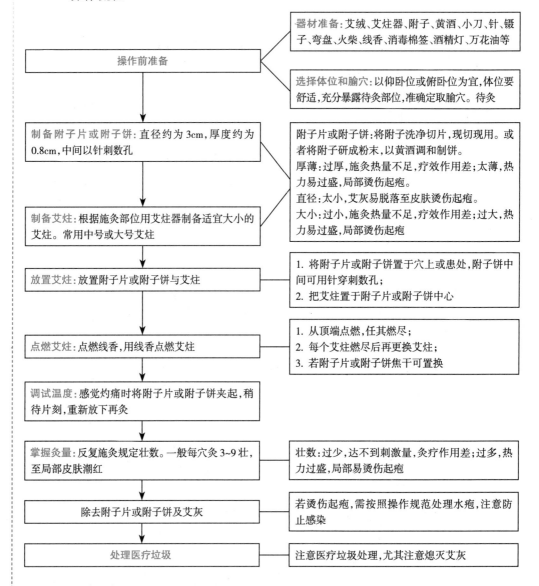

```
操作前准备  →  器材准备:艾绒、艾炷器、附子、黄酒、小刀、针、镊
                子、弯盘、火柴、线香、消毒棉签、酒精灯、万花油等

            →  选择体位和腧穴:以仰卧位或俯卧位为宜,体位要
                舒适,充分暴露待灸部位,准确定取腧穴。待灸

制备附子片或附子饼:直径约为3cm,厚度约为  →  附子片或附子饼:将附子洗净切片,现切现用。或
0.8cm,中间以针刺数孔                          者将附子研成粉末,以黄酒调和制饼。
                                            厚薄:过厚,施灸热量不足,疗效作用差;太薄,热
                                            力易过盛,局部烫伤起疱。
                                            直径:太小,艾灰易脱落至皮肤烫伤起疱。
制备艾炷:根据施灸部位用艾炷器制备适宜大小的  →  大小:过小,施灸热量不足,疗效作用差;过大,热
艾炷。常用中号或大号艾炷                        力易过盛,局部烫伤起疱

放置艾炷:放置附子片或附子饼与艾炷  →  1. 将附子片或附子饼置于穴上或患处,附子饼中
                                    间可用针穿刺数孔;
                                  2. 把艾炷置于附子片或附子饼中心

点燃艾炷:点燃线香,用线香点燃艾炷  →  1. 从顶端点燃,任其燃尽;
                                  2. 每个艾炷燃尽后再更换艾炷;
                                  3. 若附子片或附子饼焦干可置换

调试温度:感觉灼痛时将附子片或附子饼夹起,稍
待片刻,重新放下再灸

掌握灸量:反复施灸规定壮数。一般每穴灸3~9壮,  →  壮数:过少,达不到刺激量,灸疗作用差;过多,热
至局部皮肤潮红                                力过盛,局部易烫伤起疱

除去附子片或附子饼及艾灰  →  若烫伤起疱,需按照操作规范处理水疱,注意防
                            止感染

处理医疗垃圾  →  注意医疗垃圾处理,尤其注意熄灭艾灰
```

2. **适应证**　由于附子辛温大热,有温肾补阳的作用,故多用于治疗命门火衰而致的阳痿、早泄、遗精和疮疡久溃不敛等(表4-7)。

表 4-7　隔附子饼灸治疗病证举例

常见病证	适用证型	施灸腧穴
水肿	脾肾阳虚、气化不利	关元、水道、脾俞、肾俞
遗精	肾阳亏虚、精关不固	气海、关元、肾俞、太溪
阳痿	命门火衰、肾精亏虚	关元、肾俞、命门、太溪
早泄	肾阳亏虚、精关不固	气海、关元、肾俞、太溪

（六）温和灸

1. 操作流程

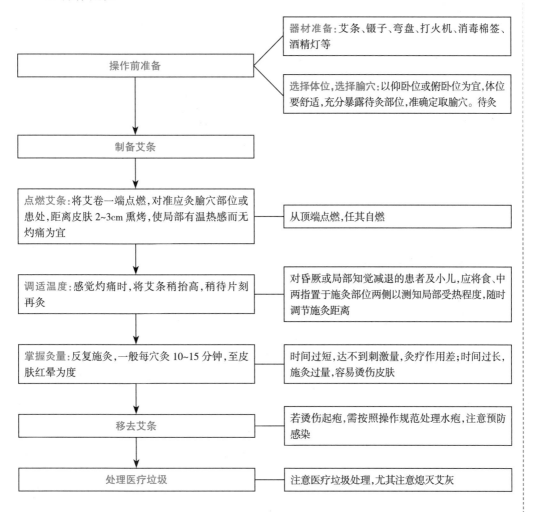

操作前准备 —— 器材准备:艾条、镊子、弯盘、打火机、消毒棉签、酒精灯等

操作前准备 —— 选择体位,选择腧穴:以仰卧位或俯卧位为宜,体位要舒适,充分暴露待灸部位,准确定取腧穴。待灸

制备艾条

点燃艾条:将艾卷一端点燃,对准应灸腧穴部位或患处,距离皮肤 2~3cm 熏烤,使局部有温热感而无灼痛为宜 —— 从顶端点燃,任其自燃

调适温度:感觉灼痛时,将艾条稍抬高,稍待片刻再灸 —— 对昏厥或局部知觉减退的患者及小儿,应将食、中两指置于施灸部位两侧以测知局部受热程度,随时调节施灸距离

掌握灸量:反复施灸,一般每穴灸 10~15 分钟,至皮肤红晕为度 —— 时间过短,达不到刺激量,灸疗作用差;时间过长,施灸过量,容易烫伤皮肤

移去艾条 —— 若烫伤起疱,需按照操作规范处理水疱,注意预防感染

处理医疗垃圾 —— 注意医疗垃圾处理,尤其注意熄灭艾灰

2. 适应证　温和灸临床应用很广,一般疾病均可使用,但多用于治疗慢性病。

（七）雀啄灸

1. 操作流程

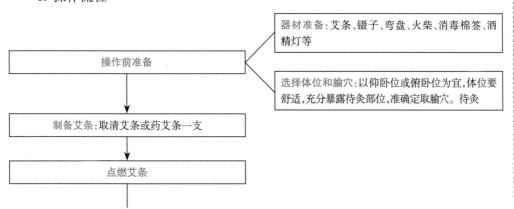

操作前准备 —— 器材准备:艾条、镊子、弯盘、火柴、消毒棉签、酒精灯等

操作前准备 —— 选择体位和腧穴:以仰卧位或俯卧位为宜,体位要舒适,充分暴露待灸部位,准确定取腧穴。待灸

制备艾条:取清艾条或药艾条一支

点燃艾条

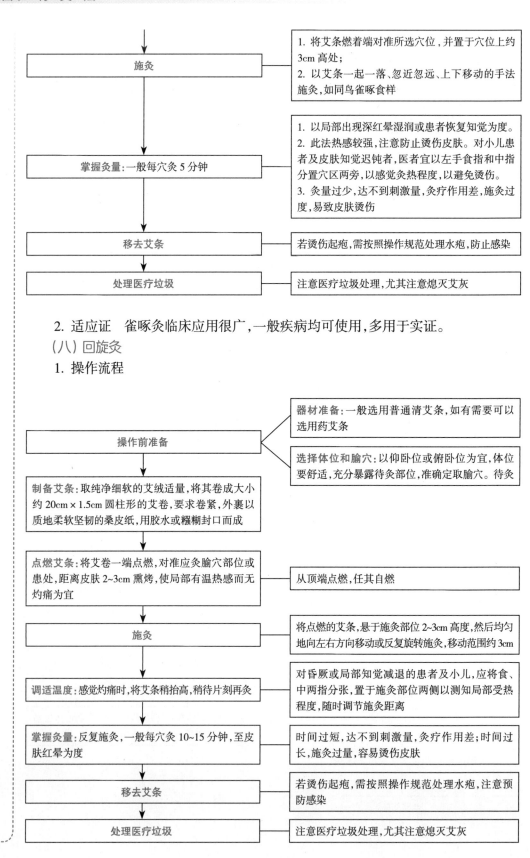

施灸 — 1. 将艾条燃着端对准所选穴位,并置于穴位上约3cm高处;
2. 以艾条一起一落、忽近忽远、上下移动的手法施灸,如同鸟雀啄食样

掌握灸量:一般每穴灸5分钟 — 1. 以局部出现深红晕湿润或患者恢复知觉为度。
2. 此法热感较强,注意防止烫伤皮肤。对小儿患者及皮肤知觉迟钝者,医者宜以左手食指和中指分置穴区两旁,以感觉灸热程度,以避免烫伤。
3. 灸量过少,达不到刺激量,灸疗作用差,施灸过度,易致皮肤烫伤

移去艾条 — 若烫伤起疱,需按照操作规范处理水疱,防止感染

处理医疗垃圾 — 注意医疗垃圾处理,尤其注意熄灭艾灰

2. 适应证　雀啄灸临床应用很广,一般疾病均可使用,多用于实证。

（八）回旋灸

1. 操作流程

操作前准备 — 器材准备:一般选用普通清艾条,如有需要可以选用药艾条

选择体位和腧穴:以仰卧位或俯卧位为宜,体位要舒适,充分暴露待灸部位,准确定取腧穴。待灸

制备艾条:取纯净细软的艾绒适量,将其卷成大小约20cm×1.5cm圆柱形的艾卷,要求卷紧,外裹以质地柔软坚韧的桑皮纸,用胶水或糨糊封口而成

点燃艾条:将艾卷一端点燃,对准应灸腧穴部位或患处,距离皮肤2~3cm熏烤,使局部有温热感而无灼痛为宜 — 从顶端点燃,任其自燃

施灸 — 将点燃的艾条,悬于施灸部位2~3cm高度,然后均匀地向左右方向移动或反复旋转施灸,移动范围约3cm

调适温度:感觉灼痛时,将艾条稍抬高,稍待片刻再灸 — 对昏厥或局部知觉减退的患者及小儿,应将食、中两指分张,置于施灸部位两侧以测知局部受热程度,随时调节施灸距离

掌握灸量:反复施灸,一般每穴灸10~15分钟,至皮肤红晕为度 — 时间过短,达不到刺激量,灸疗作用差;时间过长,施灸过量,容易烫伤皮肤

移去艾条 — 若烫伤起疱,需按照操作规范处理水疱,注意预防感染

处理医疗垃圾 — 注意医疗垃圾处理,尤其注意熄灭艾灰

2. **适应证** 临床应用很广,凡是灸法之适应证,均可用此法施灸,多用于治疗实证。

(九) 温针灸

1. 操作流程

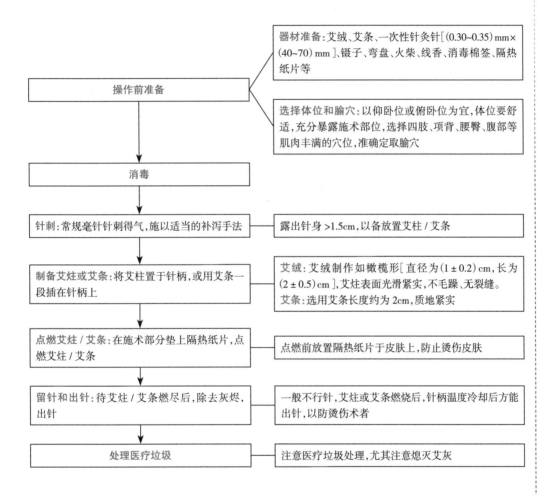

2. **适应证** 温针灸技术与毫针技术、灸法技术适应证相似,临床应用于痛症、消化系统疾病、妇科病症等,特别常用于寒证、虚证(表 4-8)。

表 4-8 温针灸治疗病证举例

常见病证	适用证型	施灸腧穴
胃痛	寒邪客胃、脾胃虚寒	中脘、胃俞、足三里
痛经	寒凝血瘀、气血虚弱	气海、关元、血海、三阴交
腰痛	肝肾亏虚,寒湿痹阻	肾俞、命门、腰阳关、阿是穴
膝骨关节炎	肝肾亏虚、风寒湿阻	膝眼、关元、血海、阿是穴

（十）温灸器灸

1. 操作流程

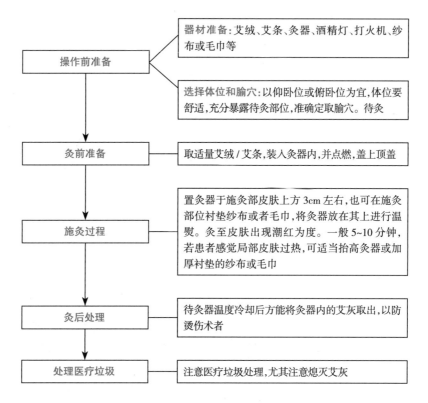

2. 适应证 温灸器灸临床应用很广，一般疾病均可使用，尤宜于小儿、妇女及畏惧灸治者（表4-9）。

表4-9 温灸器灸治疗病证举例

常见病证	适用证型	施灸腧穴
慢性胃病	寒邪客胃、脾胃虚寒	膈俞、胃俞、脾俞
腹痛	寒凝血瘀	关元、神阙、水道
带下	寒湿下注	水分、中极、大横

第三节 拔 罐 法

 培训目标

1. 掌握拔罐法的操作流程；
2. 掌握各种拔罐技术的操作流程、各操作环节的技术要点；
3. 熟悉拔罐法的适应证；
4. 掌握拔罐法的禁忌证及其注意事项。

一、操作流程

拔罐法包括留罐法、闪罐法、留针拔罐法、走罐法和刺络拔罐法。

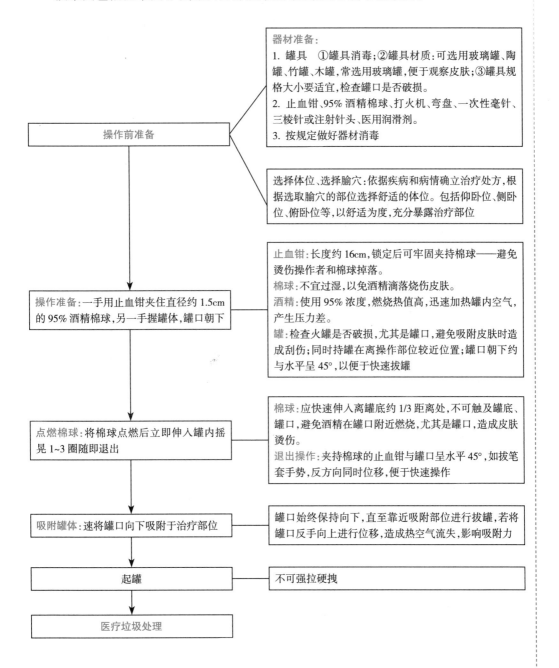

器材准备:
1. 罐具　①罐具消毒;②罐具材质:可选用玻璃罐、陶罐、竹罐、木罐,常选用玻璃罐,便于观察皮肤;③罐具规格大小要适宜,检查罐口是否破损。
2. 止血钳、95% 酒精棉球、打火机、弯盘、一次性毫针、三棱针或注射针头、医用润滑剂。
3. 按规定做好器材消毒

操作前准备

选择体位、选择腧穴:依据疾病和病情确立治疗处方,根据选取腧穴的部位选择舒适的体位。包括仰卧位、侧卧位、俯卧位等,以舒适为度,充分暴露治疗部位

操作准备:一手用止血钳夹住直径约 1.5cm 的 95% 酒精棉球,另一手握罐体,罐口朝下

止血钳:长度约 16cm,锁定后可牢固夹持棉球——避免烫伤操作者和棉球掉落。
棉球:不宜过湿,以免酒精滴落烧伤皮肤。
酒精:使用 95% 浓度,燃烧热值高,迅速加热罐内空气,产生压力差。
罐:检查火罐是否破损,尤其是罐口,避免吸附皮肤时造成刮伤;同时持罐在离操作部位较近位置;罐口朝下约与水平呈 45°,以便于快速拔罐

点燃棉球:将棉球点燃后立即伸入罐内摇晃 1~3 圈随即退出

棉球:应快速伸入离罐底约 1/3 距离处,不可触及罐底、罐口,避免酒精在罐口附近燃烧,尤其是罐口,造成皮肤烫伤。
退出操作:夹持棉球的止血钳与罐口呈水平 45°,如拔笔套手势,反方向同时位移,便于快速操作

吸附罐体:速将罐口向下吸附于治疗部位

罐口始终保持向下,直至靠近吸附部位进行拔罐,若将罐口反手向上进行位移,造成热空气流失,影响吸附力

起罐

不可强拉硬拽

医疗垃圾处理

二、适应证

拔罐法适用范围较广,多用于疼痛类疾病,如风寒湿痹、颈肩臂腰背腿疼痛、软组织扭伤,内外妇儿科疾病也有广泛的适应证。如颈椎病、颈痛、伤风感冒、头痛、咳嗽、哮喘、痛经、绝经前后诸症、面瘫、蛇串疮、瘾疹、皮肤瘙痒症、保健等(表 4-10)。

表 4-10 拔罐法治疗病证举例

常见病证	适用证型	施术腧穴
伤风感冒	风寒、风热外袭	大椎、风门、肺俞
项痹	气滞血瘀	大椎、膈俞、胆俞
腰痛	寒湿滞留	脾俞、膀胱俞、腰阳关

三、注意事项

1. 拔罐操作时要做到动作稳、准、轻、快;患者体位要舒适,拔罐后不要移动体位;同时拔多个罐时,罐间距离不宜太近。

2. 施术部位宜选择肌肉丰满,富有弹性,毛发较少,无骨骼凹凸的部位吸拔,以防罐体脱落。

3. 皮肤有过敏、溃疡、感染、肿瘤、瘢痕、静脉曲张之处,以及五官部位、大血管处、心尖搏动处,孕妇腰骶部及腹部不宜拔罐。

4. 有自发性出血倾向疾患、高热、抽搐等禁止拔罐。

5. 检查罐口是否平整,以免造成损伤。

6. 拔罐后如出现小的水疱,可不必处理,任其自然吸收。如水疱较大,应用消毒针具刺破水疱,或用注射器抽出水液,然后涂以烫伤油、消炎药膏等并覆上消毒纱布,以防感染。

7. 对于走罐、刺络拔罐等患者,需要嘱咐其当日或近两日不要洗澡、沐浴等,防止擦破皮肤感染等情况。

四、常用拔罐法技术要点

1. 留罐法

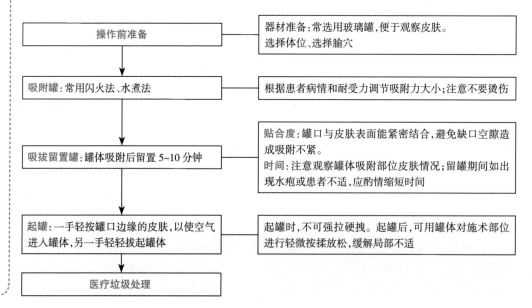

2. 闪罐法

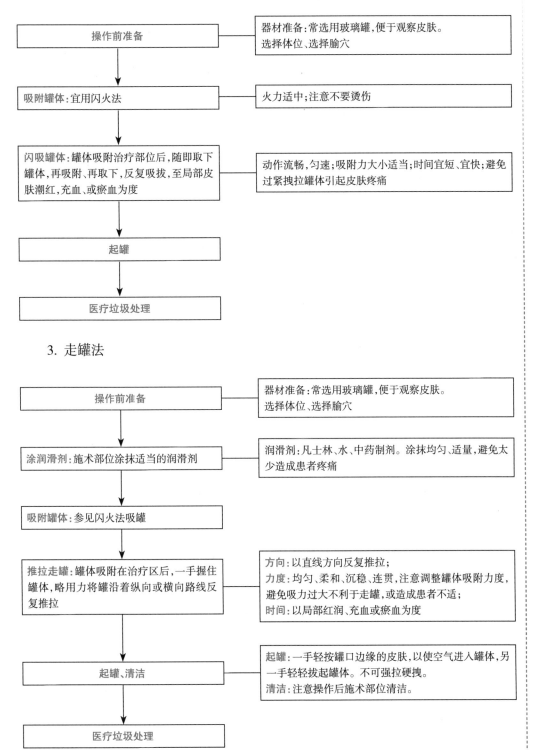

```
┌─────────────────────┐        ┌──────────────────────────────────────┐
│    操作前准备         │────────│ 器材准备:常选用玻璃罐,便于观察皮肤。      │
└─────────────────────┘        │ 选择体位、选择腧穴                        │
           │                    └──────────────────────────────────────┘
           ▼
┌─────────────────────┐        ┌──────────────────────────────────────┐
│ 吸附罐体:宜用闪火法    │────────│ 火力适中;注意不要烫伤                     │
└─────────────────────┘        └──────────────────────────────────────┘
           │
           ▼
┌─────────────────────┐        ┌──────────────────────────────────────┐
│ 闪吸罐体:罐体吸附治疗  │        │ 动作流畅,匀速;吸附力大小适当;时间宜短、宜快;避免│
│ 部位后,随即取下       │────────│ 过紧拽拉罐体引起皮肤疼痛                   │
│ 罐体,再吸附、再取下,   │        └──────────────────────────────────────┘
│ 反复拔拔,至局部皮     │
│ 肤潮红,充血,或瘀血为度 │
└─────────────────────┘
           │
           ▼
┌─────────────────────┐
│       起罐           │
└─────────────────────┘
           │
           ▼
┌─────────────────────┐
│    医疗垃圾处理        │
└─────────────────────┘
```

3. 走罐法

```
┌─────────────────────┐        ┌──────────────────────────────────────┐
│    操作前准备         │────────│ 器材准备:常选用玻璃罐,便于观察皮肤。      │
└─────────────────────┘        │ 选择体位、选择腧穴                        │
           │                    └──────────────────────────────────────┘
           ▼
┌─────────────────────┐        ┌──────────────────────────────────────┐
│ 涂润滑剂:施术部位涂抹  │        │ 润滑剂:凡士林、水、中药制剂。涂抹均匀、适量,避免太│
│ 适当的润滑剂          │────────│ 少造成患者疼痛                           │
└─────────────────────┘        └──────────────────────────────────────┘
           │
           ▼
┌─────────────────────┐
│ 吸附罐体:参见闪火法吸罐 │
└─────────────────────┘
           │
           ▼
┌─────────────────────┐        ┌──────────────────────────────────────┐
│ 推拉走罐:罐体吸附在治疗 │        │ 方向:以直线方向反复推拉;                 │
│ 区后,一手握住罐体,略用 │        │ 力度:均匀、柔和、沉稳、连贯,注意调整罐体吸附力度,│
│ 力将罐沿着纵向或横向   │────────│ 避免吸力过大不利于走罐,或造成患者不适;     │
│ 路线反复推拉          │        │ 时间:以局部红润、充血或瘀血为度            │
└─────────────────────┘        └──────────────────────────────────────┘
           │
           ▼
┌─────────────────────┐        ┌──────────────────────────────────────┐
│    起罐、清洁         │        │ 起罐:一手轻按罐口边缘的皮肤,以使空气进入罐体,另│
│                      │────────│ 一手轻轻拔起罐体。不可强拉硬拽。           │
└─────────────────────┘        │ 清洁:注意操作后施术部位清洁。             │
           │                    └──────────────────────────────────────┘
           ▼
┌─────────────────────┐
│    医疗垃圾处理        │
└─────────────────────┘
```

4. 留针拔罐法

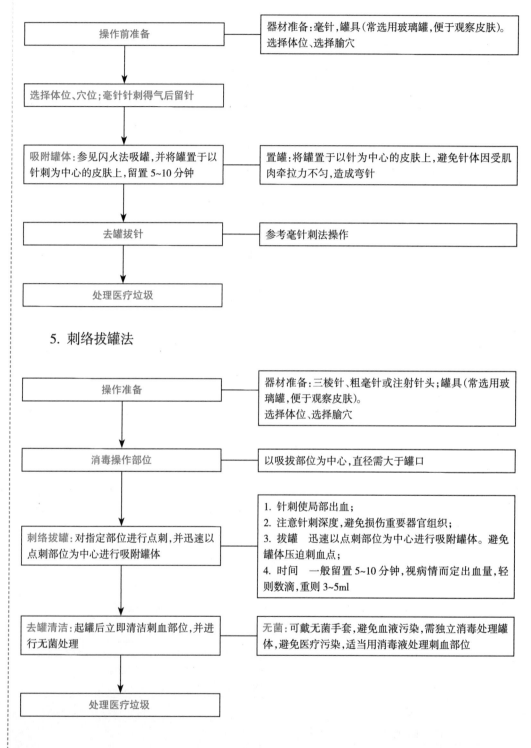

| 操作前准备 | 器材准备:毫针,罐具(常选用玻璃罐,便于观察皮肤)。选择体位、选择腧穴 |

选择体位、穴位;毫针针刺得气后留针

| 吸附罐体:参见闪火法吸罐,并将罐置于以针刺为中心的皮肤上,留置 5~10 分钟 | 置罐:将罐置于以针为中心的皮肤上,避免针体因受肌肉牵拉力不匀,造成弯针 |

| 去罐拔针 | 参考毫针刺法操作 |

处理医疗垃圾

5. 刺络拔罐法

| 操作准备 | 器材准备:三棱针、粗毫针或注射针头;罐具(常选用玻璃罐,便于观察皮肤)。选择体位、选择腧穴 |

| 消毒操作部位 | 以吸拔部位为中心,直径需大于罐口 |

| 刺络拔罐:对指定部位进行点刺,并迅速以点刺部位为中心进行吸附罐体 | 1. 针刺使局部出血;
2. 注意针刺深度,避免损伤重要器官组织;
3. 拔罐 迅速以点刺部位为中心进行吸附罐体。避免罐体压迫刺血点;
4. 时间 一般留置 5~10 分钟,视病情而定出血量,轻则数滴,重则 3~5ml |

| 去罐清洁:起罐后立即清洁刺血部位,并进行无菌处理 | 无菌:可戴无菌手套,避免血液污染,需独立消毒处理罐体,避免医疗污染,适当用消毒液处理刺血部位 |

处理医疗垃圾

第四节 特殊针具刺法

 培训目标

掌握皮肤针、三棱针法、火针法、皮内针法的技术要点；
掌握皮肤针、三棱针法、火针法、皮内针法的适应证；
熟悉皮肤针、三棱针法、火针法、皮内针法的注意事项。

一、皮肤针法

(一) 操作流程

```
┌─────────────────┐     器材准备：皮肤针、消毒棉签及棉球、75% 酒精等
│   操作前准备     │
└─────────────────┘     选择体位，选择腧穴：选择体位要舒适，充分暴露
        │               施术部位，准确定取腧穴。待皮肤针叩刺
        ↓
┌─────────────────┐     循经叩刺：指循着经脉进行叩刺的一种方法，常用
│ 部位选择：可选择  │     于背腰骶部的督脉和足太阳膀胱经。
│ 循经叩刺、腧穴叩  │     腧穴叩刺：根据临床辨证辨经，选取适当的穴位予
│ 刺、局部叩刺 3   │     以叩刺治疗。
│ 种方式           │     局部叩刺：在患者局部病灶叩刺，多用于局部扭伤
└─────────────────┘     后的瘀肿及皮癣等
        │
        ↓
┌─────────────────┐
│ 选择体位：以舒适、│
│ 放松、便于操作为  │
│ 原则进行选择，   │
│ 选择后需要充分暴  │
│ 露施术部位，以便  │
│ 于叩刺操作       │
└─────────────────┘
        │
        ↓
┌─────────────────┐
│ 局部消毒：针具及  │
│ 叩刺部位都要进行  │
│ 消毒，以防止     │
│ 感染，建议选用一  │
│ 次性皮肤针       │
└─────────────────┘     叩刺顺序：为由上到下、由内到外。
        │               刺激强度：
        ↓               轻刺：腕力运用较轻、针尖与皮肤接触时间短，皮
┌─────────────────┐     肤略见潮红为度。
│ 叩刺方法：以右手  │     中刺：介于轻刺和重刺之间，腕力运用中等、针尖
│ 拇指、中指、无名  │     与皮肤接触时间适中，皮肤出现明显潮红、充血，
│ 指握住针柄，食   │     但不出血为度。
│ 指伸直按住针柄中  │     重刺：腕力运用较重、针尖与皮肤接触时间长，皮
│ 段，针头对准皮肤  │     肤出现明显潮红并有微出血为度
│ 叩击，运用腕     │
│ 力，使针尖叩刺皮  │
│ 肤后，立即弹起，  │
│ 如此反复叩击，   │
│ 叩击时针尖与皮肤  │
│ 必须垂直，做到"叩 │
│ 刺稳准、强度均匀" │
└─────────────────┘
        │
        ↓
┌─────────────────┐
│ 治疗时间：一般为  │
│ 5~15 分钟，轻刺可 │
│ 每天 1 次，中刺隔 │
│ 日 1 次，重刺 5~7 │
│ 天 1 次           │
└─────────────────┘
        │
        ↓
┌─────────────────┐
│ 术后处理：无菌干  │
│ 棉球或棉签擦拭或  │
│ 按压             │
└─────────────────┘
        │
        ↓
┌─────────────────┐
│   医疗垃圾处理    │
└─────────────────┘
```

（二）适应证

皮肤针法在临床多适用于痛症、失眠、皮肤病证、五官病证等（表4-11）。

表 4-11 皮肤针法治疗病证举例

常见病证	适用证型	叩刺部位
头痛	瘀血头痛	百会、风池、太阳、上星、膈俞、胆俞
痛经	气滞血瘀	任脉、肾经、肝俞、膈俞、腰骶部
斑秃	瘀血阻络	脱发局部、背部膀胱经

（三）注意事项

1. 针具施术前务必仔细检查，注意针尖有无毛钩、缺损，针面是否平齐，针柄是否松动，滚刺筒转动是否灵活。

2. 叩刺时动作要轻捷，正直无偏斜，以减少患者疼痛。

3. 临床中，孕妇腰腹部、有出血倾向、凝血功能障碍、局部皮肤溃疡者不宜使用；局部有溃疡或损伤者不宜使用本法，急性传染性疾病和急腹症也不宜使用本法。

4. 叩刺局部和穴位，若手法重而出血者，应进行清洁和消毒，防止感染。滚刺筒不要在骨骼突出部位处滚动，以免产生疼痛或出血。

二、三棱针法

（一）操作流程

操作前准备	→	器材准备：三棱针或注射针头、消毒棉签及棉球、碘伏、75%酒精等
		选择体位，选择腧穴：选择体位要舒适，充分暴露施术部位，准确定取腧穴

消毒：针具使用前需要煮沸消毒或用高压蒸汽消毒；施术部位应先用2%碘酒消毒，待稍干后，再用75%酒精脱碘消毒	可分为点刺法、散刺法、刺络法、挑刺法。点刺法：针刺前先推按被刺穴位部，使血液积聚于针刺部位，对准穴位迅速刺入1~2分深。散刺法：根据病变部位大小，刺10~20次以上，由病变外缘环形向中心点刺。刺络法：刺入浅表血络或静脉放出适量血液。挑刺法：刺入治疗部位皮肤，再将其筋膜纤维挑断的方法
进针：掌握好部位、角度、深度、速度，做到"稳、准、快"	
出血量：要因人、因病、因部位、因时而异，分为微量、少量、中等量、大量	出血量与患者的体质、施术部位、病证性质相关，体格强壮、气血旺盛者出血量可多，小儿、妇女及年老体弱者则出血量应少；头面、四肢末端出血量宜少，四肢部出血量可多；阳证、实证、热证出血量可多，阴证、虚证、久病则出血量可少。微量：出血量在1滴左右；少量：出血量在10滴左右（约0.5ml）；中等量：出血量在10ml左右；大量：出血量超过15ml，达几十或上百毫升
再次进针：根据出血量是否达到治疗要求而决定是否再次进针	
医疗垃圾处理	

（二）适应证

三棱针法具有活血通络、开窍清热、消肿止痛作用。临床常用于实证、热证、瘀血肿痛等病症,如急性热病、抽搐、中暑、急性腰扭伤、咽喉肿痛、目赤肿痛、局部肿胀等(表4-12)。

表 4-12 三棱针法治疗病证举例

常见病证	适用证型	施针腧穴
感冒高热	外感风热	大椎、风门
急性脑梗死	风火闭窍、痰火闭窍之中脏腑闭证	十二井穴
急性腰扭伤	湿热证、瘀血证	委中、大肠俞、腰阳关
咽喉肿痛	外感风热、肺胃实热	少商、商阳

（三）注意事项

1. 注意控制出血量,不可刺入过深、创伤过大,避免损害其他组织。

2. 孕妇、习惯性流产者禁用。

3. 大动脉、外伤有大出血、有自发性出血倾向者禁用。

4. 饥饿、疲劳、精神高度紧张者,宜进食、休息、精神放松后施治。

5. 严重心、肝、肾功能损害,血友病、血小板减少性紫癜等凝血机制障碍者禁用。

6. 施术中要密切观察患者反应,谨防晕针。如出现血肿,可用手指挤压出血,或用火罐拔出,仍不消退,可用热敷以促其吸收。如误伤动脉出血,用棉球按压止血,或配合其他止血方法。

三、火针法

（一）操作流程

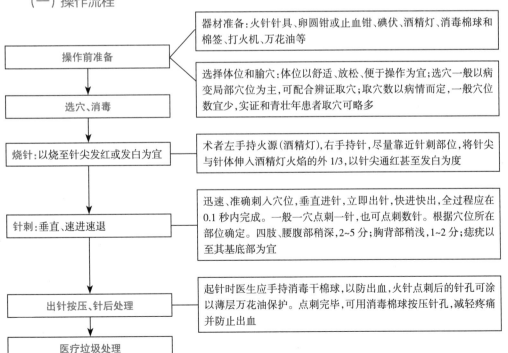

（二）适应证

火针法有温经通络、祛风散寒的作用，对外感风寒湿邪、经络阻滞，或阳虚里寒、痰瘀阻络所致痹证、胃下垂、胃脘痛、泄泻、瘰疬、风疹、扁平疣、痣等病症疗效较好（表 4-13）。

表 4-13　火针法治疗病证举例

常见病证	适用证型	施针腧穴
腰痛	寒凝血瘀	阿是穴、压痛点
静脉曲张	瘀血阻络	局部血络明显处
哮喘	风寒外袭、痰浊阻肺	风门、肺俞、中脘
带状疱疹	肝经郁火、脾经湿热、瘀血阻络	疱疹局部、后遗疼痛局部阿是穴、相应背俞穴

（三）注意事项

1. 避开血管、神经干及内脏器官，以防损伤。
2. 保持针孔清洁干燥，在局部呈现红晕或红肿未完全消退时，应避免沾水，以防感染。
3. 火针点刺后针孔发红、发痒，避免搔抓，防感染。
4. 孕妇、有出血倾向、糖尿病血糖较高或局部皮肤感染的患者慎用。
5. 应当与患者进行充分沟通后方可施术。紧张、劳累、饥饿的患者不宜使用。体虚患者应采用卧位进行操作。

四、皮内针法

（一）操作流程

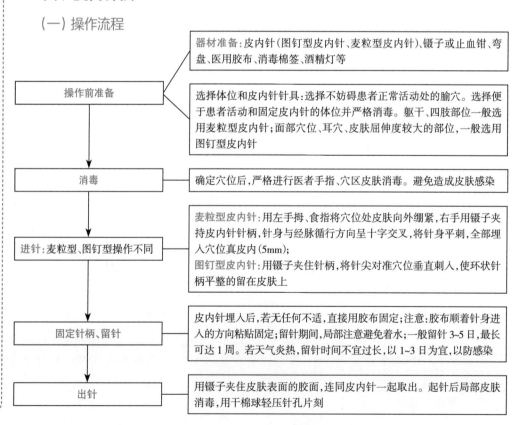

操作前准备	器材准备：皮内针（图钉型皮内针、麦粒型皮内针）、镊子或止血钳、弯盘、医用胶布、消毒棉签、酒精灯等
	选择体位和皮内针针具：选择不妨碍患者正常活动处的腧穴。选择便于患者活动和固定皮内针的体位并严格消毒。躯干、四肢部位一般选用麦粒型皮内针；面部穴位、耳穴、皮肤屈伸度较大的部位，一般选用图钉型皮内针
消毒	确定穴位后，严格进行医者手指、穴区皮肤消毒。避免造成皮肤感染
进针：麦粒型、图钉型操作不同	麦粒型皮内针：用左手拇、食指将穴位处皮肤向外绷紧，右手用镊子夹持皮内针针柄，针身与经脉循行方向呈十字交叉，将针身平刺，全部埋入穴位真皮内（5mm）；图钉型皮内针：用镊子夹住针柄，将针尖对准穴位垂直刺入，使环状针柄平整的留在皮肤上
固定针柄、留针	皮内针埋入后，若无任何不适，直接用胶布固定；注意：胶布顺着针身进入的方向粘贴固定；留针期间，局部注意避免着水；一般留针 3~5 日，最长可达 1 周。若天气炎热，留针时间不宜过长，以 1~3 日为宜，以防感染
出针	用镊子夹住皮肤表面的胶面，连同皮内针一起取出。起针后局部皮肤消毒，用干棉球轻压针孔片刻

（二）适应证

皮内针临床应用广泛，主要用于需要久留针的痛症和慢性久治不愈的疾病，以及需要巩固性治疗的时候（表 4-14）。

表 4-14 皮肤针法治疗病证举例

常见病证	适用证型	施针腧穴
抑郁症	心胆气虚、肝气郁结	神门、心、肝、皮质下（耳穴）
胃痛	饮食伤胃、寒邪客胃	脾俞、胃俞（双）
失眠	痰热扰心、心胆气虚	心俞、胆俞（双）
月经不调	肝郁化热、寒凝气滞	肝俞、脾俞（双）
项痹	临床各型	肩中俞、百劳（双）

（三）注意事项

1. 埋针后，如患者感觉疼痛，妨碍肢体运动、局部有红肿热痛或瘙痒，应将针取出，重新选穴埋针。

2. 表面有溃疡或损伤者，血管、肌腱、关节附近，胸腹部因呼吸而活动，均不可埋针。

3. 埋针期间，针处不可着水，避免感染。热天出汗较多，埋针时间不宜过长，避免感染。

第五节 电 针 法

培训目标

1. 掌握电针法的技术要点；
2. 掌握电针法的适应证；
3. 熟悉电针法的注意事项。

一、操作流程

器材准备：一次性毫针、镊子、弯盘、75% 酒精、安尔碘皮肤消毒剂、消毒干棉球、快速手消毒剂、电针仪等

操作前准备

选择体位、选择腧穴：依据疾病和病情确立针刺处方。根据选取腧穴的部位选择舒适的体位，以既利于腧穴定位，又便于操作和留针为原则。通常每次选取 1~3 对穴位。一般将同一对输出电极连接在身体的同侧

检查"0"位：电针仪在使用前必须先将电流输出调节旋钮调至"0"位

针刺操作：进针，行针，得气。在毫针针刺得气后，方应用电针仪

术前消毒：医者的双手、患者的施术部位、治疗室用具等

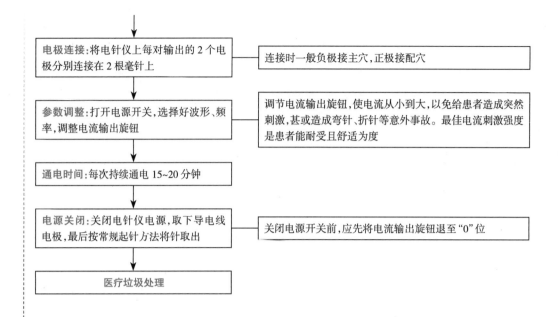

电极连接：将电针仪上每对输出的2个电极分别连接在2根毫针上 ——— 连接时一般负极接主穴，正极接配穴

参数调整：打开电源开关，选择好波形、频率，调整电流输出旋钮 ——— 调节电流输出旋钮，使电流从小到大，以免给患者造成突然刺激，甚或造成弯针、折针等意外事故。最佳电流刺激强度是患者能耐受且舒适为度

通电时间：每次持续通电15~20分钟

电源关闭：关闭电针仪电源，取下导电线电极，最后按常规起针方法将针取出 ——— 关闭电源开关前，应先将电流输出旋钮退至"0"位

医疗垃圾处理

二、适应证

电针法的适用范围基本和毫针刺法相同，故其治疗范围较广。临床常用于治疗各种痛证和心、胃、肠、胆、膀胱、子宫等器官的功能失调，以及肌肉、韧带、关节的损伤性疾病等，并可用于针刺麻醉（表4-15）。

表4-15　电针法治疗病证举例

波形	作用	适用病证
疏波（连续波）	刺激作用强，收缩肌肉，提高肌肉、韧带张力	痿病和肌肉、关节韧带、肌腱的损伤
密波（连续波）	降低神经应激功能	肌肉疼痛、血管痉挛、针刺麻醉
疏密波	增加代谢，促进血液循环，改善组织营养，消除炎性水肿	扭挫伤、关节炎、坐骨神经痛、面瘫、肌无力、局部冻伤
锯齿波	提高神经肌肉兴奋性，改善气血循环等作用	呼吸衰竭

三、注意事项

1. 电针仪在首次使用前应仔细阅读使用说明书，掌握电针仪的性能、参数、使用方法、注意事项以及禁忌证等内容。

2. 电针仪使用前必须检查其性能是否良好，输出是否正常。调节电流量应仔细，开机时应逐渐由小到大，切勿突然增大，以免发生意外。

3. 胸背部的穴位行电针治疗时，不能将2个电极跨接在身体两侧，避免电流回路横过心脏、延髓、脊髓。

4. 电针治疗过程中，患者出现晕针现象时，应立即停止电针治疗，关闭电源，再按毫针晕针的处理方法处理。

第六节　穴位注射法

 培训目标

1. 掌握穴位注射法技术要点；
2. 熟悉穴位注射法的适应证及药物选择；
3. 掌握穴位注射法的注意事项。

一、操作流程

```
┌──────────────────┐
│   操作前准备      │────── 器材准备:根据病情和操作部位,选择不同型号的一次性无
└──────────────────┘       菌注射器和注射针头,常用注射器有 1ml、2ml、5ml,注射针
                           头为 5~7 号。消毒棉签、医用酒精

                   ────── 选择体位,选择腧穴:以卧位或坐位为宜,体位要舒适,充分
                           暴露需注射部位,准确定取腧穴

                   ────── 药物选择:
                           1. 穴位注射的注射剂应符合《中华人民共和国药典》的规
                           定。可选用药物:中成药注射剂,复方丹参注射液、当归注
                           射液等;维生素类注射剂,维生素 B₁ 注射液、维生素 B₁₂ 注
                           射液、维生素 C 注射液等;其他药物,甲钴胺、生理盐水等。
                           2. 按治疗需要选取,应考虑患者过敏史,避免患者发生过敏
```

穴位消毒:以注射部位为中心,由中心向外旋转涂搽医用酒精或安尔碘,直径约2cm,严格无菌消毒,防止感染

穴位注射:对准穴位快速刺入,缓慢推入,得气,回抽注射器无血,注入药物 ──────
1. 刺入穴位　刺入后得气,得气则气至病所,避免过深,刺伤深部组织。
2. 回抽后注射器无血液回流后,缓慢推入药液。
3. 注射剂量　一般宜按穴位部位来分,耳部可注射 0.1ml,头面部可注射 0.3ml,四肢部可注射 1~2ml,胸背部可注射 0.5~1ml,腰臀部可注射 2~5ml 或 5%~10% 葡萄糖注射液 10~20ml

出针按压:出针时可用消毒棉球按压针孔 ──────
出针:棉球轻放于针口旁皮肤,拔出针时顺势按压针口,按压 15~20 秒,如有凝血功能障碍的需延长按压时间,直至止血

医疗垃圾处理

二、适应证

穴位注射法应用范围广泛,如痛症、中风、痿证、面瘫、不寐、眩晕、哮喘、消化不良、月经病、遗尿、耳聋耳鸣等(表4-16)。

表4-16　穴位注射法治疗病症举例

常见病证	适用证型	施术腧穴
腰肌劳损	各种证型	局部压痛点、脾俞、膀胱俞
颈性眩晕	风痰上扰	风池、完骨、百劳、丰隆
哮喘	各种证型	定喘、肺俞、中脘、足三里

三、注意事项

1. 严格执行无菌操作,防止感染。

2. 注意药物的性能、药理作用、剂量及配伍禁忌、不良反应及过敏反应。凡引起过敏反应的药物,如青霉素、链霉素、普鲁卡因等,必须先做皮试,阳性反应者不可用。毒副作用较强的药物,使用亦当谨慎。

3. 药物不宜注入体关节腔、血管内和脊髓腔。

4. 要避免在主要神经干通过部位的腧穴做穴位注射,以免损伤神经干。

5. 禁针的穴位及部位禁止穴位注射;下腹部腧穴穴位注射时注意排尿刺伤;孕妇下腹部及腰骶部、合谷、三阴交等,不宜穴位注射,以免引起流产。年老、体弱者,选穴宜少,药液剂量应酌减。

第七节　穴位埋线法

 培训目标

1. 掌握穴位埋线法的技术要点;
2. 掌握穴位埋线法的适应证;
3. 熟悉穴位埋线法的注意事项。

一、操作流程

穴位埋线因埋线针具不同,而有不同的操作方法,如:穿刺针埋线法(选用腰椎穿刺针)、简易埋线法、埋线针埋线法、三角针埋线法和切开埋线法。临床目前常用埋线针埋线法,以下主要介绍此项操作方法。

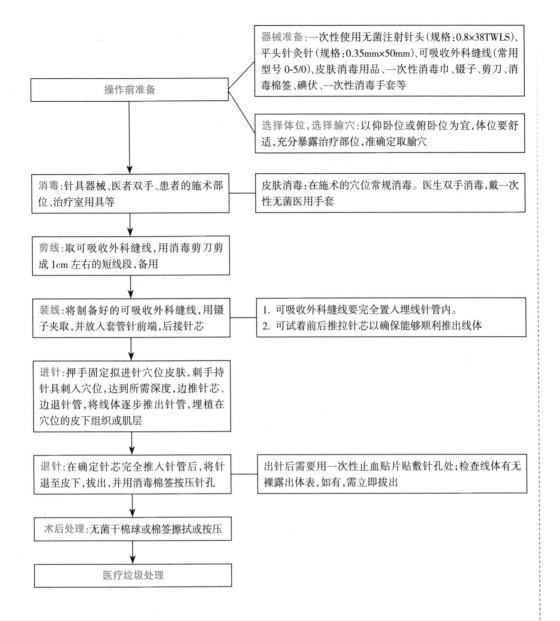

器械准备:一次性使用无菌注射针头(规格:0.8×38TWLS)、平头针灸针(规格:0.35mm×50mm)、可吸收外科缝线(常用型号 0-5/0)、皮肤消毒用品、一次性消毒巾、镊子、剪刀、消毒棉签、碘伏、一次性消毒手套等

操作前准备

选择体位,选择腧穴:以仰卧位或俯卧位为宜,体位要舒适,充分暴露治疗部位,准确定取腧穴

消毒:针具器械、医者双手、患者的施术部位、治疗室用具等

皮肤消毒:在施术的穴位常规消毒。医生双手消毒,戴一次性无菌医用手套

剪线:取可吸收外科缝线,用消毒剪刀剪成 1cm 左右的短线段,备用

装线:将制备好的可吸收外科缝线,用镊子夹取,并放入套管针前端,后接针芯

1. 可吸收外科缝线要完全置入埋线针管内。
2. 可试着前后推拉针芯以确保能够顺利推出线体

进针:押手固定拟进针穴位皮肤,刺手持针具刺入穴位,达到所需深度,边推针芯、边退针管,将线体逐步推出针管,埋植在穴位的皮下组织或肌层

退针:在确定针芯完全推入针管后,将针退至皮下,拔出,并用消毒棉签按压针孔

出针后需要用一次性止血贴片贴敷针孔处;检查线体有无裸露出体表,如有,需立即拔出

术后处理:无菌干棉球或棉签擦拭或按压

医疗垃圾处理

二、适应证

穴位埋线法的适用范围很广,多用于治疗慢性疾病,如哮喘、过敏性鼻炎、单纯性肥胖症、胃痛、腹泻、便秘、遗尿、面瘫、颈腰腿痛、痿病、癫痫、不寐、月经失调等(表 4-17)。

表 4-17　穴位埋线法治疗病证举例

常见病证	适用证型	施术腧穴
单纯性肥胖症	脾失健运、痰湿内盛	中脘、天枢、大横、足三里
哮喘	肺肾气虚、痰浊内阻	肺俞、定喘、肾俞、中脘
胃痛	肝胃气滞、瘀阻胃络	肝俞、胃俞、中脘、梁丘

三、注意事项

1. 严格无菌操作、防止感染。

2. 埋线最好埋在皮下组织与肌肉之间,肌肉丰满的地方可埋入肌层。

3. 根据不同部位,掌握埋线深度,不要伤及内脏、大血管和神经干。

4. 局部皮肤有感染或有溃疡、肺结核活动期、骨结核、严重心脏病或妊娠期等不宜埋线;崩漏、贫血、血液病及凝血障碍者也不宜埋线;颜面五官处不宜埋线。

5. 治疗频率一般为 15~20 天一次。

6. 穴位埋线后 3 天内禁止剧烈运动,防止埋线部位出现肿胀。

7. 埋线后,局部可出现轻微红肿、疼痛等反应,属正常现象,一般不需处理。若局部有渗液、疼痛加重、体温升高等情况,应及时处理。

第八节　穴位贴敷法

培训目标

1. 掌握穴位贴敷法的技术要点;
2. 掌握穴位贴敷法的适应证;
3. 熟悉穴位贴敷法的注意事项。

一、操作流程

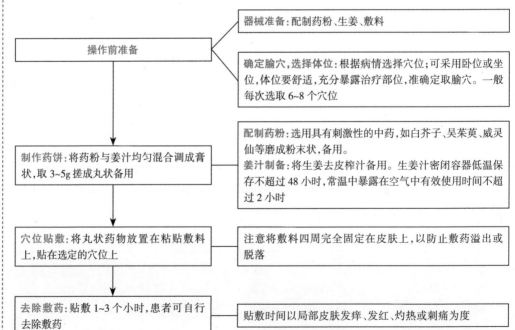

器械准备:配制药粉、生姜、敷料

操作前准备

确定腧穴,选择体位:根据病情选择穴位;可采用卧位或坐位,体位要舒适,充分暴露治疗部位,准确定取腧穴。一般每次选取 6~8 个穴位

制作药饼:将药粉与姜汁均匀混合调成膏状,取 3~5g 搓成丸状备用

配制药粉:选用具有刺激性的中药,如白芥子、吴茱萸、威灵仙等磨成粉末状,备用。
姜汁制备:将生姜去皮榨汁备用。生姜汁密闭容器低温保存不超过 48 小时,常温中暴露在空气中有效使用时间不超过 2 小时

穴位贴敷:将丸状药物放置在粘贴敷料上,贴在选定的穴位上

注意将敷料四周完全固定在皮肤上,以防止敷药溢出或脱落

去除敷药:贴敷 1~3 个小时,患者可自行去除敷药

贴敷时间以局部皮肤发痒、发红、灼热或刺痛为度

二、适应证

穴位贴敷法治疗病症主要有:咳嗽、哮喘、胸痹、不寐、胃脘痛、泄泻、呕吐、便秘、食积、月经不调、痛经、子宫脱垂、关节肿痛、跌打损伤、小儿夜啼、厌食、遗尿、流涎等。此外,还可用于防治疾病,如"三伏贴"及"三九贴"。

"三伏"天灸疗法:三伏灸是利用"冬病夏治"原理,在夏季"三伏天"期间用穴位贴敷疗法治疗冬天好发的疾病,以预防和减少病症在冬季发作。主要适用于两类疾病:一是过敏性疾病,如哮喘、反复呼吸道感染(咽炎、扁桃体炎、支气管炎、支气管肺炎等)、老年慢性支气管炎及小孩感冒;二是与虚寒有关的疾病,如胃痛、结肠炎、关节痛、虚寒头痛、肾虚引起的腰痛及其他疾病(表4-18)。

表4-18 穴位贴敷法治疗病证举例

常见病证	适用证型	施术腧穴
过敏性鼻炎	肺脾肾气虚	大椎、风门、脾俞、肾俞
项痹	气滞血瘀	肩外俞、中脘、水分、肩中俞
不寐	心虚胆怯	厥阴俞、膈俞、胆俞、脾俞

三、注意事项

1. 凡用溶剂调敷药物时,宜随时调配,随时敷用,以防蒸发。

2. 对刺激性强、毒性大的药物,贴敷穴位不宜过多,贴敷面积不宜过大,贴敷时间不宜过长,以免发疱过大或发生药物中毒。

3. 对久病体弱消瘦以及有严重心脏病、肝脏病等的患者,使用药量不宜过大,贴敷时间不宜过久,并在贴敷期间注意病情变化和有无不良反应。

4. 对于孕妇、幼儿,应避免贴敷刺激性强的药物,贴敷时间不宜过久。

5. 应注意贴敷后出现的皮肤过敏情况,严重者应立即去除药物,并进行抗过敏治疗。

6. 贴敷后如果出现发疱现象,水疱较小不需处理,可使其自然吸收;如果水疱较大,需要用一次性针灸针或注射针头,刺破后放出水液,并用碘伏消毒,防止感染。

第九节 头 针 法

培训目标

1. 掌握标准头穴线的名称、定位和主治;

2. 掌握头针法的技术要点;

3. 掌握头针法的适应证;

4. 熟悉头针法的注意事项。

一、标准头穴线的名称、定位和主治

《头皮针穴名标准化国际方案》于 1984 年在日本召开的世界卫生组织西太平洋地区针灸穴名标准化会议上正式通过,并于 1989 年在世界卫生组织主持召开的国际标准针灸穴名科学组会议正式通过,本书标准头针穴线的名称和定位以此方案为准。标准头针穴线均位于头皮部位,按颅骨的解剖名称分为额区、顶区、颞区、枕区 4 个区,14 条标准线(左侧、右侧、中央共 25 条)。头穴标准线的名称、定位和主治(表 4-19)。

表 4-19　头穴标准线的名称、定位及主治

分区	标准头穴线	部位	主治
额区	额中线	在头前部,从督脉神庭穴向前引一直线,长 1 寸	癫痫、精神失常、鼻病等
	额旁 1 线	在头前部,从膀胱经眉冲穴向前引一直线,长 1 寸	
	额旁 2 线	在头前部,从胆经头临泣穴向前引一直线,长 1 寸	急慢性胃炎、胃和十二指肠溃疡、肝胆疾病等
	额旁 3 线	在头前部,从胃经头维穴内侧 0.75 寸起向下引一直线,长 1 寸	功能性子宫出血、阳痿、遗精、子宫脱垂、尿频、尿急等
顶区	顶中线	在头顶部,从百会穴至前顶穴	腰腿足病,如瘫痪、麻木、疼痛,以及皮质性多尿、脱肛、小儿夜尿、高血压、头顶痛等
	顶颞前斜线	在头顶部,头侧部,从头部经外奇穴前神聪(百会前 1 寸)至颞部胆经悬厘引斜线	上 1/5 治疗对侧下肢和躯干瘫痪,中 2/5 治疗上肢瘫痪,下 2/5 治中枢性面瘫、运动性失语、流涎、脑动脉粥样硬化等
	顶颞后斜线	在头顶部,头侧部,顶颞前斜线之后 1 寸,与其平行的线。从督脉百会至颞部胆经曲鬓穴引一斜线	上 1/5 治疗对侧下肢和躯干感觉异常,中 2/5 治疗上肢感觉异常,下 2/5 治疗头面部感觉异常
	顶旁 1 线	在头顶部,督脉旁 1.5 寸,从膀胱经通天穴向后引一直线,长 1.5 寸	腰腿瘫痪、麻木、疼痛等
	顶旁 2 线	在头顶部,督脉旁开 2.25 寸,从胆经正营穴向后引一直线,长 1.5 寸到承灵穴	肩、臂、手瘫痪、麻木、疼痛等
颞区	颞前线	在头的颞部,从胆经颔厌穴至悬厘穴连一直线	偏头痛、运动性失语、周围性面神经麻痹和口腔疾病
	颞后线	在头的颞部,从胆经率谷穴向下至曲鬓穴连一直线	偏头痛、耳鸣、耳聋、眩晕等
枕区	枕上正中线	在后头部,即督脉强间穴至脑户穴一段,长 1.5 寸	眼病、足癣等
	枕上旁线	在后头部,由枕外隆凸督脉脑户穴旁开 0.5 寸起,向上引一直线,长 1.5 寸	皮质性视力障碍、白内障、近视等
	枕下旁线	在后头部,从膀胱经玉枕穴向下引一直线,长 2 寸	小脑疾病引起的平衡障碍、后头痛等

二、操作流程

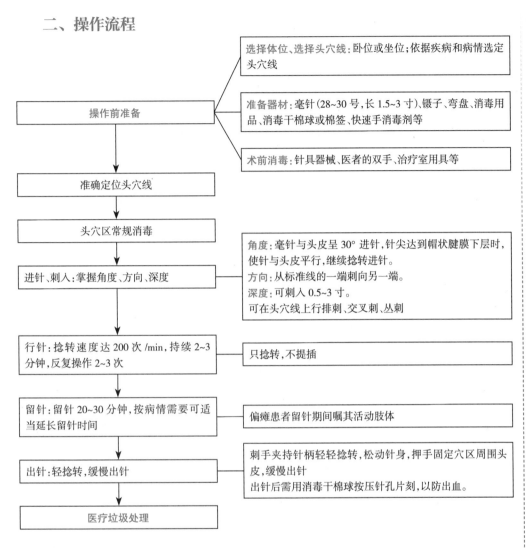

选择体位、选择头穴线:卧位或坐位;依据疾病和病情选定头穴线

操作前准备

准备器材:毫针(28~30号,长1.5~3寸)、镊子、弯盘、消毒用品、消毒干棉球或棉签、快速手消毒剂等

术前消毒:针具器械、医者的双手、治疗室用具等

准确定位头穴线

头穴区常规消毒

进针、刺入:掌握角度、方向、深度

角度:毫针与头皮呈30°进针,针尖达到帽状腱膜下层时,使针与头皮平行,继续捻转进针。
方向:从标准线的一端刺向另一端。
深度:可刺入0.5~3寸。
可在头穴线上行排刺、交叉刺、丛刺

行针:捻转速度达200次/min,持续2~3分钟,反复操作2~3次

只捻转,不提插

留针:留针20~30分钟,按病情需要可适当延长留针时间

偏瘫患者留针期间嘱其活动肢体

出针:轻捻转,缓慢出针

刺手夹持针柄轻轻捻转,松动针身,押手固定穴区周围头皮,缓慢出针
出针后需用消毒干棉球按压针孔片刻,以防出血。

医疗垃圾处理

三、适应证

头针法主要用于治疗脑源性疾病,如中风偏瘫、肢体麻木、失语、皮质性多尿、眩晕、耳鸣、舞蹈病、癫痫、小儿脑瘫、脑发育不全、震颤麻痹、假性球麻痹等。此外,也可治疗脊髓病变所致瘫痪或二便障碍,头痛、肩周炎、腰腿痛等各种急、慢性疼痛性病证,失眠、焦虑、精神分裂等精神疾病,高血压、月经失调、男子性功能障碍、脱发、神经性呕吐等皮质内脏功能失调性疾病,以及多种五官科疾病(表4-20)。

表4-20 头针法治疗病证举例

常见病证	适用证型	施灸腧穴
中风偏瘫	肝阳暴亢、风痰阻络、痰热腑实、气虚血瘀	顶颞前斜线、顶旁1线、顶旁2线
眩晕	肝阳上亢、瘀血阻窍	颞后线、枕下旁线
脑瘫	肝肾不足、心脾两虚、痰瘀阻络	额中线、顶中线、顶颞前斜线、顶旁1线、顶旁2线、颞后线、枕下旁线

四、注意事项

1. 因为头部有毛发,故必须严格消毒,以防感染。

2. 由于头针的刺激较强,刺激时间较长,医者必须注意观察患者表情,以防晕针。

3. 婴儿由于颅骨缝骨化不完全,不宜采用头针治疗。

4. 中风患者,急性期如因脑出血引起昏迷、血压过高时,暂不宜用头针治疗,须待血压和病情稳定后方可做头针治疗。如因脑血栓形成引起偏瘫者,宜及早采用头针治疗。凡有高热、急性炎症和心力衰竭等症时,一般慎用头针治疗。

5. 由于头皮血管丰富,容易出血,故出针时必须用干棉球按压针孔 1~2 分钟。

6. 头针刺激线上除用毫针刺激外,尚可配合电针、艾灸、按压等法进行施治。

第十节 耳 针 法

 培训目标

1. 掌握耳针法的技术要点;
2. 掌握耳针法的适应证;
3. 熟悉耳针法的注意事项。

一、操作流程

1. 耳穴毫针法

操作前准备	器材准备:0.5 寸毫针、消毒棉签、2.5% 碘酒、75% 酒精
	选择体位和耳穴:选取患者舒适、医者操作方便的体位,以坐位为宜,充分暴露施术部位;根据病变部位、中医理论、现代研究及临床经验选穴,一般每次应用 2~3 个穴位,多用同侧,亦可取对侧或双侧

耳穴消毒:穴区皮肤严格消毒	先用 2.5% 碘酒消毒,再用 75% 酒精脱碘,待酒精干后施术

进针:一手固定耳郭,另一手持针刺入,进针做到"稳、准、快";刺入深度以 2~3 分为宜;手法以小幅度捻转为主;根据病情、体质及耐受度决定刺激强度	针刺深度视患者耳郭厚度而定,一般刺入 0.1~0.3cm,以不穿透对侧皮肤为度

行针、留针:毫针一般留针 15~30 分钟,急腹症或针麻时可留针 1~2 小时或更长,留针期间可间隔行针	慢性病、疼痛性疾病可适当延长留针时间;儿童、老年人不宜长留针,扭伤或肢体功能障碍患者,留针期间,应进行适量的肢体活动和功能锻炼

出针:按压针孔,以防出血	出针后用消毒干棉球压迫针孔,防止出血。必要时再涂以乙醇或碘酒,预防感染

医疗垃圾处理

2. 耳穴压丸法

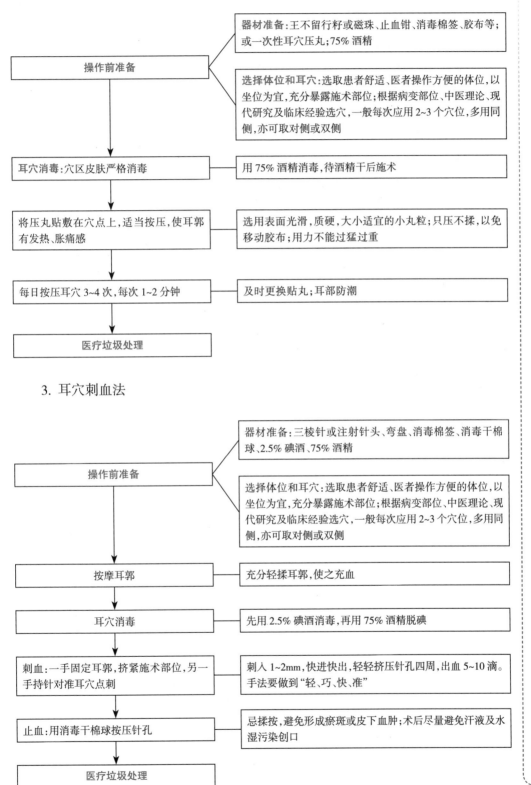

操作前准备
→ 器材准备:王不留行籽或磁珠、止血钳、消毒棉签、胶布等;或一次性耳穴压丸;75% 酒精
→ 选择体位和耳穴:选取患者舒适、医者操作方便的体位,以坐位为宜,充分暴露施术部位;根据病变部位、中医理论、现代研究及临床经验选穴,一般每次应用 2~3 个穴位,多用同侧,亦可取对侧或双侧

耳穴消毒:穴区皮肤严格消毒
→ 用 75% 酒精消毒,待酒精干后施术

将压丸贴敷在穴点上,适当按压,使耳郭有发热、胀痛感
→ 选用表面光滑,质硬,大小适宜的小丸粒;只压不揉,以免移动胶布;用力不能过猛过重

每日按压耳穴 3~4 次,每次 1~2 分钟
→ 及时更换贴丸;耳部防潮

医疗垃圾处理

3. 耳穴刺血法

操作前准备
→ 器材准备:三棱针或注射针头、弯盘、消毒棉签、消毒干棉球、2.5% 碘酒、75% 酒精
→ 选择体位和耳穴:选取患者舒适、医者操作方便的体位,以坐位为宜,充分暴露施术部位;根据病变部位、中医理论、现代研究及临床经验选穴,一般每次应用 2~3 个穴位,多用同侧,亦可取对侧或双侧

按摩耳郭
→ 充分轻揉耳郭,使之充血

耳穴消毒
→ 先用 2.5% 碘酒消毒,再用 75% 酒精脱碘

刺血:一手固定耳郭,挤紧施术部位,另一手持针对准耳穴点刺
→ 刺入 1~2mm,快进快出,轻轻挤压针孔四周,出血 5~10 滴。手法要做到"轻、巧、快、准"

止血:用消毒干棉球按压针孔
→ 忌揉按,避免形成瘀斑或皮下血肿;术后尽量避免汗液及水湿污染创口

医疗垃圾处理

二、适应证

耳针法的适应病证有疼痛性疾病,如各种扭挫伤、头痛、神经痛等;炎性疾病及传染病,如急慢性结肠炎、扁桃体炎、流行性感冒、腮腺炎等;功能紊乱性疾病,如胃肠神经官能症、心律不齐、高血压等;变态反应性疾病,如荨麻疹、哮喘、过敏性鼻炎等;内分泌代谢紊乱性疾病,如糖尿病、围绝经期综合征等;其他疾病如催乳、催产、美容及预防保健等(表4-21)。

表 4-21 耳针法治疗病证举例

常见病证	适应证型	取穴
失眠	心虚胆怯	神门、心、胆
高血压	肝阳上亢	降压沟、皮质下、交感、神门
慢性胃炎	肝气犯胃	肝、胃、神门
围绝经期综合征	肝肾不足	肝、肾、内分泌、子宫

三、注意事项

1. 耳郭暴露在外,表面凹凸不平,必须严格消毒,有创面和炎症的部位禁针。针刺后如针孔发红、肿胀,应及时消毒,涂 2.5% 碘酒,防止化脓性软骨膜炎的发生。

2. 对扭伤或运动障碍的患者,进针后应嘱其适当活动患部,有助提高疗效。

3. 对严重心脏病、高血压者不宜行强刺激。

4. 应注意防止晕针。

5. 有习惯性流产史的孕妇禁用耳针;妊娠期间慎用耳针。

 复习思考题

1. 试述晕针的处理方法及预防措施。
2. 试述滞针的原因及处理方法。
3. 试述特殊体质患者毫针针刺时的注意事项。
4. 试述特殊部位毫针针刺时的注意事项。
5. 试述艾灸的治疗作用,并举例说明。
6. 简述隔盐灸的操作流程及适应证。
7. 试述拔罐的注意事项。
8. 试述三棱针法的治疗作用及适应证,并举例说明。
9. 试述火针法的治疗作用及适应证,并举例说明。
10. 试述电针法不同波形的治疗作用,并举例说明。
11. 试述耳针的适应证,并举例说明。

第五章

针灸治疗总论

1. 掌握针灸治疗疾病的基本诊疗思路和规律。
2. 掌握针灸的治疗作用和治疗原则、针灸临床诊治特点。
3. 掌握针灸处方的组成原则和基本规律、针灸配穴方法。
4. 熟悉刺灸方法的选择、影响针灸疗效的因素。

　　针灸诊治疾病分为辨证和论治两个阶段,有基本的诊疗程序和特点,各环节具有与中医其他各科的异同之处:辨证阶段,要通过"四诊"获取病情资料,体现在四诊合参,重视望诊、切诊,尤其是要突出具有针灸学特色的经络腧穴诊察方法的应用;要对病情资料进行综合分析,从而明确病因、病机、病位、病性、病势,在此过程中,各种辨证方法均可酌情选用,但要重视脏腑辨证与经络辨证相结合,重视辨证与辨病相结合,重视病位在指导取穴、施术时的重要意义。论治阶段,要在遵循中医治疗大法的基础上,突出针灸的治疗原则,针对病证,治神守气,补虚泻实,清热温寒,治标治本,三因制宜;要针对辨证辨经辨病的结果,依据针灸学特有的选穴原则、配穴方法选取腧穴,并选择适宜的针灸用具、刺灸方法,确定适当的治疗时间,从而组成针灸处方,处方体现了穴位与刺灸法操作并重的特点。可以看出,与中医其他各科相比,在辨证论治的基本诊疗程序中,既具备理、法、方、穴、术的基本内涵,又具有鲜明的针灸诊疗特色。

第一节　针灸治疗作用和治疗原则

一、治疗作用

针灸具有疏通经络、调和阴阳、扶正祛邪的治疗作用。

（一）疏通经络

　　疏通经络是指针灸通过调理经气,使瘀阻的经络通畅而发挥其正常生理功能,是针灸最基本和最直接的治疗作用。

经络"内属于脏腑,外络于肢节",运行气血是其主要生理功能之一,经络功能正常时,有着"内溉脏腑,外濡腠理"的生理作用。经络不通,则气血运行受阻,就会影响人体正常功能活动,常表现出麻木、肿胀、疼痛、结节、皮肤颜色改变等症状。

针灸治疗主要是通过经络、腧穴配伍和针灸方法的作用,使经络通畅,气血运行正常,从而达到治疗疾病的目的。如《灵枢·刺节真邪》曰:"用针者,必先察其经络之实虚……一经上实下虚而不通者,此必有横络盛加于大经,令之不通,视而泻之,此所谓解结也。"要达到疏通经络的作用目的,可选择相应的腧穴,采用毫针刺、三棱针点刺出血、梅花针叩刺、拔罐等治疗方法。

(二) 调和阴阳

调和阴阳是指针灸可使机体从阴阳的失衡状态向平衡状态转化,是针灸治疗最终要达到的根本目的。

"阴胜则阳病,阳胜则阴病。"阴阳失调是疾病发生发展的根本原因。运用针灸方法调节阴阳的偏盛偏衰,可以使机体转归于"阴平阳秘",从而恢复脏腑经络的正常功能。《灵枢·根结》曰:"用针之要,在于知调阴与阳,调阴与阳,精气乃光,合形与气,使神内藏。"说明调和阴阳是针灸治疗的根本目的。

针灸调和阴阳的作用,也是通过经络、腧穴配伍和针灸方法来实现的。一般情况下,阴虚阳盛之证常采用补阴泻阳之法,阳虚阴盛之证又常采用补阳泻阴之法进行治疗。如中风后出现足内翻,经络辨证为阳(经)缓而阴(经)急,治疗时采用补阳经、泻阴经的刺法;再如阳气盛则失眠,阴气盛则多寐,根据阳跷脉、阴跷脉主寤寐的作用特点,不寐者补阴跷(照海)泻阳跷(申脉),多寐者补阳跷(申脉)泻阴跷(照海),可使阴阳平衡,得以眠安。又如阴虚阳亢所致的眩晕,当取肾俞、太溪,针刺用补法以滋阴;同时取风池、太冲,针刺用泻法以潜阳,使阴阳调和,则眩晕自止。

此外,由于阴阳之间可相互化生,相互影响,故治阴应顾及阳,治阳应顾及阴,故又有"从阴引阳,从阳引阴"的方法,正如《素问·阴阳应象大论》所云"故善用针者,从阴引阳,从阳引阴",即是调和阴阳的针刺方法。临床上常用的刺募穴治疗六腑病,刺背俞穴治疗五脏病,便是"从阴引阳,从阳引阴"刺法的典型应用,其核心仍是调和阴阳。

(三) 扶正祛邪

扶正祛邪是指针灸可扶助正气而祛除病邪。扶正祛邪既是疾病向良性方向转归的基本保证,又是针灸治疗疾病的作用过程。

疾病的发生、发展及其转归的过程,实质上是正邪相争的过程。《素问·评热病论》曰:"邪之所凑,其气必虚。"说明疾病的发生,是由于正气相对不足,邪气相对强盛所致。发病之后,正胜邪祛则病情缓解,正不胜邪则病情加重。因此,针灸治病不外乎扶助正气和祛除邪气两个方面,治疗上必须坚持扶正祛邪的原则。

扶正祛邪是依据补虚泻实的原则,通过相应的腧穴配伍和针灸方法来实现的。针灸相关的经络、穴位,通过补虚泻实,既可以调和人体自身的气血,又可以祛除入侵的病邪,起到扶正祛邪的作用。

针刺、艾灸、拔罐、刺络放血等对人体都具有既扶正、又祛邪的调整作用。临床实践又表明,针刺补法和艾灸,偏于扶正,适用于慢性久病或虚寒证。针刺泻法和刺血,偏于祛邪,适用于新病、急证和实热证。

二、治疗原则

针灸治疗原则就是针灸治疗疾病时所依据的准则,是确立治疗方法的基础,对于针灸处方选穴以及针灸操作方法的运用等都具有重要的指导意义。针灸的治疗原则可归纳为补虚泻实、清热温寒、治标治本、三因制宜。

(一) 补虚泻实

补虚泻实就是扶助正气,祛除邪气。补虚泻实是针灸治疗的基本原则。"虚"指正气虚弱,"实"指邪气亢盛。疾病有虚实,针灸分补泻,虚者宜补,实者宜泻。如《灵枢·经脉》说:"盛则泻之,虚则补之……陷下则灸之,不盛不虚以经取之。"《灵枢·九针十二原》说:"凡用针者,虚则实之,满则泻之,宛陈则除之,邪盛则虚之……虚实之要,九针最妙,补泻之时,以针为之。"都是针对虚证、实证制定的补虚泻实的治疗原则。

临床上,补虚泻实是通过腧穴的选择和配伍、针灸补泻手法的不同等实现的,不同的针灸用具也有一定的偏补偏泻的作用。首先,腧穴的选择和配伍直接影响补泻效果,而腧穴的作用,又常因所属经脉脏腑的生理特点和自身的作用特异性而有偏补偏泻的不同。另外,毫针、艾灸等治疗方法又常因施术补泻手法的不同而产生不同的治疗效果。此外,《灵枢·官针》曰:"九针之宜,各有所为,长短大小,各有所施也。"《灵枢·官能》曰:"针所不为,灸之所宜。"均说明不同的针灸方法,作用特点不同,补泻作用也就有别。

在针灸临床上补虚泻实原则有其特殊的含义。

1. 虚则补之,陷下则灸之 "虚则补之",是指虚证采用补法治疗。同义者还有"虚则实之"。针灸治疗虚证,主要是通过选择具有补虚作用的腧穴,选用具有补虚作用的针灸方法,采用刺灸手法之补法等来实现的。

如特定穴中背俞穴、原穴偏于补益,脏腑经脉的虚损之证,取相应的脏腑背俞穴、原穴治疗,可改善脏腑功能,补益阴阳气血的不足;另外,关元、气海、命门、肾俞等穴,也具有偏补的作用特点。再如采用毫针补法、艾灸等可起到补虚的作用。

"陷下则灸之",属于"虚则补之"的范畴,即指气虚下陷的治疗原则是以灸治为主。对于因脏腑经络之气虚弱,中气不足,气血及内脏失于固摄而出现的一系列病证,如久泻、久痢、遗尿、脱肛等,常灸百会、神阙、气海、关元等穴以补中益气、升阳举陷。

2. 实则泻之,宛陈则除之 "实则泻之",是指实证采用泻法治疗。同义者还有"满则泄之""邪盛则虚之"。针灸治疗实证,主要是通过选择具有泻实作用的腧穴,选用具有泻实作用的针灸方法,采用刺灸手法之泻法等来实现的。

如特定穴中的井穴、募穴偏于泻实,脏腑经脉的实证,可取相应的井穴、募穴,以调节脏腑功能,疏泄脏腑邪气;另外,十二井穴、十宣、水沟、素髎、丰隆、血海、耳尖、太阳等,也具有偏泻的作用特点,取之可达到祛邪的目的。再如在穴位上施行毫针捻转、提插、开阖等泻法,或用三棱针放血,或用皮肤针重叩出血,可以起到祛除人体病邪的作用。

"宛陈则除之",属于"实则泻之"的范畴,是实证用泻法的一种。《素问·针解》说:

"菀陈则除之者,出恶血也。""菀陈则除之"即指络脉瘀阻之类的病证可用清除瘀血的刺血疗法。对于病久入络及跌仆损伤、毒蛇咬伤、丹毒、腱鞘囊肿等病证,宜采用三棱针或皮肤针等方法使之出血,达到活血化瘀,消肿止痛的目的。如病情较重者,还可在患处局部刺血后加拔火罐(即刺络拔罐法),以排出更多的恶血,促进病愈。又如腱鞘囊肿、小儿疳疾的点刺放液也属此类。此外,穴位的选择,一般多选局部络脉瘀阻处或反应点,以及尺泽、委中、十二井、十宣等。

3. 不盛不虚以经取之　是指由于脏腑、经脉本身的病变,而不涉及其他脏腑、经脉,属于本经自病者,治疗应当取本经穴。《灵枢·禁服》曰:"不盛不虚,以经取之,名曰经刺。"《难经·六十九难》曰:"不盛不虚以经取之者,是正经自病也。"此"不盛不虚",并非病证本身无虚实可言,而是脏腑、经络的虚实表现不明显。临床应用时还要注意,当针下得气后,一般再行均匀的提插捻转手法(即平补平泻),使本经的气血调和,脏腑功能恢复正常。

(二) 清热温寒

清热是指治疗热证用清法,温寒是指治疗寒证用温法。《灵枢·经脉》所说的"热则疾之,寒则留之",是针对热性病证和寒性病证制定的清热、温寒的治疗原则。另如《素问·至真要大论》所云"寒者热之,热者寒之,温者清之,清者温之",也是同义。

1. 热则疾之　"热则疾之"是指热性病证的治疗原则是浅刺疾出或点刺放血,手法宜轻而快,可以不留针或短暂留针,以清泻热毒。因为病性属热,故只针不灸,针用泻法,以清泻热毒。如风热感冒,常取大椎、曲池、合谷、外关等穴,浅刺疾出,可达到清热解表的目的。若伴有咽喉肿痛者,可用三棱针在少商穴点刺出血,以加强泻热、消肿、止痛的作用。

2. 寒则留之　"留"有留针之义。指出寒性病证的治疗原则是深刺而久留针,以达温经散寒的目的。因寒性凝滞而主收引,针刺时不易得气,故应留针候气;加艾灸更能助阳散寒,使阳气得复,寒邪乃散。如寒邪在表,留于经络者,艾灸法较为适宜;若寒邪在里,凝滞脏腑,则针刺应深而久留,或配合"烧山火"针刺手法,或加用艾灸,以温针法最为适宜。

热证和寒证在临床上的表现往往错综复杂、变化多端,所以清热温寒的运用也应灵活。如热邪入里,即"阴有阳疾",可采用深刺久留针的方法;如寒邪在表,也可浅刺不留针,或用点刺法治疗。

(三) 治标治本

《素问·标本病传论》说:"病有标本,刺有逆从,奈何……知标本者,万举万当,不知标本,是为妄行。"明确指出治标治本是重要的针灸治疗原则,强调了标本理论对指导针灸临床具有重要意义。标本缓急的运用原则有以下几个方面。

1. 治病必求于本　《素问·阴阳应象大论》曰:"治病必求于本。"正虚者固其本,邪盛者祛其邪;治其病因,症状可除;治其先病,后病可解,这就是"伏其所主,先其所因"的深刻含义。如肾阳虚引起的五更泻,泄泻是症状为标,肾阳不足是病因为本,治宜灸气海、关元、命门、肾俞。再如头痛,可由外感、痰阻、瘀血、血虚、肝阳上亢等多种原因引起,治疗时就不能单纯地采用对症治疗,而应该通过综合分析,确定病因、病位(太阳经、阳明经、少阳经),选用相应的经络腧穴,才能收到满意的效果。

2. 急则治其标，缓则治其本 在某些紧急情况下，应按"急则治其标，缓则治其本"的原则，先治标病，后治本病。

急则治标，是指标病急于本病时，首先要治疗标病，治标是在紧急情况下的一种权宜之计，而治本才是治病的根本目的。如《灵枢·病本》曰："先病而后中满者，治其标……大小便不利，治其标。"又如不论任何原因引起的高热、抽搐，应当首先针刺大椎、水沟、合谷、太冲等穴，以泻热、开窍、息风止痉。不论哪种原因引起的小便潴留，均应首先针刺中极、膀胱俞、水道、秩边、委阳，急利小便，然后再根据疾病的发生原因从本论治。

缓则治本，尤其对于慢性病和急性病的恢复期有重要的指导意义。如脾胃虚弱，气血化生不足引起的月经量少或闭经，经少或闭经为标，脾胃虚弱为本，治宜针灸足三里、三阴交、血海、中脘以补益脾胃，脾胃和气血足，则月经自调。

3. 标本同治 当标病和本病处于俱重或俱缓的状态时，单纯扶正或祛邪都不利于病情的恢复，应当采取标本同治的方法。如体虚感冒，若单用解表可使正气更虚，而单纯扶正则可能留邪，故当益气解表，补足三里、气海、关元，泻合谷、风池、列缺。再如肾虚腰痛，治当补肾壮腰、通络止痛，可取肾俞、太溪补肾壮腰以治本，取阿是穴、委中通络止痛以治标。

当标病与本病处于俱缓状态时，也可采用标本兼治法，如脾虚气滞引起的腹胀，既取脾俞、胃俞、足三里健运脾阳治本，又取大横、天枢、公孙理气消胀治标。

（四）三因制宜

1. 因人制宜 是指根据患者的体质、性别、年龄等不同特点而选择适宜的治疗方法。

患者个体差异是决定针灸治疗方法的重要因素，如体质虚弱、皮肤薄嫩、对针刺较敏感者，针刺手法宜轻；体质强壮、皮肤粗厚、针感较迟钝者，针刺手法可重些。又如男女性别不同，各有生理特点，其中妇人以血为用，女性患者有经期、孕期、产后等情况，治疗时应予注意。此外，年龄不同，针刺方法也有差异。如《灵枢·逆顺肥瘦》曰："年质壮大，血气充盈，肤革坚固，因加以邪，刺此者，深而留之……婴儿者，其肉脆血少气弱，刺此者，以毫针，浅刺而疾发针，日再可也。"

2. 因时制宜 是指根据不同的季节和时辰特点，选择适宜的治疗方法。《灵枢·终始》曰："春气在毛，夏气在皮肤，秋气在分肉，冬气在筋骨，刺此病者各以其时为齐。"《难经·七十难》也认为："春夏者，阳气在上，人气亦在上，故当浅取之；秋冬者，阳气在下，人气亦在下，故当深取之。"均说明春夏宜浅刺，秋冬宜深刺。

人体气血流注呈现出与时辰变化相应的规律，针灸治疗注重取穴与时辰的关系，强调择时选穴，即根据不同的时辰选取不同的腧穴进行治疗，这就是时间针法。古人观察到自然界的日月、星辰、四时、时辰的变化与人体十二经脉气血的流注有密切关系，创立了子午流注针法、灵龟八法、飞腾八法，这些即是"因时制宜"治疗原则的具体运用。

因时制宜还包括针对某些疾病的发作或加重的时间规律而选择有效的治疗时机，对提高疗效有极其重要的意义。如果疾病的发作和加重有明显的时间规律性，应在发作前进行针灸治疗。如治疗疟疾多在发作前 2~3 小时治疗，治疗痛经一般宜在月经来潮前几天开始针灸,直到月经结束为止;女性不孕症,在排卵前后几天连续针灸等。

3. 因地制宜 是根据不同的地理环境特点选择适宜的治疗方法。一般认为,如在寒冷地区,治疗多用温灸,而且施灸壮数较多、灸量较重;在温热地区,灸法则较少应用,如需施灸,壮数宜少,灸量宜轻,如《素问·异法方宜论》载:"北方者……其地高陵居,风寒冰冽,其民乐野处而乳食,脏寒生满病,其治宜灸焫……南方者……其地下,水土弱,雾露之所聚也,其民嗜酸而食胕,故其民皆致理而赤色,其病挛痹,其治宜微针。"

第二节 针灸临床诊治特点

针灸临床诊治的特点主要包括辨证与辨经结合、辨证与辨病结合、调神与调气并重三个方面。

一、辨证与辨经结合

辨证即运用中医理论,将四诊所搜集到的有关疾病的各种症状和体征,加以分析、综合判断为某种性质的"证候",亦即"证"。辨经,即运用经络理论,根据患者的各种症状和体征来辨别其病变经脉脏腑归属,从而选择相应的经络腧穴进行治疗。辨证与辨经都是针灸临床辨证论治的核心。因为辨证是中医诊治的最基本特征,针灸临床对许多疾病的诊治可以采用辨证的方法;同时,人体内脏的病变,往往会在其相关的经脉循行部位或腧穴上出现异常反应,而针灸治病,就是直接作用于这些部位或腧穴,通过经络的传导反应,以达到治病的目的。

针灸临床辨证,以脏腑辨证、经络辨证为主,但也离不开八纲辨证、气血津液辨证、三焦辨证、病因辨证等。

其中,经络辨证是最具有针灸特色的辨证方法。针灸临床在辨病和辨证之外,必须进行经络辨证,进一步确定病与何经相关,应取何经何穴进行治疗。因此,经络证治是针灸临床最重要、最鲜明的诊治特点,《灵枢·官能》说:"察其所痛,左右上下,知其寒温,何经所在。"《灵枢·经脉》将不同的病候按十二经脉系统进行分类,成为历代针灸临床辨证归经的依据。金元时期窦汉卿《针经指南·标幽赋》说:"既论脏腑虚实,须向经寻。"明代张三锡《经络考》载:"脏腑阴阳,各有其经,四肢筋骨,各有其主,明其部以定经。"均说明应用脏腑经络进行辨证时,或根据病痛所在部位进行归经,或将复杂的症状进行经脉归属,可以有的放矢地指导循经取穴,大大提高治病效果。如足厥阴之脉布于胸胁,达于乳部,若肝郁化火,循经上乳,结聚而成乳痈,可取肝经行间、期门等穴进行治疗。

经络辨证主要包括:对于有明确和固定部位的病证,可以根据经脉循行,对其所在部位进行归经,即辨病位归经;对于症状复杂的病证,则主要根据《灵枢·经脉》中十二经脉"是动则病""是主某所生病"进行经脉归属,即辨病候归经。另外,经络辨证除了辨病位归经、辨病候归经外,还要根据病情特点,灵活应用奇经八脉理论、络脉理论、经筋理论、皮部理论等进行经络辨证,辨明疾病所在经络组织,从而更好地指导选穴。

在中医辨证过程中,涉及病位问题。辨别病位,在针灸治疗中具有重要的意义。既要辨别疾病所在脏腑之病位,又要辨别所在经脉之病位,还要明确疾病在何五官九窍、四肢百骸等,而且对于某些疾病来说,还要考虑五体组织之病位。辨明病变脏腑所在、经络所在,五官九窍、四肢百骸所在,有利于指导更好地选取腧穴;辨明五体组织之病位的深浅,对于确定适宜的治疗方法,准确施术有重要作用。如《素问·调经论》曰:"病在脉,调之血;病在血,调之络;病在气,调之卫;病在肉,调之分肉;病在筋,调之筋;病在骨,调之骨。"《素问·刺齐论》有刺皮、刺脉、刺肉、刺筋、刺骨之分;《灵枢·官针》"五刺""九刺""十二刺"中的部分内容也强调要依病变部位之深浅而决定针刺的深浅。

临床应用上,辨证与辨经并不矛盾。辨证,本身就包含经络辨证,在明确辨证的基础上,结合经络的循行部位及所联系的脏腑而辨证归经,然后根据辨证与辨经的结果,进行相应的配穴处方,依方施术,或针或灸,或针灸并用。针对不同类的疾病,如脏腑病、外经病、官窍病,可以分别采用以脏腑辨证为主或经络辨证为主或脏腑辨证与经络辨证并重的诊治方法。

二、辨证与辨病结合

"病"是具有稳定的内在规律性的特异的诊断概念,是对疾病全过程中总体属性、特征和基本病理规律的概括。辨病就是对疾病做出诊断,应该说辨病论治是中西医学共有的概念和原则。

辨病和辨证是两种必不可少的辨识疾病病位、性质的方法,两者相互联系、相互补充。辨病可以为辨证从整体上、宏观上把握疾病的病位、病势及发展变化;辨证可以为辨病在分析、认识疾病某一阶段患者的功能状态时提供依据。在辨病与辨证综合思维的基础上,根据病变部位与性质确定相应的针灸治疗方案,这一诊疗模式的有效性和可操作性已经为大量实践所证实。

辨证与辨病结合既包括了辨证与中医辨病相结合,也包括了辨证与西医辨病相结合。许多腧穴对某一疾病甚至对某一系统的疾病有较好的治疗效果,通过辨病可以相应地选用这些腧穴,如中医辨病为胃痛以及呕吐、呃逆等胃腑疾病,常选用中脘、内关、足三里治疗,组成处方时,就可以在对病选取这些腧穴的基础上再对证配穴,属于肝气犯胃者加太冲,属于脾胃虚弱者加脾俞、胃俞。随着时代的进步,辨病的内涵有了新的变化,现代临床更多地吸收和引入现代科技和医学成果,用中医理论的思维方式指导现代疾病的辨证论治,已经成为当今中医针灸临床有效的诊疗模式。如针灸临床常见的神经系统和运动系统的疾病,在中医辨病、辨证的过程中,很有必要结合西医的辨病诊断。如颈椎病的西医不同分型,针灸取穴和施术有所不同;腰痛一病,也因腰椎骨质增生、腰椎间盘突出症、腰肌劳损的不同而采用不同的治疗方案;抑郁性神经症的治疗中,以西医辨病与中医辨证相结合进行论治也已形成基本共识。

三、调神与调气并重

调神在针灸医典中,主要指治医者之神、治患者之神两个方面。关于治医者之神,

《素问·宝命全形论》说："凡刺之真,必先治神。"此文原意,一是指在针灸施治前后注重调治患者的精神状态;二是指在针灸操作过程中,医者专一其神,意守神气;同时令患者神情安定,意守感传。另如"必一其神,令志在针"(《灵枢·终始》),均强调了治医者之神。关于治患者之神,《素问·举痛论》曰:"惊则心无所倚,神无所归,虑无所定,故气乱矣。"所以,针刺前后必须使患者的情绪保持平稳,才可以针刺。《灵枢·终始》曰:"大惊大恐,必定其气,乃刺之。"说明要使患者情绪平稳,配合治疗才能提高疗效。在针刺禁忌中,《灵枢·终始》则提示"新怒勿刺,已刺勿怒"。《素问·调经论》曰:"刺微奈何?岐伯曰:按摩勿释,出针视之,曰我将深之,适人必革,精气自伏,邪气散乱,无所休息,气泄腠理,真气乃相得。"均强调了治患者之神。可以说调神贯穿于针灸治病的全过程之中。

所谓调气就是采用补虚泻实等针刺手法使经气调和。《灵枢·刺节真邪》说:"用针之类,在于调气。"《灵枢·终始》说:"凡刺之道,气调而止,补阴泻阳,音气益彰,耳目聪明,反此者血气不行。"针灸治病就是通过采用各种刺灸方法,刺激一定的腧穴,以激发经气,疏通全身气血,从而使偏盛偏衰的脏腑功能趋于和谐平衡,这就是"调气"。

在两者的作用关系上,《素问·针解》说:"制其神,令气易行也。"《灵枢·官能》指出:"工之用针也……明于调气。"又说:"用针之要,无忘其神。"说明调气和调神是密不可分、相互促进的。其中气的活动以神为主导,神动则气行,患者神志专一,精神内守,医者也要神志专一,这样有助于针灸得气,达到气至病所。而调气又是调神的重要环节或具体的手段,通过调气,有助于"神守志一",从而进一步改善患者的功能状态。调神和调气是针灸作用的关键,其他作用都是建立在调神、调气基础上的。

第三节　针灸处方

针灸处方是在中医理论尤其是经络学说指导下,依据选穴原则和配穴方法,选取腧穴并进行配伍,确立刺灸方法而形成的治疗方案。针灸处方包括两大要素,第一是穴位,第二是刺灸方法。刺灸方法的主体内容如前所述,有关针灸配穴处方的基本选穴原则、配穴方法叙述如下。

一、选穴原则

选穴原则是临证选穴应该遵循的基本法则,主要包括近部选穴、远部选穴、辨证选穴和对症选穴。近部选穴和远部选穴是主要针对病变部位而确定腧穴的选穴原则;辨证选穴和对症选穴是针对疾病表现出的证候或主要症状而确定腧穴的选穴原则。

(一)近部选穴

近部选穴是指选取病痛所在部位或邻近部位的腧穴。这一取穴原则是根据腧穴普遍具有近治作用的特点而来的,体现了"腧穴所在,主治所在"的治疗规律。应用范围非常广泛,适用于几乎所有病证,更多用于治疗体表部位较明显、病变范围较局限者,如眼病取睛明,耳病取听宫,鼻病取迎香,胃痛取中脘,膝痛取膝眼等。

近部选穴不受经脉制约,凡是病变局部或邻近的穴位,无论属于哪条经脉均可选取。

（二）远部选穴

远部选穴是指选取距离病痛较远处部位的腧穴。这一取穴原则是根据腧穴具有远治作用的特点提出来的，体现了"经脉所通，主治所及"的治疗规律，是针灸处方选穴的基本方法。远部选穴在针灸临床上应用十分广泛，通常以肘膝关节以下的穴位为主。广泛用于治疗脏腑、头面、五官、躯干疾患。如胃痛选足阳明胃经的足三里，腰背痛选足太阳膀胱经的委中，上牙痛选足阳明胃经的内庭，下牙痛选手阳明大肠经的合谷等。

远部选穴所含内容丰富，除在本经取穴外，还可以在表里经、同名经以及其他相关的经脉上取穴。如胃痛可选足太阴脾经的公孙（表里经的腧穴），胁痛可取手少阳经的支沟（同名经的腧穴）。

（三）辨证选穴

辨证选穴是指根据疾病的证候特点，分析病因病机而辨证选取穴位。这一选穴原则主要是根据某些腧穴具有特殊治疗作用的特点提出来的，所含内容丰富。应用时主要是针对不同的病因、病机、证型而选取不同的穴位。

临床上有许多病证，如发热、昏厥、虚脱、癫狂、失眠、健忘、嗜睡、多梦、自汗、盗汗、贫血、月经不调等均无明显局限的病变部位，而呈现全身症状，因无法明辨病位，不能应用上述按部位选穴的方法，此时，就需辨证选穴，如肾阴不足导致的虚热选肾俞、太溪；心肾不交导致的失眠选心俞、肾俞等。

另外，对于某些病变部位不具体的疾病，根据其病因病机而选取穴位也是治病求本原则的体现。如无论外风、内风所致的病证，均可取风池以祛风；因气虚不能固摄所致的阴挺、遗尿、脱肛等，可取百会以升举阳气。

因为特定穴常与某一方面的病证有密切关系，所以许多特定穴的应用属于辨证选穴的范围。

（四）对症选穴

对症选穴是指针对疾病的突出症状而选取穴位。由于对症选穴是长期临床经验的总结，疗效较高，又称为"经验选穴"。这是腧穴特殊治疗作用及临床经验在针灸处方中的具体运用，如发热取大椎，痰多取丰隆，哮喘取定喘，落枕取外劳宫，腰痛取腰痛点，面瘫取牵正，目赤取耳尖等。对症选穴所依据的是大部分奇穴的主治特点。

以上4条选穴原则是传统的针灸处方时要遵循的基本规律，现代针灸临床，对于某些疾病还常根据西医学的神经解剖理论而选择穴位，其观点是位于神经干上的穴位可以治疗该神经分布范围的病证。如根性坐骨神经痛、带状疱疹均常选择相应的夹脊穴等。

二、配穴方法

配穴方法是指在选穴原则的指导下，针对疾病的病位、病因、病机等，选取主治相同或相近，具有协同作用的腧穴加以配伍应用的方法。其目的在于加强腧穴之间的协同作用，相辅相成，提高治疗效果。配穴方法可概括为按部位配穴和按经脉配穴两大类。

（一）按部配穴

按部配穴是结合身体上腧穴分布的部位进行穴位配伍的方法，主要包括远近配穴法、上下配穴法、前后配穴法、左右配穴法。

1. 远近配穴法   远近配穴是以病变部位为依据，在病变附近和远部同时选穴配伍组成处方的方法。临床应用极为广泛。如眼病以局部的睛明、邻近的风池、远端的光明相配；痔疮以局部的长强、下肢的承山相配；痛经以局部的关元、远端的三阴交相配。

2. 上下配穴法   上下配穴法是将腰部以上腧穴和腰部以下腧穴配合应用的方法，临床应用较为广泛。如头项强痛，上取大椎、下配昆仑；胸腹满闷，上取内关、下配公孙；子宫脱垂，上取百会、下配气海等。如胃脘痛可上取内关，下取足三里；咽痛上取鱼际、下取太溪。八脉交会穴的配对应用即属于上下配穴法。

3. 前后配穴法   前后配穴法是将人体前部和后部的腧穴配合应用的方法，主要指将胸腹部和背腰部的腧穴配合应用，又称"腹背阴阳配穴法"，在《黄帝内经》中称之为"偶刺"。本配穴法常用于治疗脏腑疾病，如肺病前取中府，后取肺俞；心胸疾病前取巨阙，后取心俞；胃脘疼痛，前取中脘、梁门，后取胃俞、筋缩等。此法还用于治疗一些躯干病证，如腰痛前取天枢，后取肾俞；脊柱强痛，前取水沟，后取脊中等。俞募配穴属于前后配穴法。

4. 左右配穴法   左右配穴法是将人体左侧和右侧的腧穴配合应用的方法。本法是基于人体十二经脉左右对称分布和部分经脉左右交叉的特点总结而成的。

临床上，为了加强腧穴的协同作用，常选择左右同一腧穴配合运用，如胃痛可选用双侧足三里、梁丘穴等。但左右配穴法并不局限于选双侧同一腧穴，如右侧面瘫取右侧的地仓、颊车和左侧合谷；左侧偏头痛，选左侧的太阳和右侧的外关同样属于左右配穴。另外，左右配穴法既可以左右同取，也可以左病取右、右病取左。《灵枢·官针》中的"缪刺""巨刺"属于左右配穴法的范畴。

（二）按经配穴

按经配穴是根据经脉理论和经脉之间的联系进行配穴的方法。主要包括本经配穴法、表里经配穴法、同名经配穴法等。

1. 本经配穴法   本经配穴法是指某一脏腑、经脉发生病变时，选用本经的腧穴组成处方的配穴方法。如胆经郁热导致的少阳头痛，可取率谷、风池、侠溪；胃火循经上扰的牙痛，可取颊车、内庭；咳嗽可取中府、太渊；急性胃痛取足三里、梁丘等。

2. 表里经配穴法   表里经配穴法是指某一脏腑、经脉发生病变时，选取本经和其相表里经脉的腧穴组成处方的配穴方法。本配穴法以脏腑、经脉的阴阳表里配合关系为依据。如风热袭肺导致的感冒咳嗽，可选肺经的尺泽和大肠经的曲池、合谷；胃痛取三阴交、足三里；肝病取期门、太冲配阳陵泉；《灵枢·五邪》载："邪在肾，则病骨痛，阴痹……取之涌泉、昆仑。"原络配穴法是表里经配穴法在临床上的具体运用。

3. 同名经配穴法   同名经配穴法是将手足同名经的腧穴相互配合组成处方的配穴方法。本法是基于同名经"同气相通"的理论，即阴阳名称相同的经络相互沟通、交会。如阳明头痛取手阳明经的合谷配足阳明经的内庭；太阳头痛取手太阳经的后溪配足太阳经的昆仑。

此外,按经选穴还有子母经配穴法和交会经配穴法等。

以上介绍的选穴原则和常见的选穴方法,为临床组成针灸处方提供了基本思路,在临床应用时要灵活掌握,因为一个针灸处方常是几种选穴原则和多种配穴方法的综合运用,几种方法之间存在互相渗透的现象,应用时要根据辨证、症状灵活掌握,综合应用。

三、刺灸方法的选择

刺灸方法是针灸处方的第二要素,主要包括针灸方法和操作方法的选择。

（一）针灸方法的选择

针对患者的病情和具体情况要选择相应的针灸方法。《灵枢·九针十二原》说九针"各不同形,各以任其所宜"。《灵枢·官能》曰:"针所不为,灸之所宜。"均说明不同的针灸用具,作用各有所长,各有其适应证。临床应用时,应根据具体病情,选择适宜的针灸方法,对不同的针灸方法要"各用其宜",发挥各自的特异性治疗作用,"杂合以治",将不同针灸方法有机地结合,发挥各自的作用优势,互补协同,才能取得应有的效果。

因此,在针灸处方中,既要说明使用何种针灸方法,是毫针刺法、灸法,还是火针、三棱针、皮肤针、耳针、头针、拔罐等;又要说明各种方法的主次之分,如是多针少灸,还是多灸少针等。

（二）操作方法的选择

各种针灸疗法均因其操作方法的不同而产生不同的治疗作用,针灸操作方法与针灸处方的作用密切相关。一方面要根据病情选用适宜的针灸方法,另一方面要警惕针灸方法选择不当会加重或延误病情。《灵枢·邪气脏腑病形》说:"补泻反则病益笃。"《灵枢·官针》亦指出:"疾浅针深,内伤良肉,皮肤为痈;病深针浅,病气不泻,支为大脓。"

因此,当确定了针灸方法后,要对其具体操作方法进行说明,如毫针是用补法还是用泻法,以及针刺的角度、深度等;灸法是用温和灸还是雀啄灸、隔物灸,以及施灸的壮数是多少;是用闪罐还是刺络拔罐等。尤其是对于处方中主要穴位、特殊穴位的针刺深度、针刺方向;对某些腧穴的特殊操作要求等要做明确说明。

四、治疗时间

治疗时间也是提高针灸疗效的重要因素。治疗时间主要包括治疗时间点、留针时间、间隔时间、疗程时间等。在前述的针灸治疗原则中,有关因时制宜,谈到要注重取穴与时辰的关系,强调针对某些疾病的发作或加重的时间规律而选择有效的治疗时机的问题。在此,重点谈留针时间、间隔时间、疗程时间等。

1. 留针时间　是针灸处方中的重要内容。留针时间的长短,与疾病的虚实寒热、在表在里、新病久病、体质强弱等也有密切关系。一般病证,以留针 20~30 分钟为宜,临诊时还要根据病情或"疾出"或"久留",必要时可留针 1 小时至数小时。如对于婴幼儿、肢体痉挛性疾病者的肢体部,则不适合留针,可施予行针手法后即出针,防止发生弯针、断针事故;而对于一些急性痛症如胆绞痛、肾绞痛等,则需要长久留针,少则

1~2 小时,多则 10 小时以上。

2. 间隔时间　一般包括两种情况:一是每次治疗的间隔时间。通常情况下,急性病每天治疗 1 次或 2 次,但对于一些需要尽早控制的疾病,例如急性传染病、剧烈疼痛等,则需要每日 2 次或每隔 5~6 小时针灸 1 次。慢性病隔日 1 次或每周 2 次。二是疗程之间的间隔时间,如《灵枢·经脉》曰:"凡刺寒热者,皆多血络,必间日而一取之。"一般 7~10 天为 1 个疗程,疗程间可休息 3~4 天。

针灸间隔时间还与不同的针灸方法有关。如穴位埋线法和应用刺络放血法而出血较多者,可 1~2 周左右治疗 1 次。施行瘢痕灸者,其间隔时间也应适当延长。

3. 疗程时间　掌握安排好疗程时间,以便在不同的病情阶段施予不同的治疗方法,有利于提高和巩固疗效。

对于急性病证,所需治疗时间较短,为数天、数周,如急性扭伤治疗 1~2 次可愈;感冒发热需要治疗 2~3 次;周围性面瘫一般在 1 个月左右,可分三期分别施予轻刺激、中等刺激、轻刺激手法。对于慢性病证,所需治疗时间较长,为数周、数月、数年。少数慢性病、疑难病和运动功能障碍性疾病,例如肥胖症、男性不育、女子不孕、中风偏瘫、截瘫等,至少 1 个月为 1 个疗程。

第四节　影响针灸疗效的因素

虽然使用同一组腧穴,但由于针灸方法、针刺深度、补泻手法、施术时间等的不同,所产生的疗效就有所不同,这些都是影响针灸处方疗效的基本因素。

1. 穴有主次,术有先后　针灸处方中,腧穴有主次之分,施术有先后之别。主穴应每次必取,且要重点施术,配穴则酌情选用,不必每次俱选。

《灵枢·终始》曰:"病先起阴者,先治其阴而后治其阳;病先起阳者,先治其阳而后治其阴。"《素问·至真要大论》曰:"从内之外者,调其内;从外之内者,治其外;从内之外而盛于外者,先调其内而后治其外;从外之内而盛于内者,先治其外而后调其内。"《灵枢·周痹》亦曰:"痛从上下者,先刺其下以过之,后刺其上以脱之;痛从下上者,先刺其上以过之,后刺其下以脱之。"均说明施术的先后不同,其治疗作用也不相同,施术必考虑先后之分。若施术顺序不当,还有可能导致病情恶化。如《灵枢·五色》曰:"病生于内者,先治其阴,后治其阳,反者益甚;其病生于阳者,先治其外,后治其内,反者益甚。"临床上,针灸施术的一般顺序是先上后下、先阳后阴,但可以根据病情灵活处理,不可拘泥。

2. 针具有别,择宜为用　针刺、艾灸、拔罐、三棱针、梅花针等作用不尽相同,临床使用时应有区别,例如实热证一般只针不灸;虚寒证应少针多灸;血瘀证宜用三棱针、梅花针放血;痹病常选用拔罐法等。因此,针灸临床上必须根据具体病证,酌情选择适宜的针具。或针,或灸,或针灸并用,且要决定多针少灸或者少针多灸,方能取得应有的疗效。

3. 针刺深浅不同,治疗作用不同　针刺深浅与疗效有密切联系。《素问·刺要论》曰:"病有浮沉,刺有浅深。"针灸施术,在三因制宜之外,还要根据疾病、腧穴所在部位而灵活掌握针刺的深浅。根据疾病决定针刺深浅,如"甚者深取之,间者浅取之"

（《灵枢·本输》），"刺阴者,深而留之;刺阳者,浅而疾之"（《灵枢·阴阳清浊》）,"刺急者,深内而久留之;刺缓者,浅内而疾发针"（《灵枢·邪气脏腑病形》）,"脉实者,深刺之……脉虚者,浅刺之……久病者,邪气入深,刺此病者,深内而久留之"（《灵枢·终始》),等等。根据腧穴所在部位决定针刺深浅,如"肌肉厚实处则可深,浅薄处则宜浅"（《针灸聚英》）,"前面深似井,后面薄似饼,用针前面宜深,后面宜浅"（《针灸大成》）。这些都是决定临床针刺深浅的依据。一般而言,病深刺深,病浅刺浅。

但针刺深浅不当,则疗效不佳甚或招致不良后果。如《灵枢·官针》有曰:"疾浅针深,内伤良肉,皮肤为痈;病深针浅,病气不泻,支为大脓。"

4. 补泻手法不同,治疗效果有异　补泻是针灸施治的基本法则,同一个腧穴处方,如果补泻手法不同,其治疗作用可完全相反,例如:补合谷、泻三阴交有行气活血通经之效,以治疗气滞血瘀之经闭、痛经;反之,泻合谷、补三阴交则有理气养血固经之效,以治疗月经过多、崩漏。又如治疗汗证,先补合谷,次泻复溜,可以发汗;反之,先泻合谷、次补复溜,则可以止汗,这都是补泻手法不同所产生的不同治疗结果。《灵枢·邪气脏腑病形》曰:"补泻反则病益笃。"也提示了补泻手法的重要性。

5. 知常达变,随症增减腧穴　一个处方中,腧穴的增加或减少,不仅会影响到治疗效果,甚至会改变处方的主治。一般来说,治疗某病某证的处方主穴是基本不变的,但应随着病情的变化而增减腧穴。如治疗哮喘以膻中、列缺、肺俞、尺泽为基本方,若是风寒太盛,可去尺泽,加风门;若属痰热,则去列缺,加丰隆;若是哮喘急性发作,则加孔最。

第五节　特定穴的临床应用

特定穴是指在十四经中具有特殊治疗作用,并有特定名称的腧穴。包括在四肢肘、膝以下的五输穴、原穴、络穴、郄穴、八脉交会穴、下合穴;在胸腹、背腰部的募穴、背俞穴;在躯干、四肢的八会穴以及分布于全身的交会穴。特定穴在十四经中不仅在数量上占有相当的比例,而且是临床最常用的腧穴,其主治规律强,应用范围广,有着极其重要的临床意义。

一、五输穴

1. 五输穴的概念及分布　五输穴是指十二经脉分布在肘膝关节以下,被称为井、荥、输、经、合的五个腧穴。《灵枢·九针十二原》记载:"所出为井、所溜为荥、所注为输、所行为经、所入为合。"

五输穴是按井、荥、输、经、合的顺序,从四肢末端向肘、膝方向依次排列。"井"穴多位于手足之端,喻作水的源头,是经气所出的部位,即"所出为井"。"荥"穴多位于掌指或跖趾关节之前,喻作水流尚微,萦迂未成大流,是经气流行的部位,即"所溜为荥"。"输"穴多位于掌指或跖趾关节之后,喻作水流由小而大,由浅注深,是经气渐盛,由此注彼的部位,即"所注为输"。"经"穴多位于腕踝关节以上,喻作水流变大,畅通无阻,是经气正盛运行经过的部位,即"所行为经"。"合"穴位于肘膝关节附近,喻作溪流河水最后汇入大江大海,是经气由此深入,进而会合于脏腑的部位,即"所入为合"。由于每条经有 5 个穴位属于五输穴,故人体共有五输穴 60 个。

2. 五输穴及其五行属性 五输穴不仅有经脉归属,还具有自身的五行属性,《灵枢·本输》指出阴经井穴属木,阳经井穴属金。按照"阴井木""阳井金"和五行生克规律进行配属,十二经脉五输穴的穴名及其五行属性(表 5-1、表 5-2)。

表 5-1 阴经五输穴表

经脉名称	井(木)	荥(火)	输(土)	经(金)	合(水)
手太阴肺经	少商	鱼际	太渊	经渠	尺泽
手厥阴心包经	中冲	劳宫	大陵	间使	曲泽
手少阴心经	少冲	少府	神门	灵道	少海
足太阴脾经	隐白	大都	太白	商丘	阴陵泉
足厥阴肝经	大敦	行间	太冲	中封	曲泉
足少阴肾经	涌泉	然谷	太溪	复溜	阴谷

表 5-2 阳经五输穴表

经脉名称	井(金)	荥(水)	输(木)	经(火)	合(土)
手阳明大肠经	商阳	二间	三间	阳溪	曲池
手少阳三焦经	关冲	液门	中渚	支沟	天井
手太阳小肠经	少泽	前谷	后溪	阳谷	小海
足阳明胃经	厉兑	内庭	陷谷	解溪	足三里
足少阳胆经	足窍阴	侠溪	足临泣	阳辅	阳陵泉
足太阳膀胱经	至阴	足通谷	束骨	昆仑	委中

3. 五输穴的临床应用

(1) 按五输穴主病特点选用:《灵枢·顺气一日分为四时》云:"病在脏者,取之井;病变于色者,取之荥;病时间时甚者,取之输;病变于音者,取之经;经满而血者,病在胃及以饮食不节得病者,取之于合。"其后,《难经·六十八难》又作了补充:"井主心下满,荥主身热,输主体重节痛,经主喘咳寒热,合主逆气而泄。"《灵枢·邪气脏腑病形》又有"荥输治外经,合治内腑"之说。综合近代临床的应用情况,井穴多用于急救,荥穴多用于治疗热证,输穴多用于治疗经脉循行部位的肢节疼痛等。

(2) 按五行生克关系选用:五输穴具有五行属性,根据《难经·六十九难》提出的"虚者补其母,实者泻其子"的观点,将五输穴配属五行,然后按"生我者为母,我生者为子"的原则,虚证用母穴,实证用子穴。这一取穴法亦称为子母补泻取穴法。在具体运用时,分本经子母补泻和他经子母补泻两种方法。例如,肺经实证应"泻其子",肺在五行中属"金",因"金生水","水"为"金"之子,故可选本经五输穴中属"水"的合穴即尺泽;肺经虚证应"补其母",肺属"金","土生金","土"为"金"之母,因此,应选本经属"土"的五输穴,即输穴太渊。这都属于本经子母补泻取穴。同样用肺经实证来举例,在五行配属中肺属"金",肾属"水",肾经为肺经的"子经",根据"实则泻其子"的原则,应在其子经(肾经)上选取"金"之"子"即属"水"的五输穴,亦即肾经合穴阴谷,此为他经子母补泻取穴。各经五输穴子母补泻取穴(表5-3)。

表5-3　子母补泻取穴表

		脏						腑				
		金	水	木	火	相火	土	金	水	木	火	相火	土
本经子母穴	经脉	肺经	肾经	肝经	心经	心包经	脾经	大肠经	膀胱经	胆经	小肠经	三焦经	胃经
	母穴	太渊	复溜	曲泉	少冲	中冲	大都	曲池	至阴	侠溪	后溪	中渚	解溪
	子穴	尺泽	涌泉	行间	神门	大陵	商丘	二间	束骨	阳辅	小海	天井	厉兑
他经子母穴	母经	脾经	肺经	肾经	肝经	肝经	心经	胃经	大肠经	膀胱经	胆经	胆经	小肠经
	母穴	太白	经渠	阴谷	大敦	大敦	少府	足三里	商阳	足通谷	足临泣	足临泣	阳谷
	子经	肾经	肝经	心经	脾经	脾经	肺经	膀胱经	胆经	小肠经	胃经	胃经	大肠经
	子穴	阴谷	大敦	少府	太白	太白	经渠	足通谷	足临泣	阳谷	足三里	足三里	商阳

(3) 按时选用:天人相应是中医整体观念的重要内容,经脉的气血运行和流注也与季节和每日时辰的不同有密切的关系。《难经·七十四难》云:"春刺井,夏刺荥,季夏刺输,秋刺经,冬刺合。"实质上是根据手足三阴经的五输穴均以井木为始,与一年春夏秋冬四季顺序相应而提出的按季节选穴。另外,子午流注针法则是根据一日之中十二经脉气血盛衰开阖的时辰,选用不同的五输穴治疗。

二、原穴、络穴

1. 原穴、络穴的概念及分布

(1) 原穴:是指脏腑原气输注、经过和留止于十二经脉四肢部的腧穴,又称"十二原"。原穴名称首载于《灵枢·九针十二原》。阴经的原穴与五输穴中的输穴为同一穴,所谓"阴经之输并于原"(《类经图翼》),或称作"以输为原"。而阳经则除输穴外,还另有一个原穴,《难经·六十二难》指出:"三焦行诸阳,故置一输名曰原。"十二经脉在腕、踝关节附近各有一个原穴,共有12个原穴。

(2) 络穴:是指络脉在经脉分出之处的穴位。络穴名称首载于《灵枢·经脉》篇。十二经在肘膝关节以下各有一络穴,加上位于上腹部任脉的络穴、尾骶部督脉的络穴和胸胁部的脾之大络,合称"十五络穴"。

2. 原穴、络穴的临床应用

(1) 原穴的临床应用,主要表现在诊断和治疗脏腑疾病。《灵枢·九针十二原》记载:"五脏有疾也,应出十二原。"说明十二原穴能反映脏腑病候,故可用于诊断相应脏腑的疾病。《难经·六十六难》记载:"三焦者,原气之别使也,主通行三气,经历于五脏六腑。"所以针刺原穴能使三焦通达,激发原气,维护正气,抗御外邪。《难经·六十六难》说:"五脏六腑之有病者,皆取其原也。"说明原穴可用于治疗相应脏腑疾病。

(2) 络穴是络脉从本经别出的部位,因为十二络脉能沟通表里两经,有"一络通两经"之说,故十二络脉具有加强表里两经联系的作用,所以络穴除可治疗其络脉的虚实病证外,还常用于治疗表里两经的病证,如肝经络穴蠡沟,既可治疗肝经病证,又可治疗胆经病证;同样胆经络穴光明,既可治疗胆经病证,又可治疗肝经病证。可见,络穴的作用主要是扩大了经脉的治疗范围。

(3) 临床治疗中,原穴和络穴既可单独应用,也可相互配合使用。临床上常把先病经脉的原穴和后病的相表里经脉的络穴相配合,称为原络配穴法或主客原络配穴法,是表里经配穴法的典型应用。如肺经先病,先取其经的原穴太渊,大肠经后病,再取该经络穴偏历。反之,大肠经先病,先取本经原穴合谷,肺经后病,后取该经络穴列缺。十二经脉原穴与络穴(表5-4)。

表5-4　十二经脉原穴与络穴表

经脉	原穴	络穴	经脉	原穴	络穴
手太阴肺经	太渊	列缺	手阳明大肠经	合谷	偏历
手厥阴心包经	大陵	内关	手少阳三焦经	阳池	外关
手少阴心经	神门	通里	手太阳小肠经	腕骨	支正
足太阴脾经	太白	公孙	足阳明胃经	冲阳	丰隆
足厥阴肝经	太冲	蠡沟	足少阳胆经	丘墟	光明
足少阴肾经	太溪	大钟	足太阳膀胱经	京骨	飞扬

三、背俞穴、募穴

1. 背俞穴、募穴的概念及分布　背俞穴是指脏腑之气输注于背腰部的腧穴,又称为"俞穴"。背俞穴的名称首见于《灵枢·背俞》。背俞穴分布于背腰部膀胱经第一侧线上,大体依脏腑所处位置的高低而上下排列。六脏六腑(加上心包)各有一相应的背俞穴,共十二个,主要依据脏腑的名称来命名。募穴是指脏腑之气结聚于胸腹部的腧穴,又称为"腹募穴"。募穴的名称首见于《素问·奇病论》。募穴分布在胸腹部相关经脉上,均位于相关脏腑的附近。六脏六腑(加上心包)各有一相应的募穴,共十二个。

2. 背俞穴、募穴的临床应用　背俞穴、募穴与脏腑关系密切,因此,某一脏腑有病时,可以应用背俞穴、募穴进行治疗。如《素问·长刺节论》云:"迫脏刺背,背俞也。"《标幽赋》云:"岂不闻脏腑病,而求门、海、俞、募之微。"均说明背俞穴、募穴可以治疗脏腑病证。背俞穴和募穴不仅可以治疗相应的脏腑疾病,也可以治疗与脏腑经络相联属的五官九窍、皮肉筋骨的病证。如肺热咳嗽,可泻肺之背俞穴肺俞;寒邪犯胃出现的胃痛,可灸胃之募穴中脘;肝开窍于目,主筋,目疾、筋病可选肝俞等。

《难经·六十七难》曰:"阴病行阳,阳病行阴。故令募在阴,俞在阳。"《素问·阴阳应象大论》曰："从阴引阳,从阳引阴。"认为脏病(阴病)多与背俞穴(阳部)相关,腑病(阳病)多与募穴(阴部)联系。所以临床上腑病多选其募穴治疗,脏病多选其背俞穴治疗。这是从阴阳理论角度来运用背俞穴、募穴的一种方法,但并不是绝对的。《灵枢·卫气》云："气在胸者,止之膺与背腧。气在腹者,止之背腧……"说明脏腑之气可通过气街与其背俞穴、募穴相联系。由于背俞穴、募穴密切联系脏腑之气,所以临床上常用俞募配穴法,即把病变脏腑的背俞穴、募穴配合运用,以发挥其协同作用。俞募配穴法是前后配穴法的典型应用。《素问·奇病论》载："口苦者……此人者,数谋虑不决,故胆虚,气上溢而口为之苦,治之以胆募、俞。"是最早记载的俞募配穴法。

背俞穴和募穴也用于诊断疾病。脏腑发生病变时,常在背俞穴、募穴出现阳性反应,如压痛、凹陷、条索状物等,因此诊察按压背俞穴、募穴,结合其他四诊资料可诊断脏腑的疾病。

背俞穴和募穴的组成(表 5-5)。

表 5-5　背俞穴与募穴表

六脏	背俞穴	募穴	六腑	背俞穴	募穴
肺	肺俞	中府	大肠	大肠俞	天枢
心包	厥阴俞	膻中	三焦	三焦俞	石门
心	心俞	巨阙	小肠	小肠俞	关元
脾	脾俞	章门	胃	胃俞	中脘
肝	肝俞	期门	胆	胆俞	日月
肾	肾俞	京门	膀胱	膀胱俞	中极

四、八会穴

1. 八会穴的概念及分布　八会穴是指脏、腑、气、血、筋、脉、骨、髓所会聚的八个腧穴。"会",是聚会的意思。八会穴首载于《难经·四十五难》。八会穴分布在躯干部和四肢部,其中脏、腑、气、血、骨之会穴位于躯干部,筋、脉、髓之会穴位于四肢部。

2. 八会穴的临床应用　八会穴包括脏会章门,腑会中脘,气会膻中,血会膈俞,筋会阳陵泉,脉会太渊,骨会大杼,髓会绝骨(悬钟)。8 个穴位虽属于不同经脉,但对于各自所会的脏、腑、气、血、筋、脉、骨、髓相关的病证有特殊的治疗作用,故临床上常作为治疗相关病证的主要穴位。如六腑之病,可选腑会中脘,血证可选血会膈俞等。此外,《难经·四十五难》记载："热病在内,取其会之气穴也。"提示八会穴还可治疗相关的热病。

五、郄穴

1. 郄穴的概念以及分布　郄穴是指十二经脉和奇经八脉中的阴维脉、阳维脉、阴跷脉、阳跷脉经气深聚的部位。郄穴的名称和位置首载于《针灸甲乙经》。郄穴大多分布于四肢肘膝关节以下,共有十六个郄穴。

2. 郄穴的临床应用　郄穴是治疗本经和相应脏腑病证的重要穴位,多用于治疗本经循行部位及所属脏腑的急性病症。一般来说,阴经郄穴多治疗血证,阳经郄穴多治疗痛证。如肺病咯血,取肺经郄穴孔最;急性胃脘痛、乳房肿痛,取胃经郄穴梁丘等。

郄穴除单独使用外,常与八会穴配合使用,故有"郄会配穴"之称。如用梁丘配腑会中脘治疗急性胃痛疗效更好。

另外,脏腑疾患也可在相应的郄穴上出现疼痛或压痛,有助于疾病的诊断。各经郄穴(表5-6)。

表 5-6　十六经脉郄穴表

经脉	郄穴	经脉	郄穴
手太阴肺经	孔最	手阳明大肠经	温溜
手厥阴心包经	郄门	手少阳三焦经	会宗
手少阴心经	阴郄	手太阳小肠经	养老
足太阴脾经	地机	足阳明胃经	梁丘
足厥阴肝经	中都	足少阳胆经	外丘
足少阴肾经	水泉	足太阳膀胱经	金门
阴维脉	筑宾	阳维脉	阳交
阴跷脉	交信	阳跷脉	跗阳

六、下合穴

1. 下合穴的概念以及分布　下合穴是指六腑之气下合于下肢足三阳经的六个腧穴,又称"六腑下合穴"。下合穴首见于《灵枢·邪气脏腑病形》。其中胃、胆、膀胱的下合穴,与本经五输穴中的合穴为同一穴位;大肠、小肠的下合穴位于胃经,三焦的下合穴位于膀胱经。六腑胃、大肠、小肠、胆、膀胱、三焦的下合穴依次分别为足三里、上巨虚、下巨虚、阳陵泉、委中、委阳。六个穴位都分布在足三阳经膝关节附近及以下部位。

2. 下合穴的临床应用　下合穴主要用于治疗六腑疾病。《灵枢·邪气脏腑病形》指出:"合治内腑。"《素问·咳论》也说:"治府者,治其合。"概括了下合穴的主治特点,主要用于治疗与六腑相关的疾病,如肠痛取上巨虚,阳陵泉治疗胆绞痛等。

另外,下合穴也可协助诊断疾病。

七、八脉交会穴

1. 八脉交会穴的概念以及分布　八脉交会穴是指奇经八脉与十二经脉之气相通的八个腧穴,原称"交经八穴""流注八穴"和"八脉八穴"。八脉交会穴首见于窦汉卿《针经指南》。八脉交会穴均分布于腕踝附近。

2. 八脉交会穴的临床应用　八脉交会穴既可以治疗本经脉的病证,也可以治疗所相通奇经的病证。八脉交会穴在临床上应用十分广泛。李梴在《医学入门》中说:

"八法者,奇经八脉为要,乃十二经之大会也","周身三百六十穴统于手足六十六穴,六十六穴又统于八穴"。表明了这八个穴位的重要意义。

八脉交会穴在临床上,可作为远道取穴单独选用,再配头身部的邻近穴,成为远近配穴,又可上下配合应用,如公孙配内关,治疗胃、心、胸部的病证;后溪配申脉,治内眼角、耳、项、肩胛部的病证及发热恶寒等表证;外关配足临泣,治外眼角、耳、颊、颈、肩部的病证及寒热往来证;列缺配照海,治咽喉、胸膈、肺等部位的病证。八脉交会穴配伍及主治病证(表5-7)。

表5-7 八脉交会穴及主治表

穴名	主治奇经病证	相配合主病
公孙	冲脉病证	胃、心、胸疾病
内关	阴维脉病证	
外关	阳维脉病证	目外眦、颊、颈、耳后、肩疾病
足临泣	带脉病证	
后溪	督脉病证	目内眦、项、耳、肩胛疾病
申脉	阳跷脉病证	
列缺	任脉病证	胸、肺、膈、喉咙疾病
照海	阴跷脉病证	

八、交会穴

交会穴是指两经或数经相交会合的腧穴。交会穴始见于《针灸甲乙经》。交会穴多分布于头面、躯干部。历代文献对交会穴的记载略有不同,但绝大部分内容出自《针灸甲乙经》。

交会穴具有治疗交会经脉疾病的作用。如三阴交本属脾经腧穴,同时又是足三阴经的交会穴,因此,该穴不仅治疗足太阴脾经病证,也可治疗足少阴肾经和足厥阴肝经的病证;大椎是督脉穴,同时又与三阳经相交会,故既可治疗督脉的病证,又可治疗诸阳经的全身性疾患。

 复习思考题

1. 试述针灸的治疗作用。
2. 简述"菀陈则除之"的含义,并举例说明。
3. 简述"热则疾之"的含义,并举例说明。
4. 简述针灸临床诊治中的辨证与辨病结合的意义。
5. 简述针灸处方的选穴原则。

6. 简述"远近配穴法"的含义,并举例说明。

7. 简述"前后配穴法"的含义,并举例说明。

8. 试述五输穴的概念及分布。

9. 简述原穴、络穴的临床应用。

10. 简述八脉交会穴的临床应用。

第六章

针灸治疗各论

第一节 内科病证

一、中风

 培训目标

1. 掌握中风的诊断与鉴别诊断；
2. 掌握缺血性脑卒中与出血性脑卒中的鉴别；
3. 掌握中风的辨证要点、常用辨证方法；
4. 掌握中风的针灸取穴规律、针灸操作方法；
5. 熟悉中风的病因病机。

中风是以突然昏仆、不省人事、半身不遂，伴口角㖞斜、语言不利或不经昏仆，仅以口㖞、半身不遂为主症的病证。中风的发生与多种因素有关，风、火、痰、瘀、虚为主要病因。病位在脑，但与心、肝、脾、肾关系密切。基本病机是脏腑阴阳失调，气血逆乱，上扰清窍，窍闭神匿，神不导气。

在西医学中，本病多指脑血管病，如脑梗死、脑栓塞、脑出血、蛛网膜下腔出血等，又名卒中。

【典型病例】

胡某，男，65岁，因右侧肢体活动不利1天就诊。患者晨起突发右侧肢体乏力，伴肢体麻木，症状逐渐加重，不能自行站起。伴见言语不清，口角流涎，时有头晕、恶心。舌黯，苔白腻，脉弦滑。既往高血压病史12年，未规律服药。发病时自测血压：170/98mmHg。

问题一 根据上述描述，本患者的初步诊断是什么？为进一步明确诊断，还需要了解哪些病情资料？应与哪些疾病相鉴别？

诊断思路：患者老年男性，静态起病，病程短，突发右侧肢体活动不利，伴肢体麻木,言语不清,口角流涎,中医可初步诊断为"中风",西医可初步诊断为脑卒中。患者目前言语不清、口角流涎,首先应明确是否有神志的改变,这是判别疾病是否危重的重要指征,由此可诊断中脏腑还是中经络。

对于脑卒中,须鉴别缺血性脑卒中和出血性脑卒中,根据起病形式、临床表现结合 CT、MRI 等头颅影像学检查明确诊断,必要时可完善腰穿及脑脊液检查。同时进行神经系统查体,重点检查脑神经、周围神经,如神志是否清楚,眼球活动是否正常,瞳孔对光反射是否正常,双侧上下肢肌力、肌张力是否正常,痛觉是否减退,腱反射是否活跃或亢进,是否有病理征阳性,以确定病位和病性。

经查:头颅CT示左侧基底节区梗死灶,确诊该患者是缺血性卒中。患者神志清楚,双侧眼球各方向活动正常,瞳孔直径 3.0mm,对光反射正常,右侧鼻唇沟略浅,伸舌右偏,右上肢肌力 3 级,右下肢肌力 3^+ 级,左侧肢体肌力、肌张力正常,右侧肢体肌张力稍高,右侧半身痛觉减退,右侧肢体腱反射活跃,右侧 Babinski 征阳性。患者体型偏胖,平素喜食肥甘厚腻,性情急躁。

 知识点 1

缺血性脑卒中与出血性脑卒中的鉴别		
	缺血性脑卒中	出血性脑卒中
发病年龄	多为 60 岁以上	多为 60 岁以下
起病状态	安静或睡眠中	动态起病(活动中或情绪激动)
起病速度	10 余小时或 1~2 天症状达到高峰	10 分钟或数小时症状达到高峰
全脑症状	轻或无	头痛、呕吐、嗜睡、打哈欠等颅压高症状
意识障碍	无或较轻	多见且较重
神经体征	多为非均等性偏瘫(大脑中动脉主干或皮质支)	多为均等性偏瘫(基底节区)
头颅 CT	脑实质内低密度灶	脑实质内高密度灶
脑脊液	无色透明	可有血性

知识点 2

中 风 分 期

中风可分为:①超早期,指发病后 6 小时以内;②急性期,是指发病 2 周以内;③恢复期,是指发病 2 周至半年以内,其中发病后的 3~4 周为恢复早期,也可称为亚急性期;④后遗症期,指发病半年以上。

问题二 中风的辨证要点是什么? 应采用什么辨证方法,该患者如何进行辨证?

辨证思路:对于中风而言,应根据神志、肢体状态、病程、全身兼症等进行辨证,主要采用脏腑辨证、经络辨证、病因辨证等辨证方法。四诊时,既要重点关注患者有无意识障碍,肢体症状、体征,起病的诱因、缓急,病程、病史,还要掌握全身兼症、舌脉等,进行四诊合参。辨证要点是辨中经络与中脏腑,中经络者要辨兼症、中脏腑者要辨脱证与闭证。

辨中经络与中脏腑:若神志昏蒙,则为中脏腑;若神志清醒,半身不遂,口舌喝斜,舌强语謇,则为中经络。

中经络者辨兼症:兼面红耳赤,眩晕头痛,口苦,舌红或绛,苔黄,脉弦有力为肝阳暴亢;兼肢体麻木或手足拘急,头晕目眩,苔腻,脉弦滑为风痰阻络;兼口黏痰多,腹胀便秘,舌红,苔黄腻或灰黑,脉弦滑大为痰热腑实;兼肢体软弱,偏身麻木,面色淡白,气短乏力,舌黯,苔白腻,脉细涩为气虚血瘀;兼肢体麻木,手足拘挛,眩晕,耳鸣,舌红,苔少,脉细数为阴虚风动。

中脏腑者辨闭证与脱证:闭证,邪闭于内,常见于中风骤起,病性以实为主,表现为突然昏仆,不省人事,牙关紧闭,两手握固或拘急,肢体强痉等。脱证,阳气外脱,多由闭证恶化转变而来,病性以虚为主,病势危急,预后凶险,表现为目合口开,面色苍白,气息低微,手撒肢软,汗出肢冷,脉细微欲绝等。

辨证分析:本患者急性静态起病,病程短,以右侧肢体活动不利为主诉,伴右侧肢体麻木,言语不清,但神志清楚,诊断为中风,中经络。患者平素嗜食肥甘厚腻,易聚湿生痰,加之性情急躁,久则肝阳偏亢,化生内风,风邪夹痰痹阻经络,致半身不遂、言语不利;风痰上扰清窍,则可见时有头晕。舌黯,苔白腻,脉弦滑,亦为风痰阻络之象,故辨证为风痰阻络。

中医诊断:中风,中经络,风痰阻络证。

西医诊断:脑梗死急性期;高血压2级。

问题三　该患者应如何进行针刺治疗? 还有哪些有效的针灸方法?

针灸治疗思路:

1. 针刺治疗　中风病急性期以标实更为突出,应以急则治其标为原则,该患者发病1天,处于中风病的急性期,辨证为风痰阻络,应以息风化痰,疏通经络,醒脑调神为法。

治法:疏通经络,醒脑调神。以督脉、手厥阴及足太阴经穴为主。

取穴:主穴为水沟、内关、三阴交、极泉、尺泽、委中。配穴:患侧上肢:肩髃、曲池、外关、合谷、八邪;患侧下肢:环跳、阳陵泉、足三里、丰隆、悬钟、太冲;患侧地仓、颊车。

刺灸方法:水沟用雀啄法,以眼球湿润为度;余穴取患侧,内关用泻法;针刺极泉时,在标准定位下1寸心经上取穴,避开腋动脉,直刺,用提插泻法,以患者上肢有麻胀和抽动感为度;三阴交用提插补法;尺泽、委中直刺,用提插法使肢体有抽动感。

2. 另外,要考虑到中经络与中脏腑病位不同,中经络不同分期的证型及病位深浅也不相同,中脏腑之脱证、闭证病机不同,因此中风的治疗,有不同的治法、取穴,应以辨病选穴、辨证选穴为主,也要重视对症选穴。

知识点 3

针灸治疗中风的主穴、配穴

主穴	配穴	
	辨证选穴	对症选穴
中经络 水沟、内关、三阴交、极泉、尺泽、委中	肝阳暴亢—太冲、太溪 风痰阻络—丰隆、合谷 痰热腑实—曲池、内庭、丰隆 气虚血瘀—气海、血海、足三里 阴虚风动—太溪、风池	上肢不遂—肩髃、肩髎、曲池、外关、合谷、八邪 手指不伸—腕骨 下肢不遂—环跳、阳陵泉、悬钟、太冲 屈曲拘挛—肘部取曲泽;腕部取大陵 足内翻—丘墟透照海 足外翻—太溪、中封 足下垂—解溪 口角㖞斜—地仓、颊车、合谷、太冲 言语謇涩—廉泉、通里、哑门 头晕—风池、天柱 吞咽困难—廉泉、金津、玉液 复视—风池、睛明 便秘—天枢、丰隆、支沟 尿失禁、尿潴留—中极、关元 肩手综合征—阿是穴、肩前、肩髃、肩髎、臑俞、臂臑、曲池、手三里、外关、合谷等
中脏腑-闭证 水沟、内关、太冲、十二井穴		牙关紧闭—颊车、合谷
中脏腑-脱证 水沟、气海、关元、神阙、内关、太冲		

3. 其他针灸方法

（1）头针法:取顶颞前斜线、顶颞后斜线、顶旁 1 线及顶旁 2 线,毫针平刺入头皮下,快速捻转 2~3 分钟,留针 30 分钟,留针期间反复捻转 2~3 次,行针后鼓励患者活动肢体。

（2）电针法:参照上述针刺治疗取穴,在患侧上下肢各选 2 个穴位,采用断续波或疏密波,以局部肌肉微颤为度,每次通电 20~30 分钟。

　　问题四　中风患者出现明显吞咽困难,应考虑何种病症? 应如何进行针刺治疗?

　　若脑卒中患者出现吞咽困难,首先考虑延髓麻痹所致。真性延髓麻痹和假性延髓性麻痹均有吞咽困难、饮水呛咳、声音嘶哑等症状,因此需要进行鉴别,须进一步查看患者咽反射、软腭反射、下颌反射是否存在,舌肌是否萎缩等。

针灸治疗可以参考中国针灸学会行业标准《循证针灸临床实践指南——中风后假性球麻痹》。

知识点4

延髓麻痹与假性延髓性麻痹的鉴别

	延髓麻痹	假性延髓性麻痹
病变部位	舌咽、迷走神经(一侧或两侧)	双侧皮质脑干束
下颌反射	消失	亢进
咽反射	消失	存在
强哭强笑	无	有
舌肌萎缩	可有	无
双侧锥体束征	无	常有

问题五 该患者在恢复过程中,出现了患侧肢体痉挛,应如何进行针刺治疗?

《灵枢·刺节真邪》曰:"大风在身,血脉偏虚,虚者不足,实者有余,轻重不得……泻其有余,补其不足,阴阳平复,用针若此,疾于解惑。"因此治疗上应从阴引阳、从阳引阴,以达到平调阴阳、舒筋缓急的目的。

基于针灸经络理论及现代康复医学原理,应用张力平衡针法选穴。

取穴:痉挛优势侧穴位(上肢屈肌侧极泉、尺泽、大陵,下肢伸肌侧血海、梁丘、照海);痉挛劣势侧穴位(上肢伸肌侧肩髃、天井、阳池,下肢屈肌侧髀关、曲泉、解溪、申脉)。

刺灸方法:痉挛优势侧穴位行较强的提插捻转手法,以出现较强针感为度;痉挛劣势侧穴位,行柔和均匀的捻转手法,以不出现肌肉抽动为度。

【临证要点】

1. 临床、基础研究均证明,针灸治疗中风疗效好,尤其在神经功能康复中,对肢体运动、语言、吞咽功能等方面具有良好的促进作用,应尽早介入。

2. 脑梗死急性期,若在时间窗内,又无禁忌证的患者应尽早进行溶栓治疗,同时予相关的支持治疗,如抗血小板、抗凝、降纤、扩容等改善脑血循环,以及运用他汀类药物进行神经保护等,还需监测血压、血糖,血压不宜下降过快,避免低灌注损伤。

3. 中风的主要病因是风、火、痰、瘀,基本病机是脏腑阴阳失调,气血逆乱,上扰清窍,窍闭神匿,神不导气。辨证突出辨中经络与中脏腑、中经络者辨兼症、中脏腑者辨脱证与闭证。治疗时以恢复神志为先,积极促进肢体功能的恢复,故以疏通经络、醒脑调神为法,另外重视兼症的治疗,辅以辨证配穴。中风的不同病期治疗重点有别:急性期针刺手法宜轻,恢复期手法宜重,配合功能锻炼,后遗症期以调补五脏为主,可选用五脏俞加膈俞,针刺手法根据病证虚实或补或泻。

历代医家针灸治疗中风经验丰富,古代医家以头部、手足阳明经穴为主,近年来以醒脑开窍法为主。

4. 长期卧床的中风患者容易出现压疮、吸入性肺炎、尿路感染,因此正确的康复护理非常重要。勤翻身、保持皮肤卫生、适当按摩、加强营养等能有效预防压疮的出现;避免长时间留置导尿,可配合物理按摩、针灸等方法促进恢复排尿功能,预防尿路感染;注意口腔卫生,定时拍背排痰,保证呼吸道通畅,预防吸入性肺炎。注意保持大便通畅。

5. 根据神经定位诊断可知,越灵活的肢体部分,在大脑半球的对应功能区越大。中风导致肢体瘫痪,其运动功能恢复相对困难,且上肢功能恢复与下肢相比,相对较慢。

6. 中风中经络者一般病情较轻,病位较浅,预后较好。中脏腑者若出现顽固性呃逆、呕血、厥脱者,为中风变证,多致正气散脱。若邪盛正伤,病程迁延,虽经救治,仍会留有中风后遗症。

7. 本病重在预防,中老年人平时应注意饮食清淡,避免情绪波动,适当锻炼。如经常出现头晕头痛、肢体麻木,一过性发作性语言不利、肢体无力者,可能为中风先兆,应及时就诊。

【诊疗流程】

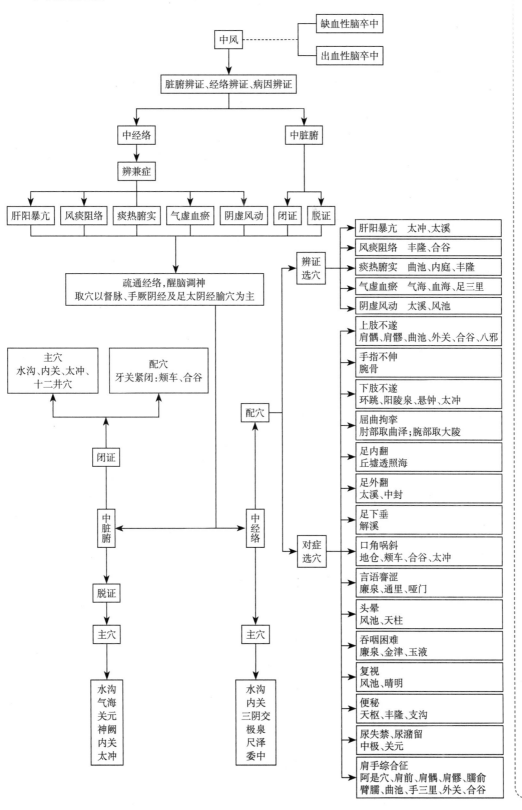

二、眩晕

培训目标

1. 掌握眩晕的诊断与鉴别诊断；
2. 掌握中枢性眩晕与周围性眩晕的鉴别；
3. 掌握眩晕的辨证要点、常用辨证方法；
4. 掌握眩晕的针灸取穴规律、针灸操作方法；
5. 熟悉眩晕的病因病机。

眩晕是以自觉头晕眼花或视物旋转动摇为主症的一类病证。轻者发作短暂，平卧或闭目片刻即安；重者如乘舟车，旋转起伏不定，以致难于站立，或伴恶心、呕吐、自汗，甚至昏倒。其发生常与忧郁恼怒、饮食不节、肾精不足、气血虚弱等因素有关。本病病位在脑，与肝、脾、肾相关。基本病机实证为风、火、痰、瘀扰乱清窍；虚证为气血虚弱或髓海不足，清窍失养。

眩晕常见于西医学的脑血管疾病、高血压、低血压、贫血、耳源性眩晕、颈椎病等疾病。

【典型病例】

张某，女，42岁。因发作性头晕2个月，加重伴间断性视物模糊1周就诊。患者2个月前因劳累出现头晕，其后头晕时时发作，每次发作持续2~5小时不等，伴头昏蒙，耳堵耳鸣。近1周来，头晕发作频繁，间断出现视物模糊。神疲乏力，气短懒言。舌淡，苔白，脉细。素体较弱，有高血压病史4年。

问题一　根据上述描述，本患者的初步诊断是什么？为进一步明确诊断，还需要了解哪些病情资料？应与哪些疾病相鉴别？

诊断思路：患者的病症特点是发作性头晕2个月，中医初步诊断为"眩晕"。西医诊断须鉴别真性眩晕与假性眩晕。故应明确患者眩晕的特点，是否存在自身或对外界环境空间位置的错觉。

经查：患者眩晕发作时觉天旋地转伴恶心呕吐。初步判断为真性眩晕，可排除高血压、糖尿病、眼部疾病等所导致的假性眩晕。

真性眩晕还要鉴别是中枢性眩晕，还是周围性眩晕。需进一步询问眩晕诱发及缓解的因素、持续时间，有无自主神经症状，是否伴肢体功能障碍等。因此，需进行共济平衡、步态、眼震、听力测试等查体，同时行头颅CT或头颅MRI等检查。

经查：该患者头晕反复发作，呈旋转性，每次发作持续2~5小时不等，伴发作性耳鸣，无肢体运动、感觉障碍等症状，右耳听力呈波动性下降，呈水平眼震。前庭试验无反应，头颅MRI：双侧基底节区多发性腔隙性脑梗死。发病前无感染史，头晕发作与头位及体位的变化关系不大。

该患者符合周围性眩晕呈发作性、症状重、持续时间短以及前庭功能受损等特征，因此可明确为周围性眩晕，诊断为梅尼埃病。

知识点 1

中枢性眩晕与周围性眩晕的鉴别

	周围性眩晕	中枢性眩晕
发作形式	突然发作	急性发作或慢性持续发作
眩晕特点	多呈旋转性,程度较剧	旋转或非旋转性,程度相对较轻
与体位相关性	头位或体位变动时加重	与头位或体位变动无关
持续时间	持续时间较短	持续时间长
眼震	幅度小、水平或水平加旋转、眼颤快相向健侧或慢相向病灶侧	幅度大、形式多变、垂直和旋转、与头位无一定关系
自主神经症状	常伴有自主神经功能紊乱,严重者可出现恶心、呕吐	自主神经功能紊乱较轻或缺如
前庭功能	多受损	正常
伴随症状	可伴耳鸣、听力障碍	脑干、小脑和颞、顶叶体征
常见疾病	迷路炎、中耳炎、前庭神经元炎、梅尼埃病、乳突炎、咽鼓管阻塞、外耳道耵聍等	后循环缺血、颈椎病、小脑或脑干病变、听神经瘤、颞叶癫痫或肿瘤、第四脑室肿瘤等

知识点 2

周围性眩晕常见病的鉴别诊断

	良性发作性位置性眩晕	前庭神经炎	梅尼埃病
年龄	50~70 岁	多见于中青年	30~60 岁首发
性别差异 (男:女)	1.2 : 3	无性别差异	1 : 1.3
临床表现	视物旋转或不稳感	急/亚急性起病,剧烈眩晕	至少 2 次自发性眩晕
持续时间	短暂,一般在 30 秒内	1~3 天,部分可达 1 周	持续 20 分钟至 12 小时
伴随症状	可伴自主神经症状(如恶心、呕吐)	眩晕消失后可遗留持续数天至数周的行走不稳感	伴波动性耳聋、耳鸣或耳胀满感
听力	正常	正常	至少 1 次低至中频感音性聋,耳聋多先于首次眩晕出现
位置相关	眩晕多发生于快速改变头位时,如起卧床及翻身,有时在抬头/低头时	与体位变化无关	与体位变化无关
眼震	70% 可诱发,位置性眼震,可自我好转,易复发,水平眼震少见	水平略带旋转,朝向健侧	水平眼震

问题二　眩晕的辨证要点是什么？应采用什么辨证方法,该患者如何进行辨证?

辨证思路:对于眩晕,应根据眩晕发作的特点及伴随症状、病程长短、全身兼症等进行辨证,主要采用八纲辨证、脏腑辨证等辨证方法。四诊时应详细进行问诊,注意发病的轻重、缓急、发作特点及伴随症状、病程长短、持续时间、诱发及缓解因素,还要结合全身兼症及舌脉等,四诊合参进行辨证。辨证要点首先明确脏腑病位所在,其次辨虚实,再根据眩晕的特点、不同兼症进行证候鉴别。

辨脏腑:病位在脑,与肝、脾、肾密切相关。

辨虚实:一般新病多实,久病多虚;体壮者多实,体弱者多虚;发作期多实,缓解期多虚;病久常虚中夹实,虚实夹杂。

辨兼症:兼面红目赤,目胀耳鸣,烦躁易怒,舌红,苔黄,脉弦数为肝阳上亢;兼头重如裹,视物旋转,舌淡,苔白腻,脉弦滑为痰湿中阻;兼目眩,面白或萎黄,神倦乏力,舌淡,苔薄白,脉弱为气血虚弱;眩晕久作不已,兼少寐健忘,耳鸣,腰酸膝软,舌红,脉弦细为肾精不足。

辨证分析:该患者头晕反复发作,属于中医"眩晕"范畴。《灵枢·口问》曰:"上气不足,脑为之不满,耳为之苦鸣,头为之苦倾,目为之眩。"患者女性,年逾四旬,平素体弱,气血亏虚,清阳不展,脑失所养,表现为头晕反复发作,首次因劳累诱发。气血亏虚,清窍失养,表现为头昏蒙、耳闷耳鸣、听力下降、视物模糊。舌淡,苔白,脉细为气血亏虚之象。故辨证为气血亏虚。

中医诊断:眩晕(气血亏虚证);

西医诊断:梅尼埃病。

问题三　该患者应如何进行针刺治疗?还有哪些有效的针灸方法?

针灸治疗思路:

1. 针刺治疗　本患者诊断为眩晕,属于虚证、气血亏虚证。病位在头,与脾、肾相关。故要遵循"虚则补之"的法则。

治法:益气养血,益精定眩,取头部腧穴、督脉穴及相应背俞穴为主。

取穴:百会、风池、肝俞、脾俞、肾俞、气海、足三里。

刺灸方法:针刺风池应正确把握进针方向,要求患者头微低,针尖微向下,指向鼻尖,进针 0.8~1.2 寸,用平补平泻法。百会平补平泻,余穴补法。留针 30 分钟。

知识点3

针灸治疗眩晕的主穴和配穴

	主穴	配穴	
		辨证选穴	对症选穴
实证	百会、风池、太冲、内关	肝阳上亢—太冲、太溪 痰浊中阻—丰隆、中脘 瘀血阻窍—膈俞、阿是穴	不寐—神门、申脉、照海 便秘—支沟、下巨虚、天枢 贫血—膏肓、膈俞
虚证	百会、风池、肝俞、肾俞、足三里	气血亏虚—脾俞、气海、胃俞 肾精不足—太溪、悬钟、三阴交	神经衰弱—内关、神门、三阴交 梅尼埃病—翳风、听宫 颈椎病—颈部相应夹脊穴、天柱

2. 其他针灸方法

（1）头针法：取顶中线、枕下旁线。用中等刺激，留针 30 分钟。

（2）耳针法：取肾上腺、皮质下、枕、交感、神门、额、内耳，每次选 3~4 穴，用毫针刺或压丸法。

（3）穴位注射法：取风池、内关、足三里。选维生素 B_1 或维生素 B_{12} 注射液，每穴注射 0.5~1.0ml，2~3 日 1 次。

（4）三棱针法：取印堂、太阳、头维、百会等穴，用三棱针点刺出血数滴。

【临证要点】

1. 针灸治疗眩晕有较好的疗效，但引起眩晕的原因较多，应查明原因，明确诊断。

2. 眩晕的基本病机，实证为风、火、痰、瘀扰乱清窍；虚证为气血虚弱或髓海不足，清窍失养。病位在脑，与肝、脾、肾相关。辨证应以八纲辨证与脏腑辨证相结合为主，重在辨脏腑病位、辨虚实、辨兼症。眩晕发作时应"急则治其标"，以定眩止呕为主；眩晕间歇期应"缓则治其本"，重视原发病的治疗。治疗实证应平肝潜阳，化痰定眩，取足少阳、足厥阴经穴及督脉穴；治疗虚证应益气养血，益精定眩，取督脉穴及相应背俞穴，还可配合辨病选穴，如颈椎病引起的眩晕，可加颈夹脊。

古代医家治疗眩晕多取三阳经穴，尤以太阳经穴为最多，其次为少阳经，再次为阳明经；古人亦选用任脉穴。

3. 针刺颈部腧穴可以缓解颈部肌肉紧张，减轻各种因素对交感神经的刺激，改善椎动脉的血流，从而改善脑干网状结构、前庭神经核区和内耳血液循环，达到平眩止晕的目的。

4. 眩晕发作时，嘱患者闭目或平卧，保持安静，如伴呕吐应防止呕吐物误入气管。

5. 饮食以清淡食物为主，少食肥甘厚腻之品。

【诊疗流程】

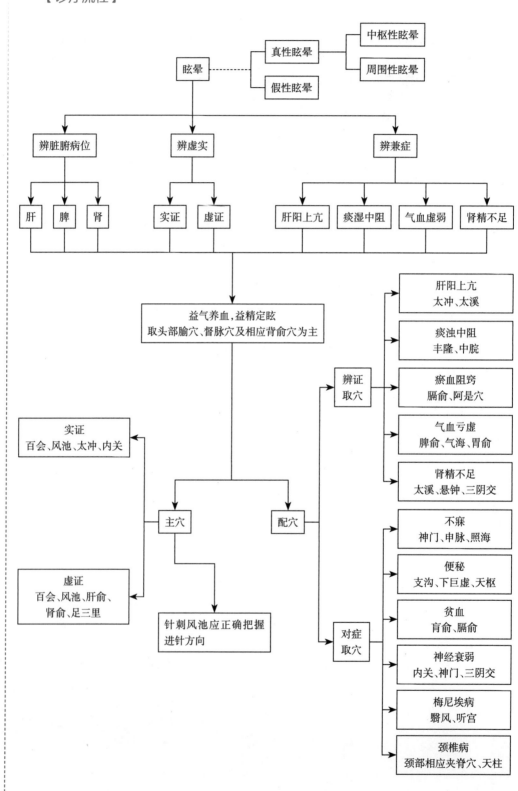

三、头痛

1. 掌握常见的原发性头痛的诊断与鉴别诊断；
2. 掌握头痛的辨证要点、常用辨证方法；
3. 掌握头痛的针灸取穴规律、针灸操作方法；
4. 熟悉头痛的病因病机。

头痛是指以患者自觉头部疼痛为主要临床表现的一种病证。头痛常与外感风邪以及情志、饮食、体虚久病等内伤因素有关。病位在头，从脏腑而论，与肝、脾、肾关系密切；从经脉而论，所有阳经都循行至头部，足厥阴肝经上行至巅顶，督脉直接与脑府相联系，故头痛又与手足三阳经、足厥阴经、督脉密切相关。基本病机是头部经络功能失常，气血失调，导致脉络不通或脑窍失养。

头痛多见于西医学的偏头痛、紧张性头痛、丛集性头痛、枕大神经痛、枕小神经痛，以及高血压、急性脑血管疾病、颅内占位病变、青光眼、额窦炎等疾病中。

【典型病例】

患者，女，47岁。因左侧头痛间断发作20年，加重1周就诊。患者20年前因工作劳累、压力大出现头痛，左侧颞部为甚。20年间，每于劳累、情绪紧张时发作，多呈钝痛，伴眼睛干涩，面色萎黄，乏力。1周前因连续熬夜，出现头痛频繁发作。

问题一 根据以上描述，本患者的初步诊断是什么？为进一步明确诊断，还需要了解哪些病情资料？应与哪些疾病相鉴别？

诊断思路：患者左侧头痛反复发作20年，中医可以初步诊断为"头痛"。但患者1周来疼痛程度加重，应鉴别头痛是外感还是内伤所致，所以需要了解本次发病的原因及伴随症状。外感头痛多伴有恶寒、发热、鼻塞、流涕等外感症状；内伤头痛，则需进一步了解既往病史、发作特点以及饮食、情志、生活起居等。

在西医方面，头痛的诊断应当鉴别是原发性头痛还是继发性头痛，原发性头痛的诊断，首先是排除其他原因的继发性头痛。患者头痛病程长，近1周病情加重，还需进行眼压、头颅CT或者MRI等检查，以明确是否为青光眼、颅内占位等病变。

如果是原发性头痛，还应根据诱发或加重及缓解因素、发作时间、持续时长、头痛程度及性质、伴随症状等进一步明确是偏头痛、丛集性头痛还是紧张性头痛。

经查：患者左侧头痛呈隐痛，劳累后加重，休息后缓解，精神欠佳，伴头晕、乏力，偶有恶心，无呕吐、畏光，舌淡白，苔薄，脉弱。头部无束带样或紧箍感，发作时间不固定，发作时无目赤、流泪、鼻塞、流涕症状，故应排除外感头痛，诊为内伤头痛。头颅MRI示未见颅内占位性病变，双侧眼压正常，故排除继发性头痛，应诊断为原发性头痛（偏头痛）。

知识点 1

常见的原发性头痛鉴别

	偏头痛	丛集性头痛	紧张性头痛
头痛部位	多为一侧,部分呈双侧,常局限于额部、颞部及枕部	是较少见的发生于眶、眶上、颞部及其任何组合处,严格局限于偏侧	主要为两颞部,部分为枕部、头顶部及全头部
头痛性质	开始常呈激烈的搏动性疼痛,后转为持续性钝痛	极重度的爆裂样或神经痛样的疼痛	呈束带样、紧箍感,或持续性钝痛、胀痛、压迫痛及麻木感
头痛持续时间	常持续 4~72 小时	持续 15 分钟至 3 小时	30 分钟至数天
头痛发作频次	反复发作	从隔日 1 次到每日 8 次	反复发作
伴随症状	常伴恶心(严重者呕吐)及对声、光、气味过敏;或有先兆症状	伴有同侧结膜充血、流泪、鼻塞、流涕、前额和面部出汗、瞳孔缩小、上睑下垂和/或眼睑水肿,伴或不伴不安或躁动;常定时发作	患者常有疼痛围绕头颈部感觉,无恶心或呕吐、畏光、畏声等
诱发因素	劳累、强光、环境嘈杂、睡眠障碍等	在发作期常由酒精、异常气味、情绪、天气等固定因素诱发	工作紧张、眼疲劳及姿势不正确,心理因素可加重症状

问题二　头痛的辨证要点是什么? 应采用什么辨证方法,该患者如何进行辨证?

辨证思路:对于头痛,应根据症状、病程长短和全身兼症、病史等进行辨证,主要采用经络辨证、脏腑辨证、病因辨证、八纲辨证等辨证方法。四诊时,既要重点关注头痛的诱因、性质、部位、疼痛程度、持续时间、缓解因素等,还要结合全身兼症、舌脉等,四诊合参进行诊断。辨证强调辨外感内伤、辨经络、辨虚实。

辨外感内伤:外感头痛,起病较急,痛连项背,痛无休止,常有外感病史,伴随有表证。内伤头痛,多起病较缓,部位不定,痛势或轻或重,常因情志、饮食、劳倦、跌仆、环境等因素诱发或加重,或继发于其他全身性的疾病。

辨经络:对于疼痛部位明确的头痛,针灸临床常按照部位进行经络辨证。阳明头痛:疼痛位于前额、眉棱或鼻根部,又称前额痛、正头痛;少阳头痛:疼痛位于头侧部,常为单侧,又称侧头痛;太阳头痛:疼痛位于后枕部,常连及于项,也称后枕痛、后头痛;厥阴头痛:疼痛位于巅顶部,常连及目系,也称巅顶痛、头顶痛。

辨虚实:发病较急,痛无休止,头痛连及项背,痛势剧,多表现为掣痛、跳痛、灼痛、胀痛或重痛,伴外感表证明显者,多属实证;起病较缓,反复发作,时轻时重,痛势较缓,常伴头晕,遇劳或情志刺激而发作、加重,多表现为隐痛、空痛或昏痛,多属虚证或虚实夹杂之证。

辨兼症:头痛连及项背,兼恶风寒,口不渴,苔薄白,脉浮紧为风寒头痛;头胀,发热,口渴欲饮,小便黄,苔黄,脉浮数为风热头痛;头痛如裹,肢体困重,苔白腻,脉濡为风湿头痛。头胀痛、跳痛、掣痛,或两侧、巅顶作痛,兼心烦易怒、口苦,舌红,苔黄,脉弦为肝阳上亢头痛。头痛昏蒙,兼胸闷脘胀,苔白腻,脉滑为痰浊头痛。头痛迁延日久,或头部有外伤史,痛处固定不移,舌紫黯,脉细涩为瘀血头痛。头空痛、昏痛,兼神疲无力,面色不华,舌淡苔白,脉细弱为血虚头痛。

辨证分析:患者头痛间断发作20年,每于劳累后多发,近日无外感病史、症状,故诊断为内伤头痛。《太平圣惠方》载:"夫偏头痛者,由人气血俱虚,客风入于诸阳之经,偏伤于脑中故也。"患者长期工作劳累,易耗伤气血,头窍失于濡养则可见头部隐痛,劳则耗气,故每于劳累后加重。面色萎黄,乏力、眼干,舌淡苔薄白,脉细弱均为血虚之征象,头痛部位以左侧颞部为主,辨为少阳头痛。

中医诊断:头痛(血虚头痛、少阳头痛);

西医诊断:偏头痛。

问题三 该患者应如何进行针刺治疗?还有哪些有效的针灸方法?

针灸治疗思路:

1. **针刺治疗** 本患者诊断为头痛,属血虚头痛,少阳头痛。故要遵循"虚则补之"的法则进行治疗。

治法:通络止痛,补益气血。选头部腧穴及手足少阳经穴为主。

取穴:风池、率谷、太阳、阿是穴、外关、足临泣、气海、足三里。

刺灸方法:针刺风池应把握进针的方向、深度,令患者头微低,针尖指向鼻尖,进针0.8~1.2寸,用平补平泻法;足三里、气海用补法;其余各穴均常规刺,用平补平泻法。

📖 **知识点2**

针灸治疗头痛的主穴、配穴

主穴	配穴	
	辨证选穴	对症选穴
阳明头痛—头维、印堂、阳白、阿是穴、合谷、内庭	风寒头痛—列缺、风门	颈项肩部肌肉紧张—阿是穴、神门、颈夹脊
少阳头痛—太阳、率谷、风池、阿是穴、外关、足临泣	风热头痛—曲池、大椎 风湿头痛—阴陵泉	目赤、鼻塞、流涕—丝竹空、承泣、迎香
太阳头痛—天柱、后顶、阿是穴、后溪、申脉 厥阴头痛—百会、四神聪、阿是穴、内关、太冲	肝阳上亢头痛—行间、太溪 痰浊头痛—丰隆、阴陵泉 瘀血头痛—血海、膈俞	不寐—神门、申脉、照海
全头痛—太阳、百会、头维、印堂、率谷、风池、合谷	血虚头痛—气海、足三里	

2. 其他针灸方法

(1)耳针法:取脑、额、枕、神门、肝,每次选2~3穴,毫针刺或用埋针法、压丸法。顽固性头痛可在耳背静脉点刺出血。

笔记

（2）皮肤针法：取太阳、印堂、阿是穴，中重度叩刺，使少量出血。适用于外感头痛、瘀血头痛。

（3）穴位注射法：取风池穴，用1%利多卡因溶液或维生素 B_{12} 注射液，每穴注射0.5~1.0ml，每日或隔日1次。适用于顽固性头痛。

另可参考中国针灸学会行业标准《循证针灸临床实践指南——偏头痛》。

【临证要点】

1. 头痛原因复杂，在治疗前应明确诊断，尤其是对于多次治疗无效，或治疗过程中头痛持续加重者，应考虑是否为颅脑病变所致，要详细检查。

2. 针灸治疗头痛效果明显。头痛的基本病机是头部经络不通或头部经络失于濡养。辨证要点应突出辨经络、辨外感内伤、辨虚实，必须明确头痛的部位、性质、病程长短以及疼痛诱发和加重因素。治疗时须重视局部选穴，同时根据疼痛部位循经远部选穴，再结合辨证选穴和对症选穴。另外还可以结合西医诊断进行辨病治疗，如由颈椎病引起的头痛，可配颈夹脊，若诊断为枕大神经痛或枕小神经痛可配玉枕、脑空。

古代医家治疗头痛，多以头部、阳经腧穴为主，针法上泻多于补，并应用艾灸、刺络放血、贴敷等疗法综合治疗。

3. 对于继发性头痛，针灸可以缓解头痛症状，但应该以积极治疗原发疾病为主。此外，高血压头痛慎用强刺激。

4. 患者在治疗期间，应禁烟酒，适当参加体育锻炼，避免过劳和精神刺激，注意休息。

【诊疗流程】

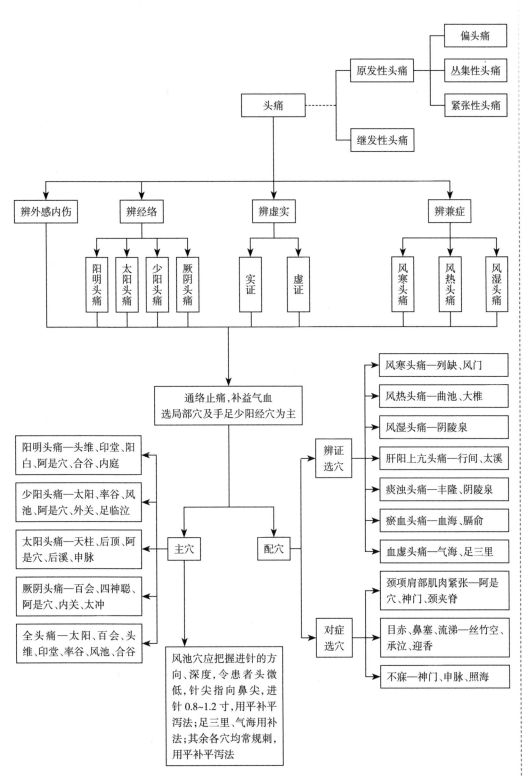

四、面瘫

1. 掌握面瘫的诊断与鉴别诊断；
2. 掌握面瘫的辨证要点、常用辨证方法；
3. 掌握面瘫的针灸取穴规律、针灸操作方法。
4. 熟悉面瘫的病因病机。

面瘫是以口角向一侧歪斜、眼睑闭合不全为主症的病证，又称为"口眼㖞斜"。发病多与劳作过度、情绪郁结，面部脉络空虚，风寒或风热之邪乘虚而入有关，发病较急。病位在面部，与阳明、太阳经筋密切相关。基本病机是经气闭阻，面部经筋失于濡养，筋肉失于约束，筋肌弛缓不收。若病久不愈，气血虚损，面部筋肉失去濡养而枯槁萎缩，终致口眼㖞斜，难以恢复。

在西医学中，本病多指周围性面瘫，最常见于贝尔麻痹，也可见于亨特（Hunt）综合征等。

【典型病例】

刘某，男，62岁，因突发右侧口眼歪斜1天来诊。自觉右眼迎风流泪、闭目不紧，右侧面颊板滞麻木、咀嚼无力、右颊存食、鼓腮漏气，精神紧张。查看：右侧鼻唇沟变浅、口角下垂。舌质红，苔薄黄，脉浮数。高血压病史10年。

问题一　根据上述描述，本患者的初步诊断是什么？为进一步明确诊断，还需要了解哪些病情资料？应与哪些疾病相鉴别？

诊断思路：患者的病症特点是突然出现的面部表情肌功能障碍所致的眼、鼻、口的相关症状，可以初步诊断为"面瘫"。但患者年龄62岁，有高血压病史10年，故应鉴别是中枢性面瘫还是周围性面瘫？因此，需要进一步查看：是否有贝尔征，右侧额纹是否存在且双侧是否对称，伸舌是否偏歪，肢体功能是否正常，是否有病理反射等。

如果是周围性面瘫，要判断病情严重程度。因此，需要进一步查看：是否有味觉障碍、唾液分泌障碍、泪腺分泌障碍？有无听觉过敏、颈阔肌征、耳聋及眩晕，肌电图检查情况如何等。

如果是周围性面瘫，还要鉴别是贝尔面瘫或是亨特综合征。因此，要进一步询问查看：发病前是否有疲乏、低热、"感冒"病史？耳郭、耳道、耳后有无红肿剧痛？耳道内有无疱疹？

经查：本患者精神状态良好，右侧额纹变浅，不能蹙额皱眉，伸舌未见偏歪，双侧肢体功能正常，故可以排除中枢性面瘫，应诊断为周围性面瘫。但患者右耳后乳突处疼痛，右侧舌前2/3味觉减退，咽干口燥，烦热，小便短赤。

知识点 1

周围性面瘫诊断标准

依据中华医学会《中国特发性面神经麻痹诊治指南》(2016 年),周围性面瘫诊断标准如下:

1. 临床特点

(1) 任何年龄、季节均可发病。

(2) 急性起病,病情多在 3 天左右达到高峰。

(3) 临床主要表现为单侧周围性面瘫,如受累侧闭目皱眉、鼓腮、示齿和闭唇无力,以及口角向对侧歪斜;可伴有同侧耳后疼痛或乳突压痛。根据面神经受累部位的不同,可伴有同侧舌前 2/3 味觉消失、听觉过敏、泪液和唾液分泌障碍。个别患者可出现口唇和颊部的不适感。当出现瞬目减少、迟缓、闭目不拢时,可继发同侧角膜或结膜损伤。

2. 实验室检查

(1) 对于特发性面神经麻痹的患者不建议常规进行化验、影像学和神经电生理检查。

(2) 当临床需要判断预后时,在某些情况下,神经电生理检测可提供一定帮助。运动神经传导检查可以发现患侧面神经复合肌肉动作电位波幅降低,发病 1~2 周后针极肌电图可见异常自发电位。面肌瘫痪较轻的患者,由于通常恢复较好,一般不必进行电生理检查。对于面肌完全瘫痪者,可以根据需要选择是否行神经电生理测定,在发病后 1~2 周进行测定时,可能会对预后的判断有一定指导意义。当面神经传导测定复合肌肉动作电位波幅不足对侧 10%,针极肌电图检测不到自主收缩的电信号时,近半数患者恢复不佳。

3. 诊断标准

(1) 急性起病,通常 3 天左右达到高峰。

(2) 单侧周围性面瘫,伴或不伴耳后疼痛、舌前味觉减退、听觉过敏、泪液或唾液分泌异常。

(3) 排除继发原因。

知识点 2

周围性面瘫与中枢性面瘫的鉴别

	周围性面瘫	中枢性面瘫
一侧额纹变浅或消失	有	无
一侧闭目露睛	有	无
伸舌是否居中	居中	偏向患侧
一侧肢体活动不利	无	有或无
言语不利	无	有
神经系统病理反射	阴性	阳性

知识点 3

亨特综合征

亨特综合征是由水痘-带状疱疹病毒侵犯面神经和第8脑神经的膝状神经节，所产生的剧烈耳痛，耳聋，眩晕及面瘫。典型的表现是一侧周围性面瘫，伴有耳郭疱疹，同侧泪液减少甚至消失，多数患者还有听神经受累症状，即耳鸣／耳聋，其中部分患者有前庭神经受累症状，即走路不稳、眩晕等。预后比贝尔面瘫差。

问题二　面瘫的辨证要点是什么？应采用什么辨证方法，该患者如何进行辨证？

辨证思路：对于面瘫而言，应根据面部症状、病程长短和全身兼症等进行辨证，主要采用经络辨证、病因辨证、八纲辨证等辨证方法。四诊时，既要重点关注面部的症状、体征、起病的诱因、缓急、病程，询问味觉、听觉情况，查看患侧乳突部是否疼痛，耳周、耳内是否有疱疹等，还要搜集全身兼症、舌脉等，四诊合参进行诊断，辨证要点是辨经络、辨病期、辨兼症。

辨经络：本病主要与足阳明、足太阳经筋有关。足太阳、足阳明经筋分别为"目上网"和"目下网"，故眼睑不能闭合者多与此两条经筋相关；口颊部为手太阳和手、足阳明经筋所主，故口㖞者责之于此三条经筋。

辨病期：急性期以实为主，后遗症期以虚为主。部分患者病程迁延日久，可因瘫痪肌肉出现挛缩，口角反牵向患侧，甚则出现面肌痉挛，形成"倒错"现象，也可能出现联带动作、鳄鱼泪征、痉挛等，治疗较困难。

辨兼症：发病初期，面部有感寒史，舌淡，苔薄白，脉浮紧者，为风寒外袭；继发于风热感冒或其他感染性疾病，舌红，苔薄黄，脉浮数者，为风热侵袭。恢复期或病程较长者，兼肢体困倦无力，舌淡苔白，脉沉细者，为气血不足。

辨证分析：患者以突发右侧口眼歪斜为主诉，根据《灵枢·经筋》所述"足阳明之筋……其病……卒口僻，急者目不合，热则筋纵，目不开，颊筋有寒，则急，引颊移口，有热则筋弛纵，缓不胜收，故僻"，"足之阳明，手之太阳，筋急则口目为噼"，"足阳明之筋……太阳为目上网，阳明为目下网"；"足太阳之筋……其支者，为目上网，下结于頄"。可诊断为"面瘫"。其病变主要在足阳明、足太阳经筋。风性善行数变，该患者突然发病，虽无明显感受风邪病史，亦诊为风证；患者咽干口燥，烦热，小便短赤，舌质红，苔薄黄，脉浮数，是为热象，故为风热侵袭之证。

中医诊断：面瘫（足阳明、足太阳经筋证；风热侵袭证）。

西医诊断：贝尔面瘫（鼓索神经损伤）。

 知识点 4

面 瘫 分 期

面瘫分为以下几期：①发展期，又称急性期或面神经炎性水肿进展期，时间为7天左右；②静止期，为发病后7~20天；③恢复期，发病20天以上；④后遗症期，3个月以上未愈者。

问题三 该患者应如何进行针刺治疗? 还有哪些有效的针灸方法?

针灸治疗思路:

1. 针刺治疗 本患者诊断为面瘫,属于实证、风热证,病位在面部阳明、太阳经筋。故要遵循"实则泻之""热则疾之"的法则进行治疗。

治法:以祛风通络、疏调经筋为治法,选局部穴及手阳明、足阳明经穴为主。

取穴:攒竹、丝竹空、阳白、四白、地仓、颊车、颧髎、下关、翳风、合谷、外关、关冲。

刺灸方法:要特别关注面部腧穴针刺的深浅、刺激的强弱。本患者发病仅1天,属于急性期,风邪浅在络脉,病浅刺浅,故面部腧穴宜浅刺,针刺深度在0.1~0.3寸;刺激宜轻,用平补平泻法。翳风穴直刺1寸,用平补平泻法;合谷穴直刺,用泻法。留针20分钟。另外,面部腧穴也可采用缪刺之法。

面瘫各期,面部腧穴大致相同。如果是急性期的风寒外袭证、病程较久的气血不足证,或有某些特殊症状者,则应进行辨证选穴、对症选穴。

知识点 5

面瘫主穴、配穴

主穴	配穴	
	辨证选穴	对症选穴
攒竹、丝竹空、阳白、四白、颧髎、颊车、地仓、合谷、太冲	风寒外袭证—风池、风府 风热侵袭证—外关、关冲 气血不足证—足三里、气海 足太阳经筋证—申脉 足阳明经筋证—厉兑 手太阳经筋证—后溪	眼睑闭合不全—鱼腰、申脉 鼻唇沟变浅—迎香 人中沟歪斜—水沟 颏唇沟歪斜—承浆 乳突部疼痛—翳风 舌麻、味觉减退—廉泉、足三里 听觉过敏—阳陵泉 流泪—太冲

---

2. 其他针灸方法

(1) 皮肤针法:取阳白、颧髎、地仓、颊车,轻叩,以局部潮红为度,每日或隔日1次。

(2) 电针法:取太阳、阳白、地仓、颊车。断续波,刺激10~20分钟,刺激强度以患者面部肌肉微见跳动且能耐受为宜。

(3) 刺络拔罐法:取阳白、颧髎、地仓、颊车。用皮肤针叩刺或三棱针点刺出血后加拔火罐。

另可参考中国针灸学会行业标准《循证针灸临床实践指南——贝尔面瘫》。

【临证要点】

1. 针灸是治疗面瘫的优势治疗方法,疗效显著,主要体现在缩短病程,减少重症患者的后遗症发生率。越早介入,针灸治疗效果越好。

2. 患者以口眼歪斜就诊时,要注意鉴别是中枢性面瘫还是周围性面瘫;是贝尔面瘫还是亨特综合征;要注重了解面神经损伤的程度。这对选穴、选择针灸方法有指导意义。亨特综合征的后遗症发生率较高,早期治疗有助于提高疗效。

3. 面瘫的基本病机是风邪侵袭,面部经筋功能失调,筋肉弛缓不收。辨证要在辨病的基础上,辨经络、辨病期、辨兼症。治疗重在祛风通络、疏调经筋,以面部局部腧穴、循经远取合谷为主,并根据证型、病期进行配穴。

4. 面瘫急性期,面部腧穴宜浅针刺、弱刺激,慎用电针治疗。恢复期应遵循"在筋守筋"之法,采用透刺,如颊车透地仓,阳白透攒竹等,此期可选用电针治疗,断续波;后遗症期常出现倒错、肌肉痉挛等现象,手法应轻柔,可配合艾灸。

古代医家治疗面瘫,以局部穴配取远端阳明经穴为主;在针刺法上,早期取穴宜少,手法宜轻。

5. 根据病情需要,可以加用中药治疗。对于某些病情严重的患者,在急性期可以同时服用激素;对于明确诊断为病毒引起的面瘫,可以服用抗病毒药物。

6. 孕妇面瘫,要特别注意不能针刺合谷穴。

7. 要充分休息;可用湿热毛巾敷患侧面颈部;还应注意功能性锻炼,如:抬眉,双眼紧闭,鼓气,张大嘴,努嘴,示齿耸鼻;眼睑闭合不全时可戴眼罩,点眼药水,以预防感染。

【诊疗流程】

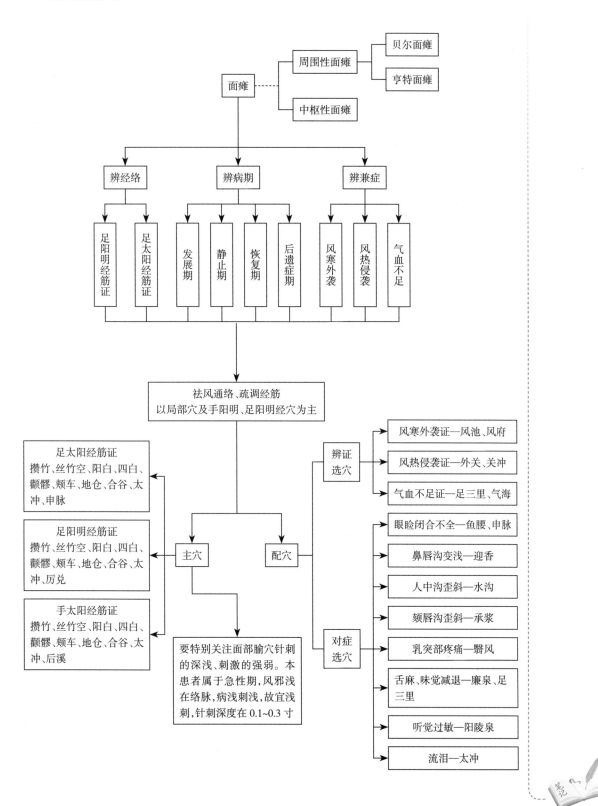

五、面痛

 培训目标

1. 掌握三叉神经痛的诊断与鉴别诊断；
2. 掌握面痛的辨证要点、常用辨证方法；
3. 掌握面痛的针灸取穴规律、针灸操作方法；
4. 熟悉三叉神经痛三个分支的疼痛部位特点。

面痛是以面颊部出现放射性、烧灼样、抽掣样疼痛为主症的病证，又称"面风痛""面颊痛"。本病多发于一侧。发病年龄以40~60岁为多。常与外感邪气、情志内伤、久病或外伤成瘀等因素有关。病位在面部，与手足三阳经关系密切。基本病机是面部经络气血阻滞，经脉不通，不通则痛。本病初起疼痛时间较短，发作间隔时间较长，久则发作次数越来越频繁，疼痛程度不断加重，病情顽固，自愈者极少。

在西医学中，本病多指三叉神经痛，分为原发性三叉神经痛和继发性三叉神经痛。疼痛以突发性、短暂性、发作性为特点，以第二支、第三支发病多见。

【典型病例】

祝某，女，63岁，右侧面部疼痛3年余，加重1个月。3年前无明显诱因逐渐出现咀嚼时右侧嘴角至下眼睑处触电样疼痛，1分钟后好转，其后每月均有发作，未曾做诊治。1个月前疼痛程度加重、发作频繁，情绪紧张，夜寐不安，大便干结，舌黯，边有瘀点，苔薄，脉弦细。

问题一　根据上述描述，本患者的初步诊断是什么？为进一步明确诊断，还需要了解哪些病情资料？应与哪些疾病相鉴别？

诊断思路：患者的病症特点是咀嚼时出现右侧嘴角至下眼睑处触电样疼痛，1~2分钟后好转，有突发性、短暂性、发作性的特点，中医诊断为"面痛"，西医可以初步诊断为"三叉神经痛"。患者3年前出现面颊疼痛，近1个月加重，应鉴别是原发性三叉神经痛还是继发性三叉神经痛。因此，需要进一步查看：三叉神经痛的发作时间，是否有"扳机点"，是否有面部感觉减退，是否有角膜反射迟钝或消失，是否有咀嚼肌无力萎缩等，必要时建议患者进一步查看头颅MRI或CT：查看是否存在引起继发性三叉神经痛的颅内占位病变等。

如果是原发性三叉神经痛，要判断病情严重程度。因此，需要进一步查看：疼痛的性质、部位、持续时间及发作频率等。

经查：本患者形体消瘦，情绪紧张，右侧唇上部皮肤有触痛放射至下眼睑，呈刀割样剧痛，每次持续3~5分钟，每周发作2~3次，咀嚼和说话诱发疼痛，夜寐不安，烦躁易怒。舌黯，有瘀点，苔薄，脉弦细。查体：局部皮温正常，面部感觉左右对称，角膜反射存在，双侧咀嚼肌无明显肌萎缩，磁共振断层血管成像（MRA）未见明显血管压迫，故应诊断为原发性三叉神经痛。

知识点 1

几种常见的面痛鉴别

	三叉神经痛		非典型面痛	牙痛
	原发性	继发性		
疼痛范围	三叉神经分布区域		常波及一侧面部,两个或以上神经支配区域,由颜面向颞、枕、颈肩部放射,可超越中线	牙龈部
疼痛特点	发作性疼痛,常呈刀割样、撕裂样、电灼样或针刺样,疼痛由一点开始沿受累神经分布区域放射		弥散、深在性,不易定位,常表现为钻刺、烧灼样、牵拉样痛	多为持续性钝痛
有无扳机点	常见	少见	无	无
神经系统阳性体征	无	有	无	无
诱发因素	咀嚼、说话、寒冷刺激等		精神、情绪因素	可因进食冷、热液体或食物时诱发或加重
伴随症状	伴面颊潮红、球结膜、鼻黏膜充血、流泪、流涕等症		常伴同侧自主神经系统症状	无

知识点 2

三叉神经痛的三支分布

第一支痛:眼支——分布于硬脑膜、眼眶、眼球、泪腺、结膜和部分鼻腔黏膜以及额顶部、上睑和鼻背的皮肤。

第二支痛:上颌支——分布于眼裂和口裂之间的皮肤、上颌牙齿,以及鼻腔和口腔的黏膜。

第三支痛:下颌支——下颌各牙、牙龈、舌前和口腔底黏膜以及口裂以下的面部皮肤。

发病部位右侧多于左侧。疼痛以第二、三支受累最常见,约占95%。

问题二 面痛的辨证要点是什么?应采用什么辨证方法,该患者如何进行辨证?

辨证思路:对于面痛而言,应根据疼痛的部位和全身兼症等进行辨证,主要采用经络辨证、病因辨证、八纲辨证方法。四诊时,既要重点关注起病的诱因、病程,还要关注疼痛的性质,询问疼痛的缓解因素,还要搜集全身兼症、舌脉等,四诊合参进行诊断,辨证要点是辨经络、辨寒热、辨气血,及辨兼症。

辨经络:眉棱骨及眼部痛属足太阳经病证;上颌、下颌部痛属手、足阳明经和手太阳经病症。

辨寒热、辨气血:本病主要与风寒、风热外邪有关。久病入络,或因外伤所致气滞血瘀,治疗较困难。

辨兼症:面部有感寒史,痛处遇寒则甚,得热则轻,鼻流清涕,舌淡,苔薄白,脉浮紧为风寒外袭;继发于风热感冒,痛处有灼热感,流涎,目赤流泪,舌红,苔薄黄,脉浮数为风热侵袭;外伤、情志因素所致或病程较长者,兼舌黯或有瘀斑,脉沉细涩为气滞血瘀;烦躁易怒,口渴便秘,舌红苔黄,脉数为肝胃郁热;形体消瘦,颧红,脉细数无力为阴虚阳亢。

辨证分析:《证治准绳·杂病》载:"老母年七十余,累岁患颊车痛,每多言伤气、不寐伤神则大发,发之剧则上连头,下至喉内及牙龈,皆如针刺火灼,不可手触。"患者以右侧面部疼痛为主诉,疼痛突然发作,由嘴角到下眼睑呈触电样疼痛,可诊断为"面痛"。患者病程日久,面部气血运行不畅,经脉阻滞不通,不通则痛,发为面痛;气机阻滞,肝气郁结,则情绪紧张,烦躁易怒,夜寐不安。舌黯,有瘀点,苔薄,脉弦细,为气滞血瘀之征象。

中医诊断:面痛(气滞血瘀证);

西医诊断:原发性三叉神经痛。

问题三 该患者应如何进行针刺治疗?还有哪些有效的针灸方法?

针灸治疗思路:

1. 针刺治疗 本患者诊断为面痛,属于实证、气滞血瘀证,病位在面部。要遵循"实则泻之"的法则进行治疗。

治法:以疏调经络、祛风止痛为治法,选面部腧穴及手足阳明经穴为主。

取穴:四白、下关、地仓、合谷、内庭、太冲。

刺灸方法:要重视面部腧穴、远端腧穴针刺的深浅、刺激的强弱。治疗时先取肢体远端穴位,宜重刺激以激发经气,后取面部穴位,宜轻刺浅刺,并注意避开扳机点。面部腧穴浅刺,针刺深度在0.1~0.3寸,行平补平泻法;合谷向肘斜刺1寸,用泻法,内庭、太冲直刺0.5~1寸,重刺激用泻法。留针30分钟。

知识点 3

针灸治疗面痛的主穴、配穴

主穴	配穴
四白、下关、地仓、合谷、太冲、内庭	第一支痛—攒竹、阳白、外关 第二支痛—颧髎、迎香 第三支痛—承浆、颊车、翳风 风寒证—风池、列缺 风热证—曲池、外关 气滞血瘀—血海 肝胃郁热—行间 阴虚阳亢—风池、太溪

2. 其他针灸方法

(1) 电针疗法：下关穴为主穴，第一支痛取攒竹、头维；第二支痛取颧髎；第三支痛取承浆、颊车；远端取患侧合谷、外关。持续发作期每日1次，每次治疗30分钟，持续发作难以缓解者可延长至60分钟。连续5日为一个疗程，每个疗程之间间隔2日，共治疗4个疗程；发作间歇者隔日1次，两周1个疗程，共治疗4个疗程。

(2) 耳穴疗法：面颊、颌、额、神门、交感。每次取5~6穴，3日更换一次，或用埋针法。

(3) 刺血疗法：第一支选太阳、阳白；第二支取颧髎、四白；第三支取颊车；刺血疗法隔日1次。局部消毒后，用三棱针速刺0.1~0.2寸，轻轻挤压针孔周围，出血少许，可配合面部闪罐。

(4) 皮内针法：在面部寻找扳机点，将揿针刺入，外以胶布固定，埋藏2~3日更换揿针。

另可参考中国针灸学会行业标准《循证针灸临床实践指南——原发性三叉神经痛》。

【临证要点】

1. 针灸对面痛有较好的止痛效果，可以减轻疼痛，逐步减少止痛药的应用。但要注意鉴别是原发性三叉神经痛还是继发性三叉神经痛，排除脑内占位性病变。继发性三叉神经痛主要针对病因治疗。

2. 本病多发于一侧，发病年龄以40~60岁为多。初起疼痛时间较短，发作间隔时间较长，久则发作次数越来越频繁，疼痛程度不断加重，病情顽固，自愈者极少。

3. 面痛常与外感邪气、情志内伤、久病或外伤成瘀等因素有关，基本病机是面部经络气血阻滞，经脉不通，不痛则痛。阳明经多气多血，治疗上除面部腧穴外，应重视手足阳明经穴的运用。针灸治疗面痛，多以面部腧穴、手足阳明经穴为主，辨证与辨病相结合，先止痛后治本。

4. 刺灸方法　治疗时先取肢体远端穴位以激发经气，后取面部穴位轻刺浅刺，并注意避开扳机点。也可应用巨刺法或缪刺法取健侧穴位。间歇期、病程久者，应遵循"静以久留"之法。

5. 根据病情需要，注意调畅情志，必要时加用中药治疗。

【诊疗流程】

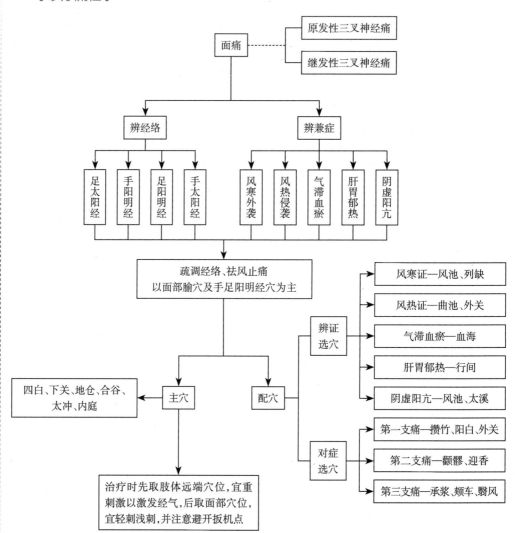

六、痹证

 培训目标

1. 掌握类风湿关节炎与膝骨关节炎的鉴别诊断;
2. 掌握痹证的辨证要点、常用辨证方法;
3. 掌握痹证的针灸取穴规律、针灸操作方法;
4. 熟悉痹证的病因病机。

痹证是以肌肉、韧带、关节发生疼痛、麻木、酸楚、重着,或屈伸不利,甚或关节肿大、灼热变形等为主要临床表现的病证。本病常与外感风、寒、湿、热等邪气及人体正气不足等因素有关。病位在肉、筋、骨。外邪侵入机体,痹阻关节肌肉经络,气血运行不畅,则导致痹证。临床常分为行痹、痛痹、着痹、热痹、尪痹。

痹证多见于西医学的风湿性关节炎、类风湿关节炎、骨关节炎、纤维组织炎、神经痛等疾病。

【典型病例】

患者,女,52 岁。主因左膝关节疼痛反复发作 4 年余,加重 1 周入院。4 年前远行并着凉后出现左膝关节疼痛,未系统诊治。4 年来病情时轻时重,1 周前因劳累后左膝关节疼痛加重,不能上、下楼梯,蹲起受限,不能长时间行走。舌淡,苔薄白,脉弦紧。

问题一 根据上述描述,本患者的初步诊断是什么? 为进一步明确诊断,还需要了解哪些病情资料? 应与哪些疾病相鉴别?

诊断思路:患者的病症特点是左膝关节疼痛,伴活动受限,中医可初步诊断为"痹证"。应鉴别是行痹、痛痹、着痹还是热痹,因此需明确膝痛的性质、诱发加重因素、局部皮肤颜色、温度的变化。

经查:左膝疼痛多于久行或受凉后出现或加重,热敷后有缓解,痛处不移,疼痛较剧。左膝关节无红肿,触之肤温正常,无形态改变。符合"痛痹"的临床特点。

西医学方面,患者以膝痛,不能上、下楼梯,蹲起受限为主症,病变部位在膝关节,应鉴别风湿性关节炎、类风湿关节炎、膝骨关节炎等。因此需明确膝痛的特点,有无晨僵,是否呈对称性发作,是否累及其他关节,同时进行类风湿因子、血沉、抗"O"、血常规、风湿免疫性抗体,以及膝关节 X 线或 MRI 等检查。

经查:患者仅左膝关节疼痛,膝关节外侧明显压痛。关节肿胀,局部皮色、皮温正常。关节屈伸略受限,有骨摩擦音,无晨僵。类风湿因子、血沉、抗"O"及风湿免疫性抗体、血常规均无异常。左膝关节 X 线检查示:左膝关节间隙狭窄,骨赘形成,提示"左膝关节退行性改变"。因此该患者可明确诊断为膝骨关节炎。

知识点 1

类风湿关节炎与膝骨关节炎的鉴别

	类风湿关节炎	膝骨关节炎
发病年龄	任何年龄,以中年多见	中老年患者(≥40 岁)
受累关节	≥3 个以上关节区的关节,全身关节均可累及,尤以小关节为主,左右两侧关节同时受累(对称性)	膝关节(多为非对称性)
晨僵	关节及其周围僵硬感至少持续 1 小时	晨僵≤30 分钟
特殊体征	梭状指,肌肉萎缩	指骨关节,无肌肉萎缩
关节挛缩和强直	有	无
皮下结节	骨突部位、伸肌表面或关节周围有皮下结节,手关节区肿胀(类风湿结节)	无
X 线检查	骨质侵蚀或受累关节及其邻近部位有明确的骨质脱钙	关节间隙变窄、软骨下骨硬化和/或囊性变、关节缘骨赘

续表

	类风湿关节炎	膝骨关节炎
类风湿因子测定	阳性	阴性
血沉	显著增高	正常

　　问题二　痹证的辨证要点是什么? 应采用什么辨证方法,该患者如何进行辨证?

　　辨证思路:对于痹证而言,以关节肌肉疼痛,屈伸不利为主症,应根据疼痛部位、性质和全身兼症等进行辨证,主要采用经络辨证、病因辨证、八纲辨证等辨证方法。四诊时,既要重点关注疼痛的性质、部位、诱发和缓解因素、起病的缓急、病程,查看疼痛部位是否有红肿、皮肤温度等,还要搜集全身兼症、舌脉等,四诊合参进行诊断,辨证要点是辨部位、辨病性、辨经络。

　　辨部位:疼痛发生在不同部位,有不同的称谓。如以颈项部痛为主,称为项痹;以肩部痛为主,称为肩痹;以膝关节痛为主,称为膝痹。

　　辨病性:疼痛游走,痛无定处,时见恶风发热,舌淡苔薄白,脉浮为行痹(风痹)。疼痛较剧,痛有定处,遇寒痛剧,得热痛减,局部皮色不红,触之不热,苔薄白,脉弦紧为痛痹(寒痹)。肢体关节酸痛,重着不移,或有肿胀,肌肤麻木不仁,阴雨天加重或发作,苔白腻,脉濡缓为着痹(湿痹)。关节疼痛,局部灼热红肿,痛不可触,关节活动不利,可累及多个关节,伴有发热恶风,口渴烦闷,苔黄燥,脉滑数为热痹。

　　辨经络:首先,根据经脉、络脉、经筋、皮部等的循行及分布辨别疼痛所属经脉组织;其次,再根据疼痛部位的深浅,比如在皮、在肉、在筋或在骨等辨病位的深浅;最后,再根据疼痛部位辨证归经,如膝关节内侧疼痛者为足太阴经证,膝关节外侧疼痛者为足阳明或足少阳经证等。

　　辨证分析:患者左膝关节疼痛,反复发作,属于中医"痹证"范畴。患者有远行劳损及受凉病史,风、寒、湿等邪气滞留肢体经脉、关节、肌肉,经脉闭阻,不通则痛,表现为左膝关节疼痛。寒主收引,其性凝滞,留滞经脉,闭阻气血,表现为疼痛受凉后加重,热敷后缓解,痛处不移,疼痛较剧,关节局部触之肤温正常。膝关节外侧压痛尤为明显,位置固定不移,为足阳明经证和足少阳经证。膝周肌肉、韧带丰富,膝为筋之府,当属经筋病。舌淡,苔白,脉弦紧为寒象。

　　中医诊断:膝痹(痛痹,足阳明、足少阳经筋证);

　　西医诊断:膝骨关节炎。

　　问题三　该患者应如何进行针刺治疗? 还有哪些有效的针灸方法?

　　针灸治疗思路:

　　1. 针刺治疗　本患者诊断为膝痹,属于痛痹,病位在膝部足阳明、足少阳经筋。故要遵循"寒则热之"的法则进行治疗。

　　治法:通络止痛、疏调经筋。以膝局部腧穴为主。

　　取穴:阿是穴、犊鼻、内膝眼、阳陵泉、梁丘、血海、膝阳关、关元。

　　刺灸方法:平卧位,左膝关节屈曲45°左右摆放,犊鼻、内膝眼斜向关节内针刺。膝关节周围腧穴也可用长针透刺,如犊鼻透内膝眼、阳陵泉透阴陵泉、梁丘透血海等。

毫针泻法,留针 30 分钟。或加艾灸法。

还可以采用关节对应取穴法选择腧穴,包括左右对应、上下对应、交叉对应等。

 知识点 2

针灸治疗痹证的主穴、配穴

主穴	配穴	
	循经选穴	辨证选穴
阿是穴 局部经穴,如: 肩关节痛:肩髃、肩髎、肩贞 肘关节痛:曲池、曲泽、天井 腕关节痛:阳池、阳溪、大陵 髋关节痛:环跳、秩边、承扶 膝关节痛:犊鼻、内膝眼、阳陵泉、 梁丘、血海 踝关节痛:解溪、丘墟、申脉 颈项部痛:颈夹脊、风池、天柱	膝内侧痛—阴陵泉、照海 膝外侧痛—悬钟、申脉 肩外侧痛—后溪、合谷、外关 肘内侧痛—内关、列缺、青灵 肘外侧痛—合谷、阳谷、外关	行痹—膈俞、血海 痛痹—肾俞、关元 着痹—阴陵泉、足三里 热痹—大椎、曲池

2. 其他针灸方法

(1) 电针法:疼痛较甚、畸形、肌肉萎缩、功能受限者,可在针刺得气后通电针仪。

(2) 火针法:膝关节功能受限、疼痛、晨僵、挛缩屈膝畸形明显,证属阳虚寒凝、筋脉瘀滞、痰瘀交阻者,可采用火针治疗。

(3) 针刀治疗:膝关节肌肉粘连、功能受限、疼痛、晨僵、挛缩屈膝畸形明显者,可采用针刀治疗。

另可参考中国针灸学会行业标准《循证针灸临床实践指南——膝骨关节炎》。

【临证要点】

1. 针灸是治疗痹证的优势疗法,起效迅速,止痛作用显著。

2. 痹证的基本病机是外邪侵袭机体,痹阻关节肌肉经络,气血运行不畅。病位在肉、筋、骨。辨证要注重辨部位、辨病性、辨经络。治疗重在通络止痛,以局部穴位为主,配合循经选穴及辨证选穴。

古人治疗痹证,常以局部取穴与辨证取穴相结合,并可以采用关节对应取穴法,包括以左治右、以右治左(巨刺、缪刺)、以上治下、以下治上(腕踝对应、肘膝对应、肩髋对应)、以前治后、以后治前等,常获奇效,这也为现代临床所常用。

3. 痹证还应结合现代医学进行诊断,明确其病因、病理,以免延误病情;这对确立整体治疗方案,指导针灸选穴、刺灸施术有重要帮助。还要注意排除骨结核、骨肿瘤引起的疼痛;在风湿热急性期要应用西药迅速控制病情,以免心脏出现严重的损伤;类风湿关节炎病情缠绵反复,属于顽痹,非一时能获效。

4. 平时应注意关节的保暖,避免风寒湿邪的侵袭。骨关节炎急性发作时,最重要的是受累关节应充分休息。但长时间制动会加重骨钙丢失,肌肉萎缩,导致骨质增生加重。因此当关节炎症状消除,应尽快恢复受累关节锻炼。

【诊疗流程】

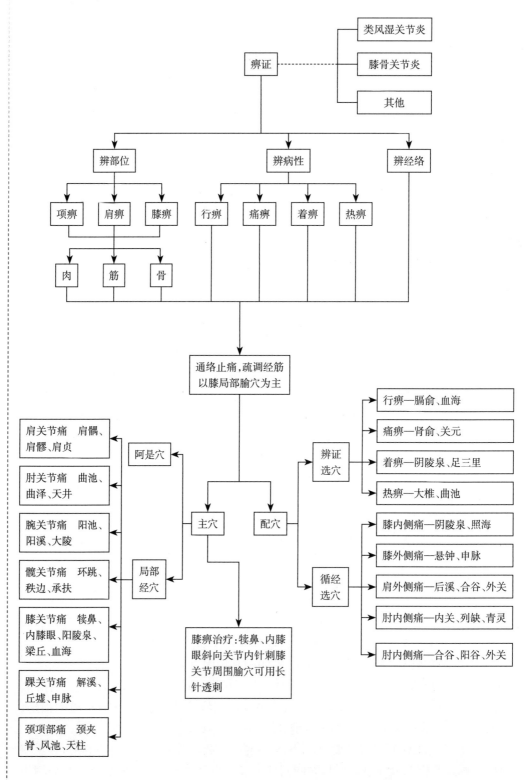

七、腰痛

腰痛又称腰脊痛，是以自觉腰部疼痛为主症的一类病证。腰痛的发生与感受外邪、跌仆损伤、年老体衰和劳欲过度等因素有关。病位在腰部，与肾及足太阳膀胱经、督脉等关系密切。基本病机是腰部经脉气血凝滞不通，或腰部经脉失于温煦、濡养。

本病可见于西医学的腰部软组织损伤、腰椎间盘病变、肌肉风湿病等；也可见于部分腹腔、盆腔疾患及内脏病变，如肾脏病变、泌尿系疾病、妇女盆腔疾患；也有因脊柱结核、占位性疾病引起者。

【典型病例】

吕某，男，54 岁，出租车司机。主因腰部疼痛反复发作半年，加重并伴左侧下肢放射痛 15 天入院。患者于半年前无明显诱因出现腰部刺痛，休息或自服止痛药可以缓解，未系统诊治。半月前晨起时出现腰部刺痛明显加重，甚时痛如针刺，伴左下肢后侧放射痛。舌黯，苔白，脉涩。

问题一 根据上述描述，本患者的初步诊断是什么？为进一步明确诊断，还需要了解哪些病情资料？应与哪些疾病相鉴别？

诊断思路：患者的病症特点是反复出现腰部刺痛，中医初步诊断为"腰痛"。西医学方面，首先鉴别腰痛为腰局部病证还是内科疾病所致。通过询问相关内脏疾病史，如前列腺炎、慢性肝炎、胰腺炎、胆囊炎等，以及进行血沉、CRP（C 反应蛋白）、风湿免疫等检查，排除内科疾患。询问有无小便异常，结合腹部 B 超，排除泌尿系结石。

若为腰局部疾病，应明确具体的原因。因此，要进一步做相应的体格检查，如直腿抬高试验、挺腹试验等，配合腰椎 CT 或腰椎 MRI 检查明确诊断。

经查：患者腰部时有刺痛，痛有定处，因腰痛致翻身困难，热敷后可缓解。腰 4~5 椎体棘突两侧肌肉僵硬；腰 4~5 椎体棘突左侧旁压痛明显，疼痛和麻木感向左侧臀部及左侧下肢外侧放射；左侧直腿抬高试验阳性。腰椎 MRI 示：腰椎退行性变，腰 3~4 椎间盘膨出；腰 4~5、腰 5~骶 1 椎间盘突出，腰 4~5 双侧及腰 5~骶 1 左侧椎间孔狭窄。腹部 B 超无异常。否认胆囊炎、肾结石、前列腺炎等病史。因此可诊断为腰椎间盘突出症。

知识点 1

引起腰痛常见疾病的鉴别

	腰椎间盘突出症	慢性腰肌劳损	第三腰椎横突综合征	腰椎管狭窄症
病史	有腰损伤史	有弯腰工作史	有腰部扭伤史或慢性劳损史	长期反复
诱发或缓解因素	腰腿疼痛可因咳嗽、打喷嚏、用力排便，或步行、弯腰、伸膝起坐等而加剧，卧床休息症状减轻	腰部过劳或久坐久立诱发或加重疼痛；适当活动或休息可缓解，久卧反有不适感	晨起、弯腰、劳累、受风寒时加重；休息可缓解	久行、活动，在某一特定姿势加重
典型症状	腰痛并向下肢放散及麻木感，也可出现双下肢痛	慢性腰部酸胀痛	腰肌酸痛无力，腰部及臀部弥散性疼痛，疼痛可向远端大腿后侧乃至腘窝处扩散	腰痛在下腰部、骶部，多为酸痛或灼痛，可向下肢放射，多为双侧；间歇性跛行，出现站立和行走时腰腿痛或麻木无力。甚者可引起尿急或排尿困难
体格检查	有不同程度的脊柱侧弯。突出的椎间隙棘突旁有压痛和叩击痛。深压椎间盘突出部位的椎体棘突旁时，局部有明显疼痛并可伴有放射性痛，直腿抬高试验阳性	局部(腰段棘突旁骶棘肌中外侧缘)压痛固定而明显，但无下肢放射痛等根性体征	单侧或双侧第3腰椎横突尖端明显压痛，可在局部扪得条索状物。压迫该处可引起同侧下肢反射痛，但反射痛的范围多不过膝	背伸试验阳性。部分患者可出现下肢肌肉萎缩，膝腱或跟腱反射迟钝，直腿抬高试验阳性
影像学检查	CT、MRI:腰椎间盘突出(或膨出)	X线无异常	X线片显示第3腰椎横突过长、肥大或有钙化	X线片有助诊断，椎管内造影、CT、MRI检查，可帮助明确

问题二 腰痛的辨证要点是什么？应采用什么辨证方法,该患者如何进行辨证?

辨证思路:对于腰痛而言,应根据腰痛的部位、性质、程度和全身兼症等进行辨证,主要采用经络辨证、病因辨证、八纲辨证等辨证方法。四诊时,重点关注起病的缓急以及疼痛的性质、程度,以明确病势、病性,关注腰痛的部位以辨别病变经络,辨证要点是辨经络、辨虚实、辨兼症。

辨经络:疼痛在腰脊中部为督脉病证;疼痛在腰脊两侧为足太阳经病证;腰痛伴股四头肌、大腿前侧疼痛,为第1腰椎间盘突出,属足阳明经证;腰痛伴外阴、大腿内侧疼痛,为第2腰椎间盘突出,属足厥阴、太阴经证;腰痛伴坐骨神经痛,为第3、4腰椎间盘突出,分属足少阳、足太阳经证;腰痛伴小腿至足踝酸麻痛,为第5腰椎间盘突出,属足少阳经证。

辨虚实:腰痛起病较急,疼痛明显,痛处拒按者,为实证;起病隐匿,腰部酸痛,痛势较缓,病程缠绵者,为虚证。

辨兼症:腰部冷痛重着,或拘挛不可俯仰,有明显腰部受寒史为寒湿腰痛;腰部刺痛,痛有定处,腰部有明显损伤或陈伤史为瘀血腰痛;腰痛起病缓慢,隐隐作痛,反复发作为肾虚腰痛。

辨证分析:患者长期久坐,影响腰部气血运行,壅滞经络,凝滞血脉,不通则痛,故可见腰部时有刺痛,痛有定处。经络气血阻滞不通,则出现左侧臀部及左下肢疼痛、麻木。腰4~5椎体棘突左侧旁压痛明显,疼痛和麻木感向左侧臀部及左侧下肢外侧放射,为足太阳经证和足少阳经证。切诊腰骶部肌肉紧张僵硬,病在经筋。舌黯,脉涩为血瘀之象。

中医诊断:腰痛(瘀血腰痛,足太阳、足少阳经证);

西医诊断:腰椎间盘突出症。

问题三　该患者应如何进行针刺治疗? 还有哪些有效的针灸方法?

针灸治疗思路:

1. 针刺治疗　本患者诊断为腰痛,属于实证、瘀血证,病位在足太阳经、足少阳经。遵循"实则泻之""菀陈则除之"的法则进行治疗。

治法:柔筋壮骨,通络止痛,选腰部腧穴及足太阳、足少阳经穴为主。

取穴:阿是穴,左侧腰4~骶1夹脊、肾俞、大肠俞、环跳、风市、阳陵泉、委中、昆仑、膈俞。

刺灸方法:该患者病在经筋,"病深刺深","在筋守筋",腰部阿是穴宜深刺,直刺痛处,毫针泻法,可用刺络拔罐或温针灸;膈俞、委中点刺放血;环跳采用芒针深刺,使针感沿足太阳经或足少阳经向下传导为度,不可重复多次,以免刺激过强;余穴位常规针刺,行平补平泻法。留针30分钟。

知识点 2

针灸治疗腰痛的主穴、配穴

主穴	配穴	
	辨证选穴	辨病选穴、对症选穴
大肠俞、阿是穴、委中	寒湿腰痛—命门、腰阳关 瘀血腰痛—膈俞、次髎 肾虚腰痛—肾俞、太溪 督脉证—后溪、命门、水沟 足少阳、足太阳经证—悬钟、昆仑 足阳明经证—伏兔、梁丘 足厥阴、太阴经证—太冲、箕门 足少阳经证—风市	腰椎病变—相应夹脊穴 腰痛重者—次髎

2. 其他针灸方法

(1) 刺络拔罐法:取局部压痛点,选用三棱针点刺放血,留罐 10 分钟。

(2) 穴位注射法:取局部压痛点 1~3 处,选地塞米松注射液 5mg 和 2% 利多卡因注射液 100mg 混合。每点注射 0.5~1ml。每日 1 次或隔日 1 次,可以连续治疗 3~5 次。

(3) 艾灸法:沿督脉或选择痛点,采用温和灸、回旋灸,每次 30 分钟,每日 1 次。适用于寒湿腰痛、强直性脊柱炎等。

【临证要点】

1. 腰痛是针灸的优势病种,但腰痛原因复杂,针灸的疗效与引起腰痛的原因密切相关。结合现代医学检查手段明确诊断,并依据病情、病程等确定合理的治疗方案,才能取得佳效。针灸对腰肌劳损、腰椎病变疗效较好;若为继发性腰痛,则应以治疗原发疾病为主,辅以针灸对症止痛。值得注意的是,因脊柱结核、肿瘤等引起的腰痛,不属针灸治疗范畴。

2. 腰痛病位在腰部,与肾及足太阳膀胱经、督脉等关系密切。基本病机是腰部经络不通,气血痹阻,或肾精亏虚,腰部经脉失于濡养、温煦,多属于经筋病。辨证要点是辨经络、辨虚实、辨兼症。治疗重在通络止痛,以腰部腧穴、阿是穴为主,配合辨证选穴、对症选穴,以及辨病配穴,如腰椎病变者,配夹脊。

古人治疗腰痛,常以局部取穴配合足太阳经穴为主。针刺多用泻法或刺络放血法。

3. 腰痛的病因不同,针刺的角度、深度不同,针刺腰部腧穴时,腰椎病变引起者,宜直刺或向脊柱斜刺,刺入较深;腰肌劳损引起者,多用直刺,刺入较浅,是"病有浮沉,刺有浅深"的具体体现。

4. 针灸治疗腰痛方法多样,各有其适应证,毫针、艾灸法适用于各种腰痛;刺络拔罐法适用于瘀血腰痛;穴位注射法适用于腰痛日久、缠绵不愈者。

5. 对于椎间盘源性腰痛,在治疗过程中应该绝对卧床休息,并保持大便通畅,注意腰部保暖,避免久坐及行走、用力排便、弯腰、负重等。

【诊疗流程】

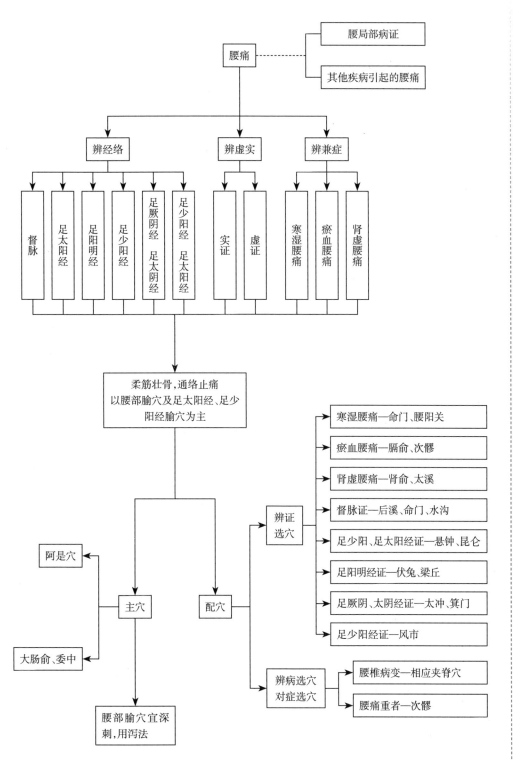

八、痿证

> **培训目标**
>
> 1. 掌握运动神经元病与重症肌无力、低钾性周期性麻痹的诊断与鉴别诊断；
> 2. 掌握痿证的辨证要点、常用辨证方法；
> 3. 掌握痿证的针灸取穴规律、针灸操作方法；
> 4. 熟悉痿证的病因病机。

痿证是指肢体筋脉弛缓,手足痿软无力,甚则不能随意运动,或伴有肢体麻木、肌肉萎缩的一类病证。临床上以下肢痿弱无力较为多见,古称"痿躄"。本病主要与外邪侵袭、饮食不节、久病体虚、跌仆损伤、药物损伤等因素有关。病位在筋脉肌肉,与肺、脾、肝、肾有关。基本病机是筋脉失于气血津液的濡养,筋肌弛纵不收。

本病西医学最常见于运动神经元病、重症肌无力、周期性瘫痪、脊髓炎症及脊髓损伤、吉兰 - 巴雷综合征等疾病。

【典型病例】

王某,男,48 岁,因进行性双上肢无力 2 年,加重伴双下肢无力 1 年就诊。患者 2 年前自觉双上肢手指活动笨拙、无力,随后出现手部肌肉萎缩,呈鹰爪形,逐渐累及上肢及肩胛部。曾就诊于某医院,查肌电图示:肱三头肌、三角肌、肱二头肌可见神经源性损害,考虑运动神经元病可能性大,予清除自由基、营养神经等治疗后,病情仍进一步加重。1 年前出现双下肢无力,并逐渐出现肌肉萎缩,复查肌电图提示双侧胫前肌、腓肠肌内侧头、股四头肌、T_9、T_{10}、T_{11} 椎旁肌可见异常自发电位。现伴见明显四肢、胸腹部肌肉颤动,故来就诊。查看:乏力多汗,面色不华,腰膝酸软,便溏日一行。舌胖有齿痕,质淡黯,苔白厚腻,脉沉细。

问题一 根据上述描述,本患者的初步诊断是什么? 为进一步明确诊断,还需要了解哪些病情资料? 应与哪些疾病相鉴别?

诊断思路:患者的病症特点是进行性双上肢痿软无力,逐渐累及双下肢无力,有肌肉萎缩,中医可诊断为"痿证"。西医诊断初步考虑运动神经元病。但患者四肢无力,首先应与重症肌无力、低钾性周期性麻痹相鉴别。因此,需要进一步查看:是否伴有眼肌无力,无力是否为晨轻暮重,并进一步做电解质、疲劳试验、新斯的明试验等检查。

如果是运动神经元病,要鉴别属于哪种亚型,以判断病情的轻重程度和预后。因此,需要进一步查看:是否伴有吞咽困难、舌肌萎缩,是否存在呼吸困难,Babinski 征、Hoffmann 征等病理征是否为阳性,肌张力是否增高等。

经查:本患者无眼肌无力,无晨轻暮重,以肢体远端无力起病,并伴有肌肉萎缩等下运动神经元受累表现,同时存在四肢腱反射亢进、双下肢肌张力增高、双侧霍夫曼征阳性等上运动神经元受累表现,电解质正常,疲劳试验阴性,结合肌电图检查等可诊断为运动神经元病(肌萎缩侧索硬化)。患者目前言语清晰,无咀嚼无力、吞咽困难、呼吸困难等脑干受损症状,无感觉异常,双下肢肌张力增高,肌力 3 级,四肢腱反射亢进,双上肢肌力 3 级,双侧霍夫曼征阳性,因此可排除进行性延髓麻痹亚型。

知识点 1

运动神经元病与重症肌无力、低钾性周期性麻痹的鉴别

	运动神经元病	重症肌无力	低钾性周期性麻痹
发病特点	发病迟缓、进行性加重	有明显的波动性(晨轻暮重)	周期性发作
临床表现	舌肌、四肢萎缩;有明显肌束颤动	无舌肌、四肢萎缩;无肌束颤动	四肢弛缓性瘫痪或无力
查体	全身 4 个区域(脑、颈、胸和腰骶神经支配区)中至少 3 个区域的肌群有上、下运动神经元损伤	疲劳试验阳性	四肢无力,肌张力低,腱反射减弱或消失
辅助检查	肌电图提示:神经源性损害和无传导阻滞;新斯的明试验阴性	MG 抗体:眼肌型阳性率在 50% 左右,全身型阳性率在 80%~90%;电生理检查:阳性率在全身型 MG 患者中可达 90%;新斯的明试验阳性	电解质检查:钾离子代谢异常;心电图呈低钾样改变

知识点 2

运动神经元病两种主要亚型的鉴别

	肌萎缩侧索硬化	进行性延髓麻痹
主要表现	同时具有下运动神经元病损伤的特征和上运动神经元损伤的特征	呈进行性吞咽困难、构音不清及面肌和咀嚼肌的无力
病位	运动神经元	延髓和脑桥运动神经核
查体	全身 4 个区域(脑、颈、胸和腰骶神经支配)的肌群至少 3 个有上、下运动神经元损伤	舌肌明显萎缩,并有肌束颤动,唇肌、咽喉肌萎缩,不伴有肢体阳性体征
实验室检查	肌电图提示:神经源性损害和无传导阻滞	肌电图:神经源性改变 肌肉活检:早期为神经源性肌萎缩
感觉障碍	无	无
相关性	肌萎缩侧索硬化患者可出现延髓麻痹症状,但很少出现在疾病早期,如出现常提示已进展至晚期,球部症状出现越早,病程越短;很多患者在 1~2 年后逐渐累及肢体肌肉,转化为典型的肌萎缩侧索硬化	

问题二　痿证的辨证要点是什么? 该患者如何进行辨证分析?

辨证思路:对于痿证而言,应根据发病急缓、病程长短、肢体症状特点和全身兼症等进行辨证,主要采用经络辨证、脏腑辨证、八纲辨证等辨证方法。四诊时,要询问患

者起病缓急,重点关注痿软的部位、程度、病程和进展速度等,还要搜集全身兼症、舌脉等,四诊合参进行诊断,辨证要点是辨缓急、辨虚实、辨经络、辨兼症。

辨缓急:疾病进展迅速并出现言语、吞咽、呼吸障碍者,属重症,预后差;进展缓慢者,病情相对较轻,预后相对好。

辨虚实:起病急,病情发展较快,肢体力弱,肌肉萎缩不明显,多为外感温热毒邪或湿热之邪,属实证。病情渐进发展,肢体弛缓,肌肉萎缩明显,多为内伤饮食或劳倦,致脾胃虚弱或肝肾阴虚,属虚证。

辨经络:痿证的病位在筋脉、肌肉,病变主要涉及手、足阳明经。再根据痿软的部位不同,辨病变所涉及的经脉,如下肢前侧痿软者为足阳明经证,下肢后侧痿软者为足太阳经证,下肢外侧痿软者为足少阳经证。

辨兼症:发热多汗,热退后突然出现肢体软弱无力,心烦口渴,小便短黄,舌红,苔黄,脉细数为肺热津伤;肢体逐渐痿软无力,下肢为重,微肿而麻木不仁,或足胫热感,小便赤涩,舌红,苔黄腻,脉细数为湿热浸淫。肢体痿弱无力日久,纳呆腹胀,神疲乏力为脾胃虚弱;下肢痿弱无力,腰脊酸软,甚则步履全废,腿胫肌肉萎缩严重,或伴眩晕耳鸣,舌红,少苔,脉沉细数为肝肾亏虚。

辨证分析:本患者以进行性双上肢痿软无力并累及双下肢无力、肌肉萎缩为主要临床表现,可诊断为痿证。《素问·太阴阳明论》中提出"脾病不能为胃行其津液……筋骨肌肉皆无气以生,故不用焉"。脾胃虚弱,气血生化不能而致气血不足,无以濡养筋肉,可见双上肢及双下肢痿软无力、肌肉萎缩。阳明经多气多血,主润宗筋,本患者以双上肢及双下肢无力为主症,辨为手、足阳明经证。乏力多汗,面色不华,便溏,舌胖有齿痕,质淡黯,脉沉细均为脾胃虚弱之象。

中医诊断:痿证(脾胃虚弱证);

西医诊断:运动神经元病(肌萎缩侧索硬化)。

问题三 该患者应如何进行针刺治疗?还有哪些有效的针灸方法?

针灸治疗思路:

1. 针刺治疗 本患者诊断为痿证,属于虚证、脾胃虚弱证,病位在手足阳明经,故要遵循"虚则补之""治痿独取阳明"的法则进行治疗。

治法:以调和气血、濡养筋脉为治法,选手足阳明、足少阳经穴及夹脊穴为主。

取穴:颈、胸、腰夹脊穴、肩髃、曲池、手三里、外关、合谷、环跳、髀关、足三里、阳陵泉、悬钟、解溪、三阴交、脾俞、中脘。夹脊穴宜交替使用,如取颈3、5、7或取颈2、4、6;取胸1、3、5、7、9、11或取胸2、4、6、8、10、12。

刺灸方法:夹脊穴向脊柱方向斜刺0.5~1寸;肢体穴位以手足阳明经穴为主,瘫痪肌肉处多针排刺,可加电针。其余腧穴行补法。留针20分钟。

痿证针刺时,肢体腧穴大致相同。但对于不同证型不同兼症的痿证,则应进行辨证选穴、对症选穴。

知识点 3

针灸治疗痿证的主穴、配穴

主穴	配穴	
	辨证选穴	对症选穴
①上肢：颈胸夹脊、肩髃、曲池、外关、合谷 ②下肢：腰夹脊、环跳、髀关、伏兔、阳陵泉、足三里、悬钟、三阴交、解溪	肺热伤津——尺泽、大椎 湿热浸淫——阴陵泉、中极 脾胃虚弱——脾俞、胃俞 肝肾亏虚——肝俞、肾俞	上肢肌肉萎缩——手阳明经排刺 下肢肌肉萎缩——足阳明经排刺 吞咽困难——廉泉、夹廉泉 言语不利——风府、风池、金津、玉液 呼吸困难——天突、膻中 大便干燥或便溏——天枢

2. 其他针灸方法

（1）头针法：上肢选用顶颞前斜线中 2/5、顶旁 2 线；下肢选用顶颞前斜线上 1/5、顶中线、顶旁 1 线，留针期间配合患肢的活动。

（2）电针法：在瘫痪肌肉处选取穴位，针刺后选 2~3 对腧穴加脉冲电刺激，断续波，刺激强度以患者耐受为度，每次 20 分钟。

（3）穴位注射法：上肢选肩髃、曲池、外关、合谷；下肢选环跳、髀关、足三里、阳陵泉、悬钟、解溪，用维生素 B_1 注射液或维生素 B_{12} 注射液，每次取 2~4 穴，每穴 0.5~1.0ml，隔日 1 次。

（4）皮肤针法：肺俞、脾俞、胃俞、膈俞，沿手足阳明经体表循行线，反复叩刺，以皮肤潮红为度，隔日 1 次。

【临证要点】

1. 针灸治疗痿证有一定疗效，主要体现在改善患者症状，减慢疾病的进展。但疗程较长，需耐心治疗。

2. 患者以进行性双上肢无力伴双下肢无力就诊时，须鉴别运动神经元病与重症肌无力，以便决定是否选择针灸治疗以及具体的治疗方案。痿证中的急危重症非针灸的适应证。

3. 痿证的基本病机是筋脉失于气血津液的濡养，筋肌弛纵不收。辨证要在辨病的基础上，辨缓急、辨虚实、辨经络、辨兼症。治疗重在调和气血、濡养筋肉，以手足阳明、足少阳经穴和夹脊穴为主，并根据证型、症状配穴。

古代医家治疗痿证以阳经和四肢部腧穴为主，多采用针、灸及放血等方法。

4. 刺灸方法。毫针治疗时，夹脊穴要向脊柱方向斜刺，不可过深。可以加用电针和刺络拔罐。

5. 卧床患者应保持四肢功能位，以免造成足下垂或内翻，必要时可用护理支架及夹板托扶。治疗期间，应加强主动及被动肢体功能锻炼，以助尽早康复。

【诊疗流程】

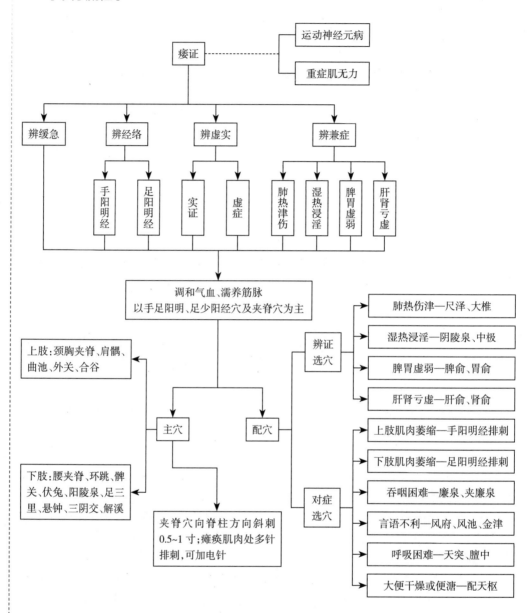

九、感冒

 培训目标

1. 掌握感冒的诊断与鉴别诊断；
2. 掌握感冒的辨证要点、常用辨证方法；
3. 掌握感冒的针灸取穴规律、针灸操作方法；
4. 熟悉感冒的病因病机。

感冒又称"伤风""冒风",是风邪侵袭人体所致的以头痛、鼻塞、流涕、喷嚏、恶寒、发热、全身不适等为主要表现的常见外感疾病。本病的发生常与风邪或时疫毒邪、体虚等因素有关,以风邪为主因,每与当令之气(寒、热、暑湿)或非时之气(时行疫毒)夹杂为患,病位在肺卫。基本病机为卫表失和,肺失宣肃。

在西医学中,感冒属于上呼吸道感染范畴,流行性感冒属于时行感冒范畴。

【典型病例】

顾某,男,42岁,因"发热、头痛2天"就诊。2天前运动汗出当风后,自感发热、微恶风寒、头痛、流涕,自服中成药物,症状尚未缓解,求治于针灸治疗。舌质红,苔薄黄,脉浮数。

问题一　根据上述描述,本患者的初步诊断是什么? 为进一步明确诊断,还需要了解哪些病情资料? 应与哪些疾病相鉴别?

诊断思路:患者的病症特点是汗出当风后出现发热、微恶风寒、头痛、流涕,中医可初步诊断为"感冒"。如果是感冒,应鉴别是普通感冒还是时行感冒。因此,要进一步询问查看:发病轻重,发病急缓,全身症状轻重,有无发生传变,有无传染性、流行性病史。

经查:本患者头部胀痛,咽喉疼痛,鼻塞,流浊涕,咳嗽时作,咳黄黏痰,口渴喜饮,小便黄,无全身酸痛、虚弱无力等全身症状,无流感患者接触史。查体:体温 38.7℃。咽部充血,扁桃体Ⅱ度肿大,无脓点。双肺听诊呼吸音清,未闻及哮鸣音及干湿啰音。应诊断为普通感冒。

知识点 1

普通感冒与时行感冒的鉴别

	普通感冒	时行感冒
全身症状	全身症状轻,呼吸道症状重	全身症状重,呼吸道症状轻
发热	少见	常为高热(39~40℃),持续3~4天
头痛	少见	显著
疲乏虚弱	轻微	早出现,显著可持续2~3周
鼻塞、喷嚏、咽痛	常见	有时伴有
胸部不适及咳嗽	轻度至中度	常见,可能严重
病情轻重	轻	重
传染性	不易传染	强
流行性	无	广泛流行
季节性	无	有
并发症	少见	多见,如支气管炎、肺炎

问题二　感冒的辨证要点是什么? 应采用什么辨证方法,该患者如何进行辨证?

辨证思路:对于感冒而言,应根据症状、病程长短,是否具有流行性和全身兼症等进行辨证,主要采用病因辨证、八纲辨证、六经辨证等辨证方法。四诊时,既要重点关注主要症状、体征,起病的诱因、缓急、病程等,还要搜集全身兼症、舌脉等,四诊合参进行诊断。感冒要辨轻重,明确普通感冒、时行感冒、虚人感冒之别。辨证要点是辨类型、辨兼症。

辨类型:普通感冒呈散发性,肺卫症状明显,病情较轻,少有传变;体虚感冒多见于平素体虚之人,病情缠绵不愈或反复感冒;时行感冒呈流行性发病,肺卫症状轻而全身症状重,传染性强。

辨兼症:恶寒重,发热轻或不发热,无汗,喷嚏,苔薄白,脉浮紧为风寒感冒;微恶风寒,发热重,浊涕,痰稠或黄,咽痛,苔薄黄,脉浮数为风热感冒;夹湿,则头胀如裹,胸闷纳呆;夹暑,则汗出不解,心烦口渴。

辨证分析:患者以发热、微恶风寒、头痛、流涕为病症特点,可诊为感冒。《素问·骨空论》曰:"风者百病之始也……风从外入,令人振寒,汗出头痛,身重恶寒。"汗出当风,风邪犯表,卫表失和,肺失宣肃,则见发热、微恶寒、鼻塞流浊涕;风邪上扰清窍,窍络失和则头痛;黄黏痰,口渴喜饮,咽喉疼痛,咳嗽,咯黄稠痰,小便黄,舌质红,苔薄黄,脉浮数均为热象,故为风热犯表证。

中医诊断:感冒(风热犯表证);

西医诊断:上呼吸道感染。

问题三   该患者应如何进行针刺治疗?

针灸治疗思路:

针刺治疗:本患者诊断为感冒,属于表证、风热犯表证,病位在肺卫。故要遵循"实则泻之""热则疾之"的法则进行治疗。

治法:以祛风清热解表为主,选手太阴、手阳明经穴及督脉穴为主。

取穴:列缺、合谷、风池、大椎、太阳、尺泽、曲池、鱼际。

刺灸方法:要关注针刺的深浅,留针时间,刺激手法。本患者发病 2 天,风热邪浅在肺卫,病浅宜刺浅,以毫针泻法为主。风池向鼻尖方向斜刺 0.5~1 寸,列缺向肘平刺,尺泽、曲池、鱼际、合谷直刺 0.5~1 寸,太阳可斜刺 0.3~0.5 寸。以上诸穴均速刺不留针或留针时间短。大椎三棱针点刺出血后拔罐。

📄 知识点 2

针灸治疗感冒的主穴、配穴

主穴	配穴	
	辨证选穴	对症选穴
列缺、合谷、风池、大椎、太阳	风寒感冒—风门、肺俞 风热感冒—曲池、尺泽 暑湿感冒—阴陵泉、委中 气虚感冒—足三里	鼻塞—迎香、鼻通 头痛—头维、印堂 咳嗽—肺俞、天突 咽喉肿痛—少商、商阳 全身酸楚—身柱

问题四 治疗感冒,除毫针外,还有哪些有效的针灸方法?

1. 三棱针法 取大椎、尺泽、委中、耳尖、耳垂、少商,用三棱针点刺放血,适用于风热感冒。

2. 拔罐法 取大椎、身柱、大杼、肺俞,用闪罐法、走罐法。适用于各型感冒。

3. 艾灸法 取大椎、风门、合谷、足三里,用艾条灸或灸盒灸。适用于风寒感冒或气虚感冒。

【临证要点】

1. 针灸治疗感冒疗效明显,主要体现在缩短病程,减轻症状。越早介入,针灸治疗效果越好。

2. 感冒与流行性脑脊髓膜炎、流行性乙型脑炎、流行性腮腺炎等传染病的早期症状相似,应该加以鉴别。时行感冒传染性强,临床需要综合治疗。

3. 感冒的基本病机是风邪袭表,卫表失和,肺失宣肃,病位在肺卫。本病宜用病因辨证、八纲辨证、六经辨证相结合来进行辨证。重在辨类型、辨兼症。治疗以祛风解表,取手太阴、手阳明经穴及督脉穴为法,并结合辨证取穴、对症取穴。

古代医家治疗感冒,多以辨证取穴和对症选穴相结合;多采用泻法,或应用艾灸、刺络放血、走罐等综合治疗。

4. 刺灸方法多采用毫针泻法,可根据病性寒热选用艾灸、刺络放血、走罐等辨证施治。现代研究表明针刺大椎穴可使冷敏神经元的放电减少,热敏神经元的放电增加,从而达到降温目的。

5. 在感冒流行期,针灸足三里(双),每日一次,连续三天,有预防作用。

6. 感冒患者应多饮温开水,饮食宜清淡、要保持室内空气疏通,温度适宜。

【诊疗流程】

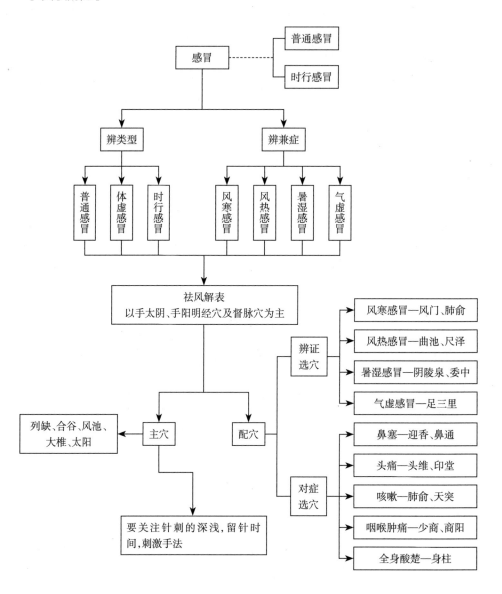

十、哮喘

 培训目标

1. 掌握支气管哮喘与心源性哮喘的诊断与鉴别诊断；
2. 掌握哮喘的辨证要点、常用辨证方法；
3. 掌握哮喘的针灸取穴规律、针灸操作方法；
4. 熟悉哮喘的病因病机。

哮喘是一种发作性的痰鸣气喘疾患,发作时喉中哮鸣有声,呼吸气促困难,甚则喘息不能平卧。临床上哮必兼喘,喘未必兼哮。哮喘以宿痰伏肺为主因,外邪侵袭、饮食不当、情志刺激、体虚劳倦为诱因。本病病位在肺,与肾、脾、心等密切相关。基本病机是痰气搏结,壅阻气道,肺失宣降。本病有反复发作的特点,可发于任何年龄和季节,尤以寒冷季节和气候骤变时多发。

本章节主要论述西医学中的支气管哮喘,其他原因(如支气管扩张、慢性气管炎、肺部感染、心源性哮喘、风湿性心脏病、心力衰竭)引起的哮喘与本病证候相似者,可参考本病的治疗方案辨证施治。

【典型病例】

吴某,男,56岁,因"反复发作性咳嗽、憋喘10年,频繁发作1月余"来诊。患者自述10年前开始受凉易出现咳嗽、憋喘,一般吸入糖皮质激素和支气管扩张剂后即可缓解。1个月前受凉后再次发作,用药后有所缓解。现症见:咳嗽、憋喘,时咳白色泡沫样痰,量不多易咳出,可闻及喉中有哨音,伴乏力、怕冷、腰膝酸软。舌色淡,舌体胖大,苔白,脉沉细。患者既往有高血压、冠心病病史。

问题一　如何明确诊断?需进一步收集哪些资料和做哪些检查?如何判断疾病的严重程度?

诊断思路:患者的病症特点是反复发作性咳嗽、憋喘等症状,中医可以初步诊断为"哮喘"。

西医学方面,患者有高血压、冠心病病史,故应鉴别是支气管哮喘还是心源性哮喘?因此,需要进一步查看:胸部X线检查是否有肺淤血征、心影增大,心脏听诊是否闻及奔马律,是否有左心界扩大、心率增快等心脏体征。

如果是支气管哮喘,还应进一步与慢性阻塞性肺疾病相鉴别。因此,需要进一步查看:患者是否有吸烟史或有害气体接触史,胸部X线检查是否有肺气肿体征,肺部听诊是否闻及湿啰音。

如果是支气管哮喘,要判断病情严重程度。因此,需要进一步查看:症状发作的频率及持续时间,夜间发作的频率及睡眠情况,体力活动受限的程度,肺功能检查等。

经查:本患者无吸烟史及有害气体接触史,精神状态良好,胸廓对称,双肺呼吸音稍粗,双肺呼气末可闻及散在哮鸣音,未闻及湿啰音,心界不大,心率75次/min,律齐,心脏各瓣膜听诊区未闻及杂音,双下肢无水肿。胸片示:双肺纹理增粗,未见肺气肿体征,心影不大,近1个月发作5次。故可排除心源性哮喘及慢性阻塞性肺疾病,诊断为支气管哮喘,当属慢性持续期。

📑 知识点1

支气管哮喘的诊断标准、分期[《支气管哮喘基层诊疗指南(2018年)》]

(一)支气管哮喘诊断标准

符合以下症状和体征,同时具备气流受限检查中的任何一条,并除外其他疾病所引起的喘息、气急、胸闷和咳嗽,可以诊断为哮喘:

1. 可变的呼吸道症状和体征

(1) 反复发作性喘息、气急,伴或不伴胸闷或咳嗽,夜间及晨间多发,常与接触变应原、冷空气、物理、化学性刺激以及上呼吸道感染、运动等有关;

(2) 发作时双肺可闻及散在或弥漫性哮鸣音,呼气相延长;

(3) 上述症状和体征可经治疗缓解或自行缓解。

2. 可变的呼气气流受限客观证据 有气流受限的客观证据(在随访过程中,至少有 1 次气流受限的证据,$FEV_1/FVC\% < 75\%$),同时具备以下气流受限客观检查中的任一条:

(1) 支气管舒张试验(BDT)阳性(吸入支气管舒张剂后,FEV_1 增加 >12% 且绝对值增加 >200ml);

(2) 最大呼气流量(PEF)平均每日昼夜变异率 >10%(每日监测 PEF2 次、至少 2 周);

(3) 抗炎治疗 4 周后,肺功能显著改善(与基线值比较,FEV_1 增加 >12% 且绝对值增加 >200ml);

(4) 运动激发试验阳性(与基线值比较,FEV_1 降低 >10% 且绝对值降低 >200ml);

(5) 支气管激发试验(BPT)阳性(使用标准剂量的乙酰甲胆碱或组胺,FEV_1 降低≥20%)。

(二) 支气管哮喘分期

支气管哮喘分为三期:

1. 急性发作期 指气促、咳嗽、胸闷等症状突然发生或症状加重,常有呼吸困难,以呼气流量降低为其特征,常因接触变应原、运动或治疗不当诱发。

2. 慢性持续期 指每周均不同频度和/或不同程度地出现症状(喘息、气急、胸闷、咳嗽等)。

3. 临床缓解期 指患者无喘息、气急、胸闷、咳嗽等症状,并维持 1 年以上。

知识点 2

支气管哮喘与心源性哮喘的鉴别

	支气管哮喘	心源性哮喘
病史	有哮喘发作史、个人或家族过敏病史	有高血压性心脏病病史、冠心病病史、风湿性心脏病病史或梅毒性心脏病病史
发病年龄	多见于青少年	多见于中老年
发病季节	多好发于春秋季节	发病季节性不明显
肺部典型症状、体征	呼气时间延长、可闻及较广泛的哮鸣音,若有痰则为白色泡沫痰	在两肺可闻及较多的干性啰音,端坐呼吸,有大量粉红色的泡沫痰
心脏体征	无心脏病基础者正常	可见左心增大、奔马律及病理性杂音
胸部 X 线检查	肺野清晰或透亮度增高	可见肺淤血及左心增大

问题二　哮喘的辨证要点是什么? 该患者如何辨证分析?

辨证思路:对于哮喘而言,应根据典型体征、呼吸状况和全身兼症等进行辨证,主要采用脏腑辨证、八纲辨证等辨证方法。四诊时,既要重点关注肺部的症状、体征,起病的诱因、缓急、病程,询问病史,还要搜集全身兼症、舌脉等,四诊合参进行诊断,辨证要点是辨虚实、辨外感内伤、辨兼症。

辨虚实:急性期以实为主,后期以虚为主。实证病程短,或当哮喘发作期,哮喘声高气粗,呼吸深长有余,以深呼为快,体质较强,胸闷或胀,气粗声高,咳痰稀薄或黏稠,可伴表证,苔薄,脉浮。虚证病程长,反复发作或当哮喘间歇期,哮喘声低气怯,动则喘甚,呼吸短促难续,以深吸为快,体质虚弱,气怯声低,汗出肢冷,形瘦神疲。舌淡,脉沉细或细数。

辨外感内伤:外感者起病急,病程短,多有表证;内伤者病程久,反复发作,多无表证。

辨兼症:咳嗽喘息,咳痰稀薄,形寒无汗,头痛,口不渴,苔白薄,脉浮紧为风寒外袭;咳喘黏痰,咳痰不爽,胸中烦闷,咳引胸胁作痛,或见身热口渴,纳呆,便秘,苔黄腻,脉滑数为痰热阻肺;喘促气短,喉中痰鸣,语言无力,吐痰稀薄,动则汗出,舌质淡,或微红,脉细数,或软而无力为肺气不足;久病气息短促,动则喘甚,汗出肢冷,舌淡,脉沉细为肺肾两虚。

辨证分析:患者因"反复发作性咳嗽、憋喘10年,频繁发作1月余"来诊。根据《类证治裁》中所述"肺为气之主,肾为气之根……若出入升降失常,斯喘作焉",《证治汇补》中记载"哮为痰喘之久而常发音,因而内有壅塞之气,外有非时之感,膈有胶固之痰,三者相合,闭拒气道,搏击有声,发为哮病"。患者时咳白色泡沫样痰,量不多易咳出,时可闻及喉中有哨音,可诊断为"哮喘"。患病10年,病久由实转虚,肺肾摄纳失常,气不归原,津凝为痰,从而出现咳喘有痰、乏力、怕冷、腰酸腿软,舌色淡,舌质胖大,苔白,脉沉细等,是为肺肾两虚之象。

中医诊断:哮喘(肺肾两虚证);

西医诊断:支气管哮喘(慢性持续期)。

问题三　该患者如何针刺治疗? 针灸治疗哮喘的主要干预时期是哪个时期?

1. 针刺治疗　本患者诊断为哮喘,属于虚证之肺肾两虚证,病位在肺。故要遵循"虚则补之""缓则治本""标本同治"的法则进行治疗。

治法:补益肺肾,止哮平喘。取胸背部腧穴、相应背俞穴及手太阴、足少阴经穴为主。

取穴:肺俞、风门、大椎、定喘、肾俞、太溪、足三里、丰隆、中脘。

刺灸方法:要注意肺俞、风门、中府等胸背部穴位应斜刺,不可向内深刺,以免伤及肺脏,引起气胸,可于针刺后在大椎、肺俞加拔火罐。待病情平稳后,可继续针灸治疗,双侧肺俞可接电针。该患者属肺肾两虚,可同时配合肺俞、肾俞、足三里等穴位的温针灸或隔姜灸等。

2. 针灸干预可用于哮喘各期。在急性期,以祛邪肃肺,化痰平喘为法,选取手太阴经穴及相应背俞穴、经验效穴为主。临床针灸治疗多用于支气管哮喘的慢性持续期和临床缓解期。慢性持续期以宣肺化痰止哮为主;临床缓解期以补肺健脾益肾为主。

两期各有侧重,但均应标本同治。慢性持续期症状明显者以攻邪为主,分寒热不同加减穴位;临床缓解期应查阴阳之偏颇、脏腑之所属,肺、脾、肾之主次,经络之主病,调节脏腑经络。取穴时采用胸背部与腧穴远端取穴相结合的方法,酌情选取膀胱经、任脉、肺经、督脉、脾经、肾经的穴位。

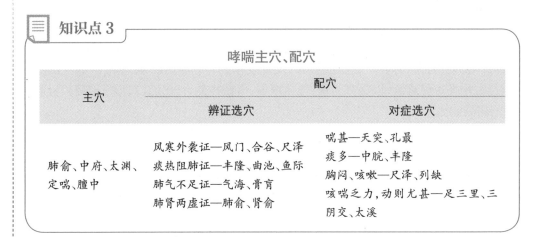

知识点3

哮喘主穴、配穴

主穴	配穴	
	辨证选穴	对症选穴
肺俞、中府、太渊、定喘、膻中	风寒外袭证—风门、合谷、尺泽 痰热阻肺证—丰隆、曲池、鱼际 肺气不足证—气海、膏肓 肺肾两虚证—肺俞、肾俞	喘甚—天突、孔最 痰多—中脘、丰隆 胸闷、咳嗽—尺泽、列缺 咳喘乏力,动则尤甚—足三里、三阴交、太溪

问题四 除毫针外,哮喘还有哪些针灸治疗手段?

1. 穴位贴敷法 包括冬病夏治白芥子散贴敷、中药辨证穴位贴敷。常用腧穴如肺俞、膏肓、膻中、定喘。

2. 穴位注射法 主取肺俞、大椎,配定喘、天突、足三里等。

3. 穴位埋线法 选取肺俞、肾俞、脾俞、足三里、丰隆等。

4. 温和灸法 适用于临床缓解期,中医辨证为虚寒证,肺俞、风门、膏肓俞、膻中、大椎等为主穴。

5. 皮肤针法 取鱼际至尺泽穴手太阴肺经循行部、第1胸椎至第2腰椎旁开1.5寸足太阳膀胱经循行部,循经叩刺,以皮肤潮红或微渗血为度。

另可参考中国针灸学会行业标准《循证针灸临床实践指南——成人支气管哮喘》。

【临证要点】

1. 针灸治疗本病的优势多在慢性持续期和临床缓解期,越早介入针灸治疗效果越好。急性发作期多以扩张支气管、缓解气道炎症反应等治疗为主,可酌情配合针灸治疗,以缓解症状,减少激素等西药的应用剂量。

2. 患者以咳嗽,咳痰,憋喘就诊时,要注意鉴别是支气管哮喘,还是肺炎、慢性阻塞性肺疾病、心源性哮喘;是急性发作期还是慢性持续期。哮喘急性发作时病情程度轻重不一,甚则危及生命,故应对病情作出正确评估,以便及时有效的治疗。

3. 哮喘的基本病机是痰气搏结,壅阻气道,肺失宣降。病位在肺,与脾、肾关系密切。辨证要在辨病的基础上,辨虚实、辨兼症。本病属于脏腑病,宜用脏腑辨证、八纲辨证等辨证方法。治疗重在止哮平喘,取穴时取胸背部腧穴、相应背俞穴及手太阴、足少阴经穴为主。

古代医家治疗哮喘,以选取手太阴肺经和背俞穴为主。针法虚补实泻,并配合穴位贴敷、刺络拔罐或直接灸法等综合治疗。

4. 注意辨时施治　临床缓解期在三伏期间贴敷可作为预防和调理,治疗较其他时间效果为佳。

5. 临诊可参考老专家的治疗经验施治,如邵经明教授用"三穴五针一火罐法",即"肺俞、大椎、风门"三穴为主,配合拔罐治疗哮病。田从豁教授治疗哮喘,以针刺结合中药、灸法、穴位贴敷等多种方法,治疗分期分型,以"平喘为先,治肺为主,扶正为重,坚持巩固"为治疗思想,确定不同的治则。

6. 要充分休息,饮食调养,避受风寒,调畅情志。变应原或非变应原性激发因素明确的患者,注意避免接触变应原,减少激发哮喘因素的出现。

【诊疗流程】

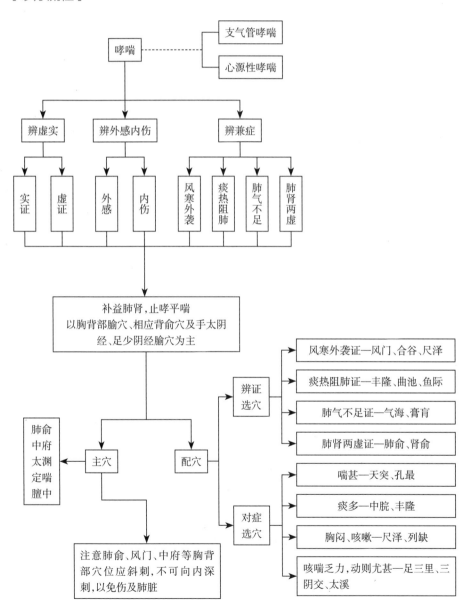

十一、呕吐

 培训目标

1. 掌握胃食管反流病等呕吐常见病的诊断与鉴别诊断；
2. 掌握呕吐的辨证要点、常用辨证方法；
3. 掌握呕吐的针灸取穴规律、针灸操作方法；
4. 熟悉呕吐的病因病机。

呕吐是指胃气上逆，胃内容物从口中吐出的病证。一般以有物有声谓之呕，有物无声谓之吐，无物有声谓之干呕。呕吐发生的原因主要有外邪犯胃、饮食不节、情志失调、体虚劳倦等，其病位在胃，与肝脾关系密切，基本病机为胃失和降，胃气上逆。

西医学认为，引起呕吐的病因复杂，临床上通常分为反射性与中枢性两类。反射性呕吐主要见于消化系统疾病、内脏炎症、泌尿系统疾病及眼、耳疾病；中枢性呕吐主要见于颅脑疾病、药物反应或中毒及神经性厌食、妊娠呕吐等。本节主要介绍由消化系统疾病所致的呕吐，其他疾病所致的呕吐可参照本节。

【典型病例】

张某，女，48岁，因"呕吐、反酸伴脘腹疼痛3天"来诊。3天前与家人争吵后出现恶心，呕吐，脘腹疼痛，反酸，倦怠无力，大便时干时稀，小便黄。舌质红，苔黄腻，脉弦。既往有梅尼埃病病史2年。

问题一　根据上述描述，如何明确诊断，需怎样进一步搜集病情资料？应与哪些疾病相鉴别？

诊断思路：患者的病症特点是生气后出现恶心、呕吐等相关症状，中医可以初步诊断为"呕吐"。患者年龄48岁，有梅尼埃病病史2年，故应鉴别是呕吐还是眩晕所致。需要进一步查看：呕吐前有无剧烈的眩晕，发作时除恶心、呕吐外，有无出冷汗、颜面苍白及血压下降等症状，是否自行缓解。是否伴有耳鸣、耳胀、听力障碍等。发病后有无排便排气等。

如果是呕吐，在西医学方面，要鉴别是胆汁反流性胃炎、急性胃炎还是神经性厌食。因此，要进一步询问查看：发病前有无饮食不洁史，有无急性胃痛、恶心、呕吐、嗳气反酸病史，是否以腹部饱胀不适、中上腹持续烧灼感为主要症状，是否伴有咽喉不适、食管烧灼感。发作与情绪变化是否相关，是否出现食量明显减少或食欲不振、体重明显下降。

经查：本患者与家人争吵后出现恶心，呕吐，呕吐物夹有少量黄绿色胆汁，呕吐不频繁，伴脘腹胀痛，反酸，嗳气频繁，食欲不振，两胁胀满，呕吐前无旋转性眩晕，无耳鸣、耳胀、听力障碍，无出冷汗等症状，休息后自行缓解。虽食欲不振但尚能进食，无饮食不洁，近期体重无下降。胃镜辅助检查提示胆汁反流性胃炎，幽门螺杆菌检测阴性。应诊断为胆汁反流性胃炎所致的呕吐。

知识点 1

胃食管反流、胆汁反流性胃炎及神经性厌食的鉴别

	胃食管反流	胆汁反流性胃炎	神经性厌食
恶心、呕吐	少有	有	有
呕吐物	胃、十二指肠内容物	夹有黄绿色胆汁	夹有未消化食物
反酸,胃灼热	有	有	无
发作与情志的关系	无	有一定联系	无
是否伴全身官能症状	无	可能有	有
胃镜检查有无异常	有,食管炎	有,可能有胆汁反流,局部可充血、水肿、糜烂等	无明显异常

问题二　呕吐的辨证要点是什么? 该患者如何进行辨证?

辨证思路:根据呕吐为主要症状,结合起病缓急、呕吐物性状和全身兼症等进行辨证,在辨病因的基础上,主要采用脏腑辨证、八纲辨证等辨证方法。四诊时,既要关注呕吐的症状、体征,起病的诱因、缓急、病程,还要搜集全身兼症、舌脉等,四诊合参进行诊断,辨证要点是辨虚实、辨兼症。

辨虚实:起病较急,病程较短,呕吐物量多且酸腐臭秽,脉实有力,多为实证。起病缓慢,病程较长,时作时止,呕而无力,呕吐物不多,酸臭味不甚,倦怠乏力,脉弱无力,多为虚证。

辨兼症:呕吐清水或稀涎,食久乃吐,舌淡,苔薄白,脉迟为寒邪客胃;呕吐物酸苦热臭,食入即吐,舌红,苔薄黄,脉数为热邪内蕴;呕吐宿食,吐后舒畅,苔厚腻,脉滑实为饮食停滞;呕吐痰涎,脘闷纳呆,苔白腻,脉滑为痰饮内阻;呕吐酸水,每因情志不遂而发作,苔薄白,脉弦为肝气犯胃;泛吐清水,时作时止,舌淡,苔薄,脉弱为脾胃虚寒。

辨证分析:患者以呕吐、反酸伴脘腹疼痛为主诉就诊。《诸病源候论·呕吐候》曰:"呕吐之病者,由脾胃有邪,谷气不治所为也,胃受邪,气逆则呕。"《济生方·呕吐》云:"若脾胃无所伤,则无呕吐之患。"患者与家人争吵,肝气失畅,横逆犯胃,胃失和降,胃气上逆,出现呕吐、反酸、嗳气;肝失条达则两胁胀满;胃气郁滞,不通则痛,则脘腹疼痛;肝气乘脾,脾失健运则大便时干时稀,倦怠无力;舌质红,苔黄腻,脉弦皆属肝气犯胃之象。

中医诊断:呕吐(肝气犯胃证);

西医诊断:胆汁反流性胃炎。

问题三　该患者应如何进行针刺治疗? 还有哪些有效的针灸方法?

针刺治疗思路:

1. 针刺治疗　本患者诊断为呕吐,属于实证、肝气犯胃证,病位在胃。故要遵循"实则泻之"的法则进行治疗。

治法:疏肝和胃,降逆止呕。取足阳明经穴及胃的募穴为主。

取穴:中脘、内关、足三里、期门、太冲、天枢。

刺灸方法:要注意内关在呕吐发作与缓解时针刺手法的不同:呕吐发作时可行强刺激,持续行针 1~3 分钟,未发作时行平补平泻。中脘直刺 1~2 寸,用平补平泻,刺激不宜过强,以免引起胃脘部不适。期门沿肋间方向斜刺 0.5~0.8 寸,以局部酸胀,向腹后壁放散为度,行平补平泻。余穴按照常规针刺操作方法。留针 30 分钟。

知识点 2

针灸治疗呕吐的主穴、配穴

主穴	配穴	
	辨证选穴	对症选穴
中脘、内关、足三里	寒邪客胃——上脘、胃俞 热邪内蕴——合谷、金津、玉液 饮食停滞——梁门、天枢 痰饮内阻——丰隆、公孙 肝气犯胃——期门、太冲 脾胃虚寒——脾俞、胃俞	急性发作——梁丘 热盛烦呕——大椎 食不下咽——膻中、天突 反胃吐食——中脘、脾俞 焦虑、抑郁——神门、太冲

2. 其他针灸方法

(1) 穴位注射法:取穴足三里、内关,可用维生素 B_1 或维生素 B_{12} 注射液,每穴 0.5~1.0ml,隔日 1 次。

(2) 耳针法:取胃、食道、神门、交感、皮质下、肝、脾。毫针刺或用压丸法。

(3) 隔姜灸法:取中脘、神阙、足三里、手三里,施予隔姜灸。适用于虚寒型呕吐。

【临证要点】

1. 针灸治疗呕吐有确切疗效,既有明显的止呕作用,又无不良反应,尤其对食入即吐、难以服药者,针灸可发挥明显优势。因药物反应、妊娠、术后以及放化疗后引起的呕吐也可参照本节治疗。但由上消化道严重梗阻、癌肿引起的呕吐以及脑源性呕吐,应重视原发病的治疗,针灸只能减轻呕吐症状。

2. 呕吐的基本病机是胃失和降、胃气上逆。病位在胃,与肝、脾有关。要在辨病的基础上,根据起病缓急、呕吐物的性状和量、全身兼症进行辨证,本病属于脏腑病,应以脏腑辨证、八纲辨证为主,重在辨虚实、辨兼症。针灸治以和胃理气、降逆止呕,取足阳明经穴及胃的募穴为主,以中脘、足三里、内关为主穴,再结合辨证选穴、对症选穴。寒气客胃或脾胃虚寒宜配合灸法。热邪内蕴者金津、玉液点刺出血。

古代医家治疗呕吐,多以俞募穴为主,在针法上急则用泻法,缓则采用虚补实泻方法,并配合点刺放血等方法。

3. 对于神经性呕吐,可在进食后(30 分钟内)、呕吐未出现之前针刺双侧内关穴,行针时嘱患者深吸气和深呼气 2~3 次,有利于控制呕吐发作。

4. 根据病情需要,可以加用中药治疗。对于某些症状严重者,需中西医综合诊治。

5. 平时注意充分休息,饮食调养,保持心情舒畅。

【诊疗流程】

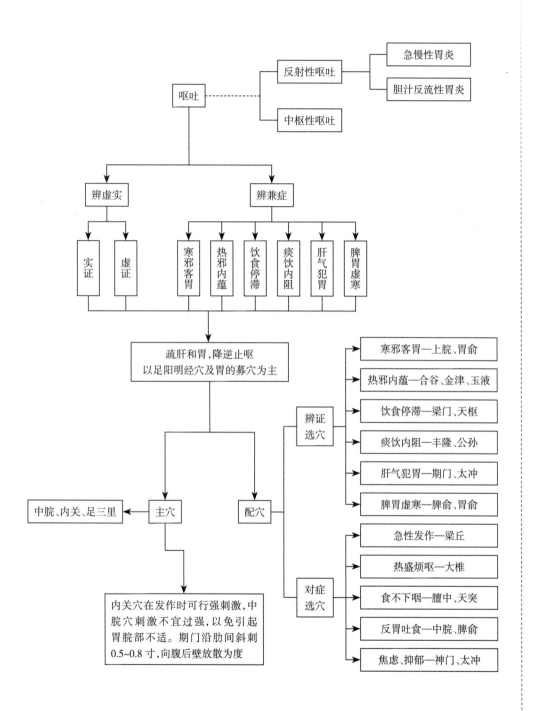

十二、胃痛

 培训目标

1. 掌握常见胃痛的诊断、分型与鉴别诊断；
2. 掌握胃痛的辨证要点、常用辨证方法；
3. 掌握胃痛的针灸取穴规律、针灸操作方法；
4. 熟悉慢性胃炎的治疗及慢性萎缩性胃炎的定义。

胃痛，又称胃脘痛，是以上腹胃脘部反复发作性疼痛为主要临床表现的病证。由于痛处于心下，古人又称为"心下痛""胃心痛"等。胃痛与寒邪客胃、饮食伤胃、情志不畅和脾胃虚弱等因素有关，其病位在胃，与肝、脾相关。基本病机是胃气失和、胃络不通或胃失温煦濡养。

在西医学中，本病多见于急慢性胃炎、消化性溃疡、胃神经症、胃黏膜脱垂、胃痉挛等疾病。

【典型病例】

盛某，男，42岁，因"胃部胀痛不适半年余，加重3天"来诊。患者自诉半年前胃部受凉，其后出现进食时上腹闷胀不适，自行服用"三九胃泰颗粒"，胀痛感稍有缓解。3天前进食水果后，上腹部闷胀疼痛感加重，恶寒喜暖，口淡不渴，舌淡苔白，脉弦紧。体型肥胖，1年前体检时发现有"脂肪肝、胆结石"。

问题一　根据上述描述，本患者的初步诊断是什么？为进一步明确诊断，还需要了解哪些病情资料？应与哪些疾病相鉴别？

诊断思路：患者的病症特点是进食后上腹部胀痛，恶寒喜暖，中医可以初步诊断为"胃痛"。但患者年龄42岁，体检曾发现有"胆结石"，体型肥胖，西医学诊断应鉴别是慢性胃炎还是胆囊疾病。因此，需要进一步查看：血常规、血生化和腹部超声检查等。

如果是慢性胃炎，还要结合临床症状、胃镜和病理组织学明确是否伴有消化性溃疡，同时鉴别是浅表性胃炎、萎缩性胃炎还是特殊类型胃炎，根据Hp检测判断是否有幽门螺杆菌感染。

经查：本患者精神状态良好，无贫血貌，体型偏胖，腹部平坦，上腹部压痛，喜温，得温痛减，遇寒加重，有肠鸣音。血生化示：总胆红素23.3μmmol/L，直接胆红素6.1μmmol/L，间接胆红素13μmmol/L，超声检测：胆囊大小形态正常，胆囊壁光滑，内可见一个大小为1.2cm×0.9cm的强回声团伴后方声影，可随体位的改变而移动。胆总管未见扩张。胃镜诊断：非萎缩性胃炎伴糜烂；胃窦黏膜微隆。病理诊断报告：胃窦黏膜慢性中度非萎缩性炎症性变，幽门螺杆菌检测阴性，故可以排除其他消化系统疾病引起的胃痛，应诊断为慢性胃炎。

知识点 1

慢性胃炎的诊断

参照 2017 年中华医学会消化病分会制定的《中国慢性胃炎共识意见》,诊断标准如下:

1. 临床表现 反复发作性上腹痛、腹胀、餐后饱胀、早饱感、恶心、呕吐、口苦、反苦水等症状。

2. 胃镜检查

(1) 慢性非萎缩性胃炎:内镜下可见黏膜红斑、黏膜出血点或斑块、黏膜粗糙伴或不伴水肿、充血渗出等基本表现。

(2) 慢性萎缩性胃炎:内镜下可见黏膜红白相间,以白相为主,皱襞变平甚至消失,部分黏膜血管显露;可伴有黏膜颗粒或结节状等表现。

3. 活检组织病理学对慢性胃炎的诊断至关重要,应根据病变情况和需要进行活检。

知识点 2

几种常见胃痛的鉴别诊断

疾病	相同点	不同点
慢性胃炎		胃镜下可见炎症改变
消化性溃疡		内镜下可见溃疡边沿平整,对周围胃黏膜组织影响较小
功能性消化不良	都存在消化道症状,如上腹痛、嗳气、腹胀、食欲缺乏、恶心、呕吐等	内镜检查多提示正常
胃癌		胃镜下可见溃疡形状不规则,周围胃壁僵硬,结节隆起,皱襞融合或中断,胃黏膜组织病理实验可鉴别
慢性胆囊炎或胆石症		疼痛与进食油腻相关,多为右上腹部,可伴有发热、黄疸等症状。胃镜检查无异常,腹部超声或 CT 可提示胆囊病变
胃泌素瘤		内镜检查可见顽固性的多发性溃疡,胃酸分泌增加;胃泌素检测及激发试验可定性诊断,腹部 B 超、CT、MR 等影像学检查可完成胃泌素瘤的定位诊断

问题二 胃痛的辨证要点是什么? 应采用什么辨证方法,该患者如何进行辨证?

辨证思路:对于胃痛而言,应根据疼痛的程度、性质、病程长短和全身兼症等进行辨证,主要采用脏腑辨证、病因辨证、八纲辨证等辨证方法。四诊时,既要重点关注起病的诱因、缓急、病程,还要关注疼痛的性质,询问疼痛的缓解因素,是否有大便性状的改变,是否有呕吐及呕吐物的情况等,还要搜集全身兼症、舌脉等,四诊合参进行诊断。辨证要点是辨缓急、辨虚实、辨寒热、辨兼症。

辨缓急:急性胃痛具有发病急骤,疼痛剧烈,持续半小时以上不缓解,病情变化迅速,病程短等特点;慢性胃痛具有起病缓慢,疼痛渐发,或反复发作,疼痛可耐受,服药可缓解或症状暂时消失,病势较缓,病程长等特点。

辨虚实:实者多痛剧,固定不移,拒按,脉盛,大便常闭结不通,多见于新病体壮之人;虚者多痛势较缓,痛处不定,喜按,脉虚,可便溏,多见于久病体弱之人。

辨寒热:胃脘疼痛,遇寒则痛甚,得温则痛减,苔白脉弦紧为寒证;胃脘灼痛,痛势急迫,遇热则痛甚,得寒则痛减,苔黄或黄腻,脉弦数或滑数、濡数为热证。

辨兼症:有感寒史,发病急骤,兼见呕吐清水,畏寒喜暖,苔白,脉弦紧为寒邪客胃;发病急骤,兼见吐酸嘈杂,心烦口苦,舌红,苔黄或腻,脉数为胃热炽盛;胃脘胀痛,兼见嗳腐吞酸,吐后痛减,苔黄厚腻,脉滑实为食滞胃脘;胃脘胀痛,兼攻窜作痛,嗳气频作,苔薄白,脉弦为肝气犯胃;胃痛剧烈,痛有定处而拒按,舌紫黯,脉涩为瘀阻胃络;病程较长者,胃痛隐隐,兼灼热不适,嘈杂似饥,食少口干,大便干燥,舌红少苔,脉细数为胃阴亏虚;胃痛绵绵,空腹为甚,得食则缓,喜热喜按,神疲乏力,手足不温,大便多溏,舌淡,脉沉细为脾胃虚寒。

辨证分析:患者以"胃部胀痛不适半年余,加重3天"为主诉,可诊断为"胃痛"。《素问·举痛论》曰:"寒气客于肠胃之间,膜原之下,血不得散,小络急引,故痛。"该患者外感寒邪,内客于胃,胃气阻滞,胃失和降,不通则痛,从而出现胃痛,畏寒喜暖,得温痛减,遇寒加重,口淡不渴。舌淡,苔白,脉弦紧为寒象,故为寒邪犯胃之证。

中医诊断:胃痛(寒邪客胃证)。

西医诊断:慢性胃炎(慢性非萎缩性胃炎)。

问题三　该患者应如何进行针刺治疗? 还有哪些有效的针灸方法?

针灸治疗思路:

1. 针刺治疗　本患者诊断为胃痛,属于实证、寒邪客胃证,病位在脾胃。故要遵循"实则泻之""寒则温之"的法则进行治疗。

治法:以和胃止痛为治法,选足阳明经穴及胃的募穴为主。

取穴:中脘、足三里、内关、胃俞、合谷、梁丘。

刺灸方法:诸穴常规针刺,毫针泻法。经络腧穴诊察对选穴定位有指导意义。胃痛重者可在足三里、梁丘处寻找痛点,刺之止痛效果明显。中脘穴直刺1~2寸,刺激不宜过强,以免引起胃脘部不适。胃俞向内斜刺0.5~0.8寸,以局部酸胀为宜,不可直刺、深刺。余穴采用常规刺法,留针30分钟。中脘、足三里可加艾条灸或温针灸,待进针至适宜深度,施以温针灸,以局部温热且患者能耐受为度。

知识点3

胃痛主穴、配穴

主穴	配穴	
	辨证选穴	对症选穴
中脘、内关、足三里	寒邪犯胃—胃俞、合谷 胃热炽盛—内庭、曲池 食滞胃脘—下脘、梁门	痛甚—梁丘 嗳气—太冲 便血—隐白、膈俞

续表

主穴	配穴	
	辨证选穴	对症选穴
中脘、内关、足三里	肝胃气滞—太冲、期门 瘀阻胃络—膈俞、期门 胃阴亏虚—太溪、内庭 脾胃虚寒—脾俞、胃俞	心悸气短—神门

2. 其他针灸方法

（1）灸法：主穴取中脘、足三里，配穴选脾俞、胃俞、天枢等。可以采用温针灸或隔姜灸法。每日 1 次，10 次 1 个疗程。

（2）穴位埋线法：取足三里、中脘、胃俞，每次选用 2~3 穴，可左右交替使用，每周治疗 1 次，5 次为 1 个疗程。

（3）耳针法：取胃、交感、神门、脾。疼痛剧烈时可用毫针刺，予较强刺激，疼痛缓解时用轻刺激或用耳穴压丸法。隔日 1 次或每日 1 次。

（4）皮肤针：取脊柱两侧，以胸 5~12 为主，用中度或重度刺激。

另可参考中国针灸学会行业标准《循证针灸临床实践指南——慢性萎缩性胃炎》。

【临证要点】

1. 针灸治疗胃痛疗效显著，尤其对胃痉挛所致的胃痛有非常好的疗效。慢性胃痛反复发作，注意巩固治疗。当胃痛出现胃出血、胃穿孔等重症时，必须采取综合治疗。胃痛还要与肝胆疾患、胰腺炎、心肌梗死相鉴别。

2. 慢性胃痛要注意鉴别是胃肠疾病还是肝胆胰腺疾病、心肌梗死；是否存在幽门螺杆菌感染；通过胃镜和病理诊断以鉴别浅表性胃炎和萎缩性胃炎，并排除癌变。临诊应根据病情确定具体的治疗方案。

3. 胃痛多与情志不畅、饮食不节、劳累、受寒等因素有关，病位在胃，与肝、脾密切相关。其基本病机包括不通则痛和不荣则痛。辨证要在辨病的基础上，辨缓急、辨虚实、辨寒热、辨兼症。胃痛属于脏腑病，宜脏腑辨证为主，结合八纲辨证、病因辨证进行病情分析和辨证。治疗重在和胃止痛，取足阳明经穴及胃的募穴为法，主穴是中脘、足三里、内关。在此基础上，再根据证型、兼症进行配穴。寒气客胃或脾胃虚寒宜配合灸法。针刺中脘穴时，刺激不宜过强，以免引起胃脘部不适。针刺背俞穴不宜直刺、深刺，以免损伤脏器。

古代医家治疗胃痛，多以胃经、膀胱经及任脉腧穴为主，操作上灸法的运用多于针法。

4. 胃痛患者应注意饮食调养，避免进食对胃黏膜有强刺激的食物及药品，保持精神乐观，戒烟戒酒、饮食定量定时、少食多餐，将有助于减少复发和促进康复。

【诊疗流程】

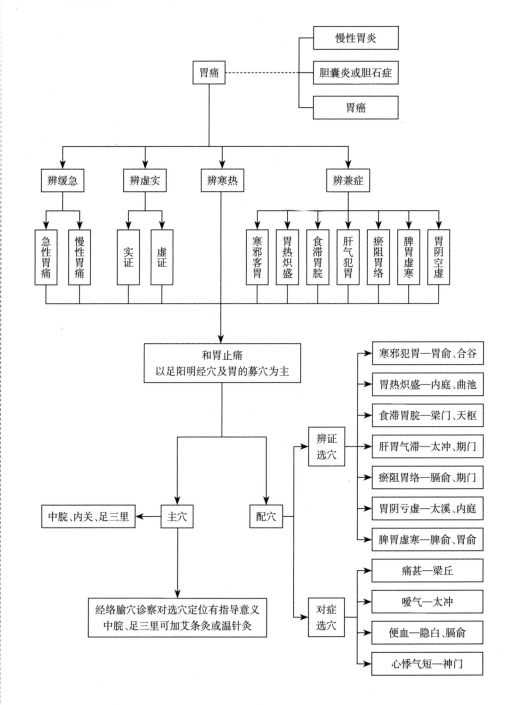

十三、便秘

培训目标

1. 掌握功能性便秘与肠梗阻的诊断与鉴别诊断；
2. 掌握便秘的辨证要点、常用辨证方法；
3. 掌握便秘的针灸取穴规律、针灸操作方法；
4. 熟悉便秘的病因病机。

便秘即大便秘结不通。主要表现为排便周期延长，或周期不长，但粪质干结，排出艰难；或粪质不硬，虽有便意，但便而不畅。便秘的发生多因饮食不节、情志失调、年老体虚、感受外邪所致。病位主要在肠，与脾、胃、肺、肝、肾等脏腑功能失调有关。基本病机为大肠传导失常，实则多由热结、气滞、寒凝，导致肠腑壅塞，气行受阻；虚则常因气血阴阳亏虚，气虚致推行无力，阴虚、血虚致肠失濡润，无水行舟。

在西医学中，本病多指功能性便秘、老年性便秘、药物性便秘以及内分泌代谢性疾病所致的便秘。

【典型病例】

李某，男，76岁，因"大便秘结5天"就诊，患者素有习惯性便秘史，常服番泻叶帮助排便。近5日再次出现大便秘结，自服番泻叶并予开塞露塞肛后，大便仍秘结不通。刻下症：5天未解大便，有便意，腹胀痛，精神疲乏，舌质淡，苔白，脉沉细弱。既往有"肠梗阻"病史。

问题一　根据上述描述，本患者的初步诊断是什么？为进一步明确诊断，还需要了解哪些病情资料？应与哪些疾病相鉴别？

诊断思路：患者的病症特点是大便秘结，中医可以初步诊断为"便秘"。但患者年龄76岁，高龄，腹胀痛，有肠梗阻病史，服番泻叶，并予开塞露塞肛后无效，故西医方面应鉴别是便秘还是肠梗阻。因此，需要进一步查看：发病缓急，腹部是否疼痛拒按，汗出情况，大便是否完全不通，有无矢气及肠鸣音，有无恶心、呕吐等症状。

如果是便秘，要鉴别器质性便秘和功能性便秘。因此需要进一步查看：是否有相关消化道疾病、内分泌代谢疾病、神经系统疾病及使用药物，除大便干结症状外，是否出现腹痛、腹泻、恶心、头晕、便血等症状。腹部查体，直肠指诊，血常规、肝肾功能、免疫功能、肿瘤指标、肛门直肠镜、胃肠CT等辅助检查可帮助诊断。

若是功能性便秘，要进行中医辨证，应进一步询问大便质地，关注大便的软硬、形态、颜色、气味以及排便情况、排便的次数、便后身体反应及平素体质状况等。

经查：患者焦虑，坐卧不安，腹胀痛喜暖，有便意，时有矢气，既往排便困难、无力，便质不干，无明显气味，量不多，面色㿠白，气短而语声低微，腰膝酸冷，小便清长，无腹泻、恶心、头晕、便血等症状。直肠指诊，血常规、肝肾功能、免疫功能、肿瘤筛查、肛门直肠镜、胃肠CT等辅助检查未见明显异常。应诊断为功能性便秘。

知识点 1

功能性便秘与肠梗阻的鉴别

	功能性便秘	肠梗阻
是否有排气	有	无或较少
是否伴恶心、呕吐、腹胀	无	有
是否腹痛明显	较轻或无	明显
好发人群	儿童、妇女、老年人	无
发作与情志的关系	有	无
是否有手术或外伤史	无	有
是否有肠道器质疾病	无	有

问题二　便秘的辨证要点是什么？该患者如何进行辨证？

辨证思路：临床主要根据排便周期、粪质、体质、病程长短和全身兼症等进行辨证。首先要明确病因，在此基础上，采用脏腑辨证、八纲辨证等辨证方法。四诊时，重点关注病程、病势缓急、粪质、体质、体征等情况，询问相关病史，搜集全身兼症、舌脉等，四诊合参进行诊断，辨证要点是辨病性、辨虚实、辨兼症。

辨病性：首先根据辨病，确定是否属于针灸的适应证。临床应首先分辨功能性和器质性便秘，排除引起便秘的器质性病因，如由胃肠道疾病、累及消化道的系统性疾病（糖尿病、神经系统疾病）等，即可诊断为功能性便秘。慢性功能性便秘主要分为慢传输型、出口梗阻型和混合型三种类型，其病变部位和病理改变各不相同。

辨虚实：年老体弱，粪质不干，便下无力，伴心悸气短，腰膝酸软，多为虚证；年轻体壮，大便干结，伴腹胀腹痛，多为实证。

辨兼症：兼腹胀腹痛，口干口臭，小便短赤，舌红，苔黄燥，脉滑数为热秘；兼腹中胀痛，连及两胁，苔薄腻，脉弦为气秘；兼腹中冷痛，小便清长，舌淡，苔白，脉沉迟为冷秘；大便或干燥或并不干硬，虽有便意，临厕努挣乏力，舌质淡，脉细弱为虚秘。

辨证分析：患者以"大便秘结5天"为主诉就诊，属于"便秘"范畴。患者年老体弱，正气亏虚，大肠传导功能失司，表现为习惯性便秘，因此长期服用番泻叶助便，而此药性苦寒，日久势必耗气伤阳。《内经》云："大肠者，传导之官，变化出焉。"大肠为腑，属阳，主动，以通为用，大肠功能有赖于阳气的推动，阳伤则传导无力致便秘。腹胀痛喜暖、面色㿠白、气短、腰膝酸冷、小便清长，舌质淡，苔白，脉沉细弱等皆为阳虚之冷秘征象。

中医诊断：便秘（冷秘）；

西医诊断：功能性便秘。

问题三　该患者应如何进行针灸治疗？还有哪些有效的针灸方法？

针灸治疗思路：

1. 针刺治疗　本患者诊断为便秘，属于虚证、冷秘，病位在大肠。故按"虚则补之"的法则进行治疗，但大便秘而不通，在标为实，故应"标本兼治"。

治法:通润肠腑,温阳通便。取大肠的背俞穴、募穴及下合穴为主。

取穴:天枢、关元、神阙、上巨虚 支沟、照海、肾俞、大肠俞。

刺灸方法:此患者为虚性便秘,针刺当以常规针刺,施以补法。有研究表明,天枢穴深刺,刺入 2~2.5 寸,用平补平泻法,得气后加电针,选用疏密波,以耐受为度,效果明显。神阙用温和灸或隔姜灸,施灸 20 分钟,以局部潮红温热为宜。每次留针 30 分钟。

知识点 2

针灸治疗便秘的主穴、配穴

主穴	配穴	
	辨证选穴	对症选穴
天枢、上巨虚、支沟、照海、大肠俞	热秘—曲池、内庭	腹胀—大横、腹结
	气秘—太冲、中脘	排便无力—太白、足三里
	冷秘—关元、神阙	排便不尽—中脘、丰隆
	虚秘—足三里、脾俞、气海	肛门坠胀—百会、气海

2. 其他针灸方法

(1) 耳针法:大肠、直肠、三焦、腹、交感、皮质下。毫针针刺,或埋针法、压丸法。

(2) 穴位埋线法:天枢透大横、气海透关元、大肠俞透肾俞、足三里、上巨虚。

(3) 腹针法:中脘、下脘、气海、关元、大横、天枢。

(4) 穴位注射法:天枢、大肠俞、上巨虚、足三里。

(5) 隔药灸脐法:大黄、厚朴、枳实、芒硝、猪牙皂角等研末填脐,艾炷灸,连续施灸5 壮,每周 1 次。

另可参考中国针灸学会行业标准《循证针灸临床实践指南——慢性便秘》。

【临证要点】

1. 针灸治疗本病应首先辨病性,针灸治疗功能性便秘有较好效果,但长期使用泻药者效果差。针灸治疗慢传输型便秘的疗效优于出口梗阻型便秘。如经治疗多次而无效者须查明原因。

2. 便秘的基本病机为大肠传导失常,糟粕内停。病位在肠,与脾、胃、肺、肝、肾等脏腑的功能失调有关。本病属于脏腑病,宜以脏腑辨证、八纲辨证为主进行辨证,在辨病性的基础上,辨虚实、辨兼症。针灸治疗以调肠通便,取大肠的背俞穴、募穴及下合穴为法,主穴包括天枢、大肠俞、上巨虚、支沟、照海等,再结合辨证选穴、经验用穴。支沟、照海是治疗本病的有效穴。

古代医家治疗便秘,多取腹部及下背部腧穴为主,针刺多于艾灸,以泻法为主。

3. 功能性便秘可以选用电针,以疏密波为主。对于一般性便秘而言,耳针疗法有较好的效果。

4. 根据病情需要,可以加用中药治疗。对于某些病情严重的患者,结合灌肠治疗。

5. 长期便秘患者常伴精神心理因素,当注意心身同治。平时应坚持体育锻炼,多食蔬菜水果及粗纤维类食物,养成定时排便的习惯。

【诊疗流程】

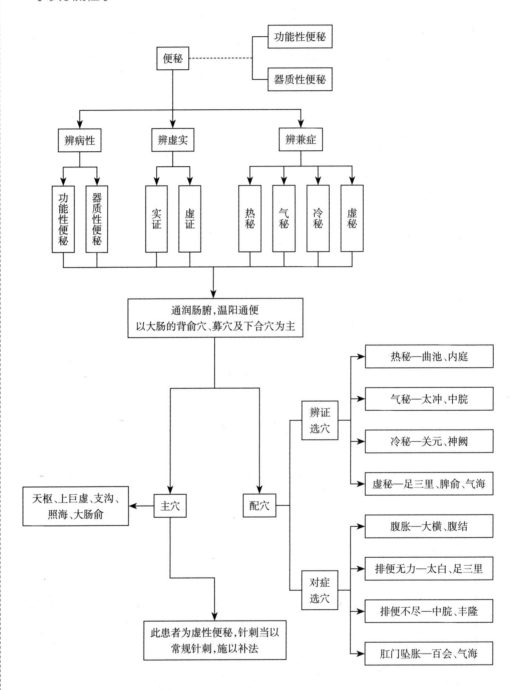

十四、泸泻

1. 掌握肠易激综合征与溃疡性结肠炎的诊断与鉴别诊断；
2. 掌握泄泻的辨证要点、常用辨证方法；
3. 掌握泄泻的针灸取穴规律、针灸操作方法；
4. 熟悉泄泻的病因病机。

泄泻是以排便次数增多，粪便稀薄或完谷不化，甚至泻出如水样为主症的病证。大便溏薄而势缓者为"泄"，大便清稀如水而势急者为"泻"。泄泻的发生常与感受外邪、饮食所伤、情志失调、病后体虚及禀赋不足等因素有关。本病病位在肠，主病之脏属脾，并与胃、肝、肾密切相关，脾虚湿盛是致病关键，基本病机为脾失健运，肠道传导失司，清浊不分，相夹而下。

泄泻常见于西医学中急慢性肠炎、胃肠功能紊乱、肠易激综合征(IBS)、溃疡性结肠炎等疾病。

【典型病例】

王某，女，45 岁，教师，因"大便稀溏 5 天"就诊。患者生气后食生冷水果，大便稀溏如水，每日 4~7 次，腹胀满疼痛，痛则腹泻，泻后痛减，便后可见黏液，疲倦乏力，平素喜太息，多思虑，舌淡红，苔薄腻，脉细弦。既往曾被诊断为"肠易激综合征"病史 3 年。

问题一　根据上述描述，本患者的初步诊断是什么？为进一步明确诊断，还需要了解哪些病情资料？如何进一步检查？应与哪些疾病相鉴别？

诊断思路：患者的病症特点是大便稀溏、腹痛、痛则腹泻，中医可以初步诊断为"泄泻"。但患者便后可见黏液，故应鉴别是泄泻还是痢疾。因此，需要进一步查看：是否有里急后重、赤白脓血便，大便是否完谷不化等。

如果是泄泻，在西医学方面，需鉴别是肠易激综合征或溃疡性结肠炎。因此，要进一步询问查看：发病前是否有不洁饮食病史，或既往慢性腹泻病史；腹泻是否与情绪变化相关，是单纯腹泻或是腹泻便秘交替，有无胃烧灼感、恶心、呕吐等上消化道症状，有无昼重夜轻表现，有无焦虑、抑郁、紧张等心理精神异常表现，有无腹痛、腹胀、里急后重、赤白脓血便等。

经查：本患者精神状态良好，稍有神疲乏力，无里急后重、赤白脓血便等症状。既往腹痛、腹泻间断发作 3 年，此次发病前有情绪激动后过食生冷，腹痛，排便后腹痛缓解，无胃烧灼感、恶心、呕吐等上消化道症状，昼重夜轻，平素情绪焦虑，眠差。血常规、便常规、肝肾功能检查未见异常，肠镜未见明显器质性病变。故可诊断为肠易激综合征。

知识点 1

肠易激综合征诊断标准

病程至少 6 个月,最近 3 个月内反复发作腹痛,平均每周发作至少 1 天,合并有以下两项或两项以上者:

(1) 腹痛与排便相关;

(2) 腹痛伴有排便频率改变;

(3) 腹痛伴有大便性状改变。

以下症状支持肠易激综合征的诊断:

(1) 排便频率异常:>3 次 / 天或 <3 次 / 周;

(2) 粪便性状异常:干球粪 / 硬便或松散粪 / 水样便;

(3) 排便费力;

(4) 排便急迫感或排便不尽感;

(5) 排黏液便;

(6) 腹胀。

知识点 2

肠易激综合征与溃疡性结肠炎的鉴别

	肠易激综合征	溃疡性结肠炎
粪便有无脓血	无	有
是否与便秘交替出现	有	无
发作与情志的关系	有	无
是否伴全身官能症状	有	无
肠镜检查有无器质性病变	无	有

问题二　泄泻的辨证要点是什么? 应采用什么辨证方法? 该患者如何进行辨证?

辨证思路:对于泄泻而言,应根据泄泻症状、病程长短、病势缓急、便质情况和全身兼症等进行辨证,主要采用病因辨证、脏腑辨证、八纲辨证等辨证方法。四诊时,既要重点关注泄泻等胃肠道的症状、体征,起病的诱因、缓急、病程,还要搜集全身兼症、舌脉等,四诊合参进行诊断。辨证要点是辨缓急、辨虚实、辨兼症。

辨缓急、辨虚实:发病势急,病程短,便泻次数多,腹痛拒按,泻后痛减,属急性泄泻,多为实证;起病势缓,病程长,便泻次数较少,腹痛不甚且喜按,属慢性泄泻,多为虚证,或虚实夹杂。

辨兼症:泄泻清稀,兼身寒喜温,舌淡,苔白腻,脉濡缓为寒湿内盛;大便黄褐臭秽,兼肛门灼热,舌红,苔黄腻,脉濡数为肠腑湿热;大便稀溏,臭如败卵,苔厚腻,脉滑为饮食停滞;腹痛泄泻每于情志不畅时发生,兼胸胁胀闷,舌淡,脉弦为肝气乘脾;大便溏薄,饮食稍有不当则大便次数增多,舌淡,苔薄白,脉细弱为脾气虚弱;黎明之前脐腹作痛,肠鸣即泻,泻后即安,舌淡,苔白,脉沉细为肾阳虚衰。

辨证分析:《素问·宣明五气》曰:"大肠小肠为泄。"《三因极一病证方论·泄泻叙论》提到:"喜则散,怒则激,忧则聚,惊则动,脏气隔绝,精神夺散,必致溏泄。"患者平素喜太息,多思虑,此次发病因生气后,肝气不疏,横逆犯脾,加之饮食生冷,伤及脾胃,脾失健运,清浊不分,传导失司,则见大便稀溏如水。脾胃气滞,不通则痛,故见腹胀满疼痛。痛则欲泄,泄后痛减,舌淡红、苔薄腻,脉细弦,皆属肝气乘脾证。

中医诊断:泄泻(肝气乘脾证);

西医诊断:肠易激综合征(腹泻型)。

问题三 该患者应如何进行针刺治疗?还有哪些有效的针灸方法?

针灸治疗思路:

1. 针刺治疗 本患者诊断为泄泻,属于肝气乘脾证,病位在脾。故要遵循"泻实补虚"的法则进行治疗。

治法:抑肝扶脾,理肠止泻。以大肠的募穴、背俞穴及下合穴为主。

取穴:天枢、大肠俞、上巨虚、阴陵泉、肝俞、太冲、神阙。

刺灸方法:毫针实泻虚补。天枢、大肠俞、上巨虚行平补平泻法,阴陵泉行补法,肝俞、太冲行泻法。先刺肝俞,不留针,注意肝俞斜刺0.5~0.8寸,不可直刺、深刺。余穴留针30分钟。可同时艾条灸神阙穴。

知识点3

针灸治疗泄泻的主穴、配穴

主穴	配穴	
	辨证选穴	对症选穴
急性泄泻: 天枢、大肠俞、上巨虚、阴陵泉	寒湿内盛—关元、水分 湿热伤中—内庭、曲池 食滞肠胃—中脘、建里	水样便—关元、下巨虚 泄泻不止—中脘、中极 泄泻日久—脾俞、足三里 久泻虚陷者—百会
慢性泄泻: 神阙、天枢、足三里、公孙	脾胃虚弱—脾俞、胃俞 肾阳虚衰—肾俞、命门 肝气乘脾—肝俞、太冲	泄下脓血—曲池、合谷、三阴交、内庭 脘腹胀满—公孙 焦虑、夜寐不安—神门、内关

2. 其他针灸方法

(1)脐疗法:将中药制成丸、散、膏等剂型,贴敷于脐,或涂脐、蒸脐等方法。

(2)耳针法:取大肠、脾、交感,毫针刺或用埋针法、压丸法。

(3)穴位贴敷法:将中药制成丸、膏等剂型,贴敷于天枢、神阙、肾俞、大肠俞、关元、中脘等穴。适用于虚证泄泻。

【临证要点】

1. 针灸对急、慢性泄泻均有较好疗效,尤其对功能性腹泻疗效更好。对急性胃肠炎,可迅速缓解腹泻、腹痛等症状。但腹泻病因复杂,必须结合病因治疗。对腹泻频繁,严重失水者,应采用综合措施。

2. 泄泻的基本病机是脾虚湿盛,肠道分清泌浊、传导功能失司,脾失健运是病机关键。病位在肠,与脾关系最为密切,也与胃、肝、肾有关。本病属于脏腑病,应以脏腑辨证、八纲辨证相结合。在辨病的基础上,重在辨缓急、辨虚实,辨兼症。针灸治疗急性者以除湿导滞,通调腑气,取足阳明、足太阴经穴为法,主穴包括天枢、大肠俞、上巨虚、阴陵泉;治疗慢性者以健脾温肾,固本止泻,取任脉、足阳明、足太阴经穴为法,主穴包括神阙、天枢、足三里、公孙等。总体以大肠的背俞穴、募穴及下合穴为主,在此基础上再结合辨证选穴、对症选穴。神阙穴居于中腹,内连脏腑,无论急、慢性泄泻,用之皆宜。

古代医家治疗泄泻,以任脉、胃经、脾经及腹部腧穴为主,灸法的运用多于其他针灸疗法。

3. 研究表明,针灸能够有效降低腹泻型 IBS 患者的直肠高敏感性,可以降低慢性内脏高敏感性大鼠异常升高的痛阈,并且可对结肠动力起调节作用。

4. 根据病情需要,可以加用中药治疗。对于某些病情严重的患者,需中西医综合治疗。

5. 急性期须控制饮食,治疗期间应注意饮食调理,忌食生冷、辛辣、油腻之品,注意饮食卫生。肠易激综合征患者需调畅情志。

【诊疗流程】

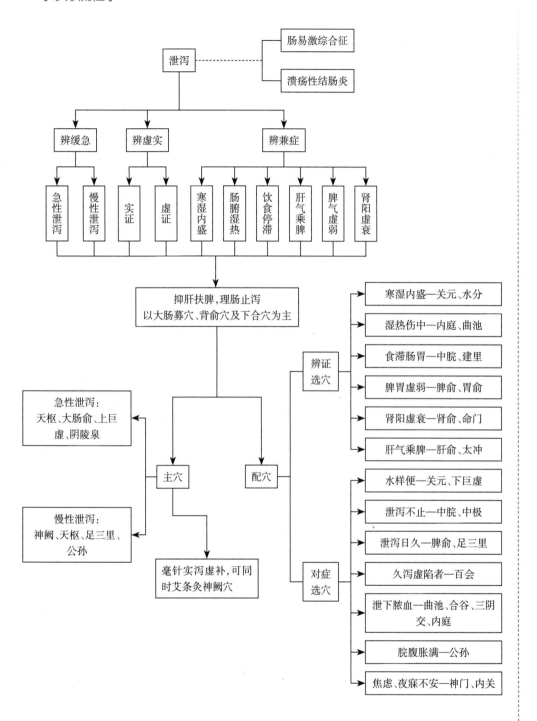

十五、不寐

 培训目标

1. 掌握原发性失眠的诊断标准；
2. 掌握不寐的辨证要点、常用辨证方法；
3. 掌握不寐的针灸取穴规律、针灸操作方法；
4. 熟悉睡眠障碍的分类和失眠的检查要点。

不寐是以经常不能获得正常睡眠为特征，主要表现为睡眠时间、深度不足的病证。轻者入睡困难，或寐而不酣，时寐时醒，或醒后不能再寐，重则彻夜不寐，又称为"失眠"。常与饮食不节、情志失常、劳逸失调、病后体虚等因素有关。病位在心，与肝、脾、肾等脏腑功能失调密切相关。基本病机是心神失养或心神被扰，心神不安，阴阳跷脉功能失调，而致不寐。

在西医学中，原发性失眠症及多种病症引起的继发性失眠，可参考本篇内容辨证论治。

【典型病例】

何某，女，28 岁，因入睡困难半年余，加重 1 个月来诊。患者半年前无明显诱因出现难以入睡，常卧床 2~3 小时才可入睡，近 1 个月，至凌晨 2 点仍难以入睡，甚至彻夜不眠，自觉疲倦，头晕乏力。查体：形体消瘦，精神恍惚，面色少华，舌淡红，苔薄白，脉细。既往有"慢性浅表性胃炎"病史。

问题一　根据上述描述，本患者的初步诊断是什么？为进一步明确诊断，还需要了解哪些病情资料？应与哪些疾病相鉴别？

诊断思路：患者主诉入睡困难半年余，中医可以初步诊断为"不寐"，在西医学方面应鉴别是原发性失眠还是继发性失眠。

如果是继发性失眠，还要进一步明确病因。因此，要进一步询问：是否伴有情绪障碍，如焦虑症、抑郁症等。是否有心血管系统（如严重的高血压、阵发性心动过速等）、呼吸系统（如咳嗽、哮喘、睡眠呼吸暂停综合征等）、消化系统（如胃及十二指肠溃疡等）和内分泌系统（如甲亢、更年期综合征等）疾病。是否有药物应用史，如抗抑郁药、中枢兴奋性药物、镇痛药等精神活性药物滥用史。是否存在其他躯体疾病，如皮肤瘙痒和慢性疼痛等，以鉴别精神障碍、躯体疾病、药物滥用，以及其他类型的睡眠障碍。

如果是原发性失眠，要判断失眠的形式及病情严重程度。因此，需要进一步查看：睡眠潜伏期，睡眠的维持时间，睡眠质量和总睡眠时间及日间残留效应，以判断失眠的形式及严重程度。

经查：本患者形体消瘦，面色少华，精神恍惚，腹部平坦，无明显压痛，纳可，无明显腹胀腹痛，舌淡红，苔薄白，脉细。焦虑自评量表（SAS）37 分，抑郁自评量表（SDS）42 分（均在正常范围）。无心血管系统、呼吸系统、内分泌系统等疾病，否认药物应用历史。故应诊断为"原发性失眠"。

知识点 1

原发性失眠的诊断标准

原发性失眠的诊断标准:依据《ICD-10 精神与行为障碍分类:临床描述与诊断要点》。

(1) 主诉:入睡困难(入睡时间 >30 分钟)、睡眠维持障碍(整夜觉醒次数≥2)、早醒、睡眠质量下降和总睡眠时间减少(<6 小时);

(2) 这种睡眠紊乱每周至少 3 次以上并持续 1 个月以上;

(3) 日间专注于失眠,过分担心失眠的后果;

(4) 睡眠量和 / 或质的不满意引起了明显的苦恼或影响了社会职业功能。

问题二 不寐的辨证要点是什么? 应采用什么辨证方法,该患者如何进行辨证?

辨证思路:对不寐而言,应根据不寐的症状特点、兼症进行辨证,主要采用脏腑辨证、八纲辨证。四诊时,既要重点关注睡眠症状特点,起病的诱因、发病缓急、病程长短,还要询问兼症情况,查看患者是否有情绪障碍、面色苍白或潮红等,结合舌脉,四诊合参进行诊断,辨证要点是辨脏腑、辨虚实、辨兼症。

辨脏腑:病位主要在心,涉及肝、脾、肾。由于心神被扰或心神失养、神不守舍而致不寐。

辨虚实:肝郁化火、痰热内扰所致心神不安为实;心脾两虚、心胆气虚、阴虚火旺所致心神失养为虚。但久病可表现为虚实兼夹,或为瘀血所致。

辨兼症:烦躁易怒,胸闷胁痛,头痛面红,目赤口苦,便秘尿黄,苔黄,脉弦数者,为肝郁化火;眠而不安,胸闷脘痞,舌红,苔黄腻,脉滑数为脾胃不和;手足心热,头晕耳鸣,心悸健忘,颧红潮热,口干少津,舌红苔少,脉细数者,为心肾不交;肢体困倦无力,面色少华,头晕目眩,心悸健忘,舌淡苔薄,脉细弱者,为心脾两虚;多梦易惊恐,心悸胆怯,舌淡苔薄,脉弦细者,为心虚胆怯。

辨证分析:根据患者为青年女性,以入睡困难半年为主诉,白天自觉疲乏,可诊断为"不寐"。《景岳全书·不寐》:"无邪而不寐者,必营气不足也,营主血,血虚则无以养心,心虚则神不守舍。"该患者有"慢性浅表性胃炎"病史,形体消瘦,面色少华,夜尿频繁,头晕乏力,舌淡红,苔薄白,脉细弱,是为心脾两虚,导致气血衰少,心失所养,以致"昼不能精,夜不得寐"。

中医诊断:不寐(心脾两虚证);

西医诊断:原发性失眠。

问题三 该患者应如何进行针刺治疗? 还有哪些有效的针灸方法?

针灸治疗思路:

1. **针刺治疗** 本患者诊断为不寐,属于心脾两虚证,病位在心脾。故要遵循"虚则补之"的法则进行治疗。另外,跷脉主寤寐,司眼睑开阖。《灵枢·口问》载"卫气昼日行于阳,夜半则行于阴……阳气尽,阴气盛,则目瞑;阴气尽,而阳气盛,则寤矣",倘若人体"阳不入阴"则会导致夜不能寐,故还应调治阴、阳跷脉。

治法:以宁心安神为治法,选手少阴经、足太阴经穴及督脉为主。

取穴:神门、三阴交、百会、安眠、照海、申脉、心俞、脾俞。

刺灸方法:毫针平补平泻,照海用补法,申脉用泻法。心俞、脾俞向内斜刺,以局部酸胀为宜,不可深刺。余穴采用常规刺法。留针30分钟。可配合百会及背俞穴艾灸。

知识点2

针灸治疗不寐的主穴、配穴

主穴	配穴	
	辨证选穴	对症选穴
神门、三阴交、百会、安眠、照海、申脉	肝郁化火—肝俞、侠溪 脾胃不和—足三里、内关 心肾不交—大陵、太溪 心脾两虚—心俞、脾俞 心虚胆怯—心俞、胆俞	多梦—魄户、大陵 健忘—志室、四神聪 神疲乏力—中脘、足三里 遗精—志室 眩晕—风池 便秘—天枢、上巨虚 目赤—太阳、大陵 耳鸣—翳风、中渚 多汗—膏肓

2. 其他针灸方法

(1) 耳针法:取交感、神门、心、肝、脾、内分泌、皮质下。根据病情每次取3~4穴,耳穴压丸法。

(2) 头穴透刺:取前神庭透神庭、左右头临泣透左右神聪、后神聪透强间。用40~50mm毫针,针身与头皮呈15°,进针1~1.5寸,留针30分钟。

(3) 靳三针:在眠三针(四神聪、内关、三阴交)基础上加减配穴:定神针(印堂穴、阳白穴)、申脉、照海。留针30分钟。

另可参考中国针灸学会行业标准《循证针灸临床实践指南——失眠》。

【临证要点】

1. 针灸治疗轻中度原发性失眠疗效确切,对于病程短的患者疗效尤佳。

2. 患者以入睡困难、早醒或睡眠质量欠佳就诊时,要注意鉴别是原发性失眠还是继发性失眠,这对辨证、选穴及预判患者治疗的效果有指导意义。

3. 不寐的基本病机是心神失养或心神被扰,心神不安,阴跷脉、阳跷脉功能失调,阳不入阴。病位在心,与肝、脾、肾密切相关。辨证方法主要是脏腑辨证,还可配合奇经八脉辨证。辨证要点重在辨脏腑、辨虚实、辨兼症。治疗以宁心安神,取手少阴、足太阴经穴及督脉穴为法,同时交通阴阳,调阴跷脉、阳跷脉也很关键。主穴包括神门、三阴交、百会、安眠、照海、申脉,再结合辨证选穴、对症选穴。

古代医家治疗不寐,多取足太阴脾经下肢部和足太阳膀胱经背部腧穴,针、灸并用,针法上多用补法。

4. 刺灸法注意事项 毫针刺申脉、照海,应泻申脉,补照海。背俞穴宜斜刺,注意针刺深度,可配合艾灸。多种治疗方法中,耳穴压丸是患者易于接受和坚持且有效的方法之一,无论是近期效果或长期效果均较好。另外,在背部督脉、膀胱经走罐、背俞穴留罐或用皮肤针叩打,均可酌情选用。

5. 对于某些病情严重、影响生活质量或伴有焦虑抑郁的患者,可以针药并用。

6. 失眠是抑郁、焦虑发作最早和最常见的症状之一。慢性失眠患者存在焦虑、抑郁的比例更高。慢性失眠患者的睡眠质量越差,其焦虑、抑郁程度越严重。因此,针灸治疗失眠时,必须考虑焦虑、抑郁对疗效的影响因素,焦虑、抑郁程度越轻,治疗效果就越好。

【诊疗流程】

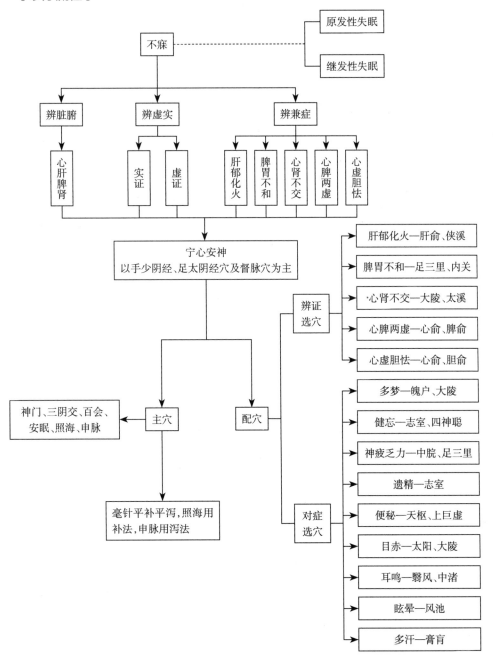

十六、癃闭

 培训目标

1. 掌握引起癃闭常见病的诊断与常见类型；
2. 掌握癃闭的辨证要点、常用辨证方法；
3. 掌握癃闭的针灸取穴规律、针灸操作方法；
4. 熟悉癃闭的病因病机。

癃闭是以小便量少，排尿困难，甚则小便闭塞不通为主症的一种病证。其中，小便不利、点滴而出为"癃"；小便不通、欲解不得为"闭"，统称为"癃闭"。癃闭常与外邪侵袭、饮食不节、情志内伤、瘀浊内停及体虚久病等因素有关。癃闭的病位在膀胱与肾，也与三焦、肺、脾的关系密切。本病分为虚实两端，实证多为湿热、气滞、瘀血、结石使膀胱气化不利；虚证为脾虚气弱、肾阳衰惫使膀胱气化无权。基本病机是膀胱气化功能失常。

癃闭可见于西医学的膀胱、尿道器质性和功能性病变，前列腺疾患等各种原因引起的排尿困难和尿潴留，如神经性尿闭、脊髓病变、膀胱括约肌痉挛、前列腺增生、尿道损伤、尿道结石、尿路肿瘤、尿道狭窄及急慢性肾衰竭等。

【典型病例】

宋某，男，79岁，因"排尿困难1年，加重7天"来诊。现症见：排尿困难，每日尿量仅为300~500ml，点滴而出，排出无力，小腹膨隆，气短，周身乏力，畏寒怕冷，腰膝酸冷无力，双下肢、足端麻木，眠差，纳可，大便秘结，2~3日1行。既往史：脑梗死病史6年，2型糖尿病病史25年。检查：耻骨上膀胱区隆起，压之有排尿感，膀胱区叩诊浊音，舌淡胖，苔薄白，脉沉弱。

问题一 根据上述描述，本患者的初步诊断是什么？为进一步明确诊断，还需要了解哪些病情资料？应与哪些疾病相鉴别？

诊断思路：患者的病症特点是排尿困难，点滴而出，中医可以初步诊断为"癃闭"；西医可初步诊断为"尿潴留"。因本患者表现为尿少，故需与无尿鉴别，应进一步检查是否有残余尿量，可进行泌尿系B超检查。

若为尿潴留，首先鉴别病因是机械性梗阻还是膀胱功能障碍所致的动力性梗阻。机械性梗阻是由于尿路管腔被机械性病变阻塞，如结石、肿瘤、狭窄等，通过膀胱X线平片、泌尿系B超，尿常规、血常规肾功等检验，必要时可行膀胱尿道造影、输尿管肾盂镜、尿流动力学检查等以鉴别。

若为动力性梗阻，需鉴别是中枢神经系统病变还是周围神经系统病变。若是中枢神经系统病变，要判断病情严重程度。因此，需要进一步查看：头部及脊髓核磁，神经系统查体等；若是周围神经系统病变，要进一步询问查看：神经系统查体，尤其注意下肢肌力，肢体浅感觉检查等。

经查：本患者精神状态尚可，小腹膨隆，膀胱区叩诊浊音，会阴部感觉减退，10g尼

第六章 针灸治疗各论 **227**

龙丝实验阳性;实验室检查:空腹血糖(GLU)10.38mmol/L,糖化血红蛋白9.3%;尿常规:尿糖(+);尿动力学检查提示:排尿期逼尿肌-括约肌协同失调。电刺激脊髓反射试验:刺激膀胱壁、颈部及肛门括约肌的肌电图活动减弱。故应诊断为周围神经系统病变所致尿潴留。

知识点 1

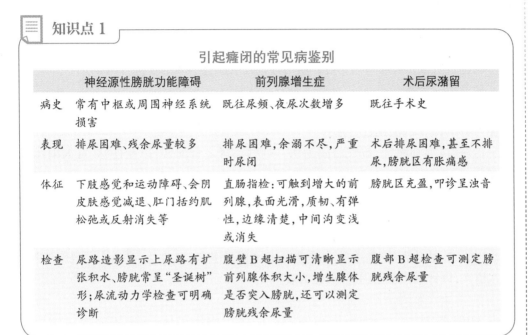

引起癃闭的常见病鉴别

	神经源性膀胱功能障碍	前列腺增生症	术后尿潴留
病史	常有中枢或周围神经系统损害	既往尿频、夜尿次数增多	既往手术史
表现	排尿困难、残余尿量较多	排尿困难,余溺不尽,严重时尿闭	术后排尿困难,甚至不排尿,膀胱区有胀痛感
体征	下肢感觉和运动障碍、会阴皮肤感觉减退、肛门括约肌松弛或反射消失等	直肠指检:可触到增大的前列腺,表面光滑,质韧、有弹性,边缘清楚,中间沟变浅或消失	膀胱区充盈,叩诊呈浊音
检查	尿路造影显示上尿路有扩张积水、膀胱常呈"圣诞树"形;尿流动力学检查可明确诊断	腹壁B超扫描可清晰显示前列腺体积大小,增生腺体是否突入膀胱,还可以测定膀胱残余尿量	腹部B超检查可测定膀胱残余尿量

问题二　癃闭的辨证要点是什么?应采用什么辨证方法?该患者如何进行辨证?

辨证思路:对于癃闭而言,主要采用脏腑辨证、病因辨证、八纲辨证等辨证方法。四诊时,既要重点关注疾病的症状及体征,起病的诱因、缓急、病程,查看有无器质性病变等,还要搜集全身兼症、舌脉等,四诊合参进行诊断,辨证要点是辨虚实、辨缓急、辨兼症。

辨虚实:发病急,病程较短,体质好,小便闭塞不通,赤热或短而不利,努责无效,小腹胀急而痛者,为实证;发病缓,病程较长,体质较差,小便滴沥不爽,排出无力,甚则点滴不通,精神疲惫者,为虚证;若湿热灼伤肾阴,肺热伤津,水液无下注膀胱,又脾肾虚损日久,可致气虚无力推动而兼夹血瘀,皆为虚实夹杂之证。

辨缓急:小便闭塞不通者病急;小便量少,点滴能出者病缓。由"癃"转"闭",病情加重;由"闭"转"癃",病情减轻。

辨兼症:兼小便量少难出、灼热,严重时点滴不出,小腹胀满,口渴不欲饮,舌红,苔黄腻,脉滑数,为膀胱湿热;多因精神紧张或惊恐而发,情志抑郁,胁腹胀满,口苦,舌苔薄白,脉弦,为肝郁气滞;兼咽干烦渴,或有咳嗽,舌红,苔薄黄,脉数者,为肺热壅盛;有外伤或手术史或女性产后,尿细如线或点滴不通,小腹胀满疼痛,舌紫黯或有瘀点,脉涩者,为浊瘀阻塞;时欲小便而不得出或点滴不爽,气短纳差,小腹坠胀,舌淡,苔白,脉细弱,为脾气虚弱;小便不通或点滴不爽,排出无力,神气怯弱,畏寒肢冷,腰膝酸软无力,舌淡胖,苔薄白,脉沉弱,为肾气亏虚。

辨证分析:患者排尿困难1年,加重7天为主诉,根据《素问·宣明五气》"膀胱不利为癃,不约为遗溺",《类证治裁·闭癃遗溺》"闭者,小便不通,癃者,小便不利",故可诊断为"癃闭"。小便量少,但点滴能出,病情尚缓;肾气亏虚,气化不及州都,膀胱气化无权,从而出现小便点滴而出,排出无力,小腹膨隆;肾阳虚衰则畏寒怕冷,腰膝冷而酸软无力;气短,周身乏力,舌淡胖,苔薄白,脉沉弱均为肾气亏虚之象。

中医诊断:癃闭(肾气亏虚证)。

西医诊断:糖尿病神经源性膀胱;尿潴留。

问题三 该患者应如何进行针刺治疗? 还有哪些有效的针灸方法?

针灸治疗思路:

1. 针刺治疗 本患者诊断为癃闭,属于虚证,肾气亏虚证,病位在膀胱与肾。要遵循"虚则补之"的法则进行治疗。

治法:以温补脾肾,益气启闭为法,取膀胱、肾之背俞穴,以及任脉、足太阳经穴为主。

取穴:秩边、关元、脾俞、三焦俞、肾俞、气海、太溪。

刺灸方法:毫针补法。针刺关元前,应首先检查膀胱的膨胀程度,以决定针刺的方向、角度和深度,膀胱充盈者不能直刺,应向下斜刺、浅刺,使针感能达到会阴并引起小腹收缩、抽动为佳;秩边向水道透刺,取6~7寸芒针,从秩边穴进针,向内斜15°针向水道穴,以针感传至会阴部、尿道为度。

知识点 2

针灸治疗癃闭的主穴、配穴

主穴	配穴	
	辨证选穴	对病选穴、对症选穴
实证 秩边、阴陵泉、中极、膀胱俞、三阴交	膀胱湿热—委阳 肝郁气滞—太冲、大敦 肺热壅盛—尺泽 浊瘀阻塞—次髎、血海	神经源性膀胱功能障碍—根据所受支配的相应神经节段配夹脊穴 前列腺增生症—曲骨、会阴 产后尿潴留—子宫、曲骨、次髎 肛肠术后尿潴留—长强、次髎、承山
虚证 秩边、关元、脾俞、三焦俞、肾俞	脾虚气弱—气海、足三里 肾气亏虚—气海、太溪	无尿意或无力排尿—气海、曲骨

2. 其他针灸方法

(1) 耳针法:取膀胱、肾、肺、脾、三焦、交感、尿道。每次选3~5个穴,毫针刺,中强度刺激。可用埋针法或压丸法。

(2) 电针法:取双侧水道,针尖向曲骨透刺2~3寸。得气后接电针仪,疏密波,刺激15~30分钟。

(3) 温针灸法:取中极穴,使针感向会阴放射,施平补平泻手法,再行温针灸,留针30分钟。

（4）穴位敷贴法：神阙。用葱白、冰片、田螺或鲜青蒿、甘草、甘遂各适量，混合捣烂后敷于脐部，外用纱布固定，加热敷。或将食盐炒黄待冷放于神阙穴填平，再用2根葱白压成 0.3cm 厚的饼置于盐上，艾炷置葱饼上施灸，至温热入腹内、有尿意为止。适用于虚证。

【临证要点】

1. 针灸治疗癃闭有一定效果，尤其对于功能性尿潴留，疗效显著，主要体现在改善患者症状，减少患者的痛苦。但对于脊髓损伤、尿路梗阻所致癃闭，应在治疗原发病的基础上行针灸治疗。

2. 患者以少尿就诊时，首先鉴别是否为尿潴留，其次鉴别是机械性梗阻性尿潴留还是动力性梗阻性尿潴留，要确定病因，对确定治疗方案有指导意义。对于梗阻性排尿障碍，要注重治疗原发病，解除梗阻；对于非梗阻性排尿障碍，要查明原因，对症治疗。

3. 癃闭的基本病机为肾与膀胱气化功能失司。要在辨病的基础上，辨虚实、辨缓急、辨兼症。实证者以清热利湿，行气活血，取足太阳、足太阴经穴及相应俞募穴为主；虚证者以温补脾肾，益气启闭，取足太阳经穴、任脉穴及相应背俞穴为主，并要根据证型、突出的症状、西医诊断进行配穴。

古代医家治疗癃闭，多以局部穴位为主，针法上泻多于补，或配合艾灸治疗。

4. 针刺腹部穴位时，不可过深，以免伤及膀胱，若腹部膨隆明显，残余尿量过多，应导尿后再行针刺；选用电针治疗，多选连续波，强度以患者耐受为度；可配合艾灸，以皮肤潮红为度。

5. 对于产后及术后尿潴留患者，要疏导患者紧张情绪，加强排尿指导，采取蹲位排尿；临床上常用热敷下腹部膀胱区、听流水声、温水冲洗会阴、按摩等方式诱导排尿；如果因为局部伤口疼痛导致膀胱括约肌痉挛，可以采取止痛治疗，包括口服及肌注止痛剂。

【诊疗流程】

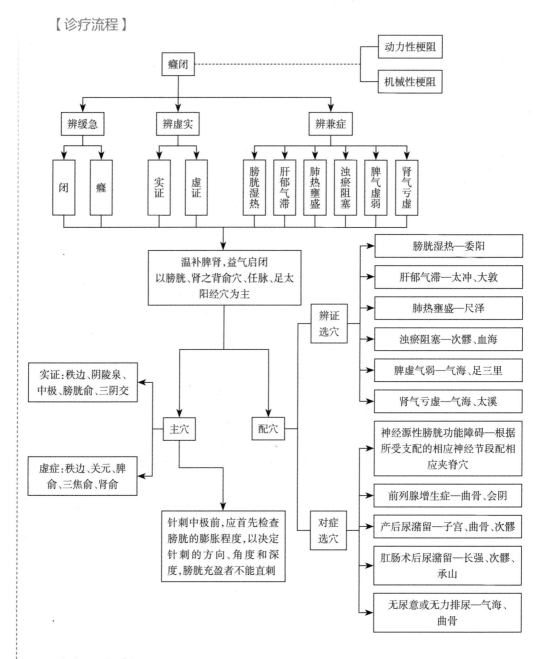

十七、胸痹

 培训目标

1. 掌握胸痹的辨证要点、常用辨证方法；
2. 掌握胸痹的针灸取穴规律、针灸操作方法；
3. 熟悉引起胸痹的常见病诊断与鉴别诊断；
4. 熟悉胸痹的病因病机。

胸痹是指以胸部闷痛,甚则胸痛彻背,喘息不得卧为主症的一种疾病。病情轻者仅感胸闷如窒,呼吸欠畅;重者则有胸痛;病情严重者见心痛彻背,背痛彻心,发病较急,多与寒邪内侵、饮食失调、情志失节、劳倦内伤、年迈体虚等因素有关。基本病机是心脉痹阻,气血不畅。病位在心,与手厥阴、手少阴经脉密切相关。

在西医学中,本病多见于慢性冠脉病和急性冠状动脉综合征、主动脉夹层、心肌炎、心包炎等疾病之中。

【典型病例】

李某,女,39 岁,因"胸闷、胸痛、气短 8 年,加重 1 周"来诊。患者自诉 8 年前因连续 3 个月劳累及情绪刺激后出现胸闷、气短乏力,于当地医院就诊,查心电图、超声心动图、冠脉 CTA 未见明显异常。2 年后逐步出现胸痛,疼痛多位于左乳房下或心尖部,并向后背放射,休息或轻度体力活动后缓解。近 1 周因情绪因素导致上述胸闷、胸痛、气短乏力等症状加重,伴头痛头晕、腹胀、嗳气、失眠多梦等。舌淡红,苔白,脉弦。既往慢性萎缩性胃炎病史。

问题一 根据上述描述,本患者的初步诊断是什么? 为进一步明确诊断,还需要了解哪些病情资料? 应与哪些疾病相鉴别?

诊断思路:患者的病症特点是胸闷、胸痛、气短,与情绪变化有关,中医初步诊断为"胸痹",但患者伴有腹胀、嗳气,且有慢性非萎缩性胃炎病史,故应鉴别是胸痹还是胃痛。因此,需要进一步问诊:疼痛的性质、部位、时间,是否有诱因、伴随症状,是否与饮食相关,等等。

西医学方面,患者以胸痛为主要症状,要首先排除器质性心脏病,如心绞痛心肌梗死等,还要判断病情严重程度。因此,需要进一步查看:疼痛的部位、性质、程度、持续时间、诱发因素和缓解因素,胸痛的伴随症状,或者是否有明显的恶化,休息及服用特定药物(普萘洛尔、硝酸甘油等)是否缓解,24 小时动态心电图检查结果如何,可进一步做心肌酶、肌钙蛋白、超声心动图、运动平板试验、心脏冠脉造影、核素心肌显像等检查。其次考虑是否为可能引起胸痛症状的其他疾病,如肋间神经痛、胸膜炎,以及反流性食管炎、十二指肠溃疡等消化系统疾病。

经查:患者多因连续劳累及情绪刺激后出现胸闷、气短乏力,逐步出现胸痛,疼痛多位于左乳房下或心尖部,并向后背放射,胸前后背位置对应,呈短暂的刺痛或较久的隐痛,每次疼痛约持续几秒钟到半小时不等,休息或轻度体力活动后感舒适,含服硝酸甘油后无效。伴头痛头晕,心悸、失眠多梦,时觉气闷或呼吸不畅,喜长舒气。胸无闷痛或较明显的压榨感。发作与饮食无关,心电图未见明显异常;心肌酶、超声心动图、心脏冠脉造影检查未见异常。因此排除胃脘痛、心绞痛及心肌梗死等,应诊断为心血管神经症。

知识点 1

出现胸痹的几种常见疾病鉴别

鉴别项目	冠心病	胃脘痛(慢性胃炎)	胃食管反流病	肋胸综合征	心血管神经症
疼痛部位	心前区,不典型者疼痛可在心下胃脘部	上腹胃脘部,近心窝处	胸骨后	常只限于前胸壁	多局限于心尖部附近
疼痛性质	闷痛	胀痛	刺痛	刺痛	短暂性刺痛或持久性隐痛
疼痛诱因	操劳过度、抑郁恼怒、多饮暴食、感受寒冷	天气变化、恼怒、劳累、药食不当等	反流物刺激食管引起	转身或转腰时发生	焦虑、紧张、情绪激动加重,运动后反而好转
持续时间	数分钟至十几分钟	较长	时间相对心绞痛长	可在数天内自发消失,但常常持续数月至数年	持续时间不定,几分钟或几小时
伴随症状	心悸、气短、自汗,甚则喘息不得卧	反酸、嘈杂、嗳气、呃逆等胃部症状	反流、胃灼热	在胸腰部运动时,肋缘处可发生"咔哒"响声	心悸、乏力、头晕、失眠及其他神经症症状
检查要点	心电图、心肌酶	上腹胃脘部压痛,胃镜及 Hp 检测	胸骨后烧灼感、反流和胸痛,心电图、心脏彩超、胃镜、pH 监测进行确诊	按压前胸壁时疼痛明显,服用硝酸甘油不能缓解,心电图及心脏彩超无异常	体格检查无异常,心脏相关辅助检查未见明确异常

问题二　胸痹的辨证要点是什么? 应采用什么辨证方法? 该患者如何进行辨证?

　　辨证思路:对于胸痹而言,应根据胸部症状、病情轻重和全身兼症等进行辨证,主要采用脏腑辨证、经络辨证、病因辨证、八纲辨证等辨证方法。四诊时,既要重点关注胸部的症状、体征,发病的诱因、程度,询问疼痛缓解的情况,查看患侧疼痛的部位,进行心脏查体等,还要搜集全身兼症、舌脉等,四诊合参进行诊断,辨证要点是辨病情轻重、辨脏腑经络、辨标本虚实、辨兼症。

　　辨病情轻重:胸闷如塞,胀满不适,偶尔发作,疼痛持续时间短暂,瞬息即逝者多轻;胸痛如绞,痛彻肩背,发作频繁,持续时间长,反复发作者多重。

　　辨脏腑经络:从脏腑辨证,本病与心及心包关系最为密切;从经络辨证,本病与手厥阴经及手少阴经关系更为密切。

　　辨标本虚实:辨证应辨别虚实,分清标本。标实应区别气滞、痰浊、血瘀、寒凝的不同,本虚又应区别阴阳气血亏虚的不同。

辨兼症:闷重而痛轻,兼见胸胁胀满,善太息,憋气,苔薄白,脉弦者,为气滞心胸;胸部窒闷而痛,头晕头痛,腹部胀满,苔腻,脉弦者,多属痰浊内蕴;胸痛如绞,遇寒则发,或得冷加剧,伴畏寒肢冷,舌淡苔白,脉细,为寒凝心脉;刺痛固定不移,痛有定处,夜间多发,舌紫黯或有瘀斑,脉结代或涩,为心脉瘀阻;胸闷心痛兼心悸短气,神倦怯寒,舌淡,脉沉细或结代者,为胸阳不振。

辨证分析:患者以胸闷胸痛为主诉,与情绪变化及劳累有关,可诊断为“胸痹”。《灵枢·五邪》“邪在心,则病心痛”,汉代张仲景在《金匮要略》中正式提出“胸痹”名称,并进行了专门论述。情志不畅,肝失疏泄,气机郁滞;或过度劳累后,气血不足,运行不畅,均可导致胸阳不运,心脉不和,从而出现胸闷胸痛、心悸;气机阻滞,则出现气短、善太息、腹胀、嗳气等症,舌淡红,苔白,脉弦为气滞之象。故辨证为气滞心胸。

中医诊断:胸痹(气滞心胸证);

西医诊断:心血管神经症。

问题三　该患者应如何进行针刺治疗? 还有哪些有效的针灸方法?

针灸治疗思路:

1. 针刺治疗　本患者诊断为胸痹,属于实证,气滞心胸证,病位在心,涉及手厥阴经、手少阴经,故要遵循“实则泻之”的法则进行治疗。

治法:以宽胸理气,通络止痛为治法,取手厥阴、手少阴经穴及俞募穴为主。

取穴:内关、郄门、膻中、心俞、巨阙、合谷、太冲。

刺灸方法:毫针平补平泻。内关得气后,调整针刺方向,以经气向心胸部传导为佳;合谷、太冲用泻法。留针 30 分钟。膻中可配合拔罐。

知识点 2

胸痹的主穴、配穴

主穴	配穴	
	辨证选穴	对症选穴
内关、郄门、膻中、心俞、巨阙	气滞心胸—合谷、太冲 痰浊内蕴—丰隆、中脘 寒凝心脉—至阳、关元 心脉瘀阻—膈俞、太冲 胸阳不振—至阳、气海	心悸—神门、百会 气短—气海、足三里 自汗—合谷、复溜 纳少、倦怠—足三里、脾俞 唇紫—少冲、中冲点刺出血

---

2. 其他针灸方法

(1) 艾灸法:取厥阴俞、心俞、膈俞、脾俞、肾俞等背俞穴。可行温和灸或温针灸。

(2) 穴位贴敷法:辨证选用药物,以温阳活血药为主,选取背俞穴、内关、足三里、丰隆等穴进行治疗。

(3) 电针法:取手厥阴、手少阴心经穴为主,常选郄门、内关、曲泽等穴。疏密波,2Hz,刺激强度以患者能耐受为度。

【临证要点】

1. 针灸治疗胸痹有一定效果,发作期能缓解胸痛症状,缓解期能针对原发病进行对病、对症治疗。但若出现胸痛剧烈、痛如刀绞、肢冷汗出等危急病情,应及时寻求综合治疗。患者以胸痛来就诊,要特别注意鉴别诊断。

2. 胸痹的基本病机为心脉痹阻。病位在心,与肝、脾、肾有关。主要采用脏腑辨证、经络辨证、病因辨证、八纲辨证等辨证方法,在辨病的基础上,辨病情轻重、辨经络脏腑、辨标本虚实、辨兼症。治疗以宽胸理气,通络止痛,取手厥阴、手少阴经穴及俞募穴为法,主穴包括内关、郄门、膻中、心俞、巨阙。在此基础上,再根据证型、突出的症状进行配穴。

古代医家治疗胸痹,多取心经、心包经及俞募配穴为主。针法上在急性发作时常用泻法,病缓之时用补法,或采用灸法、放血疗法等综合疗法。

3. 胸背部腧穴注意针刺方向、角度和深度,避免意外事故发生。针刺远端腧穴可调节针刺方向及角度,使针感向心的方向传导,以提高疗效,但要注意患者耐受程度,避免晕针。

4. 注意寒温适宜,避免劳累和情绪激动。要做到饮食有节,戒烟戒酒,保持大便通畅。

【诊疗流程】

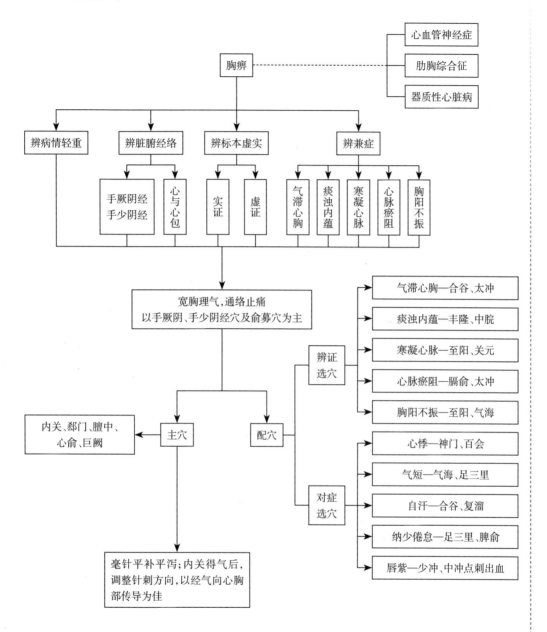

十八、颤证

 培训目标

1. 掌握引起颤证常见疾病的诊断与鉴别诊断；
2. 掌握颤证的鉴别诊断；
3. 掌握颤证的针灸取穴、针灸操作方法。

颤证是以头部及肢体颤抖、摇动、不能自制,甚或颤动不止、四肢强急为主要临床表现的一种病症。常伴有动作笨拙、活动减少、汗出流涎、语言缓慢不清、烦躁不寐、神志呆滞等症状。本病多发于中老年人,一般呈隐匿起病,逐渐加重,不能自行缓解。发病多与年老体虚、久病劳欲、情志过极、饮食不节、劳逸失当相关。本病病位在脑,与肝、脾、肾相关。基本病机是筋脉失养,虚风内动;或筋脉阻遏,痰热动风。

在西医学中,本病多见于帕金森病。另外,以颤证临床特征为主要表现的锥体外系疾病等,也可参考颤证治疗。

【典型病例】

李某,男,65岁,因左手震颤5年,加重伴左下肢震颤6个月就诊。患者5年前不明原因出现左手震颤,有逐渐加重趋势,但未予重视。近6个月左手震颤明显加重并出现左下肢震颤,故来就诊。诊疗中家属代述,患者情绪激动时震颤加重,熟睡时症状消失。刻下症:慌张步态,左手及左下肢颤动不止,肌肉僵硬,动作迟缓,系鞋带等动作笨拙,眩晕耳鸣,胸脘痞闷,舌体胖大,质淡,有齿痕,脉弦滑。患者既往无其他病史。

问题一　根据上述描述,该患者的初步诊断是什么?为进一步明确诊断,还需要了解哪些病情资料?应与哪些疾病相鉴别?

诊断思路:患者的主要病症特点是左手及左下肢震颤,中医可初步诊断为"颤证"。但西医学方面,如帕金森病、特发性震颤、甲状腺功能亢进均可出现明显的肢体震颤,故应进行鉴别。因此,需要进一步检查甲状腺功能,检测甲功五项。经查:甲功五项回报示未见明显异常,可除外甲状腺功能亢进症。

若不是甲状腺功能亢进引起的震颤,进一步检查震颤类型、震颤发生部位、震颤频率、肌张力情况、随意运动、家族史、饮酒或服用普萘洛尔症状可否减轻等,以判断是否为特发性震颤。

经查:该患者震颤始于一侧上肢远端,渐累及同侧下肢,未累及对侧,静止时震颤明显,随意运动时减轻或消失,紧张时加重,拇指与食指呈"搓丸样"动作。慌张步态。动作迟缓。被动运动关节时阻力增高,呈铅管样抵抗。结合患者症状、体征、病史,可诊断为"帕金森病"。

知识点 1

震颤相关疾病的鉴别要点

	帕金森病	特发性震颤	甲状腺功能亢进
年龄	发病平均年龄约55岁,多见于60岁以后	多见于40岁以上的中老年人	多见于25岁以后
家族史	多无,绝大多数为散发性	30%~50%患者有家族史	多无
震颤部位	常始于一侧上肢,逐渐累及同侧下肢,再波及对侧上肢及下肢	常见于一侧上肢或双上肢,头部也常累及,下肢较少受累	手部

续表

	帕金森病	特发性震颤	甲状腺功能亢进
震颤类型	静止性震颤	姿势性震颤和/或动作性震颤	皮肤潮热,手细颤
临床表现	1. 静止性震颤,典型表现为"搓丸样"动作。 2. 肌强直,呈铅管样强直或齿轮样强直。 3. 运动迟缓,随意运动减少,"面具脸""小字征"。 4. 姿势平衡障碍:摆臂减少,慌张步态或前冲步态。 5. 可伴有嗅觉减退、便秘、排尿障碍、焦虑、睡眠障碍等非运动症状	以姿势性震颤为主,饮酒或口服普萘洛尔后震颤减轻,运动迟缓症状不明显	1. 甲状腺肿大,心率增快,饮食增多,体重不变或减轻,怕热出汗,情绪易激动。 2. 甲状腺功能检查示:促甲状腺素(TSH)降低等
体征	患侧对指、轮替动作笨拙	不伴有其他神经系统体征	

问题二 颤证的辨证要点是什么? 应用什么辨证方法,该患者如何进行辨证?

辨证思路:颤证首先要辨标本虚实,主要采用脏腑辨证、气血辨证、八纲辨证等辨证方法。四诊时,既要重点关注躯体震颤程度、震颤特点、运动状况、病程长短等情况,又要搜集全身兼症、舌脉等,四诊合参进行诊断,辨证要点为辨虚实、辨兼症。

辨虚实:本病属于本虚标实,以本虚证为多。肝肾亏虚、气血不足为病之本,痰热动风,气滞血瘀为病之标;发病之初,以肝风、痰火、瘀血标实为主;久病不愈,多为气血不足、肝肾亏虚、髓海不足;虚实相杂者以本虚为主。

辨兼症:兼胸脘痞闷,头晕目眩,舌体胖大,质淡有齿痕者,为痰浊风动;兼胸胁胀满,面色晦黯,舌质黯,苔白,脉弦者,为气滞血瘀;兼头晕目眩,耳鸣,腰膝酸软,舌体瘦,质黯红,脉细弦者,为肝肾亏虚;兼四肢乏力,面色无华,舌质黯淡,苔白,脉细无力者,为气血不足。

辨证分析:患者以左手震颤伴左下肢震颤为主症,可诊断为"颤证"。《三因极一病证方论》曰:"风颤者,以风入于肝脏经络,上气不守正位,故使头招摇,而手足颤掉也。"明·孙一奎《赤水玄珠》提出"颤振者非寒禁鼓栗,乃木火上盛,肾阴不充,下虚上实,实为痰火,虚则肾亏"。患者老年男性,脾肾两亏,脾虚则痰浊内生,壅阻经脉,筋脉失养;肾虚则水不涵木,肝风内动,表现为肢体颤动,肌肉僵硬,动作迟缓。肝风内动则眩晕耳鸣,痰浊中阻则胸脘痞闷。舌体胖大,质淡,有齿痕,脉弦滑为痰浊风动之象。

中医诊断:颤证(痰浊风动证);

西医诊断:帕金森病。

问题三 该患者应如何进行针刺治疗? 还有哪些有效的针灸方法?

针灸治疗思路:

1. 针刺治疗 本患者诊断为颤证,属于本虚标实之痰浊风动证,故应标本兼顾,补虚泻实。

治法：以补益肝肾、化痰通络、息风止痉为治法，选取督脉穴、足厥阴经穴为主。

取穴：百会、风池、四神聪、曲池、合谷、太冲、阳陵泉、丰隆、中脘、阴陵泉。

刺灸方法：毫针平补平泻。风池穴针刺时针尖向鼻尖方向斜刺 0.8~1.2 寸；风府直刺或向下斜刺 0.5~0.8 寸，不可深刺，以免伤及深部延髓。留针 30 分钟。

知识点 2

颤证主穴、配穴

主穴	配穴	
	辨证选穴	对症选穴
百会、风池、曲池、合谷、太冲、阳陵泉	痰浊风动—丰隆、中脘、阴陵泉 气滞血瘀—膈俞、合谷 气血不足—气海、血海、足三里 肝肾亏虚—肝俞、肾俞、三阴交	颤抖甚者—后溪、大椎 头项强直—天柱 下颌颤动—承浆 肢体僵直—大包、期门、大椎 汗多者—肺俞、脾俞、气海 口干舌麻—廉泉、承浆 上肢不稳—手三里、肘髎、外关 下肢不稳—足三里、悬钟

2. 其他针灸方法

(1) 头针法：取顶中线、顶颞后斜线、顶旁 1 线、顶旁 2 线。将 2 寸毫针刺入帽状腱膜下，快速捻转 1~2 分钟，使局部有热感，留针期间反复捻转 2~3 次。或加电针，留针 30~40 分钟。

(2) 耳针法：取皮质下、脑点、神门、肝、脾、肾、心、枕、颈。每次选 3~5 穴，毫针刺，轻刺激。亦可用电针刺激或压丸法。

(3) 穴位注射法：取天柱、大椎、曲池、手三里、阳陵泉、足三里、三阴交、风池等，每次选用 2~3 穴，用丹参注射液或黄芪注射液等，每穴注入药液 0.5~2ml。

【临证要点】

1. 针灸作为辅助手段治疗帕金森病能改善患者的运动症状，并可改善二便障碍、睡眠及情绪障碍等非运动症状，在一定程度上延缓病情进展、减少西药的不良反应，提高患者生存质量。

2. 颤证的基本病机为肝风内动，筋脉失养。病位在筋脉，与肝、脾、肾关系密切。辨证要在辨病的基础上，辨病期、辨虚实、辨兼症。治疗重在补益肝肾、化痰通络、息风止痉，以督脉、足厥阴经穴为主，并根据证型配穴、对症配穴。治疗上还应结合穴位的临床疗效及作用机制等现代研究成果，增加配穴。

3. 医生对患者的语言、进食、走路及日常生活进行训练和指导，鼓励患者主动活动，如吃饭、穿衣等，可以防止肢体僵直。教育与心理疏导也是不容忽视的辅助措施。

4. 帕金森病根据病情需要，可用中药治疗。西药治疗应在确诊后及早予保护性治疗，切忌因行针灸或中药治疗而自行停服或增减西药。

【诊疗流程】

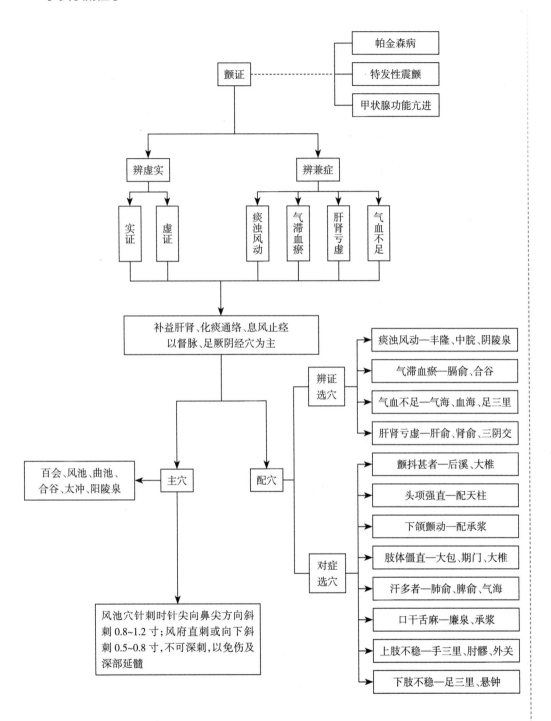

- 颤证 ┄┄┄┄
  - 帕金森病
  - 特发性震颤
  - 甲状腺功能亢进

- 辨虚实
  - 实证
  - 虚证
- 辨兼症
  - 痰浊风动
  - 气滞血瘀
  - 肝肾亏虚
  - 气血不足

补益肝肾、化痰通络、息风止痉
以督脉、足厥阴经穴为主

主穴：百会、风池、曲池、合谷、太冲、阳陵泉

配穴
- 辨证选穴
  - 痰浊风动—丰隆、中脘、阴陵泉
  - 气滞血瘀—膈俞、合谷
  - 气血不足—气海、血海、足三里
  - 肝肾亏虚—肝俞、肾俞、三阴交
- 对症选穴
  - 颤抖甚者—后溪、大椎
  - 头项强直—配天柱
  - 下颌颤动—配承浆
  - 肢体僵直—大包、期门、大椎
  - 汗多者—肺俞、脾俞、气海
  - 口干舌麻—廉泉、承浆
  - 上肢不稳—手三里、肘髎、外关
  - 下肢不稳—足三里、悬钟

风池穴针刺时针尖向鼻尖方向斜刺 0.8~1.2 寸；风府直刺或向下斜刺 0.5~0.8 寸，不可深刺，以免伤及深部延髓

第二节 妇儿科病证

一、月经不调

 培训目标

1. 掌握月经不调的辨证要点、常用辨证方法；
2. 掌握月经不调的针灸取穴规律、针灸操作方法；
3. 掌握多囊卵巢综合征的诊断；
4. 熟悉月经不调的病因病机。

月经不调是指月经周期、经期和经量发生异常的疾病，主要包括月经先期、月经后期、月经先后无定期等。月经不调的发生常与感受寒邪、饮食失调或情志不畅等因素有关。月经先期多由气虚或血热所致；月经后期多由血虚、血寒和气滞所致；月经先后无定期多由肝郁或肾虚所致。病位在胞宫，与冲、任二脉及肾、肝、脾关系密切。基本病机是脏腑失调，气血不和，冲任损伤。

在西医学中，本病多见于排卵型功能失调性子宫出血、生殖器炎症及肿瘤等疾病。

【典型病例】

李某，女，31岁，已婚，因月经不规则3年来诊。现症见：月经周期不规律，经期腰膝酸软，小腹隐痛喜按，头晕耳鸣，面色少华，纳呆，二便调。舌质淡，苔薄白，脉沉细。

问题一 根据上述描述，本患者的初步诊断是什么？为进一步明确诊断，需要做哪些检查？应与哪些疾病相鉴别？

诊断思路：患者的病症特点是月经周期不规律，中医可以初步诊断为"月经不调"。但月经不调包括月经先期、月经后期、月经先后无定期等，还需要进一步查看行经的时间、经量、经色以及伴随症状。

对于月经不调，在西医学上要明确引起月经周期不规律的原因，因此，要进一步查体并做相关检查：患者是否肥胖、多毛，面部是否有痤疮等。完善基础体温测定以及妇科超声、激素水平等检查，必要时行诊断性刮宫、腹腔镜检查等。

如果是月经延后，还要注意与多囊卵巢综合征、生殖器炎症、肿瘤等进行鉴别。因此需要进一步询问查看：患者性生活史，妊娠试验，患者有无明显的体重变化等，并完善各项辅助检查。即使月经不规则3年，但因为是育龄期的已婚女性，仍需排除妊娠的可能。

经查：患者3年来，月经3~5个月一行。月经来潮时，量少，色黯淡，无痛经。中医可初步诊断为月经不调（月经后期）。近4个月患者无恶心、呕吐等妊娠反应，妊娠试验阴性，可以排除妊娠；妇科检查未见异常，妇科彩超示：双侧卵巢多囊样改变。查体:形体肥胖,面部痤疮,多毛。故可排除生殖器炎症或肿瘤,西医诊断为多囊卵巢综合征。

📑 **知识点 1**

多囊卵巢综合征的诊断标准

参考中华医学会妇产科学分会内分泌学组及指南专家组于 2018 年 1 月更新的多囊卵巢综合征(PCOS)诊疗指南:

1. 育龄期及围绝经期 PCOS 的诊断

(1)疑似 PCOS:月经稀发或闭经或不规则子宫出血是诊断的必需条件。另外再符合下列 2 项中的 1 项:

1)高雄激素临床表现或高雄激素血症;

2)超声下表现为 PCOM。

(2)确诊 PCOS:具备上述疑似 PCOS 诊断条件后还必须逐一排除其他可能引起高雄激素的疾病和引起排卵异常的疾病,才能确定 PCOS 的诊断。

2. 青春期 PCOS 的诊断 对于青春期 PCOS 的诊断必须同时符合以下 3 个指标,包括:

(1)初潮后月经稀发持续至少 2 年或闭经;

(2)高雄激素临床表现或高雄激素血症;

(3)超声下卵巢 PCOM 表现。

同时应排除其他疾病。

问题二 月经不调的辨证要点是什么? 应采用什么辨证方法? 该患者如何进行辨证?

辨证思路:月经不调的辨证要关注月经的相关症状,同时要结合全身表现,主要采用八纲辨证、病因辨证、脏腑辨证等辨证方法进行综合分析。四诊时,重点关注月经的周期、量、色、质,还要搜集全身兼症、舌脉等,四诊合参进行诊断,辨证要点是辨经期、辨虚实、辨脏腑、辨兼症。

辨经期:月经周期提前 1 周以上,甚至 10 余日一行,连续 2 个月经周期以上者为月经先期;月经周期延后 1 周以上,甚至 3~5 月 1 行,连续 2 个月经周期以上者为月经后期;月经周期提前或延后 1 周以上,连续 3 个月经周期以上者为月经先后无定期。

辨虚实:经色深红或色黯,质稠或有血块者为实证;月经量少,色淡质稀者为虚证。

辨脏腑:月经与肝、脾、肾的生理功能密切相关。如肝主疏泄失常,可见月经先期或后期,脾胃虚弱,气血生化不足,则月经量少、色淡;肾主生殖功能失常,可见月经后期或闭经。

辨兼症:月经先期中,经色鲜红或紫红,伴有面赤,烦躁易怒,口渴,舌红,苔黄,脉滑数,为实热证;经色鲜红质稠,伴有面潮红,手足心热,盗汗,心烦失眠,口干,舌红少苔或无苔,脉细数,为虚热证;经色淡,质清稀,伴有心悸气短,神疲乏力,面色苍白,食欲不振,舌淡苔薄,脉细弱无力,为气虚证。月经后期中,经色黯有块,小腹冷痛,苔白,脉沉为寒凝证;经色淡,头晕、心悸、面白,舌淡脉细为血虚证。月经先后无定期中,经色黯有块,胸胁小腹胀痛,舌红脉弦,为肝郁证;月经量少,色淡质稀,头晕耳鸣,腰膝酸软,舌质淡苔薄,脉沉细,为肾虚证。

辨证分析:患者以月经不规则 3 年为主诉,《丹溪心法》中提到"经水或前或后,或多或少,或愈月一至,或一月再至,皆不调之故",故可诊断为"月经不调"。患者月经延后、量少、色黯淡、腰膝酸软、小腹隐痛喜按、面色少华、头晕耳鸣,是为肾气虚弱之证;脾肾亏虚,脾失健运,故纳呆;痰湿内生,故形体肥胖,面部痤疮。舌质淡,苔薄白,脉沉细,为虚证之象。

中医诊断:月经不调(月经后期,肾虚证);

西医诊断:多囊卵巢综合征。

问题三　该患者应如何进行针刺治疗?

针灸治疗思路:

针刺治疗:本患者诊断为月经不调,属于虚证、肾虚证,病位在胞宫,与肾关系密切,故应遵循"虚则补之"的法则进行治疗。

治法:以补肾养血,调理冲任为治法。选取任脉穴及足太阴脾经穴为主。

取穴:气海、三阴交、归来、关元、肾俞、太溪。

刺灸方法:患者仰卧位,诸穴以常规操作为主,用补法,可加灸。气海、关元、归来、三阴交、太溪直刺 1~1.5 寸。留针 20~30 分钟。

知识点 2

针灸治疗月经不调的主穴、配穴

主穴		配穴	
		辨证选穴	对症选穴
月经先期	关元、三阴交、血海	实热证—行间 虚热证—太溪 气虚证—足三里、脾俞	月经过多—隐白 胸胁胀痛—膻中、支沟 头晕心悸—百会、内关 月经色黯有块—膈俞
月经后期	气海、三阴交、归来	寒凝证—关元、命门 血虚证—足三里、血海	
月经先后无定期	关元、三阴交、肝俞	肝郁证—期门、太冲 肾虚证—肾俞、太溪	

问题四　治疗月经不调还有哪些其他针灸方法?

1. 艾灸法　参考针刺取穴,选择艾条温和灸、隔物灸等。适用于气虚、阳虚、血寒者。

2. 皮肤针法　在腰椎至尾椎,下腹部任脉、脾经、肝经和腹股沟以及下肢足三阴经循行线,轻轻叩刺,以局部皮肤潮红为度。

3. 耳针法　取脾、肝、肾、子宫、皮质下、内分泌。毫针刺或压丸法。

【临证要点】

1. 针灸对功能性月经不调有较好的疗效。如果是生殖系统器质性病变引起者应针对病因处理,可配合针灸治疗。

2. 月经不调的基本病机是脏腑失常,气血不和,冲任损伤。病位在胞宫,与冲、任二脉及肾、肝、脾关系密切。临床主要根据月经的周期、量、色、质的情况及全身兼症进行辨证。辨证应以脏腑辨证为主,结合八纲辨证、病因辨证等,重在辨经期、辨虚实、辨脏腑、辨兼症。

3. 针灸治疗月经不调重在调理冲任及肝脾肾的功能。月经先期应调理冲任,清热调经;月经后期应温经散寒,行血调经;月经先后无定期应调补肝肾,理血调经。主要选取任脉及足太阴经穴,三阴交是肝、脾、肾三经交会之处,善于调整肝脾肾三脏的功能,是治疗月经不调的要穴。古代医家治疗月经不调,常以下腹部及腰骶部穴位为主,并与远端的辨证取穴相结合。

4. 月经不调的治疗时机非常重要,多在月经来潮前 5~7 天开始针灸治疗,至月经来潮停止,连续治疗 3 个月经周期为 1 个疗程。行经期进行针刺治疗,应注意不能过强刺激,尤其是小腹及腰骶部穴位,以免引起月经过多。

5. 节房事和节制生育,避免月经期性生活。保证外生殖器的卫生清洁,勤洗勤换内裤。经期避受风寒,注意休息,忌食生冷、酸辣等刺激性食物,调畅情志。

【诊疗流程】

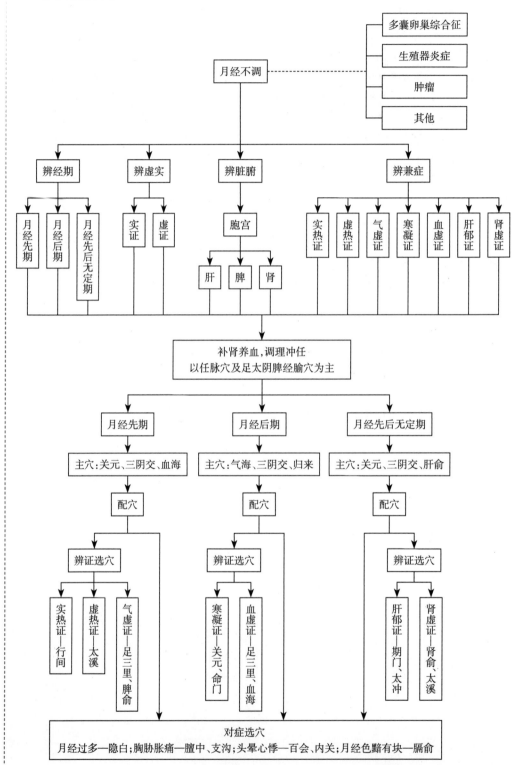

二、痛经

培训目标

1. 掌握痛经的诊断要点；
2. 掌握痛经的辨证分型及辨证方法；
3. 掌握痛经的针灸取穴规律、针灸操作方法；
4. 熟悉痛经的病因病机。

痛经是指经期或行经前后出现的周期性小腹疼痛。其发生与受寒饮冷、情志不调、禀赋素虚、气血不足等因素有关。病位在胞宫，与肝肾及冲任二脉关系密切。基本病机不外虚实二端，实者为冲任瘀阻，气血运行不畅，胞宫经血流通受阻；虚者为冲任虚损，胞宫失却濡养。

西医学根据有无盆腔器质性疾病，将痛经分为原发性和继发性两类，原发性痛经指生殖器官无器质性病变，以青年女性多见；继发性痛经多见于子宫内膜异位症、子宫腺肌病及盆腔炎性疾病等。

【典型病例】

李某，女，34岁，已婚。因经行腹痛10年余就诊。每于经期小腹胀痛，月经第一天疼痛为甚，经色黯、有血块，块下痛减，伴胸闷不舒。舌黯红，苔薄白，脉弦细。10年前曾行人工流产术，平素性情急躁。

问题一 根据上述描述，本患者的初步诊断是什么？如果诊断为痛经，其诊断要点有哪些？需要哪些检查明确病因？

诊断思路：患者的病症特点为经行腹痛，中医可以初步诊断为"痛经"。西医学方面，应明确是原发性痛经还是继发性痛经。无论是哪一种痛经，都要详细询问月经史，包括初潮年龄、月经周期、经量、伴随症状；详细询问疼痛程度、疼痛性质、持续时间，痛经是否呈进行性加重，伴随症状；还要了解是否已行相关妇科辅助检查，以及有无孕产史及手术史。

如果是继发性痛经，还要进一步明确病因。因此，要进一步做相关检查：盆腔B超检查对子宫内膜异位症、子宫腺肌病、慢性盆腔炎的诊断有重要意义；必要时可行腹腔镜检查。

经查：本患者初潮14岁，10年前行人工流产，术后数月开始出现经行腹痛，并呈进行性加重，伴经前乳胀，月经周期规律。妇科检查：子宫后壁下段有触痛结节，左侧附件可扪及小粘连包块，与子宫紧密粘连。B超提示左侧卵巢巧克力囊肿。患者痛经发生于育龄期，呈进行性加重，妇科检查及B超提示器质性病变，故诊断为继发性痛经（子宫内膜异位症）。

📄 **知识点 1**

<table>
<tr><td colspan="3">原发性痛经与继发性痛经(子宫内膜异位症)的鉴别</td></tr>
<tr><td></td><td>原发性痛经</td><td>继发性痛经(子宫内膜异位症)</td></tr>
<tr><td>发病年龄</td><td>好发于青春期</td><td>好发于育龄期</td></tr>
<tr><td>症状</td><td>周期性小腹疼痛</td><td>疼痛进行性加重;慢性盆腔痛;不孕;性交不适;经量、经期异常;子宫内膜异位至膀胱、肠道、输尿管者,出现相应泌尿系、肠道症状</td></tr>
<tr><td>妇科检查</td><td>多无阳性体征</td><td>可扪及与子宫相连的囊性包块或盆腔内有触痛性结节;囊肿破裂时腹膜刺激征阳性</td></tr>
<tr><td>B超或腹腔镜</td><td>无异常</td><td>B超可确定异位囊肿位置、大小等</td></tr>
</table>

问题二 痛经的中医辨证要点是什么? 应采用什么辨证方法? 该患者如何进行辨证?

辨证思路:痛经的辨证,主要采用八纲辨证、脏腑辨证、病因辨证等辨证方法。根据痛经发生的时间、部位、疼痛的性质及程度,结合月经的情况、全身症状与患者素体情况进行辨证,重点辨虚实、辨寒热,辨脏腑,辨兼症等。

辨虚实、辨寒热:经前或经行之初疼痛者多属实,月经将净或经后疼痛者多属虚。掣痛、绞痛、灼痛、刺痛、拒按多属实,隐痛、坠痛、喜揉喜按多属虚。绞痛、冷痛,得热痛减多属寒;灼痛,得热痛剧多属热。

辨脏腑:痛在小腹正中多为胞宫瘀滞;痛在少腹一侧或两侧,病多在肝;痛连腰骶,病多在肾。

辨兼症:有受寒史或饮凉史,小腹冷痛拒按,得热痛减,月经量少色黯,舌淡,苔白,脉细或沉紧者,为寒湿凝滞;小腹灼痛,月经量多色紫黯,舌红苔薄黄,脉滑数者,为湿热蕴结;小腹胀痛拒按,经行不畅,经色黯有血块者,经前或经期伴见乳房胀痛,舌紫脉弦者,为气滞血瘀;小腹绵绵作痛,空坠不适,月经量少色淡,伴神疲乏力,舌淡苔薄,脉细弦者,为气血虚弱;腰骶部隐痛,月经量少色红,舌淡脉细无力者,为肾气亏损。

辨证分析:患者以经期小腹胀痛为主症,可诊断为"痛经"。患者情志不畅,致肝气郁结,冲任阻滞,经血运行不畅,不通则痛,故经期小腹胀痛,正如《傅青主女科》中言及"经欲行而肝不应,则抑拂其气而疼……"经色黯有块,块出痛减,经前乳房胀痛,舌黯红,苔薄白,脉弦细均为气滞血瘀之象。

中医诊断:痛经(气滞血瘀证);

西医诊断:继发性痛经(子宫内膜异位症)。

问题三 该患者应如何进行针刺治疗? 还有哪些有效的针灸方法?

针灸治疗思路:

1. **针刺治疗** 本患者诊断为痛经,属于实证,气滞血瘀证,病位在胞宫。故要遵循"实则泻之"的法则进行治疗。

治法:以疏肝行气、化瘀止痛为治法,选任脉穴及足太阴、足厥阴经穴为主。

取穴:中极、三阴交、地机、十七椎、合谷、太冲、次髎。

刺灸方法:十七椎直刺 0.5~1 寸,次髎穴直刺 1~1.5 寸,要掌握好深度和角度,以针感向腹部传导为佳。针刺中极前,要嘱患者排空膀胱,向下斜刺 1~1.5 寸,捻转平补平泻法,使针感向下传导。其余穴位按照常规操作。得气后留针 20 分钟。

📋 **知识点 2**

痛经主穴、配穴

主穴	配穴	
	辨证选穴	对症选穴
实证 中极、三阴交、地机、十七椎、次髎	寒湿凝滞—关元、归来 湿热蕴结—阴陵泉、内庭 气滞血瘀—合谷、太冲	血块多—血海、膈俞 胸胁胀痛—期门、太冲 腰膝酸软—肾俞、太溪
虚证 关元、足三里、三阴交	气血虚弱—血海、气海、足三里 肾气亏损—肾俞、太溪	神疲乏力—气海、关元、足三里 腹胀腹痛—中脘、天枢

2. 其他针灸方法

(1) 耳针法:取内分泌、内生殖器、交感、神门、皮质下、肾。每次选 2~4 穴,毫针刺或用埋针法、压丸法。

(2) 艾灸法:取关元、气海。隔附子饼灸 3~5 壮。

(3) 穴位注射法:取中极、关元、次髎。用 1% 利多卡因注射液或当归注射液,每次取 2 穴,每穴注射药液 1~2ml,隔日 1 次。

另可参考中国针灸学会行业标准《循证针灸临床实践指南——原发性痛经》。

【临证要点】

1. 针灸对痛经有较好的疗效,尤其是原发性痛经疗效更佳。对继发性痛经,还应及时诊断原发病,施以相应治疗。针灸治疗本病宜从经前 5~7 天开始,每日或隔日 1 次,至经期结束停止,连续 3 个月经周期为 1 个疗程。

2. 痛经的基本病机,实者为冲任瘀阻,气血运行不畅,胞宫经血流通受阻;虚者为冲任虚损,胞宫失却濡养。病位在胞宫,与肝、肾及冲任二脉关系密切。本病常用的辨证方法是八纲辨证、脏腑辨证、病因辨证等相配合,重在辨虚实寒热、辨脏腑、辨兼症。治疗以调理冲任气血,选任脉穴及足太阴经穴为主,如关元、中极、三阴交、地机等,选穴宜少而精,有时单穴即可。古代医家治疗痛经多以任脉和肾经、脾经腧穴为主,且针灸并用。

3. 针对痛经实证,针刺时宜反复行针,长时间留针,以加强刺激,提高疗效。针对痛经虚证,针刺要用补法,并可用灸。在月经来潮前一周开始施灸,连续治疗 3 个月经周期以上,可以有效地减轻痛经程度。

4. 还应重视经络腧穴切诊在痛经诊治中的应用,痛经者常在足太阴脾经小腿循行线上出现压痛,以三阴交、地机、阴陵泉等穴处多见,针刺之效果明显。

5. 经期应注意保持卫生和保暖,避免过食生冷、精神刺激和过度劳累。

[诊疗流程]

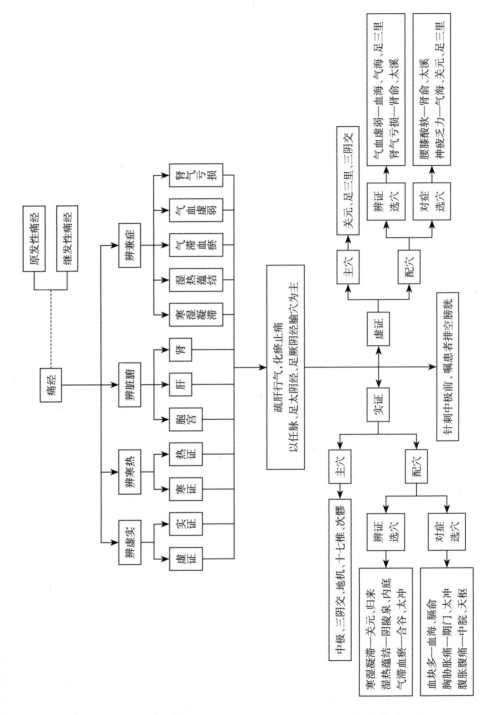

三、闭经

1. 掌握闭经的诊断与鉴别诊断；
2. 掌握闭经的辨证要点、常用辨证方法；
3. 掌握闭经的针灸取穴规律、针灸操作方法；
4. 熟悉闭经的病因病机。

闭经是指女子年逾 14 岁,第二性征未发育,或者年逾 16 岁,第二性征已发育,月经还未来潮,或正常月经周期建立后,月经停止 6 个月以上,或按自身原有月经周期停止 3 个周期以上的病症,又称为"经水不通"。基本病机是气血不足,冲任血海空虚,血枯经闭;或邪客胞宫,冲任血海受阻,血滞经闭。病位在胞宫,与肝、肾、脾有关。

西医学根据既往有无月经来潮将闭经分为原发性闭经和继发性闭经。闭经可见于西医学中下丘脑、垂体、卵巢、子宫等功能失调,或甲状腺、肾上腺疾病及慢性消耗性疾病中。

【典型病例】

杜某,女,29 岁,已婚 2 年,因月经停止半年来诊,伴神疲倦怠,腰膝酸软,带下量少,小便频数,大便可。舌质淡红,苔薄白,脉沉弱。

问题一 根据上述描述,本患者的初步诊断是什么? 为进一步明确诊断,还需要了解哪些病情资料? 如何明确继发性闭经的原发病? 应与哪些疾病相鉴别?

诊断思路:患者因月经停止半年就诊,一般可以除外妊娠可能,中医可以初步诊断为"闭经"。西医学方面,应明确是原发性闭经还是继发性闭经。因此需进一步详细询问病史:初潮年龄,停经时间,停经前月经情况,以及生长发育过程,家族中有无同类疾病患者等。

如果是继发性闭经,还要明确原发病。需进一步进行相关检查:①垂体功能检查,如测定血中 FSH、LH 含量,血中催乳素(PRL)测定;蝶鞍 X 线片、磁共振等。②子宫检查,如宫腔镜、子宫输卵管造影,盆腔 B 超。③卵巢功能检查,如基础体温测定、雌孕激素水平测定。还要询问是否有突然或长期精神刺激、环境改变、过度劳累、体重下降、长期剧烈运动、长期用甾体类避孕药等,以确定是垂体性、子宫性、卵巢性、下丘脑性闭经,或是内分泌功能异常导致的闭经。

经查:患者 15 岁月经初潮,周期规律,30 天一行,经期 4~5 天,经量偏少。2 年前月经逐渐延后、经量减少,渐至半年前月经停闭,经当地医院检查 B 超示:子宫偏小,宫内膜清晰,双侧卵巢小。卵泡刺激素(FSH)98.00mIU/ml,黄体生成素(LH)54.00mIU/ml,雌二醇(E_2)15pg/ml,孕激素和雌孕激素序贯试验阳性。故可明确诊断为继发性闭经,原发病为卵巢早衰。

知识点 1

原发性闭经与继发性闭经的鉴别

	原发性闭经	继发性闭经
既往有无月经来潮	无	有
有无第二性征	有 / 不完整 / 无	有
有无妊娠 / 哺乳	无	无
停经时间	一直	6 个月 /3 周期以上

知识点 2

卵巢早衰的诊断标准

参考 2016 年欧洲人类生殖及胚胎学会（ESHRE）《女性过早卵巢功能不全的管理指南》和 2016 年中华医学会妇产科学分会《早发性卵巢功能不全的激素补充治疗专家共识》：

（1）40 岁以前出现 4~6 个月以上闭经，伴有 2 次或以上血清激素水平测定卵泡刺激素（FSH）>25IU/L，黄体生成素（LH）正常或升高，雌二醇（E_2）<25pg/ml［两次检查间隔 4 周（28 天）以上］。

（2）或 / 和兼有以下一项或多项临床症状：①潮热出汗；②烦躁易怒、失眠、抑郁、记忆力减退；③阴道干涩、尿频尿急。

（3）排除卵巢不敏感综合征性腺发育不全等。

（4）阴道彩超示无优势卵泡，无器质性病变。

（5）BBT 单相，宫颈黏液评分低，阴道脱落细胞检查提示雌激素高度低落。

具备第一项即可诊断。

第 1 条参考《女性过早卵巢功能不全的管理指南》；2~5 条参考《早发性卵巢功能不全的激素补充治疗专家共识》。

ESHRE 指南将 FSH 的诊断阈值（40IU/L）降为 25IU/L，旨在早期发现卵巢功能不全的女性，以达到早期诊断、早期治疗的目的。

问题二　闭经辨证要点有哪些？应采用什么辨证方法？该患者如何进行辨证？

辨证思路：闭经的辨证，主要采用脏腑辨证、八纲辨证等进行综合分析。四诊合参，重点结合病史及既往史，辨证要点是辨虚实、辨兼症。

辨虚实：年逾 16 周岁月经尚未行经，或虽已行经但月经逐渐稀发，渐至停经；或发育欠佳、体质纤弱、有失血史、久病大病后者，为虚证。若平素月经尚可，因情志不遂，饮食不节，或形体肥胖而突然停经者，为实证。

辨兼症：年逾 16 周岁尚未行经，或虽已行经但月经逐渐稀发，渐至停经，伴腰酸腿软，舌淡苔薄，脉沉细者，为肾气亏虚证；月经后延，量少色淡，渐至经闭，伴神疲乏力、面色萎黄，舌淡苔薄，脉细者，为气血虚弱证；月经量少或逐渐停闭，五心烦热，两颧潮红,盗汗,舌红苔少,脉细数者为阴虚内热证;月经数月不行,精神抑郁,烦躁易怒,胸胁胀满,少腹胀痛,舌边紫黯或有瘀点,脉沉弦者为气滞血瘀证;月经停闭,形体肥胖,胸胁满闷,呕恶痰多,神疲倦怠,苔腻脉滑者为痰湿阻滞证。

辨证分析:患者以月经停止半年为主症,诊断为"闭经"。《医学正传》有云"月水全赖肾水施化,肾水既乏则经水日以干涸",肾藏精,肝藏血,精血互生,是月经正常产生的前提,若肾气亏虚,精血不足,则可见月水不来潮。患者神疲倦怠,腰膝酸软,舌质淡红,苔薄白,脉沉弱,皆为肾气亏虚之证。

中医诊断:闭经(肾气亏虚证);

西医诊断:继发性闭经(卵巢早衰)。

问题三 闭经的针灸治法是什么?如何选穴治疗?

针灸治疗思路:

针刺治疗:患者诊断为闭经,属虚证,肾气亏虚证,病位在胞宫,应遵循"虚则补之"的原则进行治疗。

治法:以调补冲任,养血调经为治法。取任脉及足太阴及足阳明经穴为主。

取穴:关元、归来、三阴交、足三里、脾俞、肾俞、太溪。

刺灸方法:针刺关元、归来之前,嘱患者排空膀胱,进针得气后缓慢由浅入深,捻转补法,使针感向下传导。三阴交直刺1~1.5寸,足三里直刺1~2寸,脾俞斜刺0.5~0.8寸、肾俞直刺0.5~1寸,不可深刺,以免伤及内脏,太溪直刺0.5~0.8寸。每次留针时间20~30分钟,可隔日一次治疗。可灸。

知识点 3

闭经主穴与配穴

证型	主穴	配穴	
		辨证选穴	对症选穴
血枯经闭	关元、足三里、三阴交、归来、脾俞	气血虚弱—气海、血海 肾气亏虚—太溪、肾俞	急躁易怒—太冲、行间 腰膝酸软—委中
血滞经闭	中极、三阴交、血海、归来	气滞血瘀—太冲、膈俞 痰湿阻滞—中脘、丰隆 阴虚内热—曲池、内关	盗汗—复溜、合谷 小便频数—气海 食欲减退—中脘

问题四 治疗闭经还有其他哪些针灸方法?

1. 艾灸法 艾条温和灸、温针灸或隔物灸法,主要用治虚证、寒证。

2. 皮肤针法 叩刺腰骶椎相应背俞穴和夹脊穴、下腹部相关穴位,轻轻叩刺,以局部皮肤潮红为度。

3. 耳针法 取肾、肝、脾、心、内分泌、内生殖器、皮质下。每次选3~5穴,毫针中度刺激,留针15~30分钟;也可行压丸法。

【临证要点】

1. 闭经病因复杂,其治疗效果又与病因有关,故治疗前必先求因,明确闭经原因,对因治疗。针灸对精神因素导致的闭经有较好的疗效,对于器质性病变引起的闭经,要采取综合治疗。

2. 做闭经诊断前,均首先除外妊娠。另要鉴别原发性闭经和继发性闭经。详细询问病史,完善相关理化检查以明确诊断。

3. 闭经的基本病机是气血不足,冲任血海空虚,血枯经闭;或邪客胞宫,冲任血海受阻,血滞经闭。病位在胞宫,与肝、肾、脾有关。应以脏腑辨证、八纲辨证相结合,重在辨虚实、辨兼症。对于虚证者,以调补冲任,养血通经,取任脉、足太阴、足阳明经穴为主;对于实证者,以健脾行气,活血通经,取任脉及足太阴经穴为主。小腹部任脉的关元、中极,足太阴脾经的三阴交,腹部足阳明胃经的归来等穴为临床所常用。

古代医家治疗闭经多从肝、脾、肾三脏入手,选穴涉及任、冲、带脉和肝、脾、肾等经,并根据病情虚实进行整体调整。

4. 饮食、生活习惯、情志的调摄,可以一定程度降低本病的发病率。若闭经久治不愈,可导致不孕症、性功能障碍、代谢障碍等其他疾病。

【诊疗流程】

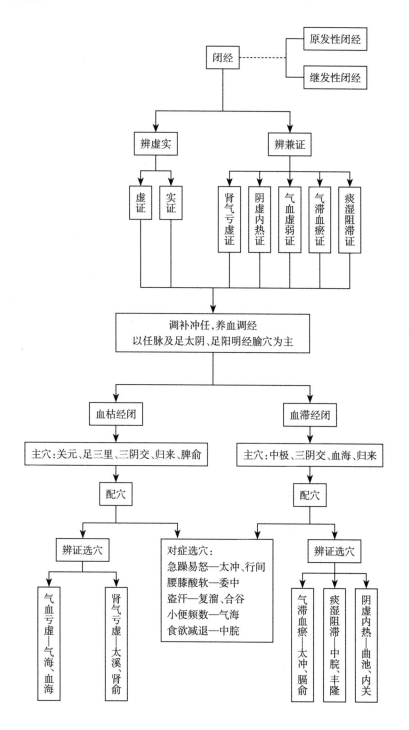

四、绝经前后诸证

1. 掌握围绝经期综合征的定义、诊断与鉴别诊断；
2. 掌握绝经前后诸证的证型及辨证要点；
3. 掌握绝经前后诸证的针灸取穴规律、针灸操作方法；
4. 熟悉绝经前后诸证的病因病机。

绝经前后诸证是指围绕月经停闭或紊乱，出现烘热汗出、烦躁易怒、潮热面红、眩晕耳鸣、心悸失眠、腰背酸楚、目浮肢肿、皮肤蚁行样感、情绪不宁等一系列症状。本病在古医籍中没有独立的病名记载，其临床表现散见于"脏躁""百合病""郁证""不寐"等病证的论述中。本病与先天禀赋、情志失调、劳逸失度、经孕产乳所伤等有关。病位在肾，与肝、脾、心关系密切。基本病机为肾气渐衰，天癸将竭，冲任虚损，精血不足，阴阳失调。

在西医学中，本病多指围绝经期综合征，也可见于卵巢功能衰退、雌激素分泌减少等疾病中。

【典型病例】

张某，女，46 岁。因月经周期不规律 1 年余就诊。现症见：月经常常提前或推迟，经量多少不定，伴出汗多、心烦心悸，时有眩晕、腰膝酸软，舌红，苔少，脉弦细数。既往体健。

问题一　根据描述，本病的初步诊断是什么？为进一步明确诊断，还需要了解哪些病情资料？还应与哪些疾病鉴别？

诊断思路：女性患者，46 岁，病症特点主要为月经周期不规律，经量或多或少，伴潮热汗出、情绪改变，中医可以初步诊断为绝经前后诸证。但患者年龄虽处于绝经前期，表现为月经或提前或推后，但还需与月经不调鉴别，要询问精神情绪、体力状态、出汗特点等。

西医学方面，可以初步诊断为围绝经期综合征，但需进一步询问病史及其他相关症状，完善妇科 B 超、检测女性激素水平，如促卵泡生成激素（FSH）、促黄体生成素（LH）、雌二醇（E_2）等以明确诊断。

因伴有阵发性潮热出汗、心烦心悸等，还应与甲状腺功能亢进进行鉴别，应进一步行甲状腺彩超、甲功五项、甲状腺放射性核素扫描等检查以排除。

经查：患者月经周期不规律，推迟或提前 7~15 天不等，伴耳鸣，心情抑郁、紧张焦虑、易怒、夜寐不安，阵发性潮热出汗。甲状腺相关检查结果无异常。妇科检查示外阴及阴道轻度萎缩，宫颈光滑，宫体前位，子宫大小正常，双侧附件无包块，无压痛，阴道分泌物减少，测血清 FSH、LH 均升高，雌二醇（E_2）下降，故可诊断为"绝经前后诸证"。

知识点 1

围绝经期综合征西医诊断标准

（1）月经紊乱（月经周期不规则、经期持续时间长、经量增多）；

（2）血管舒缩症状（主要为潮热）；

（3）自主神经失调症状（心悸、失眠等）；

（4）精神神经症状（易怒、激动、焦虑不安等）；

（5）泌尿生殖道萎缩、骨质疏松等；

（6）实验室检查：FSH、LH升高，E_2降低。

问题二　绝经前后诸证的辨证要点是什么？应采用什么辨证方法？该患者如何进行辨证？

辨证思路：对于绝经前后诸证，应根据年龄、月经情况、体征和全身兼症等进行辨证，主要采用脏腑辨证、八纲辨证等辨证方法。四诊时，既要重点关注全身的症状、体征，发病的病程，还要搜集全身兼症、舌脉等，四诊合参进行诊断，辨证要点主要是辨脏腑、辨阴阳、辨兼症。

辨脏腑："肾为先天之本"，"胞络者系于肾"，"经水出诸肾"，肾精衰竭，精血互生力弱，致肝阴肝血不足，肝气郁结；肝气乘脾，致肝郁脾虚；肾中阴精不足，不能上济于心，致心火亢盛。故本病主要责之于肾，与肝、脾、心关系密切。

辨阴阳：七七之年，肾气渐衰，天癸渐竭，冲任渐亏，月经将断。此期，若因素体阴阳偏衰，性情偏颇，宿有痼疾，或遇家庭变故等，导致肾之阴阳平衡失调，进而导致其他脏腑阴阳失衡。

辨兼症：兼头晕耳鸣，失眠多梦，心烦，烘热汗出，五心烦热，腰膝酸软，口干，小便黄，舌红，少苔，脉数者，为肾阴虚；兼面色晦黯，精神萎靡，形寒肢冷，纳差腹胀，大便溏，小便频数，舌淡，苔薄，脉沉细者，为肾阳虚；兼头晕目眩，心烦，烘热汗出，腰膝酸软，经来量多，舌红，脉弦细而数者，为肝阳上亢；兼形体肥胖，胸闷痰多，腹部胀满，浮肿，苔腻，脉滑者，为痰气郁结。

辨证分析：患者46岁女性，以月经周期不规律为主诉，伴潮热盗汗、心烦等诸症，可诊断为"绝经前后诸证"。女子七七之年，肾中精气不足，肾阴亏损，阴虚内热，虚火上炎，则见潮热汗出、眩晕。腰为肾之府，肾主骨生髓，精血亏虚，髓海失养，则见腰膝酸软、全身疼痛。舌红，苔少，脉弦细数，均为肾阴虚之象。

中医诊断：绝经前后诸证（肾阴虚证）；

西医诊断：围绝经期综合征。

问题三　该患者应如何进行针刺治疗？

针灸治疗思路：

针刺治疗：本患者诊断为绝经前后诸证，属于虚证，肾阴虚证，病位主要在肾，涉及肝、心。故遵循"虚则补之"的法则进行治疗。

治法：以滋肾益阴、调和冲任为治法，选任脉、足少阴肾经穴及相应背俞穴为主。

取穴：气海、肾俞、肝俞、太溪、三阴交、阴谷、照海、神门、通里。

刺灸方法:背俞穴可顺经平刺,或向脊柱方向斜刺 0.5~0.8 寸,不宜直刺、深刺;余穴常规针刺,施予补法或平补平泻法,得气后留针 30 分钟。

知识点 2

绝经前后诸证的主穴、配穴

主穴	配穴	
	辨证选穴	对症选穴
气海、三阴交、肾俞、肝俞、太溪	肾阴虚证—照海、涌泉 肾阳虚证—关元、命门 肝阳上亢—风池、太冲 痰气郁结—中脘、丰隆	烦热—大陵、涌泉 心悸失眠—神门、通里 腹胀纳少—中脘、足三里 便溏—天枢、阴陵泉 浮肿—水分 盗汗—合谷、复溜

问题四　治疗绝经前后诸证还有哪些有效的针灸方法?

1. 艾灸法　取穴可参考绝经前后诸证主穴、配穴,采用艾条温和灸、雀啄灸、隔物灸等灸法,本病各型均可选用,尤其适用于寒证、虚证。

2. 耳针法　取内分泌、卵巢、神门、交感、皮质下、肾、心、肝、脾等穴,毫针刺,也可用耳穴埋针、压丸,每次选用 4~5 穴,每周 2~3 次。

3. 电针法　取穴可参考绝经前后诸证主穴、配穴。疏密波,弱刺激,每日 1 次。

【临证要点】

1. 针灸治疗绝经前后诸证疗效确切,能显著改善烘热汗出和情志不宁等症状。

2. 绝经前后诸证是妇科常见病、多发病,因其症状缺乏特异性,容易误诊。因此应详细询问患者的月经情况、全身症状,进行全面的体格检查,配合必要的辅助检查,除外其他疾病。

3. 绝经前后诸证的基本病机为肾气不足,冲任气血失调。病位在肾,与肝、脾、心关系密切。主要采用脏腑辨证、八纲辨证等辨证方法,重在辨脏腑、辨阴阳、辨兼症。针灸治疗以滋补肝肾,调理冲任,取任脉、足太阴经穴及相应背俞穴为主,在主穴的基础上再结合辨证选穴、对症选穴。

4. 针刺下腹部穴位前应嘱患者排空膀胱,以免刺伤脏器。针刺背俞穴时,不宜直刺、深刺,以免伤及内脏。

5. 绝经前后诸证是女性因卵巢功能的衰退而出现的多种绝经相关症状、组织萎缩退化和代谢功能紊乱,导致一系列身心健康问题,对病情严重的患者,可通过激素治疗来缓解其症状。

6. 患者平时须调畅情志,心态乐观豁达,注意劳逸结合,生活起居规律。

【诊疗流程】

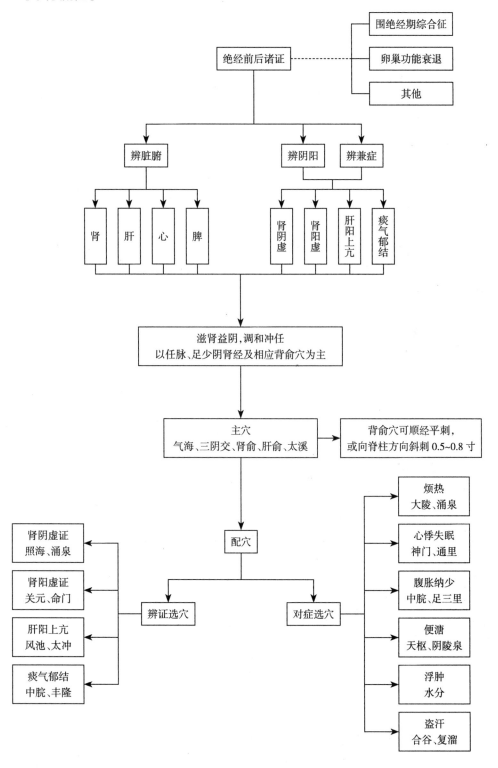

五、不孕症

不孕症是指婚后未避孕,有规律性生活,同居 1 年以上未受孕;或曾有孕育史,之后 1 年以上未再受孕者。前者称"原发性不孕症",后者称"继发性不孕症"。病位在胞宫,与冲任二脉及肝脾肾关系密切,常由肾虚、肝郁、痰湿和血瘀导致。基本病机是天癸乏源,冲任不调,不能摄精成孕。

不孕症常见于西医学的排卵功能障碍、输卵管不畅、生殖器官炎症、子宫内膜异位症及部分良性肿瘤等疾病之中。

【典型病例】

李某,女,29 岁,婚史 5 年。主诉未避孕未孕 2 年余。伴月经延后,白带清稀,腰膝酸软,怕冷,性欲低下,纳可,寐安。舌质淡,苔薄白,脉沉弱。

问题一　根据上述描述,本患者的初步诊断是什么?其诊断特征是什么?需要进行哪些检查明确病因?

诊断思路:患者因未避孕未孕 2 年余,中医可初步诊断为"不孕症",为进一步明确诊断,尚需了解月经史及全身症状,并询问配偶生殖功能是否正常。西医学方面要明确是原发性不孕或是继发性不孕,故应当进一步询问是否有妊娠史、流产史。

如果诊断为继发性不孕,还要明确原发病。需要进一步详细地询问病史,行相关辅助检查。如卵巢功能检查、输卵管通畅试验、免疫功能检查等,必要时行宫腔镜、腹腔镜等检查。当怀疑垂体病变时,应做头 CT、MRI 检查。

经查:患者近 2 年未避孕未能怀孕,此前育有 1 子,流产史 2 次,配偶生殖功能检查未见异常。患者月经延后,经量少,色黯,有血块,经期腹痛。妇科检查:B 超示无排卵征象,血、尿孕酮水平均低于黄体期水平,基础体温连续记录单相 3 个月以上。故诊断为继发性不孕(排卵功能障碍)。患者平素时有小腹冷痛,腰部发凉,畏寒肢冷,小便清长,神疲乏力。

知识点 1

排卵功能障碍的诊断要点

(1)基础体温连续记录单相 3 个月以上;
(2)阴道脱落细胞涂片检查无周期性变化;
(3)宫颈黏液结晶检查无椭圆体出现;

（4）月经前6天子宫内膜检查无典型分泌期变化；

（5）系列B超监测无排卵征象；

（6）血、尿孕酮水平低于黄体期水平。

以上6项中具备2项者可诊断为无排卵。

问题二　不孕症的辨证要点是什么？该患者如何进行辨证分析？

辨证思路：不孕症的辨证，重在审脏腑、冲任、胞宫之病位，辨虚实之变化，察痰湿与瘀血之病理因素。通过四诊收集病情资料，利用脏腑辨证、八纲辨证等进行辨证分析，辨证要点是辨脏腑、辨虚实、辨兼症。

辨脏腑：不孕之根本在肾，受肝、脾之影响。肝主藏血，主疏泄，对冲脉之调节有至关重要的作用；脾胃为后天之本，气血生化之源，月经及胎孕的正常进行，无不赖后天之本滋养；故当辨病在肾、在肝，还是在脾胃。

辨虚实：初潮晚、经行错后或愆期、月经量少、色淡或黯、质薄、带下甚少，舌质胖大、色淡，苔薄白而滑，脉象细弱、虚细者为虚证；月经量少、色黯、多血块、小腹胀痛拒按，舌质紫黯，或有瘀点、瘀斑，脉象、弦涩者为实证。

辨兼症：初潮延迟，腰酸腿软，头晕耳鸣，神疲肢倦，舌淡黯，苔白润，脉沉弱者，为肾气虚证；月经后延，色少淡黯，腰酸腿软，伴有腰腹不温、小便清长，大便溏泄，性欲降低，舌淡苔白，脉沉细者，为肾阳虚证；月经提前，量少色红质稠，腰酸腿软，心悸，消瘦，五心烦热，舌红少苔，脉细数者，为肾阴虚证；月经先后无定期，量时多时少，经前胸胁胀痛，烦躁易怒，舌淡红，苔薄白，脉弦者，为肝气郁结证；月经延后或闭经，带下量多，形体肥胖，头晕心悸，舌淡胖，苔白腻，脉滑者，为痰湿内阻证；经行不畅，色紫黯，有血块，舌紫黯，边有瘀点，脉沉涩者，为瘀滞胞宫证。

辨证分析：《圣济总录》载："妇人所以无子者，冲任不足，肾气虚寒故也。"《傅青主女科》云："妇人有下身冰冷，非火不暖，交感之际，阴中绝无温热之气……今胞胎既寒，何能受孕。"肾为先天之本，天癸之源，肾气满而天癸至，胞宫依赖肾气濡养。肾为元阴元阳之府，胞宫依赖肾阳温煦，冲、任、督三脉同起于胞宫，一源三歧，实由肾主宰。若肾阳虚，胞宫无肾阳之温煦则内寒盛，独寒之地，虽有男女交媾，但阴阳无法成形化生胎儿，故不孕。患者小腹冷痛、腰膝酸软、白带清稀、性欲较低，脉象沉弱，皆是肾阳虚之象，故诊断为不孕症，辨证为肾阳虚证。

中医诊断：断续（肾阳虚证）。

西医诊断：继发性不孕（排卵功能障碍）。

问题三　该患者应如何进行针刺治疗？如何选穴？

针灸治疗思路：

针灸治疗：本患者诊断为继发性不孕，辨证为肾阳虚证，病位在胞宫。故要遵循"虚则补之""寒则温之"的法则进行治疗。

治法：以益肾暖宫为治法，选取任脉穴、肾的背俞穴和肾经原穴为主。

取穴：关元、子宫、归来、神阙、三阴交、太溪、次髎、秩边、命门、肾俞。

刺灸方法：关元应在排尿后进行针刺，以免伤及膀胱。针刺子宫穴要求局部酸胀感向前阴放散。次髎深刺2寸以上,以针感向腹部传导为佳。余穴常规操作,虚补实泻。诸穴得气后留针20分钟。神阙用艾条温和灸或隔盐灸,施灸20分钟。

知识点 2

针灸治疗不孕症的主穴与配穴

主穴	配穴	
	辨证选穴	对症选穴
关元、肾俞、太溪、三阴交	肾气虚—气海、照海 肾阳虚—神阙、命门 肾阴虚—照海 肝气郁结—太冲、期门 痰湿内阻—丰隆、阴陵泉 瘀滞胞宫—血海、膈俞	精神抑郁—内关、神门 烦躁易怒—太冲、行间 腰膝酸软—大肠俞、委中 乏力—气海、足三里 头晕—风池、百会 耳鸣—听会、听宫 胸闷泛恶—中脘、内关

问题四 针灸治疗不孕症还有哪些方法?

1. 隔药灸法 选用温肾助阳、行气化瘀类中药,如五灵脂、白芷、川椒、熟附子、食盐、冰片等,共研细末,填于神阙穴,以大艾炷灸之。

2. 温和灸法 取气海、命门、三阴交或子宫、关元、足三里、次髎等穴,每穴灸15~20分钟,使局部潮红温热,两组交替使用,每日或隔日1次。

3. 电针法 取关元、子宫、三阴交、肾俞、次髎等穴。选疏密波,弱刺激,每日1次。

4. 耳针法 取内分泌、内生殖器、肾、皮质下、肝、脾。毫针或施行埋针法、压丸法。每次选用4~5穴。常作为辅助治疗。

【临证要点】

1. 针灸治疗不孕症的良好疗效正逐渐被认识。针灸在促进卵泡和子宫内膜生长、改善排卵,增加子宫、卵巢血液循环,调整不孕症患者的月经周期、促排卵及改善卵巢功能等方面均有独特的作用。

2. 针灸对部分不孕症效果明显,而引起不孕的原因很多,要明确疾病诊断,确定适宜针灸治疗的疾病范围,如卵巢功能早衰、多囊卵巢综合征等。

3. 中医认为,不孕症的基本病机是天癸乏源,冲任不调,不能摄精成孕。病位在胞宫,病根在肾,与冲、任二脉及肝、脾关系密切。主要以脏腑辨证、八纲辨证为主,重在辨脏腑、辨虚实、辨兼症。治疗以调理冲任、补肾助孕,选取任脉穴、肾的背俞穴和肾经原穴为主。

古代医家治疗不孕,多从调整全身阴阳气血平衡入手,选穴多以下腹部穴、背俞穴及足三阴经穴为主,且针灸并用。

周期疗法:现代研究,月经周期的各个时期,阴阳具有特定的生理规律,可根据不同时期配用穴位,以平衡阴阳、调和气血:行经期选合谷,经后期选足三里,经间期选太冲,经前期选三阴交。

另外,近年来小腹部、腰骶部的腧穴使用较多;同时注意到调神穴位的选用。

4. 针灸治疗不孕症需要较长疗程,至少 3 个月经周期以上,应与患者充分沟通,坚持治疗。

5. 对不孕患者,饮食调整、情志调节、作息规律等都很重要。

【诊疗流程】

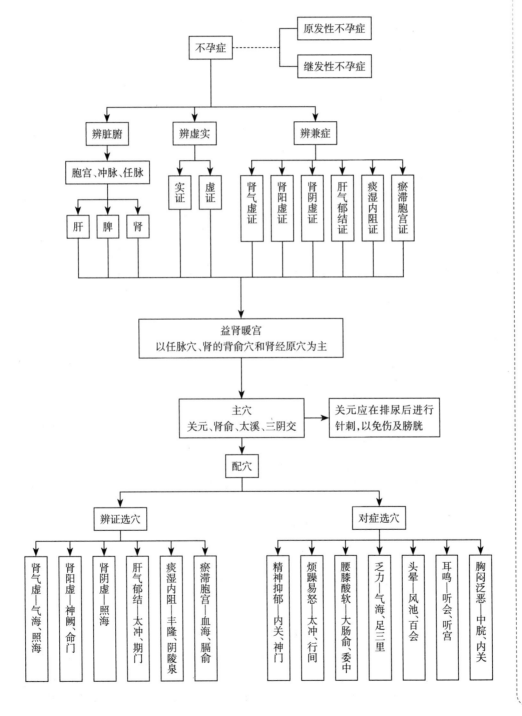

六、胎位不正

> **培训目标**
>
> 1. 掌握胎位不正的诊断及分类；
> 2. 掌握胎位不正的辨证要点、常用辨证方法；
> 3. 掌握胎位不正的针灸取穴规律、针灸操作方法；
> 4. 熟悉胎位不正的病因病机。

在西医学中,胎位不正是指妊娠 28 周后发现胎位异常者,也称为"胎位异常"。多见于腹壁松弛的孕妇或经产妇,胎位不正是导致难产的主要因素之一。

在中医学中,"横产""倒产""偏产"均属于西医学胎位不正的范畴。基本病机是气虚无力或气机不畅致胎体转动不利。

【典型病例】

谢某,女,27 岁。妊娠 7 个月,神疲倦怠,腰酸腹冷,小便量多清长,大便不畅。查体:子宫呈横椭圆形,腹部一侧触及胎头,另侧触及胎臀。舌淡,苔薄白,脉滑无力。

问题一 根据上述描述,本患者的初步诊断是什么? 为进一步明确诊断,还需要了解哪些病情资料?

诊断思路:患者妊娠 7 个月,查体发现子宫呈横椭圆形,在腹部一侧触及胎头,另侧触及胎臀,中医可以初步诊断为"横产"。西医学可以初步诊断为"胎位不正"。

首先要明确是否为针灸治疗的适应证。需要通过妇科专科检查,明确胎位不正的原因和胎位的类型。若是因子宫发育不良、骨盆狭小、胎儿畸形、羊水过多等原因造成的胎位不正,不属于针灸的适应证。

对于可以针灸施治者,需进一步询问患者既往体质、月经初潮、月经周期及经期等情况;查看患者面色、形体等全身情况,为中医辨证收集四诊资料。

经查:本患者经妇科医生检查,属于非器质性原因造成的胎位不正。

问题二 胎位不正的辨证要点是什么? 应采用什么辨证方法? 该患者如何进行辨证分析?

辨证思路:本病主要采用脏腑辨证、八纲辨证等辨证方法。四诊时,还需搜集全身兼症、舌脉等,四诊合参进行诊断,辨证要点是辨虚实、辨脏腑、辨兼症。

辨虚实:虚者以气虚为主,孕妇素体虚弱,中气不足,冲任气弱无力促胎调转,以致胎位不正;实者以气滞为主,孕后肝郁不舒,气机失畅,冲任失调,胎儿不得回转,而致胎位不正。

辨脏腑:肾主生殖、发育,内系胞宫,肾气不足,虚寒凝滞,则转胎无力;肝气郁结,气机不畅,则胎体不能应时转位;脾虚湿滞,胎体肥大,则转胎受限。故本病与肾、肝、脾密切相关。

辨兼症:兼面色㿠白,腰酸腹冷,舌淡、苔薄白,脉滑无力者,为肾虚寒凝;兼神疲嗜卧,少气懒言,心悸气短,食少便溏,舌淡苔薄白,脉滑无力者,为气血虚弱;兼心急易怒,胁肋胀痛,嗳气不舒,大便不调,苔薄白,脉弦滑者,为肝气郁结。

辨证分析:患者以"胎儿横卧于宫腔"为主症,可诊断为"横产"。肾为先天之本,主生殖,系胞脉。肾藏精,精生髓,髓能化血,胎儿受先天之精而化生,赖母体气血所滋养。若肾气亏虚,气不化精,肾精不足,无力濡养胞宫,胎体转动乏力致胎位不正。肾气不足,肾阳无以温煦,则虚寒凝滞,可见腰酸腹冷,小便量多色白。舌淡,苔薄白,脉滑无力,为肾虚寒凝之象,故诊断为横产,四诊合参辨证为肾虚寒凝。

中医诊断:横产(肾虚寒凝证);

西医诊断:胎位异常(横位胎)。

问题三　胎位不正的针灸治疗是什么? 孕妇可如何配合?

针灸治疗思路:

针刺治疗:本患者诊断为胎位不正,属于虚证、肾虚寒凝证,病位在胞宫。故要遵循"虚则补之""寒则温之"的法则进行治疗。

治法:以培补肾气,调理气血为治法。选取足太阳膀胱经井穴、足少阴肾经穴。

取穴:至阴、太溪。

刺灸方法:嘱孕妇排空膀胱,松解腰带,坐于靠背椅上或半仰卧于床上,放松全身肌肉,保持平稳均匀呼吸,双眼自然闭合,双腿稍微分开。在双侧至阴穴同时行温和灸,以施灸部位产生温热感为度,一般每次15分钟。太溪常规针刺,手法宜轻。每日1~2次,至胎位转正,即可停止。

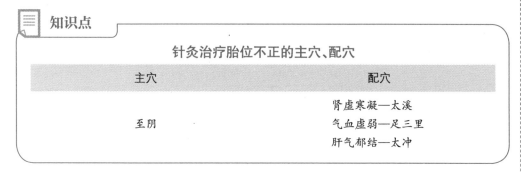

知识点

针灸治疗胎位不正的主穴、配穴

主穴	配穴
至阴	肾虚寒凝—太溪 气血虚弱—足三里 肝气郁结—太冲

【临证要点】

1. 针灸纠正胎位不正的最佳时间在妊娠28~32周期间。若施灸数次无效者,应及时至妇产科查明原因、专科诊治。

2. 患者以胎位不正就诊时,要通过专科检查,明确胎位异常的原因。子宫发育不良、子宫畸形、骨盆狭小、盆腔肿瘤、胎儿畸形、羊水过多等原因导致的胎位不正,不适合针灸治疗。

3. 本病主要采用脏腑辨证、八纲辨证等辨证方法。辨证要点是辨虚实、辨脏腑、辨兼症。治疗以培补肾气,调理气血,选足太阳膀胱经井穴、足少阴肾经穴为主。至阴穴为矫正胎位之经验效穴。要注意避免选用孕妇禁忌腧穴。

4. 注意施灸时孕妇体位选择。治疗过程中与孕妇多沟通,及时了解患者感受。

5. 针灸治疗与患者胸膝卧位相结合可提高治疗效果。胸膝卧位的做法:孕妇首先排空膀胱,松开裤带,在硬板床上,胸膝着床,臀部高举,大腿和床垂直,胸部要尽量接近床面。每日 2~3 次,每次 10~15 分钟。

6. 孕妇需要充分休息,营养饮食,增强体质,避免感冒。

【诊疗流程】

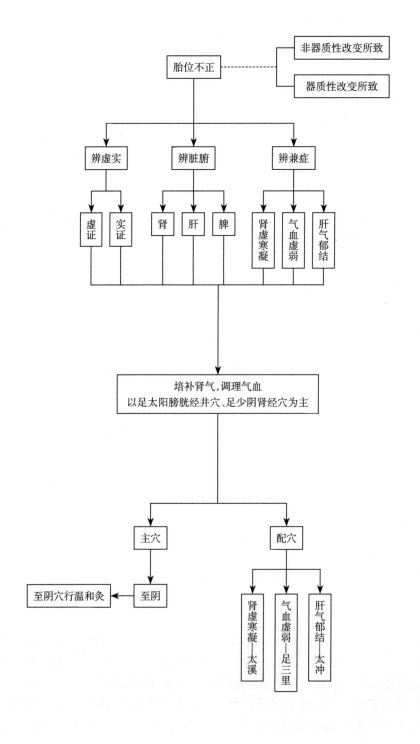

七、小儿遗尿

小儿遗尿是指年满5周岁以上幼儿，在睡眠中小便自遗，醒后方觉的一种疾病。又称为"尿床""夜尿症"。本病常与肾气不足、脾肺气虚、肝经湿热等因素有关。病位在膀胱，与任脉及肾、肺、脾、肝关系密切。基本病机是膀胱和肾的气化功能失调，膀胱约束无权。

在西医学中，本病多见于神经发育尚未成熟，大脑皮质或皮质下中枢功能失调者，也可见于泌尿系统异常或感染、隐性脊柱裂等疾病。

【典型病例】

林某，女，8岁。患儿自幼尿床，每晚1~2次，每周尿床4~5晚。查看：患儿面色萎黄，形体略瘦，常自汗出，易感冒，神疲乏力，食欲不振，不喜交谈，夜间唤之可醒，但迷糊不清，舌淡红、苔薄白，脉细而无力。

问题一 根据上述描述，该患儿的初步诊断是什么？为进一步明确诊断，还需要了解哪些病情资料？应与哪些疾病相鉴别？

诊断思路：患者的病症特点是反复睡眠中小便自遗，中医可以初步诊断为"小儿遗尿"。在西医学方面，应鉴别是原发性遗尿症还是继发性遗尿症。因此，需要进一步详细询问病史，患儿的健康及发育情况，是否合并精神疾病，是否有白天排尿异常，平素排尿、排便情况等，必要时检查尿常规、泌尿系超声及残余尿量测定等。

如果是继发性遗尿症，还要进一步明确病因，要判断是否合并隐性脊柱裂、泌尿系统疾病、神经系统疾病或胃肠道疾病等。因此，需要进一步检查：骶部皮肤是否正常，是否有皱褶、陷窝、色素沉着、毛发过多等，局部能否触及骨缺损、腰骶椎X线片，腹部和盆腔B超，神经系统检查，直肠指检等。

如果是原发性遗尿症，还应判断病情的严重程度。因此，要详细询问查看：夜间尿床发生的时间及频率，平日饮水量和饮水习惯，夜间睡眠如何，患儿的心理和日常行为等。

经查：患儿骶部皮肤无皱褶陷窝、色素沉着、毛发过多等，局部未触及骨缺损，尿常规、尿培养、尾骶椎X线、双肾输尿管膀胱B超、脑电图均未见明显异常，无泌尿道异常，无神经系统疾病。应诊断为原发性遗尿症。

知识点 1

原发性遗尿症与继发性遗尿症的鉴别

	原发性遗尿症	继发性遗尿症
病史	无明显尿路或神经系统器质性病变,多因控制排尿的能力发育迟滞所致,部分患者有家族史	大多与神经系统或泌尿系统疾病有关
病因	健康状况一般欠佳,疲倦、过度兴奋紧张、情绪波动等都可使症状加重,有时会自动减轻或消失	与疲倦、情绪变化关系不明显,一般不会自动减轻或消失

问题二　小儿遗尿的辨证要点是什么?应采用什么辨证方法?该患者如何进行辨证?

辨证思路:对于小儿遗尿而言,应根据主要症状、病程长短和全身兼症等进行辨证,主要采用脏腑辨证、八纲辨证等辨证方法。四诊时,既要重点关注患儿的症状、体征、体质,起病的诱因、缓急、病程,询问睡眠、饮食情况,还要搜集全身兼症、舌脉等,四诊合参以综合诊断,辨证要点是辨虚实、辨兼症。

辨虚实:虚者多为久病之后,病程长,面白神疲,体质瘦弱,舌淡,脉虚或沉无力;实者多为病程短,体质壮实,舌红,脉滑数或弦数。

辨兼症:睡眠中经常遗尿,多则一夜数次,醒后方觉,兼神疲乏力,面色苍白,肢凉怕冷,舌淡者,为肾气不足;睡后遗尿,少气懒言,食欲不振,大便溏薄,自汗出,舌淡,苔薄,脉细无力者,为肺脾气虚;遗出之尿,量少味臊,性情急躁,面赤唇红,或夜间咬齿,唇红,苔黄,脉滑数有力者,为肝经湿热。

辨证分析:患儿以寐中频繁小便自出,醒后方觉为主症,可诊断为"小儿遗尿"。《黄帝内经》有"膀胱不约为遗溺"的论述,《幼幼集成》认为遗尿是"肾与膀胱虚寒"所致。患儿自幼体弱,肺脾气虚,治节无权,统摄失职,膀胱约束功能失常,从而出现自幼夜间遗尿。面色萎黄,形体略瘦,常自汗出,易感冒,神疲乏力,食欲不振,舌淡红、苔薄白,脉细而无力,均为肺脾气虚之象。

中医诊断:小儿遗尿(肺脾气虚证)。

西医诊断:原发性遗尿症。

问题三　该患者应如何进行针刺治疗?还有哪些有效的针灸方法?

针灸治疗思路:

1. 针刺治疗　本患者诊断为小儿遗尿,属于虚证,肺脾气虚证,病位在肾与膀胱。故要遵循"虚则补之"的法则进行治疗。

治法:以健脾益气,固肾缩尿为治法,选任脉、足太阴经穴及背俞穴为主。

取穴:中极、关元、膀胱俞、三阴交、肺俞、脾俞、百会。

刺灸方法:小儿身体稚嫩,治疗刺激量不宜过重,应注意把握针刺深度。毫针补法。中极、关元直刺或向下斜刺0.5~1寸,使针感下达会阴部为佳。余穴按照常规刺法,留针20分钟。中极、关元可行艾条灸法。

知识点 2

针灸治疗小儿遗尿的主穴、配穴

主穴	配穴	
	辨证选穴	对症选穴
中极、关元、膀胱俞、三阴交	肾气不足—命门、肾俞 肺脾气虚—肺俞、脾俞、百会 肝经湿热—行间、三焦俞	夜梦多—百会、神门

2. 其他针灸方法

（1）穴位贴敷法：中药外敷神阙穴治疗。中药组方为五味子、桑螵蛸、补骨脂各40g，将药物研成粉末，使用时用姜汁调匀，用胶布覆盖制成敷贴，每次1贴，睡前贴上，晨起取下，主要用于虚证。

（2）热敏灸法：选背部足太阳经、督脉和腹部任脉进行热敏灸，适用于虚证。

（3）皮肤针法：选腰骶部足太阳经、督脉及气海、关元、中极等用皮肤针轻叩刺，适用于临床各证型。

【临证要点】

1. 针灸治疗原发性小儿遗尿疗效确切，对于继发性小儿遗尿，要注意治疗原发疾病。若小儿因贪玩少睡、过度疲劳、睡前多饮等偶然尿床者不作病论。

2. 本病的基本病机是膀胱和肾的气化功能失调，膀胱约束无权。病位在膀胱，与任脉、肾、肺、脾、肝关系密切。主要采用脏腑辨证、八纲辨证，在辨病的基础上，重在辨虚实、辨兼症，治疗以健脾益气，固肾缩尿，取任脉、足太阴经穴及膀胱的俞募穴为主，主穴包括关元、中极、膀胱俞、三阴交。

古代医家治疗小儿遗尿，常以俞募配穴与辨证取穴相结合，针刺多用补法，并配合艾灸。

3. 针刺下腹部穴位时，针尖向下斜刺，以针感达到前阴部为佳。本病与患儿的精神心理关系密切，宜加上安神之穴，故常取百会。肺脾气虚及肾气不足者可加上灸法。

4. 对患儿要鼓励其自信心，控制患儿睡前饮水，夜间定时唤醒患儿起床排尿，逐渐养成自觉起床排尿的良好习惯。

【诊疗流程】

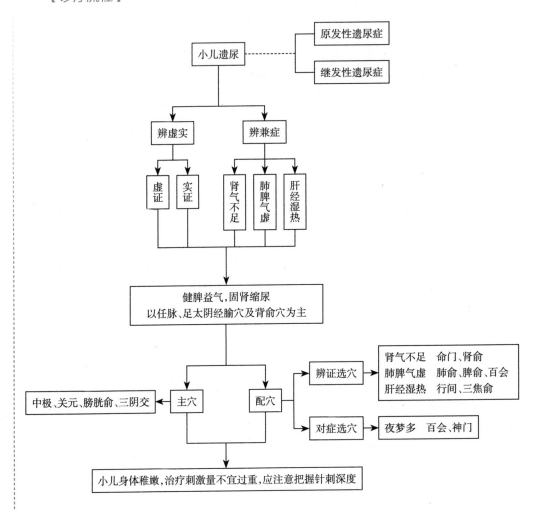

八、小儿脑瘫

培训目标

1. 掌握小儿脑瘫的诊断与鉴别诊断；
2. 掌握五硬的辨证要点、常用辨证方法；
3. 掌握五硬的针灸取穴规律、针灸操作方法；
4. 熟悉五硬的病因病机。

　　小儿脑瘫，又称小儿脑性瘫痪，是指由于不同原因引起的非进行性中枢性运动功能障碍，可伴有智力低下、惊厥、听觉与视觉障碍及学习困难等，是多种原因引起的脑损伤而致的后遗症。

　　本病属中医儿科的五迟、五软、五硬、胎弱、胎怯、痿证等范畴。本病与先天禀赋不足、肝肾亏虚,后天调养失当、气血虚弱等因素有关。病位在脑,与五脏密切相关。基本病机是气血虚弱,脑髓失充,或脑络受损,筋骨肌肉、四肢百骸失养。

【典型病例】

王某,男,3岁。患儿足月剖宫产,出生后第4天出现溶血性黄疸、发热、角弓反张、抽搐,某医院诊断为"新生儿胆红素脑病",采用二次换血疗法及对症处理,1个月黄疸消退。8个月后始偶发单音,出现双下肢痉挛瘫痪。刻下症:表情呆滞,反应迟钝,听力减退,不会言语,持物、行走不稳,在大人牵手下呈剪刀形步态行走,膝、踝反射亢进,双足轻度下垂内翻,智力明显低于同龄儿童。舌淡,苔少,指纹淡。

问题一 根据上述描述,本患者的初步诊断是什么? 为进一步明确诊断,还需要了解哪些病情资料? 应与哪些疾病相鉴别?

诊断思路:患儿的病症特点是持物、行走不稳,行走呈剪刀步态,膝反射、踝反射亢进,表情呆滞,反应迟钝,不会言语,且患儿有"新生儿胆红素脑病"病史,中医可以初步诊断为"五硬",西医可以初步诊断为"小儿脑瘫",应注意与脑白质营养不良等相鉴别。因此需进一步详细询问病史,症状是否呈进行性加重等,必要时通过头颅 CT及 MRI 鉴别诊断。

如果是小儿脑瘫,应确定患儿的脑瘫类型。小儿脑瘫按运动障碍类型及瘫痪部位分为六型:痉挛型四肢瘫、痉挛型双瘫、痉挛型偏瘫、不随意运动型、共济失调型、混合型。因此,要进一步检查:患儿的运动功能和精细运动功能,四肢肌张力,牵张反射,病理征,运动感觉和平衡感觉,四肢、头部是否不停晃动,难以自我控制等。

经查:患儿坐立时头部习惯偏向右侧,双下肢轻度内收、内旋,双足轻度下垂内翻,膝反射、踝反射亢进,巴宾斯基征阳性,听力减退,不会言语,仅能发单音,智力低于同龄儿童,双手臂不自主运动,多动不宁。表现出运动功能和精细运动功能障碍,发育显著落后,功能障碍是持久性、非进行性,故可排除脑白质营养不良,应诊断为小儿脑瘫(混合型)。

 知识点 1

小儿脑瘫的诊断

脑瘫诊断的必要条件:

(1) 持续存在的中枢性运动障碍;

(2) 运动及发育姿势异常;

(3) 反射发育异常;

(4) 肌力及肌张力异常。

脑瘫诊断的参考条件:

(1) 引起脑瘫的病因学依据;

(2) 头颅影像学佐证(MRI、CT、B 超)。

知识点 2

小儿脑瘫的鉴别诊断

疾病	小儿脑性瘫痪	智力低下	脑白质营养不良
主症	中枢性运动障碍,姿势异常	智能发育迟缓	发病前早期(1~2 岁)运动发育正常,起病后进行性加重的运动功能障碍
合并症状	智力障碍、癫痫、感知觉障碍、继发性骨骼肌系统损伤	可伴运动发育迟缓(后可恢复或接近正常)	多伴视神经萎缩及惊厥,终末期大脑强直、痴呆加重,常至学龄前死亡
体征	肌张力异常及肌力改变,腱反射增强的病理征阳性	肌张力正常,无姿势异常	早期腱反射减弱、肌张力低下,后期腱反射亢进、肌张力增高,病理征阳性

问题二　小儿脑瘫的辨证要点是什么?应采用什么辨证方法?该患儿如何进行辨证?

辨证思路:应根据主要症状、病程长短和全身兼症等进行辨证,主要采用脏腑辨证、八纲辨证等辨证方法。辨证要点是辨脏腑、辨兼症。

辨脏腑:表现为手足徐动或智力障碍,多病在肝肾;表现为肌肉软弱无力,肌张力低下,多病在脾肾;表现为肢体强直拘挛,肌肉瘦削,多病在肝脾。

辨兼症:筋骨瘦弱,发育迟缓,站立、行走或长齿等明显迟于正常同龄小儿,目无神采,面色不华,疲倦喜卧,智力迟钝,舌淡苔薄白,脉细者为肝肾不足;筋肉痿软,头项无力,精神倦怠,神情呆滞,语言发育迟缓,流涎不禁,食少便溏,舌淡苔白,脉细弱者为心脾两虚;反应迟钝,失语痴呆,手足软而不用,肢体麻木,舌淡紫或边有瘀点,苔腻,脉弦滑或涩者为痰瘀阻络。

辨证分析:患儿以运动功能和精细运动功能障碍为主症,双下肢痉挛瘫痪,表情呆滞,反应迟钝,听力减退,不会言语,可诊断为"五硬",其病变主要在肝与肾。肾主骨,生髓;肝主筋,筋束骨而利关节,肝肾不足,则筋骨失养;脑为元神之府,精血不足,髓海失养,神失其聪,心无所主,从而表现为智力低下,神情呆滞,发育迟缓,口角流涎,四肢软弱等。舌淡,苔少,指纹淡,为肝肾不足之象。

中医诊断:五硬(肝肾不足);

西医诊断:小儿脑瘫(混合型)。

问题三　该患者应如何进行针刺治疗?如何选穴?有何其他针灸疗法?

针灸治疗思路:

1. 针刺治疗　本患者诊断为五硬,辨证为肝肾不足,病位在脑。故要遵循"虚则补之"的法则进行治疗。

治法:以滋补肝肾,强筋健骨为治法,选督脉及足三阳经穴及背俞穴、夹脊穴为主。

取穴:百会、四神聪、悬钟、足三里、大椎、夹脊、肝俞、肾俞。

刺灸方法:小儿身体稚嫩,治疗刺激量不宜过重,应注意把握针刺深度。毫针补法,宜轻刺。百会、四神聪平刺 0.5 寸,余穴按照常规刺法,留针 20 分钟。幼小患儿可速刺不留针。

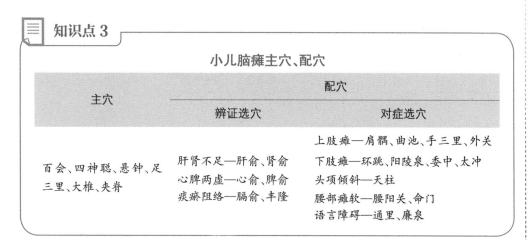

知识点 3

小儿脑瘫主穴、配穴

主穴	配穴	
	辨证选穴	对症选穴
百会、四神聪、悬钟、足三里、大椎、夹脊	肝肾不足——肝俞、肾俞 心脾两虚——心俞、脾俞 痰瘀阻络——膈俞、丰隆	上肢瘫——肩髃、曲池、手三里、外关 下肢瘫——环跳、阳陵泉、委中、太冲 头项倾斜——天柱 腰部瘫软——腰阳关、命门 语言障碍——通里、廉泉

2. 其他针灸方法

(1) 头针法:取额中线、顶颞前斜线、顶旁 1 线、顶旁 2 线、顶中线、颞后线、枕下旁线。每次取 2~4 穴,双侧取穴,毫针刺,留针 1~2 小时,隔日 1 次。

(2) 耳针法:取脑干、心、肝、肾、胃、皮质下。每次取 2~4 穴,毫针刺或用埋针法、压丸法。

(3) 热敏灸法:取背部足太阳经、督脉和腹部任脉、胃经及四肢穴位,适用于临床各证型。

【临证要点】

1. 针灸治疗本病有一定效果,应重视及早治疗。针灸对年龄小、病程短者疗效较好,但需坚持较长时间治疗。现代研究表明,针灸治疗对改善脑代谢有积极作用,可以增加脑血流量,纠正缺血缺氧状态,有利于脑组织的恢复。

2. 小儿脑性瘫痪的诊断主要根据病史及临床表现,注意与智力低下、脑白质营养不良相鉴别。

3. 本病的基本病机是气血虚弱,脑髓失充,或脑络受损,致筋骨肌肉、四肢百骸失养。病位在脑,与五脏密切相关。主要采用脏腑辨证、八纲辨证相结合,在辨病的基础上,重在辨脏腑、辨兼症。治疗以滋补肝肾,强筋健骨,取督脉、足三阳经穴及夹脊穴为法,主穴包括百会、悬钟、足三里、大椎、夹脊、肝俞、肾俞等,在此基础上,配合辨证选穴及对症选穴。注意小儿囟门未闭时,头针要避开囟门部位。

古代医家多选用督脉、背俞穴以补先天,用多气多血的阳明经穴以补后天。

4. 本病应加强针灸综合治疗和康复锻炼、智力训练。

【诊疗流程】

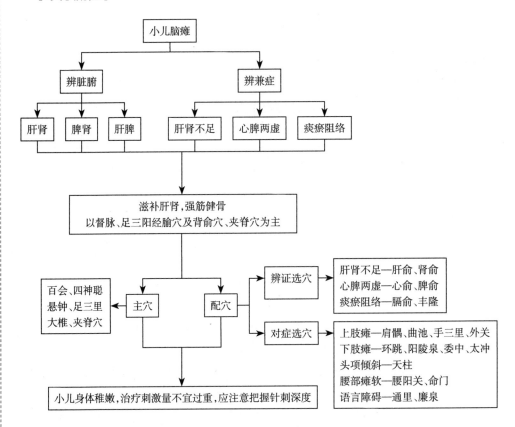

第三节　骨伤科病证

一、颈椎病

 培训目标

1. 掌握颈椎病的诊断与鉴别诊断；
2. 掌握颈椎病的辨证要点、常用辨证方法；
3. 掌握颈椎病的针灸取穴规律、针灸操作方法；
4. 熟悉颈椎病的病因病机、针刺手法等。

　　颈椎病系指因颈椎间盘退变及其继发性改变(椎间隙变窄、椎间失稳、椎间盘突出或骨质增生等)刺激或压迫相邻脊髓、神经、血管和食管等组织，并引起相应的症状和体征者。

　　颈椎病属于中医"项痹"范畴，以项部经常疼痛麻木，连及头、肩、上肢，并可伴有眩晕等为主要表现的病症。本病与伏案久坐、跌仆损伤、外邪侵袭、年迈体弱等因素有关，病位在颈部筋骨，与督脉、手足太阳、少阳经脉关系密切。基本病机是筋骨受损，经络气血痹阻不通。

【典型病例】

王某,男,45 岁,主因颈项疼痛,伴左肩、左上肢桡侧麻木、疼痛 3 个月就诊。患者 3 个月前受寒后出现左肩、左上肢麻痛,症状时轻时重,未予重视,后逐渐加重。现患者颈项疼痛,以后项部为主,肩臂痛麻,上肢活动受限。畏寒肢冷,纳差,眠欠安。舌淡红,苔薄白,脉弦紧。

问题一　根据上述描述,本患者的初步诊断是什么? 为进一步明确诊断,还需要了解哪些病情资料? 应与哪些疾病相鉴别?

诊断思路:患者的病症特点是颈项疼痛,伴左肩、左上肢麻木、疼痛等症状,可以初步考虑为"颈椎病"。但肩周炎也可见肩部疼痛、上肢麻木,故应与肩周炎相鉴别。因此,需要进一步询问患者病史、详细查体,包括臂丛神经牵拉试验、叩顶试验,检查颈椎、肩关节活动度,并结合 X 线、CT 等影像学检查结果。

如果是颈椎病,需要判断颈椎病分型。需要进一步根据临床症状特点,区分不同类型:是否有缓慢进行性双下肢麻木、发冷、疼痛,是否有眩晕、耳鸣、恶心呕吐、视力模糊,是否经常出现落枕等。

经查:患者上肢活动受限却无广泛性肩关节活动障碍,无肌肉痉挛与萎缩。无缓慢进行性双下肢麻木、发冷、疼痛,无眩晕、耳鸣、恶心呕吐、视力模糊,无习惯性落枕等。臂丛神经牵拉试验阳性,颈椎间孔挤压试验阳性。无肩部外伤病史,职业是会计。CT 示:颈 3、4、5 椎体骨质增生,生理曲度消失。根据患者病史、症状、体征及辅助检查,可诊断为神经根型颈椎病。

> **知识点 1**
>
> 神经根型颈椎病与肩周炎的鉴别
>
> | | 神经根型颈椎病 | 肩周炎 |
> | --- | --- | --- |
> | 病因 | 髓核的突出或脱出压迫脊神经 | 肩关节周围软组织劳损退行所致的慢性炎症 |
> | 病史 | 长期伏案工作,颈部反复酸痛或落枕史 | 与年龄相关,多见于 50 岁左右,常有肩部受凉史 |
> | 症状 | 颈部活动障碍,可沿着上肢、前臂、手指呈放射状触电样感觉 | 肩部疼痛,压痛点明显,无放射痛,肩关节各方向活动受限 |
> | 辅助检查 | X 线片可有生理曲度的变化或反弓,椎间隙变窄;CT 可见椎间盘突出或脱出,压迫神经 | X 线片大多正常,后期部分患者可见骨质疏松,但无骨质破坏 |

知识点 2

不同类型颈椎病鉴别

	颈型颈椎病	神经根型颈椎病	脊髓型颈椎病	椎动脉型颈椎病	交感神经型颈椎病
病因	颈椎间盘、棘突间关节及肌肉、韧带等劳损	椎间盘突出、骨质增生、颈椎退变、韧带钙化等刺激与压迫脊神经根	颈椎病变导致脊髓受压、炎症、水肿等	因各种机械性与动力性因素致使椎动脉遭受刺激或压迫	颈椎周围的交感神经末梢因椎间盘退变和节段性不稳定等因素而受刺激
主要症状	反复的颈部有僵硬酸痛和落枕	颈肩部僵硬疼痛向上肢放射	四肢间歇性无力，可伴有踩棉花感和二便失禁等症状	颈部不适，眩晕，头颈旋转时眩晕加重	颈肩部不适，头痛，恶心呕吐、心律不齐，心跳过速，眼胀等
病理反射	各项检查阴性	臂丛神经牵拉试验(+)，颈椎间孔挤压试验(+)	锥体束征(+)，霍夫曼征(+)	旋颈试验(+)，椎动脉扭曲试验(+)，基底试验(+)	各项检查阴性
辅助检查	X线检查一般无明显异常，但少数患者可有颈椎生理曲度异常、椎体轻度增生等	X线片可有生理曲度的变化或反弓，椎间隙变窄，CT可见椎间盘突出或脱出，压迫神经	X线片示颈椎生理曲度改变，病变椎间隙狭窄，椎体后缘骨赘，椎间孔变小，脊髓受压等改变	X线片示椎节不稳及钩椎关节侧方增生；椎动脉血流检测及椎动脉造影检查可有异常	X线片示颈椎生理弧度改变，椎体和钩椎关节骨质增生；心电图检查无异常或有轻度异常

问题二　颈椎病的辨证要点是什么？应采用什么辨证方法？该患者如何进行辨证？

辨证思路: 对于颈椎病而言，应根据颈部症状，尤其是疼痛的部位、性质，病程长短和全身兼症等进行辨证，主要采用经络辨证、八纲辨证等辨证方法。四诊时，既要重点关注颈部疼痛和活动受限等局部症状，以及发病诱因、病程缓急，还要搜集全身兼症、舌脉等，四诊合参进行诊断，辨证要点是辨经络、辨兼症。

辨经络: 后项部疼痛为太阳经证；颈项侧后方疼痛者，为少阳经证；颈项侧部疼痛者，为阳明经证；后项正中疼痛者，为督脉病证。

辨兼症: 颈、肩、上肢窜痛麻木，以痛为主，兼头有沉重感，颈部僵硬，活动不利，恶寒畏风，舌淡红，苔薄白，脉弦紧，为风寒痹阻证；颈肩部、上肢刺痛，兼有肢体麻木，舌黯，脉弦，为气滞血瘀证；颈肩臂部麻木疼痛，以麻木为主，头重如裹，纳呆，舌黯红，苔厚腻，脉弦滑，为痰湿阻络证；颈肩部麻木酸痛，劳累加重，眩晕头痛，耳鸣耳聋，舌红少苔，脉弦，为肝肾不足证；颈肩部隐隐作痛，手指麻木不温，头晕目眩，心悸气短，倦怠乏力，舌淡苔少，脉细弱，为气血亏虚证。

辨证分析：患者以颈项僵痛，肩臂痛麻，上肢活动受限为主症，可以诊断为"项痹"。患者长期伏案工作，久则颈项部筋肉紧张，络脉不畅；寒主痛，寒性收引，故遇风寒症状加重，气血运行受阻，不能濡养上肢，又可见上肢麻木，畏寒肢冷，舌淡红苔薄白，脉弦紧为风寒之象。四诊合参，辨证为风寒痹阻证。

中医诊断：项痹（风寒痹阻证）；

西医诊断：颈椎病（神经根型）。

问题三　该患者应如何进行针刺治疗？还有哪些有效的针灸方法？

针灸治疗思路：

1. 针刺治疗　本患者诊断为项痹，属于实证、风寒痹阻证，病位在颈项部筋骨，故要遵循"寒则温之""实则泻之"的针刺原则。

治法：以祛风散寒、通经止痛为治法，选颈部腧穴、手足太阳经穴、督脉穴为主。

取穴：颈夹脊穴、阿是穴、大椎、天柱、颈百劳、后溪、风池、曲池、合谷。

刺灸方法：应注意颈部腧穴针刺的深浅、刺激的强弱。夹脊穴直刺或向脊柱斜刺，施平补平泻法，使针感向项、肩部传导为佳；大椎和颈百劳直刺 1~1.5 寸，使针感向肩臂部传导；余穴常规针刺，留针 30 分钟。可加用温和灸或温针灸。

📋 **知识点 3**

针灸治疗颈椎病的主穴、配穴

主穴	配穴	
	辨证选穴	对症选穴
颈夹脊穴、阿是穴、大椎、天柱、后溪、颈百劳	风寒痹阻—风池、合谷 气滞血瘀—膈俞、血海 痰湿阻络—阴陵泉、丰隆 肝肾不足—肝俞、肾俞 气血亏虚—气海、足三里 太阳经证—申脉 少阳经证—外关 阳明经证—合谷 督脉病证—后溪	肩胛部酸胀明显—大杼、天宗 上肢前臂桡侧麻木—曲池、合谷 上肢前臂中部麻木—尺泽、阳池、关冲 上肢前臂尺侧麻木—小海、中渚 恶心呕吐—中脘、内关 头晕头痛—百会或四神聪

2. 其他针灸方法

（1）刺络拔罐法：在局部压痛点以三棱针点刺放血后拔罐。

（2）穴位注射法：取局部压痛点，选当归注射液或维生素 B_{12} 注射液、0.1% 利多卡因注射液，每穴注射 1ml，隔日 1 次。

（3）电针法：参考基本治疗取穴，每次选 2~3 对穴位，用连续波或疏密波，每日 1 次。

也可参考中国针灸学会行业标准《循证针灸临床实践指南——神经根型颈椎病》。

【临证要点】

1. 针灸治疗颈椎病疗效显著,对颈椎病中的颈型、神经根型效果尤佳。

2. 颈椎病的临床症状复杂多样,肩痛明显者要和肩周炎相鉴别,眩晕要与梅尼埃病、高血压等相鉴别。还要鉴别颈椎病的不同类型。

3. 颈椎病的基本病机是筋骨受损,经络气血阻滞不通,主要采用经络辨证、八纲辨证等方法,辨证要点是辨经络、辨兼症,治疗以祛风散寒、通经止痛,取颈部腧穴和手足太阳经、督脉穴为主,并根据证型、突出的症状进行配穴。重视颈部夹脊穴的应用,宜根据影像学检查结果选择相应的夹脊穴,针刺时强调针感传至肩背、前臂。

4. 加强颈部功能的锻炼,避免长期低头姿势,选择适宜的枕头,运动时注意保护颈部,以免遭受外力冲击导致挫伤,注意颈部保暖。

【诊疗流程】

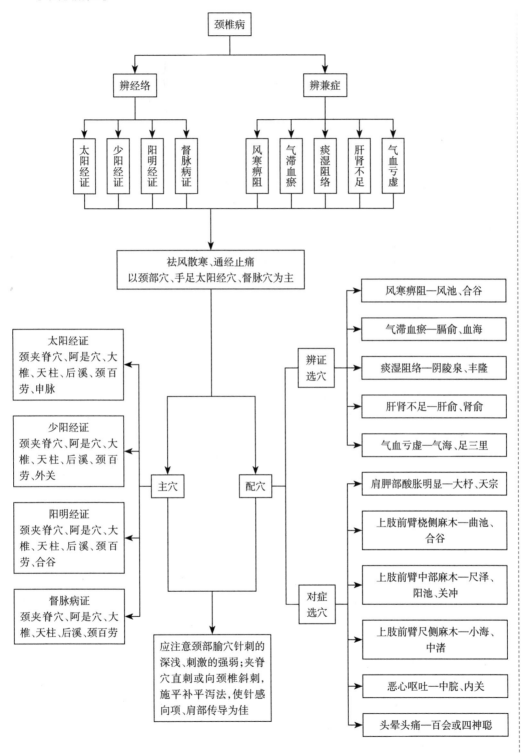

颈椎病

辨经络　辨兼症

太阳经证　少阳经证　阳明经证　督脉病证　　风寒痹阻　气滞血瘀　痰湿阻络　肝肾不足　气血亏虚

祛风散寒、通经止痛
以颈部穴、手足太阳经穴、督脉穴为主

太阳经证
颈夹脊穴、阿是穴、大椎、天柱、后溪、颈百劳、申脉

少阳经证
颈夹脊穴、阿是穴、大椎、天柱、后溪、颈百劳、外关

阳明经证
颈夹脊穴、阿是穴、大椎、天柱、后溪、颈百劳、合谷

督脉病证
颈夹脊穴、阿是穴、大椎、天柱、后溪、颈百劳

主穴　配穴

应注意颈部腧穴针刺的深浅、刺激的强弱；夹脊穴直刺或向颈椎斜刺，施平补平泻法，使针感向项、肩部传导为佳

辨证选穴

风寒痹阻—风池、合谷

气滞血瘀—膈俞、血海

痰湿阻络—阴陵泉、丰隆

肝肾不足—肝俞、肾俞

气血亏虚—气海、足三里

对症选穴

肩胛部酸胀明显—大杼、天宗

上肢前臂桡侧麻木—曲池、合谷

上肢前臂中部麻木—尺泽、阳池、关冲

上肢前臂尺侧麻木—小海、中渚

恶心呕吐—中脘、内关

头晕头痛—百会或四神聪

二、漏肩风

1. 掌握肩关节周围炎的诊断与鉴别诊断；
2. 掌握漏肩风的辨证要点、常用辨证方法；
3. 掌握漏肩风的针灸取穴规律、针灸操作方法；
4. 熟悉漏肩风的病因病机。

"漏肩风"是一种以肩痛、肩关节活动障碍为主要表现的病证，是肩关节周围软组织（包括肩周的肌肉、肌腱、滑囊和关节囊等）病变。其发病与体虚、劳损、风寒有关，病位在肩部经筋，与手三阳、手太阴密切相关。肩部受风寒导致经络阻滞不通，或劳作过度损伤筋脉，或体虚气血不足，筋肉失养，皆可以使肩部经络不通或筋肉失于濡养而出现疼痛。又有"肩痹""五十肩""肩凝症""冻结肩"之称。

在西医学中，本病包括肩周滑囊病变、盂肱关节腔病变、肌腱及腱鞘退行性变分类下的肱二头肌长头腱炎及腱鞘炎、喙突炎、肩峰下滑囊炎、钙化性肌腱炎等疾病，统称为"肩关节周围炎"，简称肩周炎。

【典型病例】

齐某，女，52岁，主因右侧肩部疼痛，伴活动受限1月余，加重1周就诊。1个月前搬重物后出现右侧肩部疼痛，活动后加重，未予重视，此后疼痛渐有加重。1周前右肩部被撞击后，疼痛加剧，呈撕裂样，疼痛难忍。舌黯，苔薄白，脉弦。既往有颈椎病病史5年。

问题一 根据上述描述，本患者的初步诊断是什么？为进一步明确诊断，还需要了解哪些病情资料？应与哪些疾病相鉴别？

诊断思路：患者的病症特点是右侧肩部疼痛、活动受限。患者发病前有搬重物史、被撞击史，且疼痛剧烈，故首先要排除肩部骨折。因此，须进一步追问病史，完善X线片检查。

排除肩关节骨折，还应鉴别是肩袖损伤或是肩关节周围炎。因此，需要进一步查看：右肩关节疼痛的具体部位和性质、病程长短及发作时间，通过肩部切诊明确压痛的具体部位及层次深浅、肩关节功能受限与否及其严重程度，同时结合肩关节MRI检查以明确肌腱是否损伤。

经查：右肩关节MRI显示肩关节周围性炎症，无骨质破坏，无肌腱撕裂。故可以排除骨折、肩袖损伤。患者肩部疼痛呈逐渐加重，以肩前疼痛为主，夜间为甚，拒按。梳头、穿衣、叉腰困难。肩关节周围可触到明显的压痛点，活动受限，以外展、上举、内旋更为明显，中医诊断为"漏肩风"，西医诊断为肩关节周围炎。

知识点 1

肩关节周围炎与肩袖损伤鉴别

	肩关节周围炎	肩袖损伤
病因	肩部损伤,慢性劳损	创伤多见,肩部慢性损伤
病理	肩部肌肉、肌腱、滑膜和关节囊等软组织的慢性炎症	肌腱撕裂
病程	较长	较短
疼痛特点	以静止痛为主,日轻夜重	上臂伸直肩关节内旋、外展时,大结节与肩峰间压痛明显
典型体征	肩关节主动及被动活动均受限,以外展、后伸、上举受限为甚	肩关节外展时存在"疼痛弧"(60°~120°)
影像特点	MRI 检查见肩关节周围炎症	MRI 检查可见肌腱损伤

问题二　漏肩风的辨证要点是什么? 应采用什么辨证方法? 该患者如何进行辨证?

　　辨证思路:漏肩风以肩部疼痛、肩关节活动不利为主症,应根据疼痛部位、性质以及发病原因、病期等进行辨证,主要采用经络辨证、八纲辨证等辨证方法。四诊时重点关注肩痛的部位、性质、程度、持续时间,以及起病的缓急、诱发及缓解因素,通过切按肩部了解局部是否有肿胀、压痛、条索等,最后结合舌脉进行诊断,辨证要点是辨病期、辨经络、辨兼症。

　　辨病期:本病早期以疼痛为主,后期以功能障碍为主。早期单侧肩部酸痛,偶见两侧同时受累。其痛可向颈部和上臂放散,或呈弥散性疼痛。静止痛为本病的特征,表现为日轻夜重,晚间常可痛醒,晨起肩关节稍活动后疼痛可减轻。肩关节活动受限,局部按压出现广泛性压痛。后期疼痛程度减轻,而功能障碍加重,活动明显受限,故又称"肩凝症""冻结肩"等。

　　辨经络:疼痛以肩前痛为主者为手阳明经证,以肩外侧痛为主者为手少阳经证,以肩后痛为主者为手太阳经证,以肩前内侧痛为主者为手太阴经证。

　　辨兼症:肩部窜痛,遇风寒痛增,得温痛缓,或肩部沉重感,舌质淡,苔薄白,脉弦紧为寒湿痹阻证;肩部肿胀,疼痛拒按,以夜间为甚,舌质黯或有瘀斑,舌苔白,脉弦涩为气滞血瘀证;肩部酸痛日久,肌肉萎缩,关节活动受限,劳累后痛重,伴气短懒言、乏力,舌质淡,苔白,脉细弱为气血亏虚证。

　　辨证分析:患者以右肩疼痛,右肩关节活动不利为主诉,诊断为"漏肩风"。根据《灵枢·经脉》所述经脉循行"大肠手阳明之脉……上肩,出髃骨之前廉",其病变属手阳明大肠经证。患者在病情加重前有肩部外伤史,瘀血痹阻经络,不通则痛,表现为右肩疼痛加重,夜间为甚,肩部压痛明显,疼痛拒按。舌黯,苔薄白,脉弦为血瘀之象。

　　中医诊断:漏肩风(手阳明经证;气滞血瘀证)。

　　西医诊断:肩关节周围炎。

知识点2

肩周炎的分期及临床表现

	疼痛程度	关节活动度	压痛	病程	X线检查
急性期（冻结进行期）	疼痛剧烈，夜间加重，难以入眠	因疼痛，关节活动受限	压痛范围广泛。喙突、喙肱韧带、肩峰下、冈上肌、肱二头肌长头腱、四边孔等部位均可出现压痛	2~9个月	无异常
慢性期（冻结期）	疼痛症状减轻	关节挛缩性功能障碍	压痛范围广泛	4~12个月	偶见肩峰、大结节骨质疏松及囊样变
功能恢复期	疼痛及僵硬逐渐消失	关节功能逐渐恢复正常	压痛减轻或消失	5~12个月	

问题三 该患者应如何进行针刺治疗？还有哪些有效的针灸方法？

针灸治疗思路：

1. 针刺治疗 本患者诊断为漏肩风，属于实证、气滞血瘀证，病位在手阳明经。遵循"实则泻之""菀陈则除之"的法则进行治疗。

治法：通经止痛，取肩部腧穴及手阳明经穴为主。

取穴：肩髃、肩髎、肩前、阿是穴、条口、手三里、合谷、阳陵泉、内关、膈俞。

刺灸方法：毫针泻法。先针刺条口、阳陵泉，用强刺激，边行针边让患者运动患侧肩关节，再针其他腧穴，且刺激宜轻柔。余穴按照针刺常规操作，留针20分钟。肩部痛点可加用刺络拔罐法。

知识点3

漏肩风处方配穴方案

主穴	配穴
肩髃、肩髎、肩前、阿是穴、条口	寒湿痹阻—大椎、阴陵泉 气滞血瘀—内关、膈俞 气血亏虚—足三里、气海 手太阴经证—尺泽 手阳明经证—手三里、合谷 手少阳经证—臂臑、外关 手太阳经证—天宗、支正

2. 其他针灸方法

（1）刺络拔罐法：取局部压痛点，以三棱针点刺或皮肤针叩刺，使少量出血，再拔火罐。

（2）穴位注射法：取局部压痛点，选用当归注射液或维生素 B_{12} 注射液、0.1% 利多卡因注射液，每处注射 2ml，隔日 1 次。

（3）小针刀疗法：肩关节出现粘连时，可用针刀松解粘连。

也可参考中国针灸学会行业标准《循证针灸临床实践指南——肩周炎》。

【临证要点】

1. 针灸治疗漏肩风疗效显著，主要体现在减少疼痛，增加关节活动度等方面。

2. 漏肩风的基本病机是肩部经络不通或筋肉失于气血温煦和濡养。病位在肩部，与手三阳、手太阴经筋密切相关。常以经络辨证、病因辨证为主，注重辨病期、辨经络、辨兼症。漏肩风常累及多条经筋，或两经并病；或一经为主，多经并现，因此辨证时以经络辨证为主，应根据疼痛部位确定病变经络。辨病位对循经选穴、针刺深度有指导意义。治疗以通经活络，舒筋止痛，取局部穴位为主，配合循经远端选穴。条口透承山是治疗漏肩风的经验效穴。

古人治疗漏肩风，常以局部取穴与远端取穴相结合，针刺多泻法。

3. 漏肩风各期，取穴大致相同，但针刺方法有所区别。急性期以缓解疼痛为主，近部选穴、循经远端选穴并重，强调远端腧穴"动刺"，近部腧穴得气为度；慢性期、冻结期以纠正肩关节功能活动障碍为主，以近部选穴为主，深刺至筋结处，采用泻法，予强刺激，远端腧穴得气为度。

4. 慢性期和功能恢复期的风寒湿型、气血亏虚型肩周炎，可加用灸法（包括热敏灸）治疗；风寒湿型肩周炎伴局部压痛明显者，可采用火针治疗；瘀滞型肩周炎，可加用刺络拔罐法。

5. 适当的肩部功能锻炼、注意肩部保暖，对提高疗效、缩短病程有积极作用。

【诊疗流程】

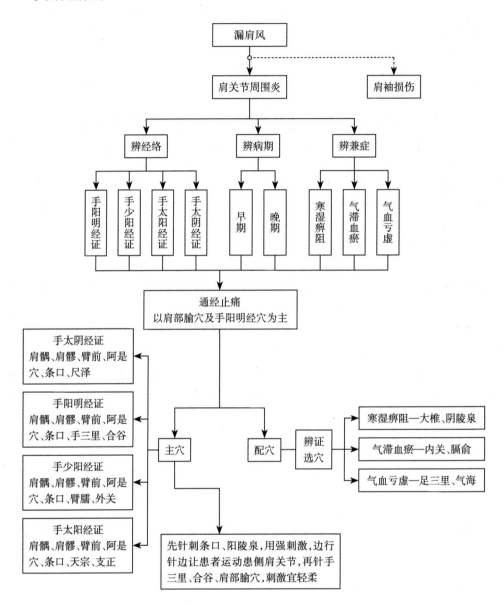

三、落枕

 培训目标

1. 掌握落枕的诊断与鉴别诊断；

2. 掌握落枕的辨证要点、常用辨证方法；

3. 掌握落枕的针灸取穴原则、操作方法；

4. 熟悉落枕的病因病机。

落枕,又称"失枕",是一种急性发作的单侧颈项强痛,局部僵硬并有明显压痛,颈部活动受限的病证,其发病特点多为晨起后自觉项背部酸痛,活动受限。发病多与睡眠姿势不正、寒邪侵袭颈项部等因素有关。病位在颈项部经筋,与督脉、手足太阳和足少阳经密切相关。基本病机是气血凝滞,经脉闭阻,颈部经筋损伤。若病久不愈,可转为慢性颈痛。

在西医学中,多见于颈肌劳损、颈肌风湿病、颈部扭挫伤、颈椎退行性病变、颈椎关节突关节滑膜嵌顿及肌肉筋膜的炎症等引起颈部肌肉痉挛的疾病中。

【典型病例】

吴某,女,38岁,因颈部疼痛,活动受限1天就诊。患者早晨起床后发现颈肩部刺痛、酸胀、麻木,活动受限,头部歪向右侧。查体:右侧颈肌痉挛,右侧胸锁乳突肌、斜方肌压痛(+)。舌淡红,苔薄白,脉弦紧。

问题一 根据上述描述,本患者的初步诊断是什么? 为进一步明确诊断,还需要了解哪些病情资料? 应与哪些疾病相鉴别?

诊断思路:患者的病症特点是晨起突然出现的颈部疼痛伴活动受限,中医可以初步诊断为"落枕"。西医学方面,考虑患者颈部疼痛,颈椎旋转活动受限,应与寰枢关节半脱位相鉴别。因此,需要进一步追问病史:近期是否有外伤史或肩部负重史? 同时配合颈椎张口位 X 线检查予以排除。

如果是无明显外伤史或负重史,考虑患者颈部疼痛、麻木感,需与颈椎病相鉴别。因此进一步查看:既往是否有类似病史;颈部肌肉疼痛以单侧为主还是双侧都有;疼痛部位是以颈部肌肉痉挛为主,还是伴有肩背、上肢放射痛或麻木等神经根压迫症状;是否有长期慢性颈部疼痛症状;有无四肢肌力改变;臂丛神经牵拉试验、叩顶试验是否阳性。配合检查:颈椎 X 线片或 MRI,明确有无椎间隙狭窄、骨质增生以及椎间盘突出。

经查:患者以左侧颈部疼痛为主,臂丛神经牵拉试验、叩顶试验均为(-),四肢肌力、生理反射正常,否认慢性颈痛病史。颈椎 X 线片无明显异常。既往无类似病状,故可以排除颈椎病,应诊断为落枕。

知识点 1

落枕和颈椎病、寰枢关节半脱位、颈椎结核的鉴别

	落枕	颈椎病	寰枢关节半脱位	颈椎结核
发病	急性	慢性	急性或慢性	慢性
病程	短	长	短或长	长
病因/诱因	睡姿不良	慢性劳损或不良坐姿	慢性劳损和颈部外伤史	常继发于全身结核病变
颈部疼痛程度	重	轻或重	轻或重	初期轻,活动后加剧;后期疼痛剧烈
活动受限	明显	有或无	明显	有或无

续表

	落枕	颈椎病	寰枢关节半脱位	颈椎结核
脚踩棉花感，二便失调	无	有或无	有或无	有或无
影像学检查	阴性	阳性	阳性	阳性
病理征	阴性	阳性或阴性	阳性或阴性	阳性或阴性
低热、消瘦等	无	无	无	有

问题二 落枕的辨证要点是什么？应采用什么辨证方法？该患者如何进行辨证？

辨证思路：落枕应根据颈部症状、病程长短和全身兼症等进行辨证，主要采用经络辨证、病因辨证等辨证方法。四诊时，既要重点关注颈部肌肉的症状、体征，起病的诱因、缓急、病程，还要搜集全身兼症、舌脉等，四诊合参进行诊断，辨证要点是辨经络、辨兼症。

辨经络：本病主要与督脉，手太阳、足少阳经筋有关。项部疼痛，颈部俯仰时疼痛加重，项背正中压痛明显者，属于督脉证；项部疼痛，颈部俯仰和侧弯时疼痛加重，横突旁压痛明显者，属于手太阳经证；项部疼痛，颈部不能左右回顾，颈侧部压痛明显者，属于足少阳经证。

辨兼症：晨起时颈项刺痛、部位固定，活动不利，头部歪向患侧，局部有明显压痛点，或见筋结，常伴有明显的夜卧姿势不当或颈项部外伤史，脉弦紧者，为气滞血瘀证；有受凉史，颈项强痛、重着，拘紧麻木，或伴畏寒恶风、头痛等表证，舌淡，苔薄白，脉弦紧者，为风寒外袭证。

辨证分析：患者以颈部疼痛为主诉，《素问·骨空论》记载："失枕在肩上横骨间，折使揄臂齐肘正，灸脊中。"可诊断为"落枕"。患者以颈肩部疼痛，头部歪向患侧，颈肩部压痛明显为主，病变在足少阳经筋。患者因夜卧姿势不当，颈部气血阻滞不通，筋脉拘急，表现为晨起颈部疼痛，呈刺痛、部位固定，活动受限，局部压痛。故辨证为气滞血瘀证。

中医诊断：落枕（足少阳经筋证，气滞血瘀证）；

西医诊断：急性颈痛。

问题三 该患者应如何进行针刺治疗？还有哪些有效的疗法？

针灸治疗思路：

1. 针刺治疗　本患者诊断为落枕，属于实证、气滞血瘀证，病位在颈部、足少阳经筋。故要遵循"实则泻之""菀陈则除之"的法则进行治疗。

治法：以舒经活络、调气止痛为治法，选局部穴及足少阳经穴为主。

取穴：天柱、后溪、悬钟、外劳宫、阿是穴、风池、肩井。

刺灸方法：外劳宫是本病的有效单穴。先刺远端外劳宫、悬钟、后溪，持续捻转2~3分钟，嘱患者慢慢活动颈部，使气至病所。待自觉颈部疼痛及局部肌肉痉挛有所缓解时再针余穴，余穴毫针泻法，留针20分钟。可加局部三棱针点刺放血。

知识点 2

落枕的主穴、配穴

主穴	配穴
外劳宫、天柱、阿是穴、后溪、悬钟	督脉、太阳经证—大椎、束骨 少阳经证—风池、肩井 气滞血瘀—内关、合谷 风寒外袭—风池、合谷

2. 其他针灸治疗

(1) 刺络拔罐法：取阿是穴、大椎、扶突等穴，以三棱针点刺出血后加拔火罐。

(2) 耳针法：取颈椎、颈、神门、皮质下。毫针刺法或压丸法。

(3) 灸法：取阿是穴、天柱、悬钟、肩中俞、大椎，以艾条行温和灸。

(4) 指针：取患侧外劳宫穴。医者以拇指重掐至局部酸胀，边指压边让患者活动颈部。适宜于病证初起。

【临证要点】

1. 落枕常急性起病，与睡眠姿势不良或感受风寒等有关。针灸治疗落枕起效迅速，可显著改善疼痛，增加颈部活动度。

2. 落枕的基本病机是经筋受损，筋络拘急，气血阻滞不通。病位在颈项部经筋，与督脉、手足太阳和足少阳经筋密切相关。本病应以经络辨证、病因辨证为主。针灸治疗重在疏经活络，调和气血，以阿是穴和手太阳经、足少阳经穴为主。外劳宫、后溪是治疗落枕的效穴，运用运动针法，效如桴鼓。

古人治疗落枕，也常以局部取穴与远端取穴相结合。

3. 针刺操作时宜先取远端腧穴，活动颈项部，缓解颈部肌肉的痉挛。同时密切观察患者的反应，防止发生晕针。

4. 睡眠时要注意枕头高低适当，同时注意颈项部保暖，避免感受风寒。

【诊疗流程】

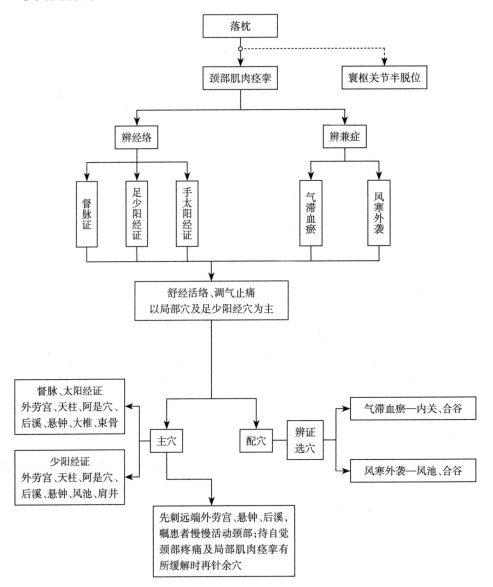

四、肘劳

 培训目标

1. 掌握肱骨外上髁炎的诊断与鉴别诊断；
2. 掌握肘劳的辨证要点、常用辨证方法；
3. 掌握肘劳的针灸取穴规律、针灸操作方法。

肘劳是指肘部疼痛，伴有伸腕和前臂旋转功能障碍的慢性劳损性疾病。本病属中医学"伤筋"范畴，一般起病缓慢，常反复发作，无明显外伤史，多见于从事旋转前臂和屈伸肘关节的劳动者,如木工、钳工、水电工、矿工及网球运动员。本病与慢性劳损有关,病位在肘部手三阳经筋。基本病机为经筋受损,筋脉不通,气血阻滞。

肘劳多见于西医学的肱骨外上髁炎、肱骨内上髁炎和尺骨鹰嘴炎等疾病。

【典型病例】

> 赵某,女,52岁,因右肘关节反复疼痛1年,加重1周来诊。患者1年前开始出现右肘关节疼痛,时轻时重,未予重视,1周前提重物后出现右肘关节疼痛加重,疼痛剧烈,疼痛时前臂无力,握力减弱,甚至持物落地,休息后或用热毛巾敷后症状可以减轻。查体:肘关节屈伸、旋转不利,活动时肱骨外髁骨附近压痛明显。舌苔薄白,脉弦紧。

问题一 根据上述描述,本患者的初步诊断是什么? 为进一步明确诊断,还需要了解哪些病情资料? 应与哪些疾病相鉴别?

诊断思路:患者的病症特点是右肘关节疼痛,屈伸、旋转不利,中医初步诊断为"肘劳"。在西医学方面,"肘劳"可有多种病因,应鉴别肱骨外上髁炎、肱骨内上髁炎和尺骨鹰嘴炎等,须进一步追问病史、查体,必要时配合影像学检查,包括右肘关节局部是否有压痛,压痛点位于肘内侧(肱骨内上髁)或是肘外侧(肱骨外上髁),还是肘后侧(尺骨鹰嘴),是否有积液,前臂抗阻力旋后试验是否阳性(Mills试验)等。

经查:患者右肘外侧压痛明显,肘关节无肿胀,前臂无感觉障碍,颈部无压痛,前臂抗阻力旋后试验阳性,无明显外伤史,故可以排除肘部骨折,应诊断为肱骨外上髁炎。

知识点 1

肱骨外上髁炎与肱骨内上髁炎鉴别诊断

	肱骨外上髁炎	肱骨内上髁炎
压痛点	肘外侧	肘内侧
病变部位	前臂腕伸肌总肌腱	前臂腕屈肌腱
积液	无	无

问题二 肘劳的辨证要点是什么? 应采用什么辨证方法? 该患者如何进行辨证?

辨证思路:对于肘劳而言,应根据病位和全身兼症等进行辨证,主要采用经络辨证、病因辨证等辨证方法。四诊时,要重点关注患者肘部的症状、体征,以及起病的诱因,了解症状加重、缓解的因素,结合舌脉,四诊合参进行诊断,辨证要点是辨经络、辨兼症。

辨经络:肘关节外上方(肱骨外上髁周围)明显压痛者,俗称网球肘,为手阳明经筋证;肘关节内下方(肱骨内上髁周围)明显压痛者,俗称高尔夫球肘,为手太阳经筋证;肘关节外部(尺骨鹰嘴处)明显压痛者,俗称学生肘或矿工肘,为手少阳经筋证。

辨兼症:肘部酸痛麻木遇寒加重,得温痛缓,舌苔薄白,脉弦紧或浮紧,为风寒阻络;肘外侧疼痛日久,逐渐加重,活动后疼痛加重,舌黯或舌下瘀青,脉涩,为瘀血阻络;病程较长者,肘部酸痛反复发作,提物无力,喜按喜揉,舌淡苔白,脉沉细,为气血亏虚。

辨证分析:患者以右肘关节外侧反复疼痛为主诉,根据《灵枢·经筋》所述"手阳明之筋……上循臂,上结于肘外",可诊断为"肘劳",其病变主要在手阳明经筋。该患者肘外侧疼痛反复发作,近1周遇冷加重,得温痛减,并见舌苔薄白,脉弦紧,是为寒象,故为风寒阻络之证。

中医诊断:肘劳(手阳明经筋证,风寒阻络证);

西医诊断:肱骨外上髁炎。

问题三 该患者应如何进行针灸治疗? 还有哪些有效的针灸方法?

针灸治疗思路:

1. 针灸治疗 本患者诊断为肱骨外上髁炎,属于风寒阻络证,病位在手阳明经筋。故遵循"寒则热之""以痛为腧"的法则进行治疗。

治法:以舒筋活络,散寒止痛为治法,以肘部阿是穴及手阳明经穴为主。

取穴:阿是穴、肘髎、曲池、合谷、手三里、风池。

刺灸方法:毫针泻法。压痛点局部采用透刺法或齐刺法,针尖朝向痛点方向并抵达痛点,得气后留针,余穴常规操作。留针20分钟。局部可加温和灸。

📋 **知识点2**

肘劳的主穴、配穴

主穴	配穴
阿是穴、曲池、手三里、合谷、肘髎	手阳明经筋证—曲池、手三里 手太阳经筋证—阳谷、小海 手少阳经筋证—外关、天井 风寒阻络—风池 气血亏虚—足三里 瘀血阻络—血海

2. 其他针灸方法

(1) 穴位注射法:取阿是穴,选用丹参注射液、红花注射液或利多卡因等,每穴注射0.5~1.0ml,每日或隔日1次。

(2) 火针法:将火针烧至白炽后,焠刺疼痛局部,深度为3~5分,每日治疗1次。

(3) 小针刀法:用小针刀松解肱骨外上髁、肱骨内上髁等部位肌腱附着点处,剥离其中的粘连组织。

【临证要点】

1. 针灸治疗肘劳有较好的临床疗效,能迅速缓解疼痛,恢复功能活动。

2. 网球肘的基本病机是阳明经筋受损,筋脉不通,气血阻滞。病位在肘部手阳明经筋。以经络辨证、病因辨证为主,辨证要点是辨经络、辨兼症。针灸治疗以舒筋活络止痛,取阿是穴为主,配合循经远端取穴及辨证选穴。

3. 早期疼痛较剧,当以浅刺、轻手法为主,多在局部压痛点采用透刺法或齐刺法,辅以灸法疗效更佳。中后期疼痛虽轻,病久血瘀,瘀血阻于经络,当以重手法大力捻转,甚则滞针。可辅以电针治疗,亦可刺络拔罐,有虚象者,可辅以补气养血腧穴。

4. 根据病情需要,可配合推拿、药物熏洗、贴敷疗法、封闭疗法等治疗。对于症状严重者,可采用小针刀松解术,松解粘连的肌腱,解除痉挛。

5. 治疗期间应避免肘部过度用力,急性发作者应绝对禁止肘关节运动,必要时可使用护肘。注意肘部保暖,避免风寒湿邪的侵袭。

【诊疗流程】

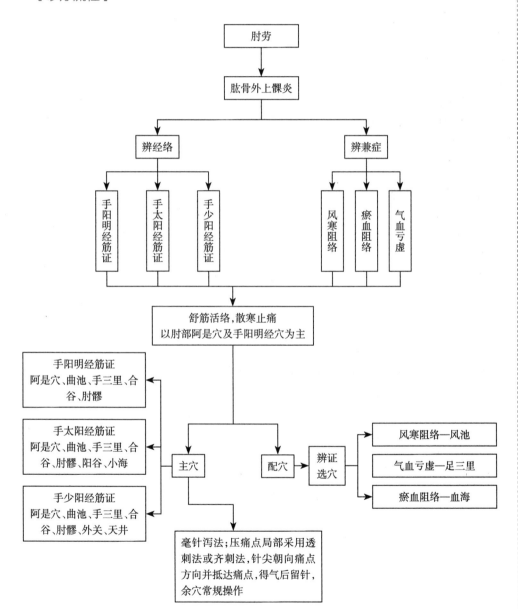

五、腰椎间盘突出症

 培训目标

1. 掌握腰椎间盘突出症的诊断与鉴别诊断；
2. 掌握腰椎间盘突出症的辨证要点、常用辨证方法；
3. 掌握腰椎间盘突出症的针灸取穴规律、针灸操作方法；
4. 熟悉腰椎间盘突出症的病因病机、综合治疗方法。

腰椎间盘突出症是由于腰椎间盘变性、纤维环破裂，髓核组织突出压迫和刺激腰脊神经根、马尾神经，所引起的以腰痛、下肢放射痛或有膀胱直肠功能障碍等为主要症状的一种综合征。

腰椎间盘突出症属于中医"腰痛病"范畴，本病与腰部急慢性损伤、风寒湿邪、肾气不足等因素有关，基本病机是腰部经络气血凝滞，筋骨不利或肾精亏虚，腰部失于濡养、温煦。

【典型病例】

赵某，女，52岁。因腰痛间断发作2年，加重伴右小腿疼痛3天余来诊。自诉近2年来，时有腰痛，3日前负重后出现腰部酸痛，伴右小腿后外侧、右足外侧疼痛，呈持续性针刺样疼痛，影响睡眠，久行或久立即感右下肢酸胀不适或痛麻。查体：L_4~S_1棘突下和右棘旁压痛阳性，右下肢直腿抬高试验阳性，右小腿后外侧皮肤触发痛阳性，肌力无异常。舌质淡红，苔薄白，脉沉紧。

问题一　根据上述描述，本患者的初步诊断是什么？为进一步明确诊断，还需要了解哪些病情资料？应与哪些疾病相鉴别？

诊断思路：患者的病症特点是腰部疼痛，中医可以初步诊断为"腰痛"。西医学方面，有多种病因可引起"腰痛"，腰椎间盘突出症、慢性腰肌劳损、腰椎管狭窄症等。因此，应进一步询问病史，行体格检查、影像学检查以鉴别。

经查：患者伴有右小腿后外侧放射性疼痛，右侧沿坐骨神经通路压痛(+)，右侧直腿抬高试验(+)，右趾跖屈力弱，右跟腱反射减弱。既往从事体力劳动。腰椎CT示：L_4~L_5椎间盘膨出，L_5~S_1椎间盘向右方突出，腰椎骨质增生。故应诊断为"腰椎间盘突出症"。

 知识点1

腰椎间盘突出症诊断要点

依据《中医病证诊断疗效标准》和《循证针灸临床实践指南——腰痛》，腰椎间盘突出症诊断标准如下：

(1) 有腰部外伤、慢性劳损或受寒湿史。大部分患者在发病前有慢性腰痛史。

(2) 常发生于青壮年。

(3) 腰痛向臀部及下肢放射,腹压增加(如咳嗽、喷嚏)时疼痛加重。

(4) 脊柱侧弯,腰生理曲度消失,病变部位椎旁有压痛,并向下肢放射,腰活动受限。

(5) 下肢受累神经支配区有感觉过敏或迟钝,病程长者可出现肌肉萎缩。直腿抬高或加强试验阳性,膝、跟腱反射减弱或消失,趾背伸力减弱。

(6) X线摄片检查:脊柱侧弯,腰生理前凸消失,病变椎间盘可能变窄,相邻边缘有骨赘增生。CT检查可显示椎间盘突出的部位及程度。

知识点2

腰椎间盘突出症与其他腰部相关疾病的鉴别诊断

	腰椎间盘突出症	慢性腰肌劳损	第三腰椎横突综合征	腰椎管狭窄症
病史	有腰损伤史	有弯腰工作史	有腰部扭伤史或慢性劳损史	长期反复
诱发或缓解因素	腰腿疼痛可因咳嗽、打喷嚏、用力排便,或步行、弯腰、伸膝起坐等而加剧;卧床休息症状减轻	腰部活动或久坐久立诱发或加重疼痛;适当活动或休息可缓解,久卧反有不适感	晨起、弯腰、劳累、受风寒时加重;休息可缓解	久立久行或某一特定姿势可加重
典型症状	腰痛并向下肢放射及麻木感,也可出现双下肢痛	慢性腰部酸胀痛	腰肌酸痛无力,腰部及臀部弥散性疼痛,疼痛可向远端大腿后侧乃至腘窝处扩散	腰痛在下腰部、骶部,多为酸痛或灼痛,可向下肢放射,多为双侧;间歇性跛行,出现站立和行走时腰腿痛或麻木无力,甚者可引起尿急或排尿困难
体格检查	有不同程度的脊柱侧弯。突出的椎间隙棘突旁有压痛和叩击痛。深压椎间盘突出部位的椎体棘突旁时,局部有明显疼痛并可伴有放射性痛,直腿抬高试验阳性	局部(腰段棘突旁骶棘肌中外侧缘)压痛固定而明显,但无下肢放射痛等根性定位体征	单侧或双侧第三腰椎横突尖端明显压痛,可在局部扪得条索状物。压迫该处可引起同侧下肢反射痛,但反射痛的范围多不过膝	背伸试验阳性。部分患者可出现下肢肌肉萎缩,膝或跟腱反射迟钝,直腿抬高试验阳性
影像学检查	CT、MRI:腰椎间盘突出(或膨出)	X线无异常	X线片显示第三腰椎横突过长、肥大或有钙化	CT、磁共振、脊髓造影等检查时均显示椎管矢状径小于正常

知识点 3

疾病	症状	体征	X 线表现
腰椎间盘突出症	腰痛为主,可伴有放射性腿痛,大便、咳嗽时可加剧,休息时减轻	脊柱侧凸,腰椎前凸消失,直腿抬高试验阳性	脊柱侧弯,腰椎前凸消失,椎间隙变窄,左右不对称
梨状肌综合征	臀部疼痛为主,可向小腹部、大腿后侧及小腿外侧放射。疼痛多发生于一侧臀腿部,髋内旋、内收活动时疼痛加重	腰部无明显压痛和畸形。梨状肌肌腹有压痛,可触及条索状隆起的肌束或痉挛的肌肉。梨状肌紧张试验阳性	X 线检查一般无异常

腰椎间盘突出症与梨状肌综合征的鉴别诊断

问题二 腰椎间盘突出症的辨证要点是什么?应采用什么辨证方法?该患者如何进行辨证?

辨证思路:腰椎间盘突出症应根据腰腿疼痛部位、病程长短和全身兼症等进行辨证,主要采用经络辨证、病因辨证、八纲辨证等辨证方法。四诊时需要重点关注疼痛的部位、性质、程度,以及病程长短、加重或缓解因素等,检查脊柱活动度、患侧肌肉是否萎缩,搜集全身兼症及舌脉,可结合 CT 或 MRI 等检查结果,四诊合参进行诊断,辨证要点是辨虚实、辨经络、辨兼症。

辨虚实:本病的主症为腰或臀、大腿后侧、小腿后外侧及足外侧的放射样、电击样、烧灼样疼痛。起病急骤,痛势剧烈,痛处固定,拒按者,为实证。起病缓慢,痛势隐隐,喜揉按,伴腰膝酸软,倦怠乏力,脉沉细者,为虚证。

辨经络:腰痛伴下肢后侧疼痛者,属于足太阳经证。腰痛伴下肢外侧疼痛者,属于足少阳经证。

腰痛伴股四头肌、大腿前侧疼痛,为第 1 腰椎间盘突出,属足阳明经证;腰痛伴外阴、大腿内侧疼痛,为第 2 腰椎间盘突出,属足厥阴、太阴经证;腰痛伴坐骨神经痛,为第 3、4 腰椎间盘突出,分属足少阳、足太阳经证;腰痛伴小腿至足踝酸麻痛,为第 4、5 腰椎间盘突出,属于足少阳经证。

辨兼症:腰痛如刺,痛有定处,日轻夜重,舌紫黯,或有瘀斑,脉弦涩为瘀血腰痛;腰腿冷痛重着,转侧不利,受寒及阴雨天加重,舌淡苔白,脉沉紧为寒湿腰痛;腰部酸痛,腿膝乏力,劳累更甚,舌淡,苔薄白,脉细为肾虚腰痛。

辨证分析:患者以腰痛伴腿痛为其主诉,属中医“腰痛”范畴。患者年逾半百,平素腰部劳累负重,影响腰部气血运行,腰府失于濡养,表现为腰部酸痛;腰腿部气血运行不畅,久则气血凝滞,壅滞经络,不通则痛,出现小腿、右足麻木、疼痛。脉紧为瘀象。故辨证为血瘀证。患者右小腿外侧、足外侧疼痛,属于足少阳经证。

中医诊断:腰痛(足少阳经证,瘀血腰痛);

西医诊断:腰椎间盘突出症。

 问题三 该患者应如何进行针刺治疗?还有哪些有效的针灸方法?

针灸治疗思路：

1. 针刺治疗　本患者诊断为腰椎间盘突出症,属于实证、瘀血腰痛,足少阳经证,故要遵循"实则泻之""菀陈则除之"的法则进行治疗。

治法、取穴:以通经止痛为治法,选腰部腧穴及足少阳胆经穴为主。

取穴:L~4~L~5、L~5~S~1 夹脊穴、肾俞、大肠俞、环跳、委中、阳陵泉、次髎、膈俞。

刺灸方法:毫针泻法。腰部腧穴宜深刺 1.5~2 寸。环跳采用芒针深刺,使针感沿足太阳经或足少阳经向下传导为度,不可反复操作。余穴常规针刺,留针 20 分钟。可配合膈俞、委中点刺放血。

 知识点 4

针灸治疗腰椎间盘突出症的主穴及配穴

主穴	配穴
相应夹脊穴、肾俞、大肠俞、环跳、委中、阳陵泉	寒湿腰痛—命门、腰阳关 瘀血腰痛—膈俞、次髎 肾虚腰痛—肾俞、太溪 足阳明经证—伏兔、梁丘 足厥阴、太阴经证—太冲、箕门 足少阳、足太阳经证—悬钟、昆仑 足少阳经证—风市、悬钟

2. 其他针灸方法

(1) 耳针法:取腰骶椎、肾、膀胱、神门,每次选 2~3 穴,毫针刺或用埋针法、压丸法。施治过程中同时活动腰部。

(2) 刺络拔罐法:取阿是穴,以三棱针点刺放血或皮肤针叩刺出血后拔罐。

(3) 穴位注射法:取阿是穴,选地塞米松注射液 5ml 和普鲁卡因注射液 2ml 混合液,每穴注射 0.5~1ml,2~3 日 1 次。

【临证要点】

1. 针灸治疗腰椎间盘突出症疗效显著。现代研究认为通过针灸能消除腰椎间盘突出导致的神经根炎症、水肿,从而达到减轻或消除疼痛的治疗目的。本病宜尽早治疗,防止病变局部组织粘连。

2. 掌握腰椎间盘突出症、梨状肌综合征、腰 3 横突综合征等疾病的典型临床表现,先排除严重疾病如腰椎结核、腰椎肿瘤等,结合腰椎 MRI 等检查明确诊断,避免误诊、漏诊。重视查体,包括腰部肌肉紧张度、肌容积、局部压痛、条索等情况,腰椎活动度以及直腿抬高试验、踝关节背伸试验等。

3. 腰椎间盘突出症的基本病机是腰部经络气血凝滞,筋骨不利或肾精亏虚,腰部失于濡养、温煦。临床以经络辨证、病因辨证为主,在辨病的基础上辨虚实、辨经络、辨兼症。针灸治疗重在柔筋壮骨,通络止痛。腰部取穴常对应选择椎间盘突出或脱出部位的夹脊穴或背俞穴,结合循经取穴。

秩边、环跳等可用芒针深刺,使针感沿腿部足太阳经或足少阳经向下传导,但不可反复操作。

4. 急性期以平卧休息为主,宜卧硬板床,禁止搬运重物、体力劳动或剧烈运动,注意保暖,必要时以腰托支撑腰部。症状缓解后,逐步进行腰背肌功能锻炼。

【诊疗流程】

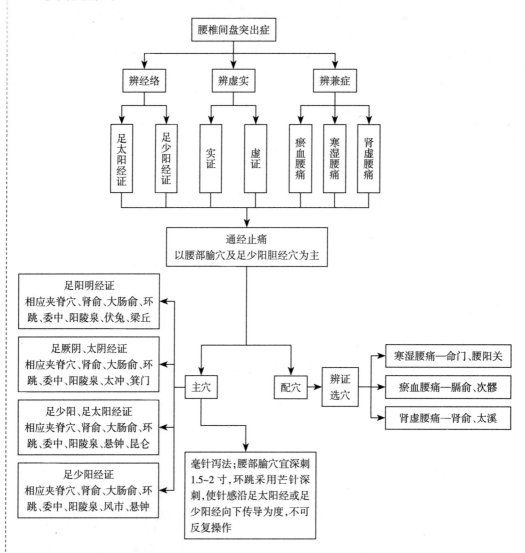

六、膝骨性关节炎

 培训目标

1. 掌握膝骨性关节炎的诊断与鉴别诊断;
2. 掌握膝骨性关节炎的辨证要点、常用辨证方法;
3. 掌握膝骨性关节炎的针灸取穴规律、针灸操作方法;
4. 熟悉膝骨性关节炎的病因病机、综合治疗方法。

膝骨性关节炎是以膝关节疼痛、僵硬、活动受限、活动时有骨摩擦音为主要临床表现的一种慢性、进展性的骨关节软骨退行性病变。膝骨性关节炎属于中医"膝痹"范畴。本病的发生与年老体弱、外感风寒湿邪有关,病位在骨与筋。基本病机是肝肾亏损,筋弛骨疏,不荣则痛,或外感风寒湿邪,气血凝滞,不通则痛。

西医学认为本病的主要病理变化是关节软骨面的退行性变和继发性的骨质增生、滑膜炎症、关节囊牵张、附近韧带及腱组织受到刺激等。

膝骨关节病可分为原发性膝骨关节病与继发性膝骨关节病,原发性膝骨关节病的发生与年龄、性别、肥胖、遗传、激素水平等因素有关,继发性膝骨关节病与先天性发育异常、关节内骨折、半月板破裂等有关。

【典型病例】

王某,女,64岁。因左膝关节疼痛2月余来诊。患者左膝关节酸疼肿胀,上下楼时更为明显。查体:左膝关节内侧膝眼部有压痛,屈伸不利。舌质淡,苔白有齿痕,脉沉弦,尺脉弱。

问题一　根据上述描述,本患者的初步诊断是什么? 为进一步明确诊断,还需要了解哪些病情资料? 应与哪些疾病相鉴别?

诊断思路:患者的病症特点是慢性的膝关节酸痛及活动不利,中医可以诊断为"膝痹",西医可以初步诊断为"膝关节炎"。但"膝关节炎"有多种病因,包括膝骨性关节炎、类风湿关节炎、痛风性关节炎等,应进一步行体格检查、实验室检查和影像学检查以进行鉴别。

经查:患者每遇劳累和感受风寒时疼痛加重,关节屈伸时疼痛加重,伴有骨摩擦音。实验室检查示类风湿因子阴性,血尿酸正常。膝关节X线示"骨赘形成",CT示"关节内软骨变化、骨赘、软骨下骨硬化"。故应诊断为"膝骨性关节炎"。

知识点1

膝骨性关节炎、类风湿关节炎、痛风性关节炎鉴别诊断

鉴别诊断	膝骨性关节炎	类风湿关节炎	痛风性关节炎
家族史	多无	多有	多有
性别	男女均可	男女均可,女性多发	男性多见
发作特点	起病隐匿,进展缓慢	隐匿性起病,部分急性起病	常午夜发作,1天内达到高峰
持续时间	时间不定	4周以上	一般1周
疼痛部位	膝关节	以腕、掌指关节及近端指间关节及足关节多见,其次为肘、肩、距小腿、膝关节等,关节对称且关节3个或以上	多为第一跖趾关节,其次为距小腿、膝、腕、指、肘等,单侧
疼痛程度	轻中度	中度	中重度

续表

鉴别诊断	膝骨性关节炎	类风湿关节炎	痛风性关节炎
功能活动	早期功能活动正常，晚期关节变形障碍	早期功能活动正常，晚期关节变形障碍	发作时功能障碍
伴随病症	其他骨关节骨质增生	皮肤、心血管、肺脏病变	高血压、高血糖、高脂血症
血液检查	发作时 ESR、CRP 可增高	RF 阳性，ESR 增快、CRP 和血清 IgG、IgM、IgA 升高	血尿酸高
X 线检查	有骨赘形成	手及腕部前后 X 线有骨质侵蚀或骨质疏松	非特征性软组织肿胀，慢性或反复发作者软骨缘破坏，见到典型的骨质破坏，关节面不规则；典型者可见到尿酸盐沉积征象
诱发因素			饱餐饮酒、过度疲劳、紧张、关节局部损伤、手术、受冷受潮

问题二 膝骨性关节炎的辨证要点是什么？应采用什么辨证方法？该患者如何进行辨证？

辨证思路：膝骨性关节炎应根据膝关节疼痛性质、部位、病程长短和全身兼症等进行辨证。主要采用病因辨证、经络辨证、脏腑辨证等辨证方法。四诊时，重点关注膝关节疼痛的部位、性质，关节肿大、活动度、变形等症状、体征，以及起病的诱因、疼痛缓解因素、病程等，还要搜集全身兼症、舌脉等，四诊合参进行诊断。辨证要点是辨经络、辨兼症。

辨经络：膝关节内侧疼痛者为足太阴经筋证，膝关节外侧疼痛者为足阳明或足少阳经筋证，膝关节后侧疼痛者为足太阳经筋证。

辨兼症：肢体关节疼痛、重着、屈伸不利，天气变化加重，昼轻夜重，遇寒痛增，得热稍减，舌淡，苔白，脉沉迟缓者，为阳虚寒凝；关节疼痛，胫软膝酸，活动不利，舌质偏红，苔薄或薄白，脉沉细，尺脉尤甚者，为肝肾不足；关节疼痛、肿胀积液、活动受限，舌质偏红或舌胖质淡，苔薄或薄腻，脉滑或弦者，为脾肾两虚；关节疼痛、肿胀肥厚、痿弱少力、骨节肥大、活动受限，舌质偏红或舌胖质淡，苔薄或薄腻，脉滑或弦细者，为痰瘀交阻。

辨证分析：患者以膝关节疼痛、屈伸不利为主症，属于"膝痹"范畴。患者年六十，肝肾常不足，而肝主筋、肾主骨，膝之筋骨失于濡养，加之风寒湿邪乘虚侵袭，以致膝关节经络气血凝滞，不通则痛，可见左膝关节酸疼肿胀，劳累及受风寒后加重。寒主收引凝滞，"寒则反折筋急"，又见膝关节屈伸不利。舌淡，脉沉弦为寒象、虚象。四诊合参，辨证为阳虚寒凝证。

中医诊断：膝痹（阳虚寒凝证）；

西医诊断：膝骨性关节炎。

问题三　该患者应如何进行针刺治疗？还有哪些有效的针灸方法？

针灸治疗思路：

1. 针刺治疗　本患者诊断为膝骨性关节炎，属于阳虚寒凝证，病位在膝部经筋，故应遵循"寒则温之""虚则补之"的原则进行治疗。

治法：以温阳散寒、利湿止痛为治法，以阿是穴、局部腧穴为主。

取穴：阿是穴、犊鼻、内膝眼、阳陵泉、血海、梁丘、鹤顶、关元、命门、阴陵泉。

刺灸方法：局部腧穴采用透刺法，犊鼻透内膝眼、阳陵泉透阴陵泉、梁丘透血海等，余穴常规针刺，留针 20 分钟，可加电针，或加灸，或温针灸。

📋 知识点 2

膝骨性关节炎的主穴和配穴

主穴	配穴	
	辨证选穴	对症选穴
犊鼻、内膝眼、阳陵泉、阿是穴、血海、梁丘	阳虚寒凝—命门、关元 肝肾不足—肾俞、承山 脾肾两虚—肾俞、三阴交 痰瘀交阻—肾俞、丰隆 足太阴经筋证—阴陵泉 足少阳经筋证—膝阳关 足太阳经筋证—委中	疼痛游走—风市、环跳、风门、风池 局部肿胀—阴陵泉 下肢无力—足三里

---

2. 其他针灸方法

（1）艾灸法：取穴可参考膝骨性关节炎主穴、配穴，采用艾条回旋灸、雀啄灸、温和灸，隔物灸等灸法，每穴灸 15~20 分钟。本病各型均可选用，尤其适用于寒证。

（2）火针法：将火针烧至通红发白后，焠刺疼痛局部，深度为 2~5 分，隔日治疗 1 次。

（3）穴位注射法：取阿是穴，选用复方当归注射液、复方威灵仙注射液或维生素 B_{12} 注射液等，每穴注射 1~2ml，每日或隔日 1 次。

也可参考中国针灸学会行业标准《循证针灸临床实践指南——膝骨关节炎》。

【临证要点】

1. 针灸治疗膝骨性关节炎疗效明显，可以缓解疼痛、减轻关节肿胀，改善膝关节活动度，延缓疾病进展。早期干预效果更佳。

2. 患者以膝关节疼痛、关节活动受限就诊时，要注意鉴别是膝骨性关节炎、类风湿关节炎或痛风性关节炎；要关注膝关节疼痛性质、伴随症状和诱发因素。

3. 膝骨性关节炎的基本病机是肝肾亏虚为根本，风寒湿邪为外因，瘀血是病变过程中的病理产物。本病病位在骨与筋。辨证要在辨病的基础上辨经络、辨兼症。针灸治疗重在柔筋壮骨，通络止痛，以局部取穴和循经远端取穴为主，并根据证型进行配穴。

古人治疗膝骨关节炎，以局部取穴为主，针刺多采用泻法。

4. 膝周腧穴可采用透刺法,如外膝眼透内膝眼、阳陵泉透阴陵泉、梁丘透血海。对膝关节红肿、关节腔有积液者,膝眼、犊鼻针刺宜浅,针具消毒要严格,预防感染。临床也常用穴位注射、火针、刺络放血拔罐治疗。症状严重,膝关节肌肉粘连、功能受限、挛缩屈膝畸形明显者,可采用小针刀松解术。

5. 针灸治疗期间减少膝关节的负重和大幅度活动,注意关节保暖。

【诊疗流程】

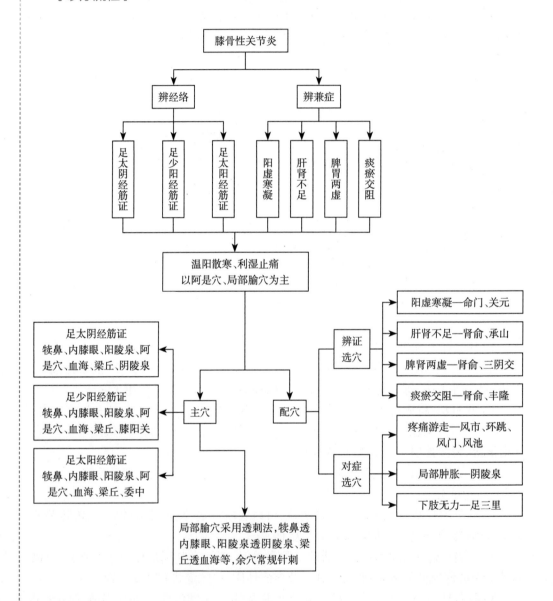

七、扭伤

 培训目标

1. 掌握扭伤的辨证要点、诊断原则；
2. 掌握扭伤的鉴别诊断；
3. 掌握扭伤的针灸取穴原则、针灸操作方法。

扭伤是指四肢关节或躯体部的软组织（如肌肉、肌腱、韧带等）损伤，临床表现为局部肿胀疼痛，关节活动障碍等。本病多发于腰、踝、膝、腕、肘、髋等部位。发病多与剧烈运动或负重时姿势不当，或跌仆闪挫、牵拉和过度扭转等原因有关，发病较急。病位在经筋，基本病机是皮肉筋脉受损，气血壅滞，经络不通。

扭伤多见于急性腰扭伤，以及踝、膝、腕、肘、髋等部位的扭伤。

【典型病例】

张某，男，40 岁，右侧腰部剧痛 2 小时。就诊时，被搀扶入诊室，以手扶右侧腰部，不能落座。咳嗽、打喷嚏时疼痛加重，转侧仰俯困难，压痛明显，未述其他不适。舌质淡红，脉弦。既往腰部酸痛时轻时重 1 年，2 年前曾行腹部 B 超查有肾结石。发病前腰部有闪挫史。

问题一　根据上述描述，本患者的初步诊断是什么？ 为进一步明确诊断，还需要了解哪些病情资料？ 应与哪些疾病相鉴别？

诊断思路：患者主要病症为突发右侧腰部剧烈疼痛，中医可以初步诊断为"腰痛"；西医学方面，症见腰部活动受限，发病前又有腰部闪挫，可初步诊断为"腰扭伤"。但患者有肾结石、慢性腰痛史，故仍需鉴别腰痛是由腹内病变所致还是腰部其他疾病所致。

如果怀疑是腰部其他疾病所致，应进一步做骨伤科查体，如腰椎活动度情况，有无肌肉痉挛，有无下肢放射痛、压痛，直腿抬高试验及加强试验等，必要时可查腰椎影像学检查，如腰部 CT 或核磁。如果怀疑是腹内病变所致，应进一步观察有无肾结石的相关症状、体征。

经查：患者右侧腰部剧烈疼痛，活动受限，转侧仰俯困难，活动或咳嗽时疼痛加剧。第 4、5 腰椎棘突右侧明显压痛。无下肢疼痛麻木，局部皮肤无红肿瘀青，直腿抬高试验及直腿抬高加强试验等检查阴性。腰椎影像学检查未见明显异常。应诊断为"急性腰扭伤"。

知识点 1

急性腰扭伤与第三腰椎横突综合征、肾结石的鉴别

	急性腰扭伤	第三腰椎横突综合征	肾结石
病史	常有明确的腰部扭伤、闪挫等外伤史	常有腰外伤史或劳损史	可有结石史
疼痛部位	腰或骶部	腰痛或臀部、一侧大腿后外侧放射痛	腰部肾区或上腹部,可经下腹部放射到大腿内侧
疼痛性质	撕裂样、刀割样、锐痛	牵扯样、钝痛、酸痛	绞痛、钝痛、胀痛
疼痛时间	腰部外伤后即刻出现	阵发性	阵发性,常突然发生
加重或缓解因素	咳嗽、打喷嚏、深呼吸时加重,休息减轻	弯腰、久坐久站、晨起后加重,不因腹压增高而疼痛加剧	活动后出现钝痛
特殊体征	明显的浅表性压痛点和肌痉挛	第三腰椎横突肥大,局部有固定压痛点	肾区叩击痛
特殊体态	强迫体位,身体姿势固定	腰部后仰不痛	强迫体位,辗转反侧,坐卧不安
辅助检查	X 线	X 线、彩超	X 线、B 超、尿常规、血常规

　　问题二　急性腰扭伤的辨证要点是什么? 应用什么辨证方法? 该患者如何进行辨证?

　　辨证思路:对于扭伤,应根据疼痛部位、疼痛性质等进行辨证,主要采用经络辨证的方法。四诊时,要重点关注腰痛起病的诱发因素、疼痛部位、疼痛性质和特点、加重因素、缓解因素,询问起病过程,既往病史,切诊局部压痛点及肌肉,四诊合参进行诊断。辨证要点是辨经络,辨分期。

　　辨经络:按照扭伤部位不同,根据经脉循行部位进行归经辨证。痛在脊柱正中者,为督脉病证;痛在脊柱一侧或两侧膀胱经循行线上者,为足太阳经筋病证;痛在脊旁(督脉与膀胱经之间)者,为手阳明经筋病证。

　　辨分期:早期疼痛剧烈,肿胀明显,伴功能障碍;中期疼痛渐减,肿胀消退,轻者10~14 天可获痊愈,重者功能尚未完全恢复;后期瘀肿大部分消失,疼痛不显,轻度功能障碍,经 3~5 周,症状全部消失,少数患者血肿未能全部吸收,局部有明显肿块或硬结,活动受限,迁延成慢性损伤。

　　辨证分析:患者以腰部疼痛 2 小时为主诉,可诊断为"腰痛"。患者因跌仆闪挫,致腰部筋脉损伤,经络气血瘀滞,不通则痛,出现右侧腰部剧烈疼痛,活动受限,转侧仰俯困难。疼痛部位在右侧腰部——右侧足太阳膀胱经循行线上,据《灵枢·经脉》:"膀胱足太阳之脉……挟脊抵腰中……""是动则病…项如拔,脊痛,腰似折……"脉弦为瘀血之象,四诊合参辨证为瘀血腰痛,属于足太阳经筋证。

　　中医诊断:腰痛(瘀血腰痛,足太阳经筋证);

　　西医诊断:急性腰扭伤。

问题三 该患者应如何进行针刺？还有哪些有效的针灸方法？

针灸治疗思路：

1. 针刺治疗 本患者诊断为急性腰扭伤，属于早期，为实证，病位在腰部足太阳经筋，故要遵循"实则泻之""凡治病必先治其所生也"的法则进行治疗。

治法：以舒经通络，行气止痛为治法，选腰部腧穴、足太阳膀胱经穴、经验效穴为主。

取穴：腰痛点、阿是穴、委中、后溪、昆仑、膈俞。

操作：毫针泻法。先取远端腰痛点、后溪、昆仑捻转行针，嘱患者缓慢活动腰部，一般疼痛可立即缓解。再针刺局部腧穴。腰部痛处可加用刺络拔罐。

 知识点 2

针灸治疗急性腰扭伤的主穴、配穴	
主穴	配穴
阿是穴、大肠俞、腰痛点、委中	督脉证—水沟或后溪 足太阳经筋证—昆仑或后溪 手阳明经筋证—手三里或三间 慢性腰痛配穴，参考"腰椎间盘突出症"一节

2. 其他针灸方法

（1）电针法：取委中、腰阳关、大肠俞、腰痛点、阿是穴。每次选穴2对，针刺得气后，用低频电刺激10~20分钟，强度以患者舒适为度，每日1次。

（2）耳针法：取腰、骶椎、坐骨、肾、膀胱，中强度刺激，或用埋针法、压丸法。

（3）刺络拔罐法：取阿是穴，以皮肤针叩刺疼痛肿胀局部，以微渗血为度，加拔火罐。

【临证要点】

1. 针灸治疗扭伤有较好的效果。针刺前要排除骨折、脱位、韧带撕裂等疾病。

2. 扭伤的基本病机是筋脉损伤，气血壅滞，经气受阻。本病多发于腰、踝、膝、腕、肘、髋等部位，病位在经筋。重点是以经络辨证为主，辨经络、辨分期。治疗重在祛瘀消肿，舒筋通络。临床常采用近部选穴与远部选穴相结合的方法。

古人治疗扭伤，常以对应取穴为主，采用缪刺法。

3. 新扭伤者以远端取穴为主，采用阻力针法，再取扭伤局部腧穴；陈旧伤者以扭伤局部腧穴为主，配合远端取穴。

4. 扭伤早期适当限制局部的活动，避免加重损伤。早期应配合冷敷止血，24小时内禁止热敷，24小时后予以热敷，促进血液循环，以助瘀血消散。还可以配合推拿、药物熏洗等方法。

5. 扭伤强调以预防为主，劳动或运动前做好充分准备活动，应量力而行。

【诊疗流程】

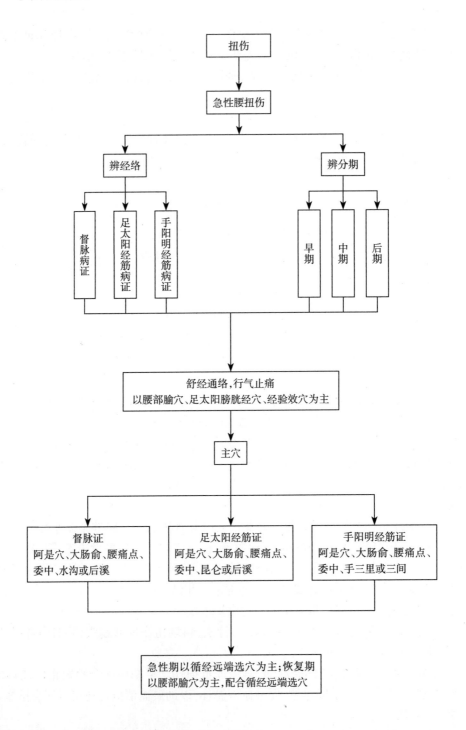

第四节 皮外科病证

一、蛇串疮

 培训目标

> 1. 掌握带状疱疹的诊断与鉴别诊断;
> 2. 掌握蛇串疮的辨证要点、常用辨证方法;
> 3. 掌握蛇串疮的针灸取穴规律、针灸操作方法。

蛇串疮是皮肤上出现成簇水疱,沿身体一侧呈带状分布排列,宛如蛇形且伴有烧灼样疼痛为特征的一种急性疱疹性皮肤病。因其多缠腰而发,故又名"蛇丹""缠腰火丹",亦有发生于胸部及颜面部者。多见于春秋季节,多数患者痊愈后很少复发,极少数患者可多次发病。发病多由情志内伤,肝经郁热,热溢皮肤;或脾虚生湿,脾经湿热,湿热火毒蕴结肌肤所致。年老体弱者,常因血虚肝旺,气血凝滞,而致疼痛剧烈,病程迁延。

本病相当于西医学的带状疱疹,是由水痘 - 带状疱疹病毒所致的皮肤病。

【典型病例】

> 孟某,女,76岁,"左胸胁部疼痛3天"。患者3天前发现左胸胁部疼痛,自敷膏药无明显改善,今疼痛加重,夜间明显,凌晨2点左右痛醒,日间左侧胸胁部阵发性刺痛,遂至我科。目前左胸胁部可见散在分布的红色皮疹,颜色鲜红,咽干口苦,夜间易醒,大便干,舌红有芒刺,苔黄厚,脉弦数。2型糖尿病病史9年,高血压病史15年。

问题一 根据上述描述,本患者的初步诊断是什么? 为进一步明确诊断,还需要了解哪些病情资料? 应与哪些疾病相鉴别?

诊断思路:患者的病症特点是突然出现的一侧胸胁部阵发性刺痛,夜间明显,伴散在呈带状分布的红色皮疹,可初步诊断为"带状疱疹"。但患者疼痛在胸胁部,呈单侧阵发性疼痛,伴散在不典型红色皮疹,故应与单侧受累的肋间神经痛、接触性皮炎等进行鉴别。因此,需要进一步查看:皮疹的性状,疼痛的特点,是否有沿肋间神经放射,是否发病前有乏力、低热等全身症状;是否有咳嗽、深呼吸或打喷嚏使疼痛加重的情况;查体是否存在胸椎棘突、棘突间或椎旁压痛和叩痛,进行胸椎CT检查,排除胸椎、胸膜病变所导致的肋间神经痛。有无外源性物质接触病史。

如果是带状疱疹,要判断病情严重程度及预后。因此,需要进一步询问查看:皮损的形态、颜色,疼痛的性质、程度、时间,既往体质、病史,NRS疼痛评分等。

经查:患者精神状态一般,左乳下第七肋至第十肋间胸胁部散见红色皮疹,颜色鲜红,有数簇水疱,高出皮肤,疱壁紧张,呈带状分布;局部皮肤灼热、红赤,疼痛区域界线明显,疼痛剧烈,呈阵发性,夜间加重;咳嗽、深呼吸时无明显疼痛,胸椎棘突、棘突间或椎体无明显压痛和叩痛。无外源性物质接触史。故可排除肋间神经痛、接触性皮炎,应诊断为"带状疱疹"。

知识点 1

带状疱疹的诊断

参照中国医师协会 2018 年制定的《带状疱疹中国专家共识》,诊断如下:

(1) 发疹前有轻度乏力、低热、纳差等全身症状。

(2) 发疹前,患处皮肤自觉灼热感或者神经痛,触之有明显的痛觉敏感,持续 1~3 天。

(3) 好发部位依次为肋间神经、颈神经、三叉神经和腰骶神经支配区域。

(4) 患处沿某一周围神经呈带状,先出现潮红斑,很快出现粟粒至黄豆大小的丘疹,簇状分布而不融合,继之迅速变为水疱,疱壁紧张发亮,疱液澄清,外周绕以红晕,各簇水疱群间皮肤正常。皮损沿某一周围神经区域呈带状排列,多发生在身体的一侧,一般不超过正中线。

(5) 神经痛为本病特征之一。疼痛可为钝痛、抽搐痛或跳痛,常伴有烧灼感,多为阵发性,也可为持续性。

疱底刮取物图片找到多核巨细胞和核内包涵体有助于诊断,必要时可用 PCR(聚合酶链反应)检测和病毒培养予以诊断。

知识点 2

带状疱疹与接触性皮炎的鉴别

	带状疱疹	接触性皮炎
病因	水痘 - 带状疱疹病毒	与外源性物质接触
部位	肋间神经、颈神经、三叉神经和腰骶神经支配区域,沿某一周围神经区域呈带状排列	常限于接触部位
前驱症状	典型症状发生之前常有轻度乏力、低热、纳差等全身症状,患处皮肤自觉灼热感或神经痛	无
水疱性质	成簇状分布的粟粒状红色丘疹和丘疱疹周围绕以红晕,迅速变为水疱,疱壁紧张发亮,疱液澄清,外周绕以红晕,各簇水疱群间皮肤正常	红斑、丘疹、水肿、界线清楚,严重时出现水疱甚至大疱
疼痛	神经痛是主要特征,可为钝痛、抽搐痛或跳痛、烧灼感	痒、烧灼感或胀痛感
治疗	抗病毒药物、糖皮质激素疗法、镇痛治疗	内服抗组胺类药物,局部外用药膏
转归	多数患者痊愈后很少复发,极少数患者可多次发病	去除病因则较快痊愈,不再接触即不复发

问题二　蛇串疮的辨证要点是什么? 应采用什么辨证方法? 该患者如何进行辨证?
辨证思路:对于蛇串疮而言,应根据皮疹的色泽、疱壁的松紧、病程长短和全身兼

症等进行辨证,主要采用病因辨证、经络辨证、脏腑辨证、八纲辨证等辨证方法。四诊时,既要重点关注疱疹的症状、体征、起病的诱因、缓急、病程,疼痛程度及性质,还要搜集全身兼症、舌脉等,四诊合参进行诊断,辨证要点是辨脏腑经络、辨病期、辨兼症。

辨脏腑经络:本病主要与肝、脾有关。肝经郁火,客于少阳、厥阴;脾经湿热,客于阳明、太阴经脉。

辨病期:急性期以肝胆郁热、脾经湿热为主,后遗症期以瘀血阻络、正气不足为主。部分患者病程迁延日久,表现为痛觉过敏、超敏或感觉异常。

辨兼症:皮损鲜红,疱壁紧张,灼热刺痛,伴有口苦咽干、烦躁易怒、大便干或小便黄,舌红,苔薄黄或黄厚,脉弦滑数者,为肝经郁火;皮损颜色较淡,疱壁松弛,伴口渴不欲饮、纳差、胸脘痞满、大便溏或黏滞,舌红,苔黄腻,脉濡数者,为脾经湿热;皮损消失后局部疼痛持续,兼心烦不寐,舌紫黯,苔薄白,脉弦细者,为瘀血阻络。

辨证分析:患者以左胸肋部疼痛为主诉,根据患者老年女性,左乳下第七肋至第十肋间胸胁部散见红色皮疹,呈带状分布,且伴有阵发性刺痛,夜间加剧。可诊断为"蛇串疮"。陈实功《外科正宗》:"火丹者,心火妄动,三焦风热乘之,故发于肌肤之表,有干湿不同,红白之异。干者色红,形如云片,上起风粟,作痒发热,此属心、肝二经之火。"肝经火毒炽盛,蕴结肌肤,发为红色皮疹,颜色鲜红,数簇水疱,疱壁紧张。患者年老体弱,血虚肝旺,湿热毒蕴,导致气血凝滞,经络阻塞不通,以致疼痛剧烈。咽干口苦,大便干,舌红有芒刺,苔黄厚,脉弦数,为肝经郁火之象。

中医诊断:蛇串疮(肝经郁火证);

西医诊断:带状疱疹。

问题三 该患者应如何进行针刺治疗? 还有哪些有效的针灸方法?

针灸治疗思路:

1. 针刺治疗 本患者诊断为蛇串疮,属于实证、肝经郁火证,故要遵循"实则泻之""热则疾之"的法则进行治疗。

治法:以清热利湿、泻火解毒为治法,选取皮损局部阿是穴及相应夹脊穴为主。

取穴:患侧胸 7~ 胸 10 夹脊穴、阿是穴、支沟、阳陵泉、足临泣、太冲。

刺灸方法:皮损局部阿是穴围刺,相应的夹脊穴直刺,毫针泻法。本患者发病仅1 周,属于急性期,病浅刺浅,故局部宜浅刺、围刺,根据疱疹面积大小选取数点,向疱疹中央沿皮平刺,尤其宜在疱疹带的头、尾针刺;夹脊穴直刺 0.5~1.0 寸;支沟、阳陵泉、足临泣、太冲直刺,留针 30 分钟。

知识点 3

蛇串疮主穴、配穴

主穴	配穴	
	辨证选穴	对症选穴
皮损局部、相应夹脊穴、阳陵泉、太冲	肝经郁火—行间、侠溪 脾经湿热—阴陵泉、三阴交、内庭 瘀血阻络—三阴交、血海、合谷	心烦不寐—神门、阴郄 纳差便溏—中脘、天枢 便秘—支沟、天枢

续表

主穴	配穴	
	辨证选穴	对症选穴
		热盛—合谷、大椎 面颈部疱疹—风池、合谷、外关 胸胁部疱疹—支沟、足临泣 腰腹部疱疹—足三里、三阴交

2. 其他针灸方法

(1) 火针法:取局部阿是穴。在疱疹局部进行火针密刺或火针散刺。急性期针刺深度以透入疱疹皮肤,达到其基底部为度,刺破疱疹,疱内液体流出;后期针刺深度以点入皮肤为度。治疗当天针刺部位不宜着水。急性期每日治疗 1 次,后期 2~3 日 1 次。

(2) 皮肤针法:取局部阿是穴,与皮疹相应的夹脊穴。在疱疹局部及皮损边缘进行快速叩刺,以患者耐受为度。刺破疱疹,使疱疹内容物流出。每日 1 次。

(3) 刺络拔罐法:皮疹局部及相应的夹脊穴,头面部可配合大椎穴,用三棱针点刺或皮肤针叩刺后再拔罐,以每罐内出血 3~15ml 或吸出疱内液体,使疱疹干瘪塌陷为度。每日 1 次,每周 3~5 次,直至痊愈。

(4) 艾灸法:在疱疹局部,用温和灸法,以热力温和为度。水疱大者,可常规消毒后将水疱点破再施灸。

(5) 电针法:取疱疹局部,从疱疹边缘外 0.5cm 进针,局部围刺,针尖向疱疹中心,与皮肤呈 15°,每针间距 2~3cm,围刺后接通电针仪,采用疏密波,频率和强度以患者耐受而定。

另可参考中国针灸学会行业标准《循证针灸临床实践指南——带状疱疹》。

【临证要点】

1. 针灸治疗蛇串疮疗效突出。临床经验表明,针灸治疗本病的优势主要体现在快速止痛、缩短疗程、减少后遗神经痛,故宜尽早介入针灸治疗。

2. 带状疱疹可发于身体多处,早期发病隐匿,应注意鉴别诊断。如发生在三叉神经的带状疱疹与偏头痛、中耳炎、青光眼、三叉神经痛等鉴别;颈部带状疱疹与颈椎病鉴别;左侧肋间带状疱疹与心内膜炎、冠心病等鉴别;右下腹部带状疱疹与阑尾炎鉴别;腰部和下肢部位带状疱疹与腰椎间盘突出症、坐骨神经痛等鉴别。

3. 蛇串疮的基本病机是肝经郁火或脾经湿热,湿热火毒蕴结肌肤,至后遗症期则以血瘀为主,或为气滞血瘀或为气虚血瘀。病位在肌肤,主要与肝、脾相关。宜脏腑辨证与经络辨证并重,要在辨病的基础上,辨经络、辨病期、辨兼症。治疗重在泻火解毒,清热利湿,以皮损局部阿是穴、相应的夹脊穴为主,并根据证型、兼症进行配穴。多种针灸疗法,包括火针法、皮肤针法、刺络拔罐法、三棱针法,均可选用。因疱疹发于皮部,毫针刺皮损局部阿是穴,强调围刺、平刺。

4. 若疱疹皮损严重,应注意防止患部感染;若为恶性肿瘤合并本病时,应采取中西医综合治疗措施。

5. 发病期间应保持心情舒畅,饮食宜清淡,多吃蔬菜、水果;忌用热水烫洗患处;内衣宜柔软宽松,以减少摩擦;皮肤局部保持干燥、清洁。

【诊疗流程】

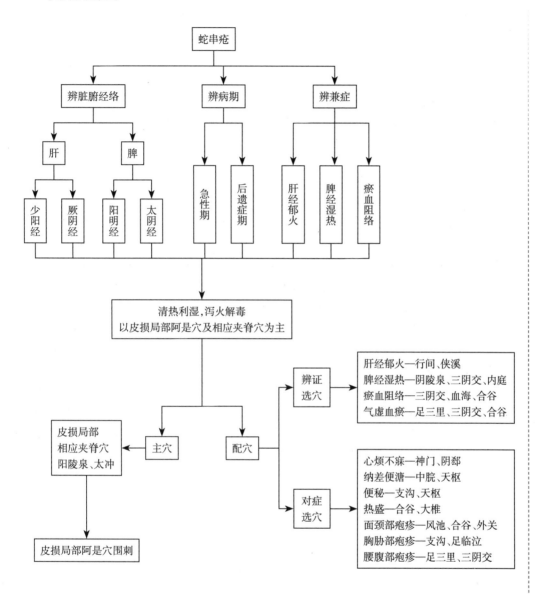

二、瘾疹

 培训目标

1. 掌握荨麻疹的诊断与鉴别诊断;
2. 掌握瘾疹的辨证要点、常用辨证方法;
3. 掌握瘾疹的针灸取穴规律、针灸操作方法。

瘾疹是以皮肤异常瘙痒,并时隐时现成片风团为特征的皮肤病证,又称为"风疹"。瘾疹的发生与禀赋不耐、风邪侵袭、食用鱼虾荤腥食物等因素有关。本病病位在肌肤腠理。腠理不固,风邪入侵;或食用鱼虾荤腥,胃肠积热,复感风邪,均可使邪郁腠理而发病。基本病机是营卫失和,邪郁腠理。

本病相当于西医学的急、慢性荨麻疹,属于过敏性皮肤病。

【典型病例】

杨某,女,28岁,全身反复起风团,瘙痒2周。患者2周前外出旅游,汗出当风,很快皮肤出现瘙痒,并可见大片红色风团,数小时后自然消退,反复发作已2周。刻下症:躯干四肢散在多个红色风团,部分皮损可见抓痕,瘙痒剧烈,舌质红,苔薄黄,脉浮数。

问题一 根据上述描述,本患者的初步诊断是什么?为进一步明确诊断,还需要了解哪些病情资料?应与哪些疾病相鉴别?

诊断思路:患者的病症特点是皮肤上出现风团,时发时退,伴有瘙痒,中医可初步诊断为"瘾疹"。在西医学方面,因皮损为风团伴瘙痒,故应与丘疹性荨麻疹和荨麻疹性血管炎相鉴别。因此,需要进一步询问查看:诱发、缓解因素,风团的大小、数目、形状、分布,风团持续时间,伴随瘙痒或疼痛的程度,风团消退后是否有色素沉着,个人及家族史,必要时行组织病理学检查以鉴别诊断。

如果是荨麻疹,需鉴别是自发性荨麻疹还是诱导性荨麻疹,故应详细询问病史、生活史及生活环境的变化等,进一步检查:血常规以排除感染可能,特异性诊断试验(如光敏实验、冷热临界阈值等检测)来除外诱导性荨麻疹。

经查:风团泛发,以后背、肢体外侧多见,大小形态不一,色红,边界清楚,灼热剧痒,2~3小时后可自然消退,消退不留痕迹,反复发作,遇风遇热加重,咽喉肿痛,口干,食欲欠佳。皮肤划痕症阳性。无恶心、呕吐、腹痛、腹泻、胸闷及喉梗阻等症。故可排除丘疹性荨麻疹和荨麻疹性血管炎,应诊断为自发性荨麻疹。

知识点1

荨麻疹与丘疹性荨麻疹、荨麻疹性血管炎的鉴别

	荨麻疹	丘疹性荨麻疹	荨麻疹性血管炎
病因	食物、感染、药物等	昆虫叮咬	原因不明
部位	发无定处	好发于四肢、臀、腰等处	可发生于全身任何部位
年龄	任何年龄	儿童多见	中年妇女多见
风团性质	风团和/或血管性水肿,大小和形态不一,红色或白色,边界清楚	红色风团样丘疹或小水疱,皮损处可见针尖大小咬痕,成批发生	风团,有时皮损内可见点状出血
持续时间	骤起骤退,数分钟至数小时内消失,不超过24小时	1周左右	持续24小时以上,甚至数天不消失
疼痛瘙痒	瘙痒剧烈	瘙痒剧烈	瘙痒,可有疼痛、烧灼感
消退后	不留痕迹	遗留暂时性色素沉着	遗留色素沉着和瘀斑

问题二　瘾疹的辨证要点是什么？应采用什么辨证方法？该患者如何进行辨证？

辨证思路：对于瘾疹而言，应根据皮疹性状、瘙痒情况、病程长短和全身兼症等进行辨证，主要采用脏腑辨证、经络辨证、八纲辨证等辨证方法。四诊时，既要重点关注皮疹的形态、颜色、分布部位，瘙痒程度、时间，以及皮疹出现和持续的时间，还要搜集全身兼症、舌脉等，四诊合参进行诊断，辨证要点是辨脏腑经络、辨缓急、辨兼症。

辨脏腑经络：本病主要与肺、胃、大肠有关，本病发于肌肤腠理，病位在皮部。

辨缓急：起病急骤，皮肤突发瘙痒不止，此伏彼起，一日之内可发作数次者，病情较急；反复发作，缠绵不愈，风团时多时少时无者，病情较缓。

辨兼症：风团色红，灼热剧痒，遇热加重，舌红，苔薄黄，脉浮数者，为风热犯表；风团色白，遇风寒加重，舌淡，苔薄白，脉浮紧者，为风寒束表；风团色红，脘腹疼痛，恶心呕吐，舌红，苔黄腻，脉滑数者，为胃肠积热；风团反复发作，午后或夜间加剧，口干，舌红，少苔，脉细数无力者，为血虚风燥。

辨证分析：本患者以全身反复起风团，瘙痒2周为主诉，可诊断为"瘾疹"。《诸病源候论》曰："人皮肤虚，为风邪所折，则起瘾疹。热多则色赤，风多则色白，甚者痒痛，搔之则成疮。"患者因外出旅游，汗出当风，感受风邪，风热之邪客于肌肤，外不得透达，内不得疏泄，郁于肌肤腠理，营血失和，从而表现为皮肤大片红色风团，灼热剧痒，时隐时现。咽喉肿痛，口干，舌质红，苔薄黄，脉浮数为风热之象。

中医诊断：瘾疹（风热犯表证）；

西医诊断：自发性荨麻疹（急性）。

问题三　该患者应如何进行针刺治疗？还有哪些有效的针灸方法？

针灸治疗思路：

1. 针刺治疗　本患者诊断为瘾疹，属于实证、风热犯表证，故要遵循"实则泻之""热则疾之"的法则进行治疗。

治法：疏风和营止痒，取手阳明、足太阴经穴为主。

取穴：曲池、合谷、血海、膈俞、委中、三阴交、大椎、风门。

刺灸方法：毫针泻法，皮损局部宜浅刺疾出。病位在皮部，且病程较短，"病浅刺浅"，故针刺不宜深刺，留针20分钟。大椎、膈俞、委中可点刺出血或刺络放血。余穴常规针刺。

📝 知识点2

针灸治疗瘾疹的主穴、配穴

主穴	配穴	
	辨证选穴	对症选穴
曲池、合谷、血海、膈俞、委中、三阴交	风热犯表—大椎、风门 风寒束表—风门、肺俞 胃肠积热—天枢、足三里 血虚风燥—脾俞、足三里	呼吸困难—天突 恶心呕吐—内关 发热—大椎、内庭 瘙痒剧烈—大陵、百会 心烦不寐—内关、太冲

2. 其他针灸方法

（1）皮肤针法：取曲池、大椎、风门、血海、夹脊等穴。中度刺激，至皮肤充血或隐隐出血为度。

（2）拔罐法：取神阙穴，选用大号玻璃罐，先留罐 5 分钟，起罐后再拔 5 分钟，如此反复拔 3 次。也可以用闪罐法拔至穴位局部充血。

（3）耳针法：取肺、胃、肠、肾上腺、神门、风溪。毫针浅刺，中度刺激。也可在耳背静脉放血数滴，或用埋针法、压丸法。

【临证要点】

1. 针灸治疗急慢性瘾疹效果均良好，但对慢性瘾疹，应查明原因，针对病因进行综合治疗。若患者伴见胸闷、气喘、呼吸困难，应采取综合治疗，严重者可能引起窒息而危及生命，不容轻视。

2. 瘾疹的基本病机是营卫失和，邪郁腠理。病位在肌肤腠理，主要与肺、胃、大肠有关。常采用脏腑辨证、经络辨证、八纲辨证相结合，辨证要点为辨脏腑经络、辨缓急、辨兼症。针灸治疗重在疏风和营止痒，以手阳明、足太阴经穴为主，并根据证型、突出的症状进行配穴。

3. 临床可选用多种针灸疗法，包括皮肤针法、拔罐法、耳针法等。神阙拔罐的治疗方法可以加强疗效。

4. 日常生活中，应避免接触过敏原，忌食鱼虾、咖啡等辛辣刺激性食物。避免精神刺激和过度劳累，加强体质锻炼，养成良好作息习惯。

【诊疗流程】

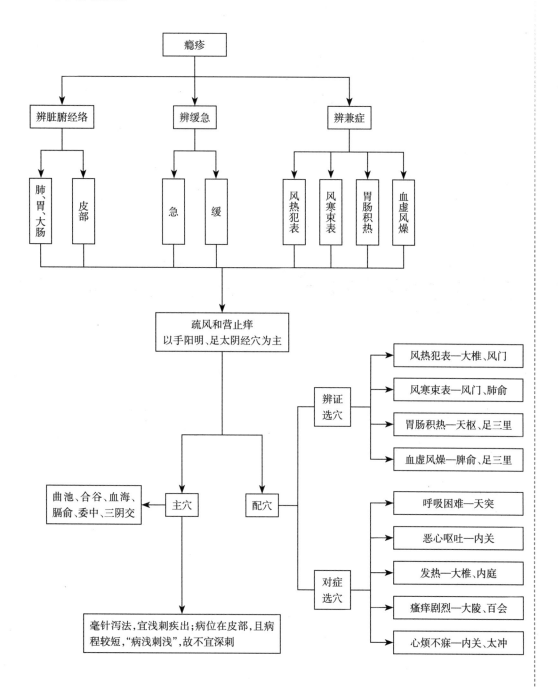

三、湿疹

 培训目标

1. 掌握湿疹的诊断与鉴别诊断要点；
2. 掌握湿疮的辨证要点、常用辨证方法；
3. 掌握湿疮的针灸取穴规律、针灸操作方法；
4. 熟悉湿疮的病因病机。

湿疹是一种由多因素引起的过敏性炎症性皮肤病。以多形性皮损，对称分布，易于渗出，自觉瘙痒，反复发作和慢性化为临床特征。可发生于任何年龄、性别和季节，而以先天禀赋不耐者为多，严重影响患者生活质量。本病病因复杂，目前认为是一种变态反应性慢性皮肤病。临床上一般分为急性、亚急性和慢性三类。

在中医古代文献中，因症状及发病部位的不同，名称各异，如"湿疮""浸淫疮""血风疮""面游风""四弯风"等。中医认为，本病以禀赋不耐，风、湿、热邪为主要病因，病位在肌肤腠理，基本病机是湿热相搏，化燥生风，皮肤受损。

【典型病例】

宣某，男，30岁，双小腿外侧瘙痒反复发作4月余，加重1周。患者4个月前无明显诱因，出现双下肢外侧瘙痒伴有红色丘疹，搔抓后渗液，小腿外侧皮疹融合成片，至皮肤科就诊，考虑为"湿疹"，予盐酸西替利嗪片口服、曲安奈德益康唑乳膏外用，症状改善，遗留小腿丘疹，无渗液，瘙痒不断。近1周双小腿外侧瘙痒加重，影响睡眠。查体：可见双小腿外侧对称性丘疹，皮肤干燥。舌嫩，苔白微腻，脉细。

问题一　根据上述描述，本患者的初步诊断是什么？为进一步明确诊断，还需要了解哪些病情资料？应与哪些疾病相鉴别？

诊断思路：患者的病症特点是双下肢外侧瘙痒反复发作4月余，加重1周，伴有红色丘疹并融合成片的相关症状，中医可以初步诊断为"湿疮"，西医诊断为"湿疹"。患者1周前出现瘙痒严重，应首先鉴别是急性湿疹、亚急性湿疹，还是慢性湿疹。因此，需要进一步查看：皮疹性状，是否有渗液及渗出的多少，是否有皮损浸润、肥厚粗糙等现象，病程长短，是否反复发作等。

如果疑诊为慢性湿疹，还应与慢性单纯性苔藓进行鉴别。因此，需要进一步查看：丘疹的形态、质地、边界，好发部位，皮损分布是否对称，是否有多形性损害，是否有多角形扁平丘疹，质地是否坚实而有光泽，是否有明显的边界等。

经查：本患者精神状态良好，双小腿外侧、膝盖处少量丘疹融合成片，对称分布，表面无明显渗液，皮肤肥厚，皮损呈暗红色，局部干燥、粗糙、鳞屑，伴有色素沉着，可见抓痕，瘙痒剧烈，反复发作，形体消瘦，面色少华。故可排除慢性单纯性苔藓，诊断为慢性湿疹。

知识点 1

慢性湿疹与慢性单纯性苔藓的鉴别		
	慢性湿疹	慢性单纯性苔藓
病史	急性湿疹发展而来,反复发作,急性期先有皮损,后有痒感	先有痒感,搔抓后出现皮损
病因	内外因素	神经精神因素
部位	任何部位	颈项、肘膝关节伸侧、腰骶部
皮损特点	圆锥状、米粒大小灰褐色丘疹,融合成片,浸润肥厚,有色素沉着	多角形扁平丘疹,密集成片,苔藓样,边缘见扁平发亮丘疹
演变	可急性发作,有渗出倾向	慢性,干燥

问题二　湿疮的辨证要点是什么？应采用什么辨证方法？如何进行辨证？

辨证思路:对于湿疮而言,应根据皮疹性状、病程长短和全身兼症等进行辨证,主要采用病因辨证、经络辨证、八纲辨证等辨证方法。四诊时,既要重点关注湿疮的症状、体征,起病的诱因、缓急、病程,查看皮损的色泽、渗出,询问瘙痒的情况,还要搜集全身兼症、舌脉等,四诊合参进行诊断,辨证要点是辨经络、辨病期、辨兼症。

辨经络:首先要根据皮损所在部位判断其病变经络,其次湿疮发病于肌肤腠理,病位在皮部。

辨病期:急性期多见红斑、丘疹、水疱、渗出、糜烂、结痂等;慢性期多见皮肤呈黯红色,有浸润、肥厚、粗糙、皲裂、苔藓样改变等。

辨兼症:发病急,皮损潮红灼热、肿胀,继而粟疹成片或水疱密集,渗液,瘙痒不休,伴有身热、心烦口渴、大便干、小便短赤,舌红,苔黄腻,脉滑数者,为湿热浸淫;发病较缓,皮损潮红瘙痒,抓后糜烂渗出,伴纳少神疲、腹胀便溏,舌淡白胖嫩,边有齿痕,苔白腻,脉濡缓者,为脾虚湿蕴;病情迁延反复,皮肤粗糙脱屑、开裂,兼头晕乏力、腰酸肢软,口干不欲饮,舌淡苔白,脉弦细者,为血虚风燥。

辨证分析:患者以反复双侧小腿外侧瘙痒为主诉,查体发现双下肢外侧红色丘疹,小腿外侧融合成片,可诊断为"湿疮",其病位在皮部。《诸病源候论》曰:"湿热相搏,故头面身体皆生疮""诸久疮者,内热外虚,为风湿所乘,则头面身体生疮"。患者病情反复发作,病程较长,病久则耗伤阴血,血虚风燥,邪气浸淫肌肤,从而出现双小腿外侧、膝盖处丘疹融合成片,皮肤肥厚,皮损呈暗红色,局部干燥、粗糙、鳞屑,伴有色素沉着、抓痕,瘙痒剧烈。舌嫩,苔白微腻,脉细,均为血虚风燥之象。

中医诊断:湿疮(血虚风燥证);

西医诊断:慢性湿疹。

问题三　该患者应如何进行针刺治疗？还有哪些有效的针灸方法？

针灸治疗思路:

1. 针刺治疗　本患者诊断为湿疹,属于虚证,血虚风燥证,病位在皮部,与手足阳明、足太阴经关系密切;局部皮损呈暗红色,肥厚粗糙,为血瘀之象,故要遵循"虚则补之""菀陈则除之"的法则进行治疗。

治法：以养血润燥为治法，取局部阿是穴、手足阳明及足太阴经穴为主。

取穴：阿是穴、曲池、足三里、三阴交、阴陵泉、风市、血海、神门、膈俞、脾俞。

刺灸方法：皮损局部采用毫针围刺。曲池、足三里、三阴交、阴陵泉、风市、血海穴直刺 1~1.5 寸；神门穴直刺 0.3~0.5 寸；膈俞、脾俞穴斜刺 0.5~0.8 寸，不可直刺、深刺。毫针平补平泻法，曲池、风市用泻法，足三里、神门用补法。本患者慢性湿疹急性发作，病程较长，瘙痒严重，可于皮损局部刺络拔罐或用火针法。

知识点 2

湿疹主穴、配穴

主穴	配穴	
	辨证选穴	对症选穴
阿是穴、曲池、足三里、三阴交、阴陵泉	湿热浸淫—外关、足临泣 脾虚湿蕴—气海、脾俞 血虚风燥—血海、膈俞	渗液—水分 便秘—天枢 纳少腹胀—中脘、天枢 腰膝酸软—大肠俞、肾俞 发于阴囊—曲泉、蠡沟 发于肛门—长强、委中 发于肘、膝窝—尺泽、委中 发于面部—风池、合谷

2. 其他针灸方法

（1）皮肤针：取夹脊穴或足太阳经第一侧线、皮损局部。脊柱两旁用轻叩法；皮损局部用重叩法。若痒甚而失眠，叩刺风池、百会、四神聪。

（2）刺络拔罐法：取阿是穴，用三棱针散刺重叩，再加拔火罐。适用于慢性期皮肤肥厚、苔藓样变者。

（3）火针法：取阿是穴，予密刺法。渗液、糜烂处不宜使用。

（4）耳针法：取肺、心、胆、三焦、肾上腺、神门、大肠、脾、内分泌等，可交替选用，一般用于巩固治疗。

【临证要点】

1. 针灸治疗湿疹可以较好地改善症状，主要体现在缓解患者的瘙痒症状，减少病情复发，严重者可针药并用。

2. 患者以慢性丘疹伴瘙痒就诊时要注意，应与慢性单纯性苔藓鉴别，急性期与接触性皮炎鉴别。

3. 湿疹的基本病机，急性湿疹以湿热浸淫、脾虚湿蕴为主，慢性湿疹以血虚风燥为主。病位在肌肤腠理，与手足阳明经、足太阴经关系密切。主要采用病因辨证、经络辨证、八纲辨证等辨证方法，在辨病的基础上，辨经络、辨病期、辨兼症。治疗重在清热利湿，养血润燥，取局部阿是穴、手足阳明、足太阴经穴为主，主穴包括阿是穴、曲池、足三里、三阴交、阴陵泉。本病出现剧烈瘙痒时会影响患者睡眠，焦虑烦躁，可加选镇静安神的穴位。

4. 急性湿疹针刺宜泻法或平补平泻,或三棱针点刺出血。慢性湿疹常出现病情反复发作、皮肤苔藓样变等现象,针宜补泻兼施。慢性期皮肤肥厚、苔藓样改变者,可加用刺络拔罐法或火针法。

5. 孕妇湿疹,要特别注意避免针刺合谷、三阴交,以及腹部和腰骶部穴位。

6. 要充分休息,避免精神紧张,饮食避免鱼虾、浓茶、咖啡、辛辣刺激食物,远离过敏原。

【诊疗流程】

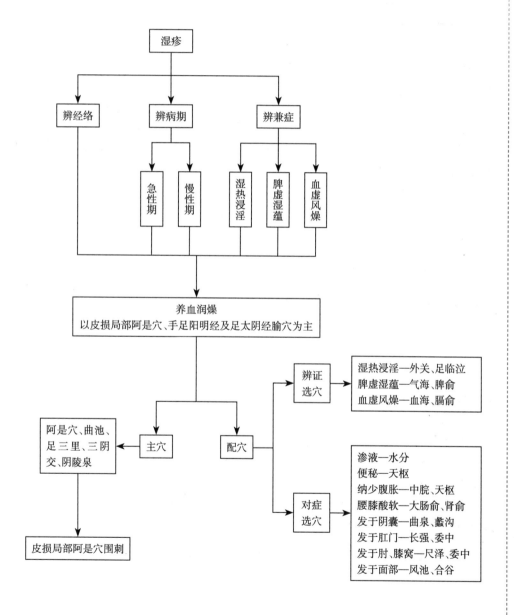

四、神经性皮炎

 培训目标

1. 掌握神经性皮炎的诊断与鉴别诊断要点;
2. 掌握神经性皮炎的辨证要点、常用辨证方法;
3. 掌握神经性皮炎的针灸取穴规律、针灸操作方法。

神经性皮炎又称慢性单纯性苔藓,是一种常见的以阵发性剧痒和皮肤苔藓样变为特征的慢性炎症性皮肤神经功能障碍性皮肤病,分为局限性神经性皮炎和播散性神经性皮炎两种。与大脑皮质兴奋和抑制过程平衡失调有关,精神因素被认为是主要的诱因,情绪紧张、神经衰弱、焦虑都可促使皮损发生和复发。神经性皮炎多见于青年和成年人,儿童一般不发病,夏季多发或季节性不明显。

本病与中医的"牛皮癣""顽癣"等相类似。病位在肌肤腠理络脉,与肺、心、肝关系密切。常因风热侵袭或肝郁化火所致;日久营血不足,血虚生风化燥,肌肤失于濡养,以致患处皮肤粗糙脱落白屑。

【典型病例】

王某,男,50岁,腰骶部反复阵发性瘙痒1年余,加重3天。患者1年前因过度劳累出现腰骶部、双侧腘窝淡红色丘疹,瘙痒严重,予外用药物软膏治疗后腘窝丘疹瘙痒症状消失,遗留有腰骶部丘疹,反复瘙痒。近3天瘙痒加重,瘙痒呈阵发性。查体:形体消瘦,面色萎黄,腰骶部可见约4cm×4cm的类圆形苔藓样肥厚斑片,边界清楚,表面可见少量糠秕状鳞屑和抓痕。舌嫩,苔白微腻,脉细。

问题一 根据上述描述,本患者的初步诊断是什么? 为进一步明确诊断,还需要了解哪些病情资料? 应与哪些疾病相鉴别?

诊断思路:患者的病症特点是腰骶部暗褐色丘疹,边界清楚,可见少量糠秕状鳞屑,瘙痒严重,故中医可初步诊断为"牛皮癣"。西医学方面,应鉴别是神经性皮炎还是慢性湿疹。因此,需要进一步查看:皮损局部丘疹的形状、色泽,触诊皮损局部的质地是否坚实,询问患者的病史等。

如果是神经性皮炎,要判断病情严重程度。因此,需要进一步查看:是否有其他部位皮肤的苔藓样变、瘙痒程度、是否有继发感染等。

经查:除腰骶部外,其他部位未见皮损。腰骶部局部皮损暗褐色,边界清楚,无渗液,瘙痒剧烈,情绪波动时加剧。故可排除慢性湿疹,应诊断为神经性皮炎。

 知识点 1

神经性皮炎与慢性湿疹的鉴别

	神经性皮炎	慢性湿疹
病因	以神经精神因素为主	内外因素引起

续表

	神经性皮炎	慢性湿疹
部位	颈项、肘膝关节伸侧、腰骶部	任何部位
皮损特点	多角形扁平丘疹,密集成片,呈苔藓样变,边缘见扁平发亮丘疹,干燥,多为慢性	圆锥状,米粒大小灰褐色丘疹,融合成片,浸润肥厚,有色素沉着,可急性发作,有渗出倾向
瘙痒与皮损相关性	先有痒感,搔抓后出现皮损	皮损后出现痒感

问题二　神经性皮炎的辨证要点是什么? 应采用什么辨证方法? 该患者如何进行辨证?

辨证思路:神经性皮炎属于中医的"牛皮癣""顽癣",应根据皮损的症状、病程长短和全身兼症等进行辨证,主要采用病因辨证、脏腑辨证、经络辨证等辨证方法。四诊时,既要重点关注皮损的症状、体征、病程,询问瘙痒情况,还要搜集全身兼症、舌脉等,四诊合参进行诊断,辨证要点是辨病因、辨经络、辨兼症。

辨病因:早期以风热外袭或情志不畅,郁而化火的实证为主;慢性患者病程迁延日久,气血亏虚或久病入络,经脉肌肤失养,干枯脱屑,治疗较困难。

辨经络:根据皮损部位确定病变经络,如皮损发于腰骶部、腘窝,病在督脉、足太阳经;皮损发于肘后区,病在手三阳经;皮损发于外阴,病在足厥阴经。本病发于肌肤腠理,病位在皮部。

辨兼症:发病初期,仅有瘙痒而无皮疹,或丘疹呈正常皮色,食辛辣食物加重,舌红,苔薄黄,脉浮数,为风热侵袭;心烦易怒,每因情志刺激后诱发或加重,舌红,苔薄黄,脉弦,为肝郁化火;病程较长者,皮肤增厚,干燥如皮革样,色素沉着,夜间瘙痒加剧,舌淡,苔白,脉细,为血虚风燥。

辨证分析:患者以反复腰骶部阵发性瘙痒、苔藓样肥厚斑片,边界清楚,表面见少量糠秕状鳞屑为主症,可诊断为"神经性皮炎"。患者过度劳累,耗伤阴液,营血不足,血虚生风化燥,皮肤失于濡养,则出现苔藓样肥厚斑片,表面干燥、脱屑,可见抓痕,无渗液。形体消瘦,面色萎黄,舌嫩,苔白微腻,脉细均为血虚之象。

中医诊断:牛皮癣(血虚风燥证);

西医诊断:神经性皮炎(局限性)。

问题三　该患者应如何进行针刺治疗? 还有哪些有效的针灸方法?

针灸治疗思路:

1. 针刺治疗　本患者诊断为神经性皮炎,血虚风燥证,病位在皮部,与手阳明经关系密切;局部皮损肥厚粗糙,呈苔藓样化,故要遵循"虚则补之""菀陈则除之"的法则进行治疗。

治法:以祛风止痒,清热润燥为治法,取腰骶部阿是穴,手阳明、足太阴、足太阳经穴为主。

取穴:阿是穴、曲池、合谷、血海、三阴交、膈俞、脾俞。

刺灸方法:阿是穴毫针围刺,针尖沿病灶基底部皮下向中心平刺,可加用皮肤针法或火针法。曲池、合谷、血海、膈俞用平补平泻法,三阴交、脾俞用补法。膈俞、脾俞向内斜刺 0.5~0.8 寸,不宜深刺、直刺。

知识点 2

神经性皮炎主穴、配穴

主穴	配穴	
	辨证选穴	对症选穴
阿是穴、曲池、合谷、血海、三阴交	风热侵袭—外关、风池 肝郁化火—太冲、肝俞 血虚风燥—膈俞、脾俞	睡眠障碍—百会、神门 烦躁—太冲、肝俞 便秘—天枢、支沟

2. 其他针灸方法

(1) 皮肤针法:取阿是穴,轻者中度叩刺,以微有血点渗出为度;皮损苔藓样肥厚者重度叩刺,渗血较多为宜,并拔火罐,令出血。

(2) 隔蒜灸法:取阿是穴,先涂大蒜汁,将小艾炷置于其上,若皮损范围较大,可置多个艾炷,间距 1.5cm 左右,点燃烧净,除去艾灰,覆盖消毒敷料即可。

(3) 耳针法:取肺、神门、肾上腺、皮质下、内分泌、肝。毫针刺,或用埋针法、压丸法。

【临证要点】

1. 针灸治疗本病的短期疗效显著。由于本病缠绵难愈,疾病痊愈后仍需继续治疗 1 个月,以防复发。

2. 本病常因风热侵袭或郁火外窜肌肤;或营血不足,血虚生风化燥,肌肤失于濡养而致。病位在肌肤腠理络脉,与心、肺、肝关系密切。采用病因辨证、脏腑辨证、经络辨证相结合,重在辨病因、辨经络、辨兼症。治疗以祛风止痒,清热润燥,取局部阿是穴及手阳明经穴为法,主穴包括阿是穴、曲池、合谷、血海、三阴交。因剧烈瘙痒而影响睡眠,情绪烦躁,可以适当选取镇静安神的穴位。

3. 患者以瘙痒和苔藓样变就诊时,要注意鉴别是神经性皮炎还是慢性湿疹。这对选穴、选择针灸方法及临床宣教有指导意义。

4. 宜保持心情舒畅,忌辛辣饮食、饮酒,忌用热水洗烫和用刺激性药物外搽。

【诊疗流程】

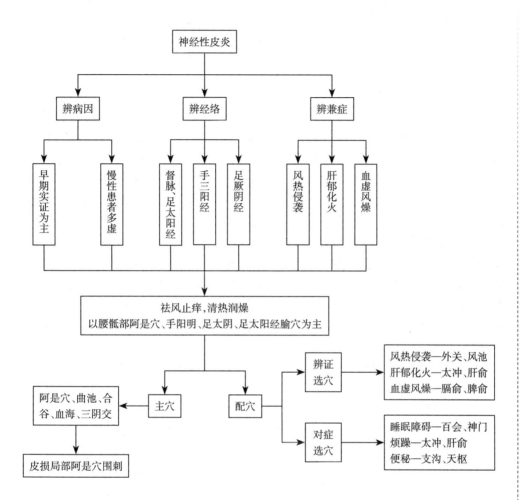

五、乳癖

 培训目标

1. 掌握乳腺增生症的诊断与鉴别诊断；
2. 掌握乳癖的辨证要点、常用辨证方法；
3. 掌握乳癖的针灸取穴规律、针灸操作方法；
4. 熟悉乳癖的病因病机。

乳癖是以乳房疼痛、呈结节状态或肿块为主要表现的病证,又称为"乳核""乳痰",多见于中青年女性。发病多与情志、月经周期有关。病位在乳房部,与足阳明胃经、足厥阴肝经、足太阴脾经三经密切相关。基本病机是气滞痰凝,冲任失调。

在西医学中,本病多指乳腺小叶增生、乳房囊性增生、乳房纤维瘤等疾病。

【典型病例】

刘某,女,37岁,因乳房胀痛、内有硬结1年来诊。近1年发现乳房胀痛,可触及硬结,常于月经前加重,平素易乏力,经量偏少、色淡。查:双侧乳房可触及颗粒状结节。舌质淡,苔薄白腻,脉弦沉。母亲乳腺癌病史。

问题一　根据上述描述,本患者的初步诊断是什么? 为进一步明确诊断,还需要了解哪些病情资料? 应与哪些疾病相鉴别?

诊断思路:患者的病症特点是乳房疼痛、结节状态,无红肿,中医可以初步诊断为"乳癖"。西医学方面,患者母亲有乳腺癌病史,故应鉴别是乳腺增生还是乳腺恶性病变。因此,需要进一步查看:肿块结节是单侧单发还是双侧均见,肿块的形态、质地、与周围组织(皮肤、胸肌筋膜等)有无粘连、可移动度、生长速度,以及与情绪或月经周期关系,并完善乳腺超声、乳腺X线检查。若超声发现可疑结节、X线见微钙化,则应进一步完善组织病理学检查等。

如果排除了恶性病变,要进一步排除是否为其他原因引起的乳腺疼痛,如乳腺脓肿可见局部红、肿、热、痛;胆石症、胃食管反流性疾病、颈椎放射痛和心绞痛也会引起乳腺牵扯痛;另外,抗抑郁药等也可能引起乳腺的疼痛。因此,要进一步询问伴随症状、发病诱因及既往病史,必要时可完善血常规、肝胆胰脾超声、颈椎X线、心电图等检查。

如果是乳腺增生,要通过病史采集判断可能的发病原因。因此,需要进一步收集病史资料:包括月经史、孕育史、哺乳史、服药史、饮食结构,以及社会心理因素等。

经查:该患者双乳有结节,呈颗粒状结节、推之可移,局部无红、肿、热,疼痛多在月经前加重。发病1年肿块未见显著增大。乳腺超声检查排除恶性病变。既往月经先后不定期,有母乳喂养史。既往无特殊病史。近3年工作压力大,情绪易焦虑。通过病史采集、体格检查、超声及乳腺X线排除引起乳腺疼痛或肿物的其他疾病后,该患者西医诊断为"乳腺增生症"。

知识点1

乳腺增生症与其他乳房疾病的鉴别诊断

	乳腺增生症	乳痛症	乳腺纤维腺瘤	乳腺癌
年龄	30~50岁	24~45岁	30岁以下,20~25岁多见	40~60岁
病程	缓慢	缓慢,常有自限性	缓慢	迅速
疼痛	多为非周期性	多为周期性	无	无
肿块	常多个,但亦可单发呈片状、结节状或条索状	无肿块或结节状弥漫性增厚	常单个	常单个
乳头溢液	无色、淡黄色	无	无	血性、黄色、黄绿色

续表

	乳腺增生症	乳痛症	乳腺纤维腺瘤	乳腺癌
超声	局限性低回声或无回声,病变后方回声增强效应	腺体回声增强,结构紊乱,但无肿块或结节	边界清晰,形态部分规则的低回声,多呈圆形、椭圆形或分叶状	形态不规则或呈小分叶状毛刺状、蟹足样
X线	形态规则,片状密度增高影		边界清晰的等或略高密度肿块影,周围见薄透亮环,可伴有爆米花样钙化	高密度肿块影,边缘毛刺样,边界不清,周围见宽窄不等透亮环;泥沙样钙化段分布

问题二　乳癖的辨证要点是什么?应采用什么辨证方法?该患者如何进行辨证?

辨证思路:对于乳癖而言,应根据疼痛的特点、肿块的性状特点和全身兼症等进行辨证,主要采用经络辨证、脏腑辨证、八纲辨证等辨证方法。四诊时,既要重点关注疼痛和肿块的特点,起病的诱因、缓急、病程,还要搜集全身兼症、舌脉等,四诊合参进行诊断,辨证要点是辨经络、辨脏腑、辨兼症。

辨经络:足阳明胃经经过乳房,足厥阴肝经循至乳下,足太阴脾经行经乳外,故本病主要与足阳明经、足厥阴经、足太阴经有关。《圣济总录》云:"盖妇人以冲任为本,若失于将理,冲任不和,阳明经热,或为风邪所客,则气壅不散,结聚乳间,或硬或肿,疼痛有核……"因此本病亦与冲脉、任脉有关。

辨脏腑:本病多因肝郁气结,横犯脾胃,气血逆乱,痰浊内生,阻于乳络而成,病位在乳房,与肝、脾、胃三脏关系密切。

辨兼症:乳房肿块和胀痛随喜怒消长,兼急躁易怒,经行不畅,舌红,苔薄黄,脉弦滑者,为肝郁气滞;乳房肿块胀痛,兼胸闷不舒,恶心欲呕,苔腻,脉滑者,为痰浊凝结;乳房肿块和疼痛多在月经前加重,兼腰酸乏力,月经失调,色淡量少,舌淡,脉沉细者,为冲任失调。

辨证分析:患者以乳房胀痛、内有硬结1年为主诉,根据症状、体征及辅助检查,结合病史,可诊断为"乳癖"。其病变主要在足阳明、足厥阴和足太阴经。患者平素工作压力大,情绪焦虑,久则肝气郁结,影响脾胃气血运行,致肝、脾两经经络不通,故可见乳房胀痛。肝郁脾虚,冲任失调,故见月经不调,月经量少、色淡,乳房肿块、疼痛每于月经前加重。脉弦为肝郁之象,四诊合参,辨证为肝郁气滞,兼冲任不调。

中医诊断:乳癖(肝郁气滞证);

西医诊断:乳腺增生症。

问题三　该患者应如何进行针刺治疗?还有哪些有效的针灸方法?

针灸治疗思路:

1. **针刺治疗**　本患者诊断为乳癖,辨证为肝郁气滞,兼有冲任不调。病位在乳房,与足阳明、足厥阴、足太阴经及冲脉、任脉有关。故要遵循"不盛不虚以经取之""标本同治"的法则进行治疗。

治法:以理气化痰、调理冲任为治法,选局部腧穴、足阳明、足厥阴经为主,可选用经验效穴。

取穴:膻中、乳根、屋翳、期门、足三里、太冲、天宗、内关、肝俞、关元。

刺灸方法:膻中向乳房方向横刺,乳根向上刺入乳房底部,屋翳、期门沿肋间隙向外斜刺。诸穴采用毫针平补平泻法。其中乳根、屋翳可接电针,采用弱刺激。

知识点 2

针灸治疗乳癖的主穴、配穴

主穴	配穴	
	辨证选穴	对症选穴
膻中、乳根、屋翳、期门、足三里、太冲、天宗	肝郁气滞——肝俞、内关 痰浊凝结——丰隆、中脘 冲任失调——关元、肝俞、肾俞	乳房痛甚——少泽、梁丘 胸胁胀痛——支沟、内关 腹胀呕恶——公孙、内关 烦躁口苦——行间、阳陵泉 心悸不寐——百会、内关 月经失调——关元、三阴交

2. 其他针灸方法

(1)耳针法:取内分泌、神门、乳腺、卵巢、肝,毫针中度刺激,或用埋针法、压丸法。

(2)火针法:取阿是穴,用中粗火针点刺乳房肿物中心及周围3~5针,不留针,视肿块深度而定深浅。可在毫针治疗的基础上配合使用。

【临证要点】

1. 针灸治疗乳癖具有较好的减轻疼痛、控制肿块生长甚至缩小肿块的作用,而且对于疼痛引起的情绪障碍、睡眠障碍,以及由于内分泌紊乱引起的月经失调等,亦有较好的改善作用。但本病为慢性病,需要坚持治疗。

2. 乳癖的基本病机是气滞痰凝,冲任失调。主要采用经络辨证、脏腑辨证、八纲辨证等辨证方法,在辨病的基础上,辨经络、辨脏腑、辨兼症。针灸治疗重在理气化痰、调理冲任,取胸乳部腧穴、足阳明、足厥阴经穴为主,并结合辨证选穴、对症选穴。天宗、肩井是治疗乳腺疾病的经验效穴,可以取之。

3. 临诊可参考老专家的治疗经验施治,如郭诚杰先生治疗乳腺增生症,常用的主穴分为两组:膻中、乳根、合谷;肩井、天宗、肝俞,并进行辨证配穴。

4. 孕妇乳腺增生、肿痛明显者,当慎用针灸治疗。

5. 本病应注意与乳腺癌鉴别,少数患者有癌变可能,必要时应手术治疗。

6. 对患者进行心理疏导,指导其调整情绪、适度锻炼,保证身心健康。

【诊疗流程】

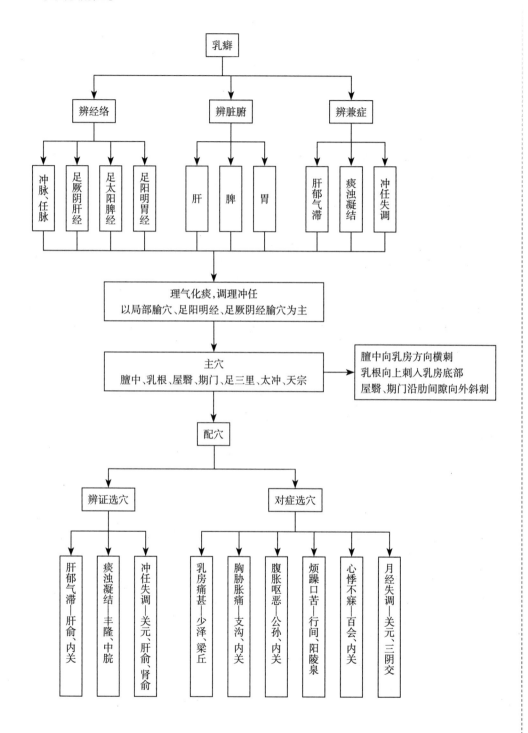

第五节　五官科病证

一、上睑下垂

培训目标

1. 掌握上睑下垂的诊断与鉴别诊断;
2. 掌握睑废的辨证要点、常用辨证方法;
3. 掌握睑废的针灸取穴规律、针灸操作方法;
4. 熟悉睑废的病因病机。

上睑下垂是上睑提举无力,或不能抬起,以致睑裂变窄,甚至遮盖部分或全部瞳仁,影响视力的一种眼病。上睑下垂可见于西医学的先天性、神经源性、肌源性、机械性、假性上睑下垂等。

中医学称为"睑废""睑皮垂缓""上胞下垂"。其发生与禀赋不足、风邪外袭、脾虚气弱等因素有关。病位在上胞睑筋肉,胞睑属脾,"太阳为目上网",故本病与脾、足太阳经筋关系密切。基本病机是筋肉失养,筋脉弛缓,睑肌无力。

【典型病例】

患者,女,49 岁,左上睑下垂 2 天。患者 2 天前突然发病,不能睁眼。查体:左上睑下垂,左眼球向内、向上、向下活动受限,对光反射存在。辅助检查:空腹血糖 8.6mmol/L。舌淡,苔薄,脉弱。既往糖尿病病史 4 年。

问题一　根据上述描述,本患者的初步诊断是什么? 为进一步明确诊断,还需要了解哪些病情资料? 应与哪些疾病相鉴别?

诊断思路:患者的病症特点是突然左上睑下垂,不能睁眼,中医可以初步诊断为"睑废"。西医学方面,患者发病 2 天,以一侧的上睑下垂为主症,可排除先天性上睑下垂,考虑为"获得性上睑下垂"。

如果是获得性上睑下垂,需进一步明确病因。因此,应进一步询问查看:有无其他伴随症状,有无加重或缓解因素,是否有头颅肿瘤,是否有眼球内陷、同侧面部少汗或无汗、眼压是否下降。新斯的明试验可协助诊断重症肌无力。

经查:患者左眼睑下垂,不能睁眼,复视,劳累后加重,休息后可缓解。查体:左眼球向内、向上、向下活动受限。左侧瞳孔散大。无全身乏力,无"晨轻暮重"的特点,无同侧面部少汗、眼压下降。颅脑 CT 检查无异常。故可排除重症肌无力和霍纳综合征引起的上睑下垂。应诊断为神经源性上睑下垂,由动眼神经麻痹引起。

知识点 1

引起上睑下垂的常见病鉴别诊断

鉴别诊断项目	动眼神经麻痹	重症肌无力眼肌型	霍纳综合征	核间性眼肌麻痹
一侧或两侧	多为单侧	一侧或两侧	一侧或两侧	多为双侧
瞳孔	瞳孔散大	瞳孔无变化	瞳孔变小	瞳孔无变化
疲劳试验	阴性	阳性	阴性	阴性
眼压	无变化	无变化	眼压下降	无变化
晨轻暮重	无	有	无	无
复视、斜视	有	有	无	无

问题二 睑废的辨证要点是什么？应采用什么辨证方法？该患者如何进行辨证？

辨证思路：对于睑废而言，应根据眼部症状、病程长短和全身兼症等进行辨证，主要采用经络辨证、脏腑辨证等辨证方法。四诊时，既要重点关注眼部的症状、体征，起病的诱因、缓急、病程，查看患侧上睑肌肉、眼轮匝肌等，还要搜集全身兼症、舌脉等，四诊合参进行诊断，辨证要点是辨经络、辨兼症。

辨经络：足太阳经筋"其支者，为目上网"，故本病与足太阳经筋密切相关。

辨兼症：自幼上睑下垂，无力抬举，视物时仰首举额张口，或以手提睑，舌淡苔白，脉沉细，为肝肾不足；起病缓慢，上睑提举无力，朝轻暮重，劳累后加重，伴有面色少华、食欲不振、肢体乏力，舌淡苔薄，脉弱，为脾虚气弱；起病突然，重者目珠转动失灵，或外斜或视一为二，舌红苔薄，脉弦，为风邪袭络。

辨证分析：《目经大成》"睑废"记载："此症视目内如常，自觉亦无恙，只上下左右两睑，日夜长闭而不能开，攀开而不能眨，理有不解。尝见患者，一行一动，以手拈起眼皮方能视。"患者以左上睑下垂，不能睁眼为主诉，可诊断为"睑废"。病位在上胞睑筋肉，胞睑属脾，脾主肌肉，脾气虚弱，清阳不升，胞睑筋肉失养，则胞睑痿废不用而下垂，上胞抬举无力，遮盖瞳仁；脾虚失运，不能转输精气以充养周身，故见肢体倦怠，精神疲乏，面色少华。舌淡，苔薄，脉弱，为脾虚气弱之象。

中医诊断：睑废（脾虚气弱证，足太阳经筋证）；

西医诊断：神经源性上睑下垂（动眼神经麻痹）。

问题三 该患者应如何进行针刺治疗？还有哪些有效的针灸方法？

针灸治疗思路：

1. 针刺治疗 本患者诊断为睑废，属于虚证，脾虚气弱证，病位在足太阳经筋。故要遵循"虚则补之"的法则进行治疗。

治法：健脾益气，疏调经脉。以眼周腧穴、足太阳经穴为主。

取穴：攒竹、丝竹空、阳白、三阴交、足三里、脾俞、百会、申脉。

刺灸方法：毫针平补平泻，足三里、脾俞用补法。攒竹、丝竹空既可相互透刺，又均可向鱼腰透刺，留针30分钟。百会、足三里、脾俞可加灸法。眼周穴位可用电针。

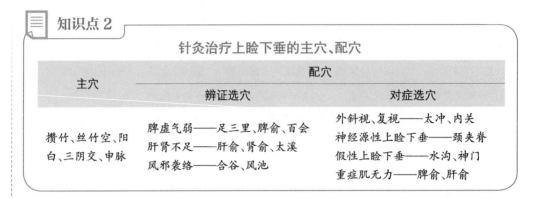

知识点 2

针灸治疗上睑下垂的主穴、配穴

主穴	配穴	
	辨证选穴	对症选穴
攒竹、丝竹空、阳白、三阴交、申脉	脾虚气弱——足三里、脾俞、百会 肝肾不足——肝俞、肾俞、太溪 风邪袭络——合谷、风池	外斜视、复视——太冲、内关 神经源性上睑下垂——颈夹脊 假性上睑下垂——水沟、神门 重症肌无力——脾俞、肝俞

2. 其他针灸方法

(1) 皮肤针法：取攒竹、眉冲、阳白、头临泣、目窗、目内眦 - 上眼睑 - 瞳子髎连线，皮肤针轻度叩刺。

(2) 艾灸法：取百会、肺俞、脾俞、足三里等穴。温和灸，每穴灸 10~15 分钟。

(3) 耳穴法：取心、肝、脾、胃、膀胱等穴，每次选择 2~3 个穴位，毫针刺，或耳穴压丸。

【临证要点】

1. 针灸对本病有一定疗效，先天性上睑下垂重症患者则不属于针灸适应证。

2. 本病的发生与禀赋不足、风邪外袭、脾虚气弱等因素有关。病位在上胞睑筋肉，胞睑属脾，基本病机是筋肉失养，筋脉弛缓，睑肌无力。本病与脾、足太阳经筋关系密切。主要采用经络辨证、脏腑辨证等，在辨病的基础上，辨经络、辨兼症，治疗重在补肾健脾，疏风通络，以眼周腧穴，足太阴、足太阳经穴为主，主穴包括攒竹、丝竹空、阳白、三阴交，在此基础上，结合辨证选穴及对症选穴。

古代医家治疗眼睑下垂，常以局部取穴为主，结合辨证选取远端穴位。

3. 针刺眼周腧穴时注意针刺方向、角度及深度，避免刺伤眼球。眼周腧穴可用电针，刺激量以患者耐受度为宜，避免晕针。

4. 本病需明确病因，针对病因治疗。斜视及复视患者可结合眼球运动训练及视觉融合训练。重症肌无力引起的上睑下垂应用中西医结合治疗。

5. 应注意调节情志，饮食清淡。治疗期间注意勿复受风邪，以免加重病情。

【诊疗流程】

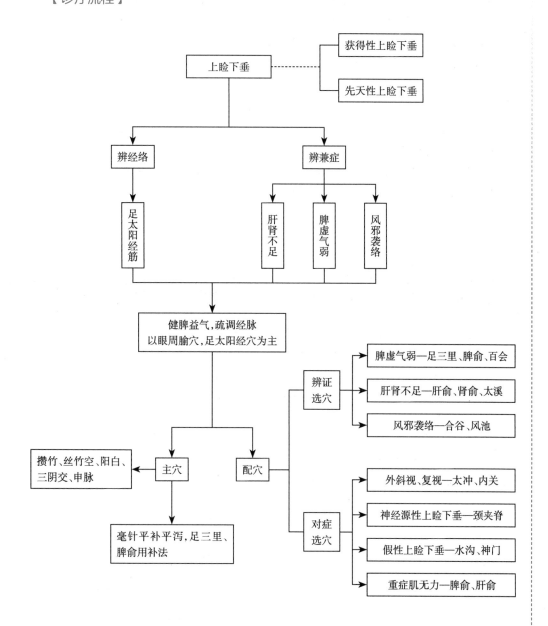

二、近视

 培训目标

1. 掌握近视的诊断与鉴别诊断；
2. 掌握近视的辨证要点、常用辨证方法；
3. 掌握近视的针灸取穴规律、针灸操作方法；
4. 熟悉近视的病因病机。

近视是以视近物清晰、视远物模糊为临床特征的眼病,古称"能近怯远症"。

近视的发生常与禀赋不足、劳心伤神和不良的用眼习惯有关。本病病位在眼,肝经连目系,心经系目系,另外目窍受精血濡养,而肾主藏精,脾生化气血,故本病与心、肝、脾、肾关系密切。基本病机是目络瘀阻,或目失所养。

西医学中,本病为眼科屈光不正疾病之一,多发于青少年时期。

【典型病例】

彭某,女,15岁,初三学生。双眼视物模糊1年余,近期加重来诊。1年来视远模糊,眼睛易疲劳,伴面色无华,神疲乏力。检查:远视力:右眼0.6,左眼0.6;近视力:右眼1.5,左眼1.5。右眼加镜-0.25DS矫正远视力1.0,左眼加镜-0.25DS矫正远视力1.0。舌质淡,苔薄白,脉细弱。

问题一 根据上述描述,本患者的初步诊断是什么? 为进一步明确诊断,还需要了解哪些病情资料? 应与哪些疾病相鉴别?

诊断思路:患者的病症特点是双眼视物模糊伴视力下降,中医可以初步诊断为"能近怯远症"。西医学方面,鉴于病程1年,应进一步鉴别是真性近视还是假性近视。因此,需要进一步问诊:是否休息后视力会改善,是否用药后好转,等等。

若为真性近视,需鉴别是单纯性近视还是病理性近视,应进一步查看:近视度数,远视力是否有问题,有无伴随其他视觉症状,眼底有无改变等。

若为单纯性近视,还应进一步判断病情严重程度。因此要进一步检查:标准视力表、散瞳验光法等。通过客观验光和主觉眼光确定近视,并确定度数。

经查:该患者精神状态良好。近一年学习压力大,经常晚睡早起,用眼过度,且看书写字距离书本较近,长时间用眼后经常眼睛干涩,休息后未见缓解,曾用滴眼液治疗,视物不清未见明显好转,父母均无近视。无夜间视力差、飞蚊症、漂浮物、闪光感等症状,眼底无改变。故可以排除病理性近视,应诊断为真性近视,单纯性近视。

知识点 1

真性近视与假性近视的鉴别

	真性近视	假性近视
器质性病变	有	无
远距离视力	下降	下降
近距离视力	正常	正常
屈光矫正后视力	仍较差	可达到或接近正常
睫状肌麻痹法	验光有近视屈光度,视力不进步	无近视屈光度,视力进步

问题二 近视的辨证要点是什么? 应采用什么辨证方法? 该患者如何进行辨证?

辨证思路:对于近视而言,应根据眼部症状、病程长短和全身兼症等进行辨证,主要采用经络辨证、脏腑辨证等辨证方法。四诊时,既要重点关注眼部的症状、体征,起病的原因、病程、近视性质和进展速度,查看屈光度、近视度数,还要搜集全身兼症、舌脉等,四诊合参进行诊断,辨证要点是辨经络、辨兼症。

辨经络:本病主要与足厥阴、手少阴经相关。

辨兼症:双目干涩,头晕耳鸣,夜寐多梦,腰膝酸软,舌淡,少苔,脉细尺弱者,为肝肾亏虚证;目视疲劳,双目喜闭,舌淡,苔薄白,脉细弱者,为心脾两虚证;远视力下降,面色不华,舌淡,苔薄白,脉弱者,为肝血不足证;视力下降,心烦失眠,健忘,身倦乏力,舌淡,苔白,脉弱,为心阳不足证。

辨证分析:患者以视物模糊不清为主诉,根据检查双侧视力降低,可诊断为"近视"。患者青年学生,课业繁重,久视耗血,血为气之母,血虚气亦虚,目失所养,导致神光不能发越于远,故出现近视;患者面色无华,神疲乏力,视物易疲劳,舌质淡,苔薄白,脉细弱,均为心脾两虚之证。

中医诊断:近视(心脾两虚证);

西医诊断:单纯性近视。

问题三 该患者应如何进行针刺治疗? 还有哪些有效的针灸方法?

针灸治疗思路:

1. 针刺治疗 本患者诊断为近视,属于虚证,心脾两虚证。病位在目,与心、肝、肾及足厥阴、手少阴经关系密切。故要遵循"虚则补之"的法则进行治疗。

治法:补益心脾,养血明目。取眼周腧穴、足厥阴经穴为主。

取穴:睛明、承泣、太阳、光明、风池、合谷、太冲、肝俞、脾俞、足三里。

刺灸方法:毫针平补平泻。针刺眼周穴位注意方向、深度,嘱患者闭目,以左手拇指轻推固定眼球,右手缓慢进针,紧靠眼眶缘直刺 0.5~1 寸,不提插和大幅度捻转,避免刺伤眼球和血管;出针时要压针孔片刻。针刺风池时,针尖朝向病所,刺入 0.8~1.2寸,以针感向眼睛传导为佳。心俞、脾俞用补法。余穴按照常规刺法,留针 30 分钟。

知识点 2

针灸治疗近视的主穴、配穴

主穴	配穴	
	辨证选穴	对症选穴
睛明、承泣、风池、合谷、光明、太冲	肝肾亏虚—肝俞、肾俞 心脾两虚—心俞、脾俞 肝血不足—肝俞、血海 心阳不足—心俞、关元	耳鸣—耳门、听宫、听会 头晕—百会、中脘 纳呆—中脘、足三里 失眠—神门、三阴交 腰膝酸软—肾俞、大肠俞

2. 其他针灸方法

(1) 耳针法:取眼、肝、脾、肾、心、皮质下。每次选用3~4穴,毫针刺法,或埋针法、压丸法。选用 1 寸毫针,左手固定耳郭,右手持针快速刺入耳穴内 1~2 分,不可穿透耳郭;或用消毒不锈钢耳针埋入穴位以胶布固定;或用王不留行籽贴压,每日按压数次,以耳部产生痛、胀感为佳。

（2）皮肤针法：取眼周腧穴、风池、五脏俞。用轻度或中度刺激进行叩刺。

【临证要点】

1. 针灸治疗轻度、中度近视疗效较好，近期疗效较好，能较快提高视力，尤其对假性近视疗效显著，且年龄越小，治愈率越高。根据病情需要，可以针药并用。

2. 患者以视物模糊不清就诊时，要注意鉴别是真性近视还是假性近视，对选穴、选择针灸方法有指导意义。

3. 近视的发生常与先天禀赋不足、后天用眼不当或劳心伤神等因素有关。基本病机是目络瘀阻，或目失所养。病位在目，与心、肝、肾及足厥阴、手少阴经关系密切。主要采用经络辨证、脏腑辨证等，在辨病的基础上，辨经络、辨兼症，治疗重在补益肝肾、养血明目，以眼周穴位为主，配合循经远端取穴，并根据证型进行配穴。

古代医家治疗近视，以局部取穴为主，针法上多用平补平泻。

4. 针刺眼周穴位时应注意深度和方向，避免刺伤眼球和血管。

5. 注意用眼卫生，充分休息，坚持做眼保健操。

【诊疗流程】

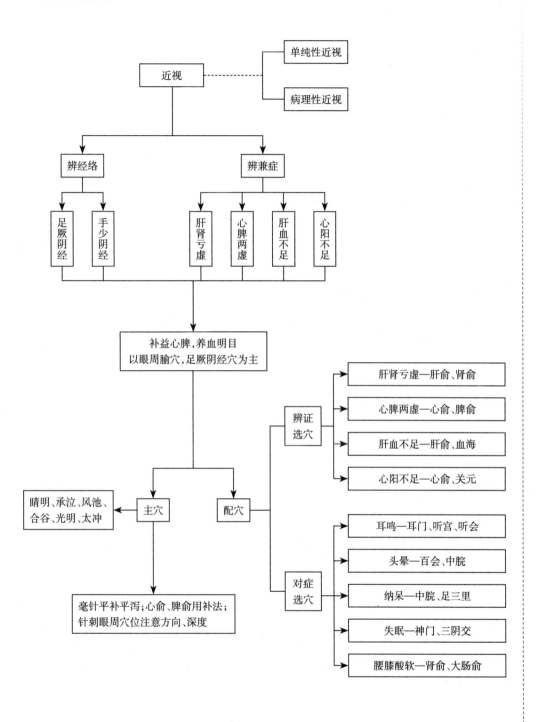

三、睑腺炎

 培训目标

1. 掌握睑腺炎的诊断与鉴别诊断;
2. 掌握睑腺炎的辨证要点、常用辨证方法;
3. 掌握睑腺炎的针灸取穴规律、针灸操作方法;
4. 熟悉睑腺炎的病因病机。

睑腺炎是指胞睑边缘生疖,形似麦粒,红肿痒痛,易于成脓溃破的眼病,俗称"麦粒肿"。是眼睑腺体组织的一种急性化脓性炎症。一般开始时眼睑痒痛并作,睑缘局限性红肿硬结、疼痛和触痛,继则红肿热痛加剧;数日后硬结顶端出现黄色胀点,破溃后脓自流出。

中医称之为"针眼""眼丹""土疳"等。本病的发生常与脾胃蕴热,或心火上炎,又复感风热有关。病位在眼睑,眼睑属脾,太阳为目上网,阳明为目下网,故本病与脾胃及足太阳、足阳明经关系密切。基本病机是火热结聚于胞睑。

【典型病例】

江某,男,18 岁。左眼睑反复长疖肿 2 个月,左上睑睫毛根部红肿焮痛 2 天。患者自行使用 0.25% 氯霉素滴眼剂滴眼,效果不显。刻下症:左眼上睑缘处红肿,范围弥散,耳前和颌下淋巴结肿大并有压痛,舌质红,苔黄,脉数。患者有近视病史 6 年。

问题一 根据上述描述,本患者的初步诊断是什么? 为进一步明确诊断,还需要了解哪些病情资料? 应与哪些疾病相鉴别?

诊断思路:患者的病症特点为左眼睑反复长疖肿 2 个月,左上睑睫毛根部红肿焮痛 2 天,中医诊断为"眼丹",西医初步诊断为"睑腺炎"。但患者上睑肿块反复发作,病程 2 个月,故应鉴别是睑腺炎还是睑板腺囊肿。因此,需要进一步查看:眼睑是否触之有硬结,硬结的颜色、性质,压痛是否明显,边界是否清楚,是否伴有淋巴结肿大等。

如果是睑腺炎,还应鉴别是外睑腺炎还是内睑腺炎。因此,需要进一步查看:炎症反应发生的具体部位,红肿范围,疼痛的程度,睑结膜是否充血、肿胀等。

经查:本患者精神状态好。左上睑睫毛根部红肿焮痛,范围弥散,触之有硬结,压痛明显,边界清楚,耳前和颌下淋巴结肿大并有压痛,眼睑无分泌物、睑结膜无充血肿胀,故可以排除睑板腺囊肿,应诊断为睑腺炎,外睑腺炎。另见患者伴有轻微恶寒发热、头痛、小便短赤、大便秘结。

知识点 1

	睑腺炎	睑板腺囊肿	结膜炎
眼睑结节	有,多有压痛	有,多无压痛	无
疼痛程度	疼痛剧烈	一般无疼痛	无疼痛,有烧灼感、瘙痒
眼睛异物感	有	有	有
局部破溃排脓现象	有	有,可排出胶样内容物	无
结膜充血、水肿	有或无	无	有
眼睑隆起、红肿	有	眼睑可隆起,无红肿	无

睑腺炎、睑板腺囊肿与结膜炎的鉴别

问题二 睑腺炎的辨证要点是什么?应采用什么辨证方法?该患者如何进行辨证?

辨证思路:对于睑腺炎而言,应根据发病部位及全身兼症等进行辨证,主要采用病因辨证、经络辨证、脏腑辨证等辨证方法。四诊时,既要重点关注眼睑的发病部位、起病的诱因,还要搜集全身兼症、舌脉等,四诊合参进行诊断,辨证要点是辨病因、辨经络、辨兼症。

辨病因:病因总与热有关。主要是外感风热或脾胃湿热。

辨经络:病位在眼睑,眼睑属脾,太阳为目上网,阳明为目下网,故本病与足太阳、足阳明经脉关系密切。

辨兼症:兼见头痛发热,周身不适,舌红,苔薄黄,脉浮数者,为风热外袭;兼见口渴喜饮,便秘溲赤,舌红,苔黄或腻,脉数等内热重者,为热毒炽盛;有针眼反复发作,口黏口臭,腹胀便秘,舌红,苔黄腻,脉数者,为脾胃湿热。

辨证分析:患者以左上睑红肿焮痛,触之有硬结为主诉,可诊断为"眼丹",其病位在眼睑,与脾有关;病在目上网,与足太阳经关系密切。《诸病源候论·目病诸候》曰:"人有眼内眦头忽结成,三五日间便生脓汁,世呼为偷针。"《外科正宗》曰:"眼丹,脾经有风,胃经多热,共结为肿,风多则浮肿易消,热盛则坚肿难散。"脾胃蕴热,复感风热,以致热毒炽盛,火热结聚于胞睑,从而出现左上睑红肿,焮痛,触之有硬结;风热之邪外袭,则微恶寒发热;热毒炽盛则见臀核肿大;小便短赤,大便秘结,舌质红,苔黄,脉数为热毒炽盛之证。

中医诊断:眼丹(热毒炽盛证);

西医诊断:睑腺炎。

问题三 该患者应如何进行针刺治疗?还有哪些有效的针灸方法?

针灸治疗思路:

1. **针刺治疗** 本患者诊断为睑腺炎,属于实证,热毒炽盛证,病位在足太阳经。遵循"实则泻之""热则疾之"的法则进行治疗。

治法:疏风清热、解毒散结。选眼周腧穴及手足阳明、足太阳经穴为主。

取穴:攒竹、鱼腰、太阳、风池、合谷、内庭、太冲、大椎、曲池、至阴。

刺灸方法:针刺眼周腧穴,施予浅刺,雀啄刺。太阳穴向丝竹空透刺。余穴常规刺,毫针泻法。留针 20 分钟。大椎、攒竹、太阳均宜加点刺出血。

知识点 2

针灸治疗睑腺炎的主穴、配穴

主穴	配穴	
	辨证选穴	对症选穴
太阳、攒竹、风池、内庭、太冲	风热外袭—外关、合谷、商阳 热毒炽盛—大椎、曲池 脾胃湿热—内庭、阴陵泉	腹胀便秘—天枢 口黏口臭—大陵 头痛发热—合谷 生于上睑—至阴 生于下睑—厉兑

2. 其他针灸方法

(1) 挑刺法:取肩胛区第 1~7 胸椎棘突两侧,探寻淡红色疹点、敏感点或背俞穴,采用三棱针挑刺或点刺出血,放出少量血液,亦可挑断疹点处的皮下纤维组织。

(2) 耳针法:取眼、肝、脾、耳尖,毫针刺法,亦可在耳尖点刺出血。

【临证要点】

1. 本病轻证多可自行消散,重者溃后排脓始愈。针灸治疗本病初起疗效显著。若成脓之后,可采用挑刺、刺络拔罐等综合疗法进行治疗,或切开排脓。

2. 患者以胞睑肿胀来就诊时,要注意鉴别是睑腺炎还是睑板腺囊肿。

3. 本病的发生常与脾胃蕴热,或心火上炎,又复感风热等因素有关。基本病机是火热结聚于胞睑。病位在眼睑,与脾胃及足太阳、足阳明关系密切。采用病因辨证、经络辨证、脏腑辨证等方法,辨证要点是辨病因、辨经络、辨兼症,治疗以疏风清热,解毒散结,取眼周腧穴及手足阳明经、足太阳经穴为法,主穴包括太阳、攒竹、风池、内庭、太冲。在此基础上,再结合辨证选穴、对症选穴。针刺眼周穴位时多施以雀啄刺。

古代医家治疗睑腺炎常采用局部穴与远道穴相结合,针刺用泻法,或用三棱针刺血。

4. 对于反复发作者,宜在肿块消退后进行针灸整体调治。

5. 睑腺炎初起至酿脓期间,切忌用手挤压患处,以免感染。患病期间宜清淡饮食,充分休息。

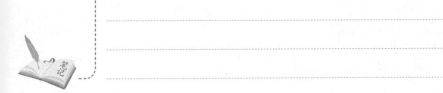

【诊疗流程】

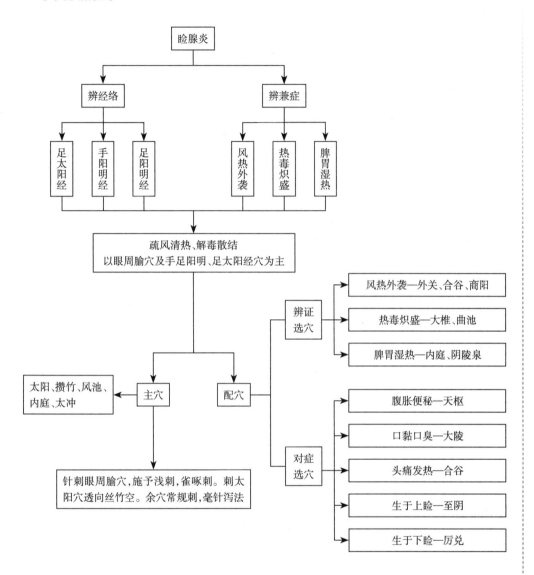

四、耳鸣、耳聋

 培训目标

1. 掌握耳鸣、耳聋的诊断与鉴别诊断；
2. 掌握耳鸣、耳聋的辨证要点、常用辨证方法；
3. 掌握耳鸣、耳聋的针灸取穴规律、针灸操作方法；
4. 熟悉耳鸣、耳聋的病因病机。

耳鸣、耳聋是指听觉异常的两种症状。耳鸣、耳聋可单独出现或先后发生，又可同时并见，二者症状虽有不同，但中医的病因病机却基本一致。其发生常与外感风邪、肝胆火旺和肾精亏耗等因素有关。病位在耳,肾开窍于耳,手足少阳经、手太阳经循行至耳,故本病与肾、肝胆关系密切。本病的基本病机是耳部脉络不通或失于濡养。

西医学中的突发性耳聋、药物中毒性耳聋、老年性耳聋、耳硬化症以及原因不明的感音神经性耳聋、耳鸣等疾病,均可参考本节进行辨证施治。

【典型病例】

周某,男,45 岁,因右耳听力下降 10 天来诊。自诉平日性情急躁,本次大怒之后忽觉听力下降,伴眩晕、头痛,纳可,寐安,大便秘结,小便黄赤。

问题一 根据上述描述,本患者的初步诊断是什么?为进一步明确诊断,还需要了解哪些病情资料?应与哪些疾病相鉴别?

诊断思路:患者的症状特点是突然出现听力下降,可以初步诊断为"耳聋"。许多耳科疾病均能导致突发性听力下降,其中突发性耳聋的可能性较大。为明确诊断需要进一步查看:外耳道及鼓膜检查、听力学检查等。此外,应检查面肌活动状况,有无眼睑不能闭合、口眼歪斜等。

因患者同时出现听力下降和眩晕,故应与梅尼埃病相鉴别,因此应进一步询问是否有耳鸣,听力损伤是否呈波动性,眩晕发作时是否有恶心呕吐。为进一步明确诊断,还应进行耳镜检查、纯音测听和声导抗测试等。

如果是突发性耳聋,根据纯音测听和声导抗测试可以初步判断听力下降的类型,明确是传导性耳聋、感音神经性耳聋,还是混合性耳聋。同时可以判断听力下降的程度。为明确听力下降类型,还需进行听性脑干反应、耳声发射检查、言语功能测试、内耳道 MRI 等。

经查:患者自诉听力下降,未出现耳鸣,否认眩晕发作时有恶心呕吐。检查:外耳道和鼓膜未见异常,纯音听阈检查提示低频下降型曲线,鼓室导抗图为 A 型,畸变产物耳声发射结果为右耳未引出,内耳道 MRI 未见明显异常,因此突发性耳聋诊断比较明确,排除梅尼埃病。患者伴见面赤,口苦咽干,舌红,苔黄,脉弦数。

📋 知识点 1

耳鸣、耳聋的诊断

参考《2019 欧洲多学科指南:耳鸣的诊断,评估和治疗》,耳鸣、耳聋的诊断标准为:

1. 耳鸣 没有外部来源的情况下感知耳朵或头部的一个或多个声音。

(1)急性耳鸣 <3 个月;

(2)3 个月≤亚急性耳鸣 <6 个月;

(3)慢性耳鸣≥6 个月。

2. 耳聋 听力不同程度的减退,甚至完全丧失。部分患者伴有耳鸣、耳道阻塞感。

知识点 2

耳鸣、耳聋相关常见病的鉴别

	听力损伤	耳鸣	眩晕	其他症状
突发性耳聋(感音神经性聋)	突然的非波动性感音神经性听力缺失,常为中或重度,单耳发病居多	可伴有耳鸣	可伴眩晕、恶心、呕吐,但不反复发作	或有失眠、焦虑、抑郁、烦躁等症状
梅尼埃病	呈明显波动性,反复发作后听力损失加重	眩晕发作前或发作期间耳鸣加重,间歇期减轻,但不消失	多呈突发旋转性,伴恶心、呕吐等自主神经反射症状	发作期患侧耳内或头部胀满
分泌性中耳炎	听力下降,自听增强。可有变位性听力改善	呈低调间歇性。当头部运动、捏鼻鼓气时,耳内可出现气过水声	无	耳痛;耳闷,反复按压耳屏后可暂时减轻
耳硬化症	多无任何诱因的双耳进行性听力减退	间歇性或持续性,常见低音调耳鸣	少数患者在头部活动后出现轻度短暂眩晕	威利斯听觉倒错
听神经瘤	单侧听力下降,部分患者出现突发性耳聋	单侧耳鸣,出现于听力下降之前	轻度头晕、不稳感	初期多为枕部刺痛或隐痛,随着病情发展,头痛渐加重
功能性聋	双耳突然或缓慢起病。睡眠中耳聋持续存在	无	无	发病前多有精神心理创伤或挫折史

问题二 耳鸣、耳聋的辨证要点是什么?应采用什么辨证方法?该患者如何进行辨证?

辨证思路:对于耳鸣、耳聋而言,根据症状、病程长短和全身兼症等进行辨证,主要采用经络辨证、脏腑辨证、八纲辨证等辨证方法。四诊时,既要重点关注耳鸣的声音、耳聋的症状和体征,起病的诱因、缓急、病程,询问听觉情况,查看听力是否下降或丧失等,还要搜集全身兼症、舌脉等,四诊合参进行诊断,辨证要点是辨虚实、辨经络、辨兼症。

辨虚实:暴病耳聋,或耳中觉胀,耳鸣如潮,鸣声隆隆不断,按之不减者,为实证;久病耳聋,耳鸣如蝉,时作时止,劳累则加剧,按之鸣声减弱者,为虚证。

辨经络:本病与足少阳、手少阳及手太阳经脉密切相关。

辨兼症:实证:起病较急,耳内憋气作胀,外声难闻而自声增强,伴发热恶寒、舌质红、苔薄白或薄黄、脉浮数,为风邪侵袭;耳鸣如闻潮声、风雷声,症状与情志变化有关,伴头痛、口苦咽干、心烦易怒、大便秘结、舌红、苔黄、脉弦数,为肝火上扰;耳鸣如蝉,闭塞如聋,伴头晕目眩、胸闷痰多、舌红、苔黄腻、脉弦滑,为痰火郁结;多有爆震史,舌质黯红或有瘀点,脉细涩,为气滞血瘀。虚证:耳鸣、耳聋时轻时重,遇劳加重,伴神疲乏力、面色无华、大便时溏、心悸失眠、舌淡、苔薄白或微腻,脉细数,为气血亏虚;听力逐渐下降,耳鸣夜间尤甚,伴虚烦头晕、腰膝酸软、舌红、苔少或无、脉细弦或细弱,为肾精亏损。

辨证分析:患者以"右耳听力下降 10 天"为主诉,诊断为"耳聋",其病变主要在足少阳、手少阳及手太阳经脉。《素问·厥论》曰:"少阳之厥,则暴聋颊肿而热。"《素问·脏气法时论》:"肝病者……耳无所闻。"该患者大怒之后,肝气郁结,气郁化火,上扰耳窍,致突发性听力下降;肝火内炽,灼伤津液,则口苦咽干,大便秘结,小便黄赤。舌红,苔黄,脉弦数,为肝火之象。

中医诊断:耳聋(肝火上扰证);

西医诊断:突发性耳聋。

问题三　该患者应如何进行针刺治疗? 还有哪些有效的针灸方法?

针灸治疗思路:

1. 针刺治疗　本患者诊断为耳聋,属于实证,肝火上扰证,病位在耳部,与足少阳、手少阳及手太阳经脉有关。故要遵循"实则泻之""热则疾之"的法则进行治疗。

治法:清泻肝火,通络开窍。取耳周腧穴及手足少阳经穴为主。

取穴:耳门、听宫、听会、翳风、中渚、侠溪、行间。

刺灸方法:毫针泻法。耳门、听宫、听会张口取穴。针刺听会、翳风时,针尖朝向病所,刺入 0.8~1.2 寸,以针感向耳底或耳周传导为佳。余穴按照常规刺法,留针 20分钟。"热者疾之",荥穴侠溪、行间浅刺,起针时挤出血液数滴。耳周腧穴可加用电针。

知识点 3

耳鸣、耳聋的主穴、配穴

主穴		配穴	
		辨证选穴	对症选穴
实证	听会、翳风、中渚、侠溪	风邪侵袭—风池、合谷 肝火上扰—行间、丘墟 痰火郁结—丰隆、内庭 气滞血瘀—内关、太冲	眩晕—百会、悬钟 失眠—神门、内关 抑郁—合谷、太冲 焦虑—神门、太溪
虚证	听宫、翳风、太溪、肾俞	气血亏虚—气海、足三里 肾精亏损—照海、三阴交	恶心、呕吐—内关、公孙 耳胀耳痛—完骨

2. 其他针灸方法

(1) 耳针法:取内耳、外耳、肺、脾、肝、胆、皮质下、肾上腺。每次选 3~5 个穴,针刺或埋针,或用王不留行籽贴压。

(2) 激光照射法:取翳风、听会、足三里、丘墟,配耳门、曲池、太溪及患侧耳孔处。每次选 2~4 个穴,每穴用氦-氖激光仪照射 5 分钟。

(3) 艾灸法:取膈俞、胆俞、肾俞、中脘、听宫、听会,用艾炷灸,适用于虚证。

另可参考中国针灸学会行业标准《循证针灸临床实践指南——突发性耳聋》。

【临证要点】

1. 针灸治疗突发性耳聋,早期介入疗效较好。对神经性耳鸣、耳聋和突发性耳聋的效果一般较好。

2. 引起耳鸣、耳聋的原因十分复杂,包括耳科疾病、脑血管病、高血压、颈椎病等,在治疗中应明确诊断,针对病因及原发病进行治疗。对鼓膜损伤致听力完全丧失者疗效不佳。

3. 本病的基本病机是耳部络脉不通或失于濡养。病位在耳,与肝、胆、肾,及足少阳、手少阳、手太阳经关系密切。主要采用经络辨证、脏腑辨证、八纲辨证等辨证方法,辨病的基础上辨虚实、辨经络、辨兼症。针灸治疗应明辨虚实以确定基本处方。实证者,以疏风泻火,通络开窍,取耳周腧穴及手足少阳经穴为主,主穴包括听会、翳风、中渚、侠溪;虚证者,以补肾养窍,取耳周腧穴及足少阴经穴为主,主穴包括听宫、翳风、太溪、肾俞等。在此基础上,根据证型、兼症进行配穴。

古代医家治疗耳鸣、耳聋,多以耳部、少阳经、足少阴经腧穴为主。

4. 治疗本病可选用多种针灸方法,包括耳穴疗法、头针法等。根据病情需要,可以针药并用。

5. 日常生活应适劳逸、慎喜怒、避房劳,注意摄生调养。避免噪声刺激。

【诊疗流程】

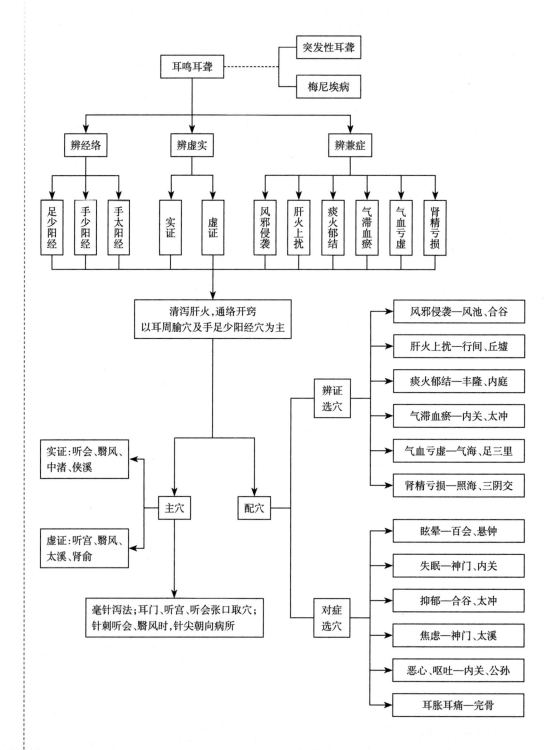

五、鼻鼽

培训目标

1. 掌握变应性鼻炎的诊断与鉴别诊断；
2. 掌握鼻鼽的辨证要点、常用辨证方法；
3. 掌握鼻鼽的针灸取穴规律、针灸操作方法；
4. 熟悉鼻鼽的病因病机。

鼻鼽是指以突然和反复发作的鼻痒、打喷嚏、流清涕、鼻塞等为主要症状的疾病。呈季节性、阵发性发作，亦可常年发病。鼻鼽的发生常与正气不足、外邪侵袭等因素有关。病位在鼻，与肺、脾、肾三脏关系密切，基本病机是肺气失宣，鼻窍壅塞。

在西医学中，鼻鼽多见于变应性鼻炎、血管运动性鼻炎、嗜酸性粒细胞增多性非变应性鼻炎等疾病。

【典型病例】

刘某，男，55岁，鼻塞、流涕反复发作5年，加重1周。近5年来曾就诊于多家医院，诊断为"变应性鼻炎"，服诸多中西药物，收效不明显。检查见鼻黏膜苍白、水肿，有大量清水状鼻涕。

问题一　根据上述描述，该患者的初步诊断是什么？为进一步明确诊断，还需要了解哪些病情资料？应与哪些疾病相鉴别？

诊断思路：患者的病症特点是反复发作的鼻塞、流涕，可以初步诊断为"鼻鼽"（变应性鼻炎）。但感冒、慢性鼻炎和变应性鼻炎都以鼻塞作为基本症状，故应鉴别。因此，需进一步查看询问：鼻腔内是否有大量清水样分泌物，是否有下鼻甲肿大，有无鼻痒、眼痒，有无发热，有无过敏史或家族史等。

如果是变应性鼻炎，要判断其分类、病情程度。因此，需要进一步查问：发作的时间特点、是否影响生活质量、全身的兼症等。

经查：该患者鼻塞，清涕难敛，鼻痒，喷嚏连连，近1周病情加重。近日未感受风邪，无受凉史或疲劳史。查体：鼻黏膜苍白、水肿，下鼻甲肿大，鼻腔内有清水样分泌物。故可排除感冒和慢性鼻炎，应诊断为变应性鼻炎。患者兼见腹胀、纳呆、少气懒言、倦怠乏力，舌质淡胖，苔薄白腻，脉沉无力。

　知识点 1

变应性鼻炎的诊断

依据人民卫生出版社《耳鼻咽喉头颈外科学》（第9版），变应性鼻炎诊断标准为：

（1）临床症状：阵发性连续喷嚏、清水样涕、鼻塞、鼻痒、嗅觉障碍等症状。合并变应性结膜炎时可伴有眼痒、结膜充血等眼部症状，有时可伴有外耳道、软腭及咽部发痒。

(2) 前鼻镜或鼻内镜检查:鼻黏膜苍白、水肿,亦可表现为充血或浅蓝色,下鼻甲尤为明显。鼻腔常见水样分泌物。

(3) 皮肤点刺试验(skin prick tes,SPT)结果为阳性。

(4) 体外变应原特异性IgE检测(包括血清特异IgE检测和鼻分泌物IgE检测)结果为阳性。

(5) 鼻黏膜激发试验结果为阳性。

 知识点2

鼻鼽、感冒和鼻渊的鉴别

	鼻鼽	感冒	鼻渊
病机	肺气失宣,鼻窍壅塞	卫表失和,肺失宣肃	脏腑功能失调,生湿蕴热,上犯于鼻
既往史	常有过敏史或家族史	常有受凉史或疲劳史	无特殊病史
病程	反复发作,突然发病,突然消退	病程较短,数天后可愈	实证起病急,病程短;虚证病程长,缠绵难愈
主要症状	鼻痒,喷嚏频频,清水样涕,鼻塞	初期可见鼻痒、清涕,后期以鼻塞、黏黄涕为主	鼻流浊涕,量多,伴鼻塞,嗅觉减退
全身症状	可伴见肺虚、脾虚、肾虚等全身症状	可伴见风邪外袭之表证的表现	病久可见虚眩;部分患者有明显头痛
局部检查	鼻黏膜淡白、灰白或淡蓝色为主,虽可见充血色红,但多为暗红色,鼻腔内有大量水样分泌物	鼻黏膜,充血肿胀,鼻腔分泌物初起较清稀,后转为黏性	鼻黏膜慢性充血、肿胀或肥厚,鼻甲肿胀或变形

问题二 鼻鼽的辨证要点是什么? 应采用什么辨证方法? 该患者如何进行辨证?

辨证思路:对于鼻鼽而言,主要采用脏腑辨证、经络辨证、八纲辨证等辨证方法。四诊时,既要重点关注鼻鼽的症状、体征,起病的诱因、缓急、病程,询问鼻痒、喷嚏、流清涕、鼻塞等症状,查看鼻腔的情况,还要收集全身兼症、舌脉等,四诊合参进行诊断,辨证要点是辨经络、辨病期、辨兼症。

辨经络:《灵枢·经脉》曰:"大肠手阳明之脉,起于次指之端……上挟鼻孔。是动则病齿痛颈肿,主津所生病者……鼽衄""足阳明之脉起于鼻,交頞中",且手太阴经别复合阳明,故鼻鼽责之于手阳明、足阳明、手太阴经三条经脉。

辨病期:急性期以实为主,病久以虚实夹杂为主。

辨兼症:每遇风冷易发,气短懒言,语声低怯,自汗,面色苍白,或咳喘无力,舌质淡,苔薄白,脉虚弱,为肺气虚寒;患病日久,鼻塞鼻胀较重,面色萎黄,四肢倦怠,食少纳呆,大便或溏,舌淡胖,边有齿痕,苔薄白,脉弱无力,为脾气虚弱;病久体弱,早晚较甚,神疲倦怠,面色苍白,形寒肢冷,小便清长,夜间尿多,舌质淡,苔白,脉沉细无力,为肾阳亏虚。

辨证分析:患者以鼻塞,流清涕,鼻痒,喷嚏为主诉,《素问玄机原病式》记载:"鼽者,鼻出清涕也;嚏者,鼻中因痒而气嚏作于声也。"故可诊断为"鼻鼽"。脾气虚弱,一则化生不足,鼻窍失养,外邪从口鼻而入,停聚鼻窍,鼻窍不利,从而出现鼻痒、喷嚏;二则水湿不运,停聚鼻窍,故鼻塞、流清涕、下鼻甲肿大、黏膜苍白;三则气机不畅,可见腹胀、纳呆、少气懒言、倦怠乏力。舌质淡胖,苔薄白腻,脉沉无力,均为气虚之象。

中医诊断:鼻鼽(脾气虚弱证);

西医诊断:变应性鼻炎。

问题三 该患者应如何进行针刺治疗? 还有哪些有效的针灸方法?

针灸治疗思路:

1. 针刺治疗 该患者诊断为鼻鼽,属于虚证,脾气虚弱证,故要遵循"虚则补之"的法则进行治疗。

治法:以调补正气,通利鼻窍为治法,以鼻周腧穴及手足阳明经穴、相应的背俞穴为主。

取穴:迎香、印堂、风池、合谷、足三里、脾俞、胃俞。

刺灸方法:迎香宜向鼻根部平刺 0.3~0.5 寸,得气后行平补平泻法,使鼻部有酸胀感;印堂向鼻根方向平刺 0.8~1 寸,使针感传向鼻根;余穴按照常规针刺方法,留针 30 分钟。肺俞、脾俞、胃俞、足三里可加温和灸或温针灸。

知识点 3

针灸治疗鼻鼽的主穴、配穴

主穴	配穴	
	辨证选穴	对症选穴
迎香、印堂、风池、合谷、足三里	肺气虚寒—肺俞、气海 脾气虚弱—脾俞、胃俞 肾阳亏虚—命门、肾俞	鼻塞重—上星、四白 头痛、眼痒—通天、攒竹 多涕—阴陵泉、三阴交 咳嗽—列缺、天突 喘憋—定喘、膻中 抑郁—太冲、肝俞

2. 其他针灸方法

(1) 蝶腭神经节刺法:取蝶腭神经节。从下关穴或颧髎穴垂直刺入约 2.5 寸,患者出现麻感、胀感或触电感,可不留针或留针 20~30 分钟。每周 2~5 次,10 次为 1 个疗程。

(2) 穴位敷贴法:取大椎、肺俞、膏肓、肾俞、膻中穴。用白芥子 30g,延胡索、甘遂、细辛、丁香、白芷各 10g,研成粉末。上述药末用生姜汁调糊,涂纱布上,撒上适量肉桂粉,贴敷穴位。30~90 分钟后去掉,以局部红晕微痛为度。

(3) 穴位注射法:取迎香、合谷、风池。当归注射液、丹参注射液,或维生素 B 等,每次选一穴,每穴 0.5~1ml,每周 2 次。

（4）耳针法：取内分泌、内鼻、肺、脾、肾穴。毫针刺法，或用埋针法、压丸法。

（5）皮肤针法：取颈夹脊 1~4、背部第 1 侧线、手太阴肺经前臂部。皮肤针轻叩，至局部皮肤潮红。

另可参考中国针灸学会行业标准《循证针灸临床实践指南——过敏性鼻炎》。

【临证要点】

1. 针灸治疗本病有较好疗效，发作期可减轻症状，缓解期可防止复发。

2. 鼻鼽的基本病机是肺气失宣，鼻窍壅塞。病位在鼻，与肺、脾、肾三脏关系密切。主要采用脏腑辨证、经络辨证、八纲辨证等，在辨病的基础上辨经络、辨病期、辨兼症，治疗重在调补正气，通利鼻窍，取以鼻周腧穴及手足阳明经穴为主。在此基础上，根据证型、症状进行配穴。

古代医家治疗鼻鼽，常以局部取穴为主。

3. 刺灸法注意事项：迎香宜向鼻根部平刺 0.3~0.5 寸，得气后行平补平泻法，使鼻部有酸胀感；印堂向鼻根方向平刺 0.8~1 寸，使针感传向鼻根。

4. 本病为难治性顽疾，临床多倾向于多法配合，综合施治，毫针针刺可配用灸法、耳针法、穴位注射法等。根据病情需要，可加用中药治疗。穴位贴敷能起到较好的防治作用。

5. 应注意避免变应原的刺激。花粉症患者在花粉传播的季节做好呼吸道防护或远离相关地区。加强锻炼，增强体质。

【诊疗流程】

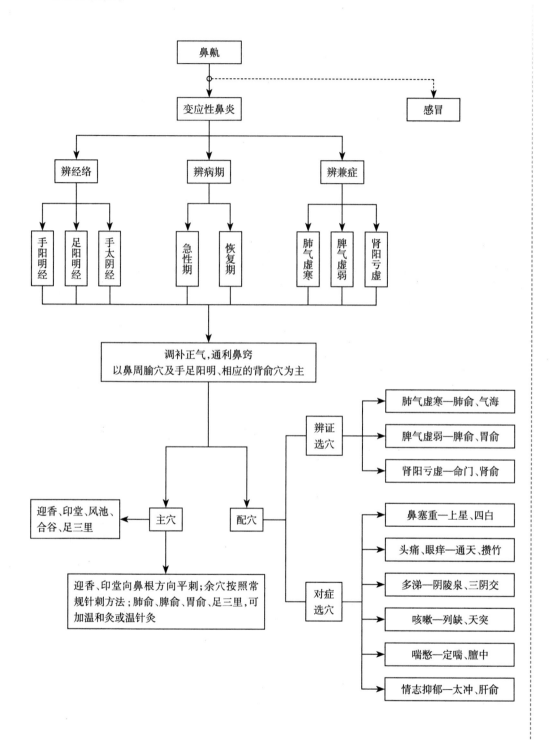

第六节 其 他

一、高热

培训目标

1. 掌握高热的诊断与鉴别诊断;
2. 掌握高热的辨证要点、常用辨证方法;
3. 掌握高热的针灸取穴规律、针灸操作方法;
4. 熟悉高热的病因病机。

高热是体温超过 39℃的急性症状。在西医学中,高热常见于急性感染性疾病、急性传染病、血液病以及中暑、风湿热、结核、恶性肿瘤等疾病中。

中医有"壮热""实热""日晡潮热"等称谓。外感发热常与感受六淫之邪或温邪疫毒等有关。病位在卫、气、营、血。基本病机是各种邪毒侵犯机体,或导致肺失清肃,或内入气分,或内犯心包,或内入营血,郁而化热,引起高热之症。

【典型病例】

陈某,男,22 岁,因体温升高 1 天来就诊。自觉发热汗出、头身疼痛、咽痛、咳嗽,大便干燥,小便短赤。查看:测体温 39.5℃,咽部红肿,舌边尖红,苔薄黄,脉浮数。

问题一 根据上述描述,本患者的初步诊断是什么? 为进一步明确诊断,还需要了解哪些病情资料? 应与哪些疾病相鉴别?

诊断思路:患者的病症特点是体温 39.5℃,有自觉发热汗出、头身疼痛、咽痛、咳嗽等相关症状,中医学可以初步诊断为"壮热",西医学可以初步诊断为"高热待查"。因此需要详细检查:血常规、尿常规、便常规、胸部 X 线等,以排除非感染性发热。必要时可进行血培养、病毒核酸检测等病原学检查以明确病因。

如果是感染性发热,要判断病情严重程度。因此,需要进一步查看:是否有呼吸急促、心慌胸闷、意识障碍;有无吐血、衄血、抽搐等。在中医学方面,要鉴别是风热表证或是邪热郁肺。因此,要进一步询问查看:发热是否伴有恶寒,咳嗽是否伴有胸痛,咳痰清稀还是黄稠,鼻息粗或细。

经查:本患者精神状态良好。发热、汗出,微恶风寒、鼻塞流稠涕、口干喜饮。否认呼吸急促、心慌胸闷,否认吐血、衄血、抽搐等。辅助检查白细胞计数 14×10^9/L,中性粒细胞计数 9.2×10^9/L,中性粒细胞比例 89%,尿常规未见异常,胸部 X 线无明显异常,心电图提示窦性心律。应诊断为上呼吸道感染,为细菌性感染。

知识点 1

发热常见病的鉴别诊断

	感染性疾病	过敏性疾病	结缔组织病	恶性肿瘤	血液病
病史	常有受凉、疲劳、外伤或饮食不洁等病史	急、慢性过敏物接触史	多从青少年起即有风湿热、SLE等病史	肿瘤病史	原发或继发性造血系统疾病病史
发热特点	体温骤升至高热,持续难退	发病迅速,高热持续时间短	热型不规则,高热持续时间短,间隔持续性低热	持续低热,偶发高热	热型不规则偶见高热
伴随症状	寒战、感染病灶特征性症状	全身或靶器官的过敏症状	特征性皮肤症状、关节疼痛等	全身慢性消耗症状	出血、贫血
辅助检查	血常规白细胞、中性粒细胞明显升高	特异性变应原诊断阳性	抗原、抗体为特征性标记物	肿瘤标记物、CT等可明确	血液及骨髓检查异常

问题二 高热的辨证要点是什么?应采用什么辨证方法?该患者如何进行辨证?

辨证思路: 对于高热而言,应根据高热性状、病程长短和全身兼症等进行辨证,主要采用八纲辨证、卫气营血辨证、三焦辨证、病因辨证等辨证方法。四诊时,既要重点关注高热的症状、体征,起病的诱因、缓急、病程,查看患者的神志、皮肤有无破损、斑疹等情况,还要搜集全身兼症、舌脉等,四诊合参进行诊断,辨证要点是辨病因、辨病位、辨兼症。

辨病因: 高热分为外感高热和内伤高热,以外感高热多见。外感高热与外感六淫疫毒之邪,尤其是火热、湿热、暑热之邪有关;内伤高热则是脏腑功能失调致郁遏化热引起。

辨病位: 发热,微恶风寒,头痛无汗或少汗,咽痛咽干,舌边尖红、脉浮数者为邪犯肺卫;发热不恶寒,大汗,大渴,喜冷饮,气喘痰黄,脉洪数或滑数者,为气分热盛;高热夜甚,兼斑疹隐隐,衄血,舌绛,甚则出现神昏谵语,抽搐者,为热入营血。

辨兼症: 发热恶寒,头痛无汗或少汗,咽痛咽干,苔薄白或薄黄,脉浮数者,为风热表证;身热不扬,汗出不畅,头身困重,舌苔黄腻,脉濡数者,为暑湿证;高热神昏、肢厥、舌质红绛者为邪陷心包;身热、腹满便秘、苔黄燥、脉沉实等为阳明燥热;大便腥臭,稀溏或秘结,小便淋沥灼痛或癃闭,或见妇人带下黄白而腥臭,舌红苔黄腻,脉濡数或滑数,为下焦湿热。

辨证分析: 患者的病症特点是体温 39.5℃,有自觉发热汗出等症,可诊断为"高热"。《三因极一病证方论》曰:"夫六淫者,寒暑燥湿风热是也。"《素问·骨空论》曰"风者百病之始也……头痛身重久寒。"风热侵袭肺卫,卫表失固,营卫失和,则出现发热、汗出,及头身疼痛、咽痛、咳嗽。舌边尖红,苔薄黄,脉浮数为风热之象。四诊合参,辨证属风热表证。

中医诊断: 高热(风热表证);

西医诊断:上呼吸道感染。

问题三 该患者应如何进行针刺治疗?还有哪些有效的其他疗法?

针灸治疗思路:

1. 针刺治疗 本患者诊断为高热,属于实证,风热表证,病位在肺卫。故要遵循"实则泻之""热则疾之"的法则进行治疗。

治法:以清泻热邪为治法,选督脉、手阳明经穴、井穴为主。

取穴:大椎、曲池、合谷、少商、外关、鱼际。

刺灸方法:毫针泻法。大椎刺络拔罐,少商点刺出血。

知识点 2

高热主穴、配穴

主穴	配穴	
	辨证选穴	对症选穴
大椎、曲池、合谷、十二井穴	风热犯肺—外关、鱼际 气分实热—内庭、曲池 暑湿证—阴陵泉 邪陷心包—内关 热入营血—曲泽、委中 阳明燥热—天枢、内庭 下焦湿热—中极、阴陵泉	神昏谵语—水沟、十宣 抽搐—太冲、水沟 斑疹—血海、三阴交

---

2. 其他针灸方法

(1) 刮痧法:脊柱两侧和背俞穴。用刮痧板或汤瓷勺蘸取食油或清水,刮脊柱两侧和背俞穴,以皮肤紫红为度。

(2) 耳针法:取神门、耳尖、耳背静脉、肾上腺。在耳尖、耳背静脉用三棱针点刺放血,余穴用毫针浅刺,强刺激,留针 15~30 分钟。

【临证要点】

1. 针灸有一定的退热效果,可以作为处理高热的应急措施之一,但必须尽早明确诊断,积极治疗。

2. 高热的基本病机是风热暑湿等邪毒侵犯机体,或导致肺失清肃,或内入气分,或逆犯心包,或热入营血,引起高热之症。病位在卫、气、营、血。本病常采用八纲辨证、卫气营血辨证、三焦辨证、病因辨证相结合,重在辨病因、辨病位、辨兼症,治疗以清泻热邪为法,选督脉、手阳明经穴、井穴为主,并根据证型、兼症进行配穴。在针法上多用泻法,并配合点刺放血方法治疗。

古代医家治疗高热,多以督脉穴、荥穴和井穴为主;在针法上多用泻法,并配合点刺放血法治疗。

3. 本病易伤津耗液,要适量补充水分,并保证充分休息,饮食上以清淡、易消化食物为主,切忌油腻、辛辣厚味或鱼虾类食物。

【诊疗流程】

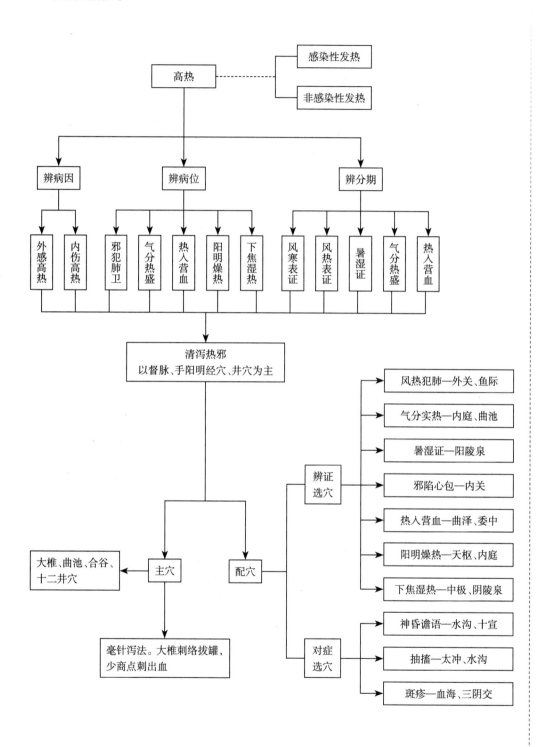

二、抽搐

 培训目标

1. 掌握抽搐的诊断与鉴别诊断；
2. 掌握抽搐的辨证要点、常用辨证方法；
3. 掌握抽搐的针灸取穴规律、针灸操作方法。

抽搐是指全身或部分肌肉不自主、节律性的抽动或快速阵发性收缩的一种症状。常见于西医的小儿惊厥、破伤风、癔症、癫痫、颅脑外伤等。

抽搐在中医属于"痉证""瘛疭""惊厥"等范畴。常与惊恐郁怒、内伤饮食、跌仆金刃、感受六淫疫毒、失血伤津等因素有关。病位在脑，累及于肝、脾、心。基本病机是热极生风或虚风内动，筋脉失养，发为抽搐。

【典型病例】

吴某，男，4岁，晨起时突然出现四肢强直，持续约10秒后，出现肢端肌肉阵挛抽动，抽动渐从肢端延及全身，神志不清，口周发绀，持续约2分钟后自行缓解，二便失禁。查体温39.0℃，舌绛，苔白，脉弦细。既往曾发生抽搐5~6次。

问题一　根据上述描述，本患者的初步诊断是什么？为进一步明确诊断，还需要了解哪些病情资料？应与哪些疾病相鉴别？

诊断思路：患儿的病症特点是突然出现的阵挛抽搐，中医可以初步诊断为"痉证"。在西医学方面，还应鉴别是热性惊厥还是感染性抽搐。因此，需要进一步查看：患者是否有咳嗽、腹泻病史，血象是否正常，体温波动情况，有无癫痫、发热易抽搐等家族遗传病史，神经系统体格检查等。

如果是感染性抽搐，要判断病情严重程度。因此，需要进一步查看：近来最高体温、呼吸、心率、血压等情况，完善脑脊液、血降钙素原、真菌葡聚糖检测。

如果是热性惊厥，应判断是单纯性热性惊厥或复杂性热性惊厥。因此，应进一步详细询问检查：起病年龄、惊厥发作形式、惊厥的时间、惊厥持续状态等。

经查：本患儿神志不清，体温39.0℃，压眶无反应，四肢末端略凉。此次抽搐为全面性发作，持续2分钟，发作1次。无咳嗽、腹泻，无面红、多汗。巴宾斯基征、霍夫曼征阴性，脑膜刺激征阴性，血常规、脑脊液常规未见异常。可以排除癫痫、脊髓性、脑源性、外周神经性和肌肉本身病变。应诊断为单纯性热性惊厥。

知识点 1

常见抽搐类型鉴别

	热性惊厥	癫痫	颅脑疾病继发	破伤风	中毒性	心源性	癔症性
抽搐特点	全身或局限性强直或阵挛性四肢抽搐	全身肌肉强直－痉挛发作	同痛性发作	全身肌肉强直伴阵挛抽搐,间歇期仍有肌强直	全身性肌强直,阵挛性发作	强直后出现双上肢至面部阵发性痉挛	全身性肌强直及不规则阵挛
意识特点	丧失	丧失	丧失	神志清	不定	丧失	神志清
伴随症状体征	双目上视、斜视、凝视	口吐涎沫、口中怪叫、二便自遗	头痛、偏瘫、失语	苦笑面容、张口困难、牙关紧闭、腹肌僵硬	中毒症状及体征	心音及脉搏消失	双手握固、牙关紧闭、四肢僵直、不规则舞动过度通气
常见疾病	感染性疾病	原发性癫痫	颅脑损伤、感染、急性脑血管疾病	外伤	急性中毒	心律失常心肌缺血	癔症
辅助检查	血感染指标	脑电图	头颅 CT、MRI	伤口拭子	血尿毒物检查	心电图、脑电图	无异常

问题二　抽搐的辨证要点是什么? 应采用什么辨证方法? 该患者如何进行辨证?

辨证思路: 对于抽搐而言,应根据全身症状、病程长短和全身兼症等进行辨证,主要采用八纲辨证、脏腑辨证等辨证方法。四诊时,既要重点关注抽搐的症状、体征,查看面色、瞳孔,脑电图是否异常等,还要搜集全身兼症、舌脉等,四诊合参进行诊断,辨证要点是辨柔痉与刚痉、辨虚实、辨兼症。

辨柔痉与刚痉: 除发热、颈项强急、口噤,甚则角弓反张等共同主症外,汗出而不恶寒,苔薄白,脉缓者为柔痉;无汗发热、恶寒,舌淡苔薄白,脉紧者为刚痉。

辨虚实: 外感抽搐多实,内伤抽搐多虚;抽搐有力者为实,抽搐无力者为虚。

辨兼症: 起病急骤,四肢抽搐,颈项强直,口噤不开,角弓反张,舌红苔黄,脉洪数者,为热极生风;壮热烦躁,昏迷惊厥,喉间痰鸣,舌红,苔厚腻,脉滑数者,为痰热化风;手足搐搦,兼露睛者,脉细无力者,为血虚生风。

辨证分析: 患儿以突发四肢强直、阵挛抽搐、神志不清、发热为主,根据《金匮要略·痉湿暍病脉证治》所述"病者身热足寒,颈项强急,恶寒,时头热,面赤,目赤,独头动摇,卒口噤,背后张者,痉病也",可诊断为"痉证"。患儿口周发绀,四肢强直,阵挛抽搐,抽时神志不清,口吐白沫,二便失禁,舌绛,脉弦细是为热极生风证。

中医诊断:痉证(热极生风);

西医诊断:高热惊厥(原发性热性惊厥)。

问题三 该患者应如何进行针刺治疗？还有哪些有效的针灸方法？

针灸治疗思路：

1. 针刺治疗 本患者诊断为痉证，属于实证，热极生风证，病位在脑，手足太阳经。故要遵循"实则泻之""热则疾之"的法则进行治疗。

治法：清热开窍，息风止痉。取督脉穴、足厥阴经穴为主。

取穴：水沟、合谷、太冲、百会、印堂、中冲、曲池、大椎、十宣。

刺灸方法：大椎刺络拔罐，中冲、十宣点刺出血，刺破后挤出一二滴血为宜；其他穴快刺，用泻法。

知识点 2

针灸治疗抽搐的主穴、配穴

主穴	配穴	
	辨证选穴	对症选穴
水沟、合谷、太冲、阳陵泉、百会、印堂、	热极生风—中冲、曲池、大椎 痰热化风—中脘、丰隆 血虚生风—太溪、三阴交	癔症性—涌泉 破伤风—八风、八邪 中毒性—十宣、曲泽、委中 心源性—膻中、巨阙、中冲、心俞 意识丧失—十宣或十二井穴 角弓反张—后溪、委中

2. 其他针灸治疗 耳针法：取皮质下、神门、肝、脾、缘中、心，毫针刺，中度刺激。

【临证要点】

1. 抽搐是临床上常见的危重症，应迅速评估和紧急救治。需明确病因及诱发因素，施予综合救治。可选用针灸急救以醒神息风止痉。

2. 抽搐发病的基本病机是热极生风、筋脉失养、虚风内动。应采用八纲辨证、脏腑辨证等辨证方法，辨证要点是辨柔痉与刚痉、辨虚实、辨兼症。针灸治疗以清热开窍，息风止痉，取督脉、足厥阴、足太阳经穴为主，如水沟、合谷、太冲、阳陵泉、百会、印堂，毫针泻法。大椎、十宣等常采用点刺出血法。

古代医家治疗抽搐，多以督脉经穴为主。针法上发作期多用泻法，缓解期结合病性补虚泻实。

3. 高热而抽搐者，应加强降温措施，并注意保持呼吸道通畅，加强护理。

【诊疗流程】

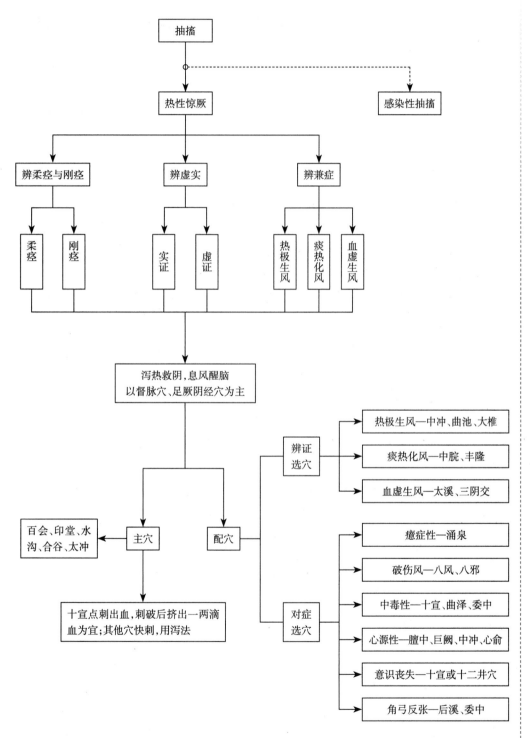

三、内脏绞痛

内脏绞痛是指内脏不同部位出现的剧烈疼痛,临床上比较常见的有心绞痛、胆绞痛和泌尿系绞痛,分述于下。

心 绞 痛

 培训目标

1. 掌握心绞痛的诊断与鉴别诊断;
2. 掌握心绞痛的辨证分型;
3. 掌握心绞痛的针灸取穴、针灸操作方法;
4. 熟悉心绞痛的病因病机及其他治疗方法。

心绞痛是以胸骨后或心前区突然发生的压榨性疼痛,伴心悸、胸闷、气短为特征的病证。本病常反复发作,一般持续时间几秒至十余分钟不等,可放射至左肩、左上肢、前臂内侧及无名指和小指,休息或用药后可缓解。多见于 40 岁以上的男性。是由冠状动脉供血不足,心肌急剧、短暂缺血缺氧所引起的综合征。西医学中,冠心病、心血管神经症、风湿热、冠状动脉炎、肥厚型心肌病等均可引起心绞痛。

心绞痛属于中医"胸痹""心痛""厥心痛""真心痛"等范畴。劳累、情绪激动、饱食、受寒、阴雨天气、急性循环衰竭等为常见诱因。本病病位在心,与肝、肾、脾、胃有关。基本病机是心脉不通,或心脉失养,心络不畅。

【典型病例】

李某,男,42 岁。因情绪激动后胸部疼痛反复发作 3 年,加重半天来诊。患者 3 年前因情绪激动,开始出现胸骨后疼痛,呈闷痛,并放射至左侧肩背部,经休息和含服"速效救心丸"后逐渐缓解。本次因精神因素诱发,症状同前,舌暗苔白腻,脉涩。既往原发性高血压病史 5 年,血压控制不详。

问题一 根据上述描述,本患者的初步诊断是什么? 为进一步明确诊断,还需要了解哪些病情资料? 应与哪些疾病相鉴别?

诊断思路:患者的症状表现是心慌、胸闷、胸痛,发作时胸骨后剧烈疼痛,并放射至左侧肩背部,中医学可初步诊断为"胸痹",西医学可以初步诊断为"心绞痛",但应与胃痛相鉴别。因此,需要进一步询问:疼痛的性质、部位、时间,是否与饮食有关,既往病史等。

如果是心绞痛,需与心肌梗死相鉴别,并判断病情的严重程度。因此,需要进一步询问查看:疼痛的部位、性质、程度、持续时间、诱发因素和缓解因素、胸痛的伴随症状、是否有进行性加重、休息及服用特定药物(普萘洛尔、硝酸甘油等)能否缓解、24 小时动态心电图检查结果等。可进一步做心肌酶、肌钙蛋白检查、超声心动图、运动平板试验、心脏冠脉造影等检查。

经查:患者胸骨后疼痛,呈闷痛,并放射至左侧肩背部,呼吸困难,面色苍白、大汗淋漓,每次发作时间持续 5~15 分钟,一个月发作 5~6 次。检查:心电图提示窦性心律,V_5、V_6、ST 段近似水平下移 0.05~0.075mV,T 波低平;胸部 X 线:见主动脉弓迂曲,余未见异常;超声心动图示左室、左房略大,室间隔中下部及心尖部运动幅度降低,与左室后壁运动不协调;实验室检查示心肌酶谱正常,患者高血压病史 5 年。因此可排除胃痛及心肌梗死,应诊断为心绞痛。

📋 **知识点 1**

稳定型心绞痛与不稳定型心绞痛、心肌梗死的鉴别

	稳定型心绞痛	不稳定型心绞痛	急性心肌梗死
疼痛部位	中下段胸骨后	中下段胸骨后	中下段胸骨后,但可在较低位置或上腹部
疼痛性质	压榨性或窒息性	压榨性或窒息性	压榨性或窒息性,但程度更剧烈
疼痛诱因	劳力、情绪激动、受寒、饱食	感染、低血压、贫血等。胸痛在休息时可发生	多无诱因
疼痛时间	短,1~5 分钟 或 15 分钟以内频繁	通常 >20 分钟	长,数小时或 1~2 天
疼痛发作频率	频繁	频繁	不频繁
硝酸甘油疗效	显著缓解	暂时缓解,甚至不能完全缓解	作用较差或无效
气喘或水肿	极少	极少	可有
血压	升高或无显著改变	升高或无显著改变	可降低,甚至发生休克
心包摩擦音	无	无	可有
有无发热	无	无	常有
白细胞增加	无	无	常有
血沉增快	无	无	常有
血清心肌坏死标志物升高	无	无	有
心电图变化	无变化或暂时 ST 段压低或 T 波倒置	持续性 ST 段压低或 T 波倒置	特征性和动态性变化

问题二 心绞痛的辨证要点是什么? 应采用什么辨证方法? 该患者如何进行辨证?

辨证思路:中医学对本病的险恶性和高死亡率早有认识。对于心绞痛而言,要围绕疼痛的特点、病程长短和全身兼症等进行辨证,主要采用脏腑辨证、经络辨证、八纲辨证等辨证方法。四诊时,既要重点关注心绞痛的症状、体征,起病的诱因、缓急、病程,还要搜集全身兼症、舌脉等,四诊合参进行诊断。辨证要点是辨病情轻重、辨经络、

辨兼症。

辨病情轻重:疼痛持续时间短暂,瞬间即逝者为轻;持续时间长,反复发作者为重;若持续数小时甚至数日不休者常为重症或危候。

辨经络:本病病位在心,手厥阴经"起于胸中,出属心包络",手少阴经"起于心中,出属心系",主要与手厥阴经、手少阴经有关。

辨兼症:胸膺刺痛,痛处固定不移、入夜更甚,喘不得卧,心慌汗出,面色紫黯,唇甲青紫,舌紫黯或有瘀斑,脉涩或结代,为气滞血瘀;心痛彻背,喘不得卧,遇寒痛剧,面色苍白,四肢不温,舌淡红,苔薄白,脉弦紧或沉迟,为寒邪凝滞;胸闷痞满而痛,或心痛彻背,喘不得卧,喉中痰鸣,口黏乏味,舌紫黯、苔浊腻,脉沉滑,为痰湿闭阻;胸闷气短,甚至心痛彻背,心悸汗出,喘不得卧,形寒肢厥,或虚烦不寐,面色淡白,唇甲青紫或淡白,舌淡红有齿痕、苔薄润或白滑,脉沉细或沉微欲绝,为阳气虚衰。

辨证分析:患者因情绪激动后胸部疼痛反复发作为主症,可诊断为"胸痹"。《素问·脏气法时论》曰:"心痹者,胸中痛,胁支满,胁下痛,膺背肩胛间痛,两臂内痛。"其病变主要在手厥阴、手少阴经。该患者平素情志抑郁,肝郁气滞,致血行不畅,心脉痹阻,不通则痛,从而表现为胸骨后疼痛,呈闷痛;心脉痹阻,胸阳不振,则呼吸困难,面色苍白、大汗淋漓。舌黯、苔白腻,脉涩,为气滞血瘀之证。

中医诊断:胸痹(气滞血瘀证);

西医诊断:心绞痛(稳定型心绞痛)。

问题三　该患者应如何进行针刺治疗? 还有哪些有效的治疗方法?

针灸治疗思路:

1. 针刺治疗　本患者诊断为胸痹,属于实证,气滞血瘀证,病位在心,涉及手厥阴及手少阴经脉。故要遵循"实则泻之"的法则进行治疗。

治法:以通阳行气,活血止痛为治法,选手厥阴、手少阴经穴为主。

取穴:内关、郄门、阴郄、膻中、厥阴俞、太冲、血海。

刺灸方法:毫针泻法,厥阴俞用平补平泻法。膻中平刺 0.3~0.5 寸;内关直刺 0.5~1寸;得气后调整针尖方向,以经气向心的方向传导为宜;郄门、阴郄、太冲、血海直刺0.5~1.5 寸;厥阴俞斜刺 0.5~0.8 寸,留针 30 分钟。可加用灸法以温通脉络。每日治疗1~2 次。

知识点 2

针灸治疗心绞痛的主穴、配穴

主穴	配穴	
	辨证选穴	对症选穴
内关、郄门、阴郄、膻中、厥阴俞	气滞血瘀—太冲、血海 痰湿闭阻—丰隆、中脘 寒邪凝滞—神阙、至阳 阳气虚衰—心俞、至阳	心悸—神门 自汗—合谷、复溜 气短—气海 呼吸急促—天突、孔最

2. 其他治疗方法

(1) 艾灸法：取心俞、厥阴俞、膈俞、内关、膻中、三阴交、心前区阿是穴。每次选3~4穴，可选用直接灸或热敏灸。适用于寒邪凝滞、阳气虚衰证。

(2) 耳针法：取心、神门、交感、肝、内分泌。每次选3~4穴，强刺激，留针30~60分钟。

(3) 电针法：取郄门、阴郄、巨阙、膻中等，疏密波，留针30分钟。

【临证要点】

1. 针灸治疗心绞痛有缓急止痛的作用。研究表明针灸有改善冠脉循环，抗心肌缺血、缺氧作用。但对重症心绞痛或持续发作者，有可疑心肌梗死者，必须采取相应的综合治疗措施及时救治。

2. 若以剑突下疼痛就诊时，应注意与胃痛相鉴别。需要进行心电图、超声心动图、心肌酶测定以及冠状动脉造影等相关检查。

3. 心绞痛的基本病机是心脉不通，或心脉失养，心络不畅。常与寒邪内侵、情志失调、饮食不当、年老体虚等因素有关。病位在心，与肝、肾、脾、胃及手厥阴、手少阴经有关。主要采用脏腑辨证、经络辨证、八纲辨证等方法，辨病情轻重、辨经络、辨兼症，治疗重在通阳行气，活血止痛，以手厥阴、手少阴经穴为主，主穴是内关、郄门、阴郄、膻中、厥阴俞。在此基础上，再结合辨证选穴及对症选穴。

古代医家治疗心绞痛，多以俞募配穴和手厥阴、少阴经穴为主，针法上泻多于补。

4. 针法上多用泻法。针刺内关应调整针尖方向，以经气向心的方向传导为佳。寒邪凝滞、阳气虚衰证可加灸法。

5. 嘱患者要保持乐观平和心态，少吃多餐，保持大便通畅，保证充足睡眠，注意天气变化及劳逸适度。

【诊疗流程】

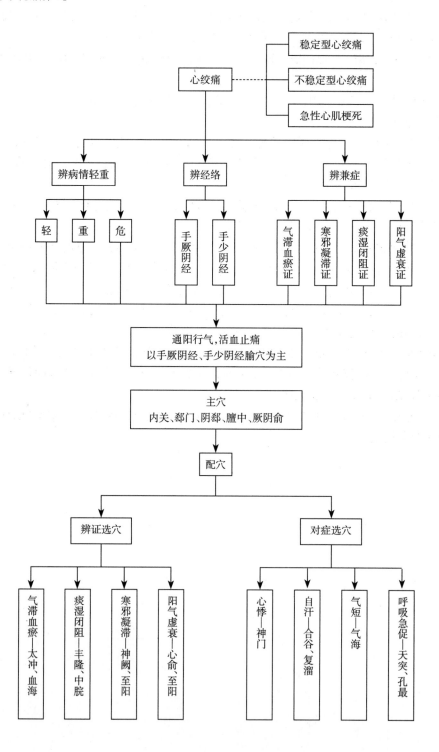

胆 绞 痛

培训目标

1. 掌握胆绞痛的诊断与鉴别诊断；
2. 掌握胆绞痛的辨证分型；
3. 掌握胆绞痛的针灸取穴、针灸操作方法；
4. 熟悉胆绞痛的病因病机及其他治疗方法。

　　胆绞痛是一种常见的急腹症。以右上腹胁肋区绞痛、阵发性加剧或痛无休止为主要特征。疼痛部位拒按、压痛或叩击痛，并向右肩背部放射。在西医学中，胆囊及胆道的急性炎症、结石或胆道蛔虫等病变可引起胆绞痛。

　　本病属于中医学"胁痛"的范畴。发病多与情志不遂、饮食不节、蛔虫阻滞等因素有关。其病位在胆，涉及肝、脾、胃和肠道。基本病机是胆腑气机壅阻，不通则痛。

【典型病例】

　　张某，女，52 岁。反复右上腹、胁肋部胀痛半年，加重 2 个月来就诊。患者自诉半年前始无明显原因出现右上腹剧烈绞痛，阵发性加剧，可放射至右肩背部，伴发热畏冷及呕吐等，在外院予消炎镇痛等输液治疗（具体不详），腹痛可缓解。近 2 个月来右上腹、胁肋部闷痛较前频繁，伴食欲减退、恶心呕吐、小便黄、大便结，舌红，苔黄腻，脉滑数。

　　问题一　根据上述描述，本患者的初步诊断是什么？为进一步明确诊断，还需要了解哪些病情资料？应与哪些疾病相鉴别？

　　诊断思路：患者的症状是反复右上腹绞痛，痛点固定，并向右侧肩背放射，辗转不安，中医可初步诊断为"胁痛"，西医可初步诊断为"胆绞痛"。但患者有上腹部疼痛，且伴有食欲减退、恶心呕吐等症，应与胃痛相鉴别。因此，需要进一步查看询问：疼痛的部位、性质、时间，与情绪、饮食有无关系，加重因素及缓解因素，既往病史，进行腹部查体等。

　　如果是胆绞痛，需进一步明确发病原因，应进行腹部 X 线、肝胆胰 B 超等相关检查。

　　经查：常于劳累、进食油性食物后出现右上腹、胁肋部痛。检查：体温 38℃，右上腹明显压痛和反跳痛。B 超显示胆管扩张，内有一直径约 7mm 的强光团有声影，肝右叶内可见 2~3 个直径 3~5mm 的强光团有声影。故可排除胃痛，应诊断为胆绞痛，胆石症。另外，患者伴有头晕，乏力，口苦咽干，食欲减退，恶心呕吐，小便黄，大便结，舌红，苔黄腻，脉滑数。

知识点 1

胆绞痛与胃痛的鉴别

	胆绞痛	胃痛
疼痛部位	右上腹胁肋区,疼痛常放射至右肩胛处	上腹胃脘部,近心窝处
疼痛性质	突发性右上腹胁肋区剧痛,持续性绞痛、阵发性加剧	胀痛
疼痛诱因	暴饮暴食、进食油腻食物	天气变化、恼怒、劳累、药食不当等
持续时间	疼痛可持续不断,也可自然减轻	较长
伴随症状	恶心呕吐、腹肌紧张、墨菲征(胆囊触痛征)阳性	反酸、嘈杂、嗳气、呃逆等胃部症状
检查要点	B超	上腹胃脘部压痛,胃镜及Hp检测

　　问题二　胆绞痛的辨证要点是什么? 应采用什么辨证方法? 该患者如何进行辨证?

　　辨证思路:对于胆绞痛而言,应根据胆绞痛的症状、病程长短和全身兼症等进行辨证,主要采用脏腑辨证、经络辨证、病因辨证等辨证方法。四诊时,既要重点关注胆绞痛的症状、体征,起病的诱因、缓急、病程,还要搜集全身兼症、舌脉等,四诊合参进行诊断。辨证要点是辨脏腑、辨经络、辨病因、辨兼症。

　　辨脏腑、辨经络:肝居于胁下,其经脉循行两胁,胆附于肝,与肝相表里,其脉亦循于两胁,故本病主要与胆、肝、足少阳经、足厥阴经有关。

　　辨病因:胆绞痛常与情志不遂、饮食不节、蛔虫阻滞等因素有关。

　　辨兼症:突然作痛,呈持续性并阵发性加剧,疼痛常放射至右肩胛区,兼恶心呕吐,黄疸,舌苔黄腻,脉滑数,为肝胆湿热;胁肋胀痛,走窜不定,脉弦者,为肝胆气滞;突发剧烈绞痛,有钻顶感,呈阵发性,脉紧者,为蛔虫妄动。

　　辨证分析:《灵枢·经脉》曰:"胆足少阳之脉……是动则病口苦,善太息,心胁痛。"《素问·脏气法时论》曰:"肝病者,两胁下痛,引少腹,令人善怒……取其经,厥阴与少阳。"本例,中医可诊断为"胁痛"。湿热蕴结,肝胆失疏,络脉失和,不通则痛,表现为右上腹反复闷痛,压痛明显;湿阻中焦,脾失运化,则食欲减退,恶心呕吐,头晕,乏力。发热,口苦咽干,小便黄,大便结,舌红,苔黄腻,脉滑数,均为热象。故辨证为肝胆湿热之证。

　　中医诊断:胁痛(肝胆湿热证);

　　西医诊断:胆绞痛(胆石症)。

　　问题三　该患者应如何进行针刺治疗? 还有哪些有效的治疗方法?

　　针灸治疗思路:

　　1. 针刺治疗　本患者诊断为胁痛,属于实证,肝胆湿热证,病位在胆,与足少阳经有关。故要遵循"实则泻之"的法则进行治疗。

　　治法:以疏肝利胆、行气止痛为治法,以足少阳经穴、胆的俞募穴为主。

　　取穴:胆囊穴、阳陵泉、胆俞、日月、内庭、阴陵泉。

刺灸方法:毫针泻法。可在胆囊穴及阳陵泉穴处循按找到压痛点,再行针刺。日月沿肋间隙向外斜刺 0.5~0.8 寸,不可深刺,以免伤及脏器;胆俞向下或脊柱方向斜刺 0.5~0.8 寸,勿深刺,以免刺入内脏。留针 30 分钟。

知识点 2

针灸治疗胆绞痛的主穴、配穴

主穴	配穴	
	辨证选穴	对症选穴
胆囊穴、阳陵泉、胆俞、日月	肝胆气滞—太冲、侠溪 肝胆湿热—内庭、阴陵泉 蛔虫妄动—百虫窝、迎香透四白	发热寒战—曲池、外关 恶心呕吐—内关、足三里 湿热发黄—至阳、阴陵泉

2. 其他针灸方法

(1)耳针法:取肝、胆、腹、胸、神门、交感、胃、脾。每次选 3~4 穴,毫针强刺激。留针 30 分钟。每日 1 次。

(2)电针法:在针刺的基础上选腹部、下肢穴接电针仪。用连续波,快频率强刺激 30~60 分钟。每日 1~2 次。

(3)穴位注射法:取右上腹部压痛点、日月、期门、阴陵泉、胆囊穴。用 654-2 注射液,每穴注入 0.5~1ml。每日 1 次。

【临证要点】

1. 针灸治疗急性发作、病程短、无严重并发症的胆绞痛疗效理想,但同时要查明病因,对有严重并发症或结石较大且有梗阻倾向者,宜采用中西医结合综合治疗。

2. 患者以右胁及胃脘部疼痛为主诉就诊时,首先应与胃痛相鉴别。

3. 胆绞痛常与情志不遂、饮食不节、蛔虫阻滞等因素有关。病位在胆,与脾、胃、肝和肠道关系密切。基本病机是胆腑气机壅阻,不通则痛。宜采用脏腑辨证、经络辨证、病因辨证等,辨证要点是辨经络、辨病因、辨兼症。针灸治疗以疏肝利胆、行气止痛,取足少阳经腧穴、胆的俞募穴为主,主穴包括胆囊穴、阳陵泉、胆俞、日月。在此基础上,再结合辨证取穴及对症取穴。

古代医家治疗胆绞痛,常以俞募配穴和少阳经穴为主,针法上多用泻法。

4. 胆绞痛发作时,在胆囊穴及阳陵泉穴周边多有阳性反应点,寻找痛点作为进针点,刺之效果更明显。

5. 应注意调节情志,饮食清淡,少食肥甘厚味。

【诊疗流程】

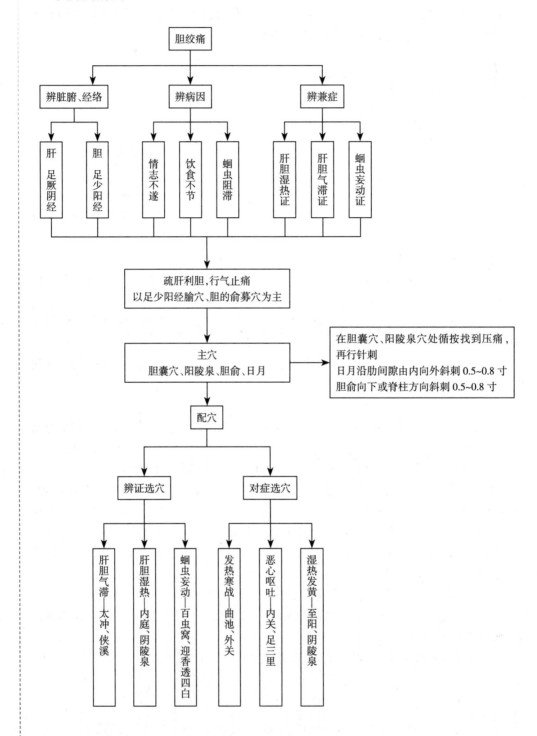

肾　绞　痛

培训目标

> 1. 掌握肾绞痛的诊断与鉴别诊断；
> 2. 掌握肾绞痛的辨证要点、常用辨证方法；
> 3. 掌握肾绞痛的针灸取穴规律、针灸操作方法。
> 4. 熟悉肾绞痛的病因病机。

肾绞痛以腰区剧烈疼痛或侧腹部绞痛为主要特征，呈阵发性和放射性，可伴有血尿，排尿异常。西医认为多因泌尿系结石所致。

肾绞痛属中医学"石淋""砂淋""血淋"范畴，其发生常与过食辛辣、情志不遂、肾气亏虚等因素有关。本病病位在肾，与膀胱、脾关系密切。基本病机是湿热蕴结下焦，煎熬尿液成石，阻于水道，通降失利。

【典型病例】

陈某，男，36岁，因右腰部突发绞痛7天，再发并加重1天来诊。现病史：患者于7天前无明显诱因自感右腰绞痛，无肉眼血尿，无尿频、尿急、尿痛，无恶心呕吐，在急诊科就诊，给予解痉抗炎止痛治疗后症状缓解。1天前又出现右腰部疼痛不适，自觉尿中有砂石，舌红，苔黄腻，脉弦滑。

问题一　根据上述描述，本患者的初步诊断是什么？为进一步明确诊断，还需要了解哪些病情资料？应与哪些疾病相鉴别？

诊断思路：患者的病症特点是右腰绞痛，伴尿中有砂石，无肉眼血尿，中医可以初步诊断为"石淋"，西医可以初步诊断为"肾绞痛"。但患者无肉眼血尿，无尿频、尿急、尿痛，无恶心呕吐，故应鉴别是肾绞痛还是急性阑尾炎、急性胆囊炎。因此，需要进一步询问查看：疼痛发作及其放射的部位，是否有排尿困难，既往有无结石史或家族史，麦氏点有无压痛及反跳痛，墨菲征是否阳性等。

如果是肾绞痛，应进一步明确病因，判断是肾结石、输尿管结石、膀胱结石还是尿道结石。因此，需要进一步查看询问：疼痛的部位及放射部位，有无排尿困难，有无恶心呕吐、尿频、尿急、尿痛，肾区是否有叩击痛，须进行尿常规、泌尿系统B超、尿路X线等检查。

经查：本患者右腰部突发绞痛，阵发性，可经下腹部放射到大腿内侧，自觉尿中有砂石。检查：右肾区叩击痛，麦氏点无压痛，墨菲征阴性；腹部B超提示右肾积水、右输尿管上段积水，右肾结石；尿常规示镜下血尿。故可以排除急性阑尾炎、急性胆囊炎，应诊断为肾绞痛。

知识点 1

肾绞痛、急性阑尾炎、急性胆囊炎鉴别

	肾绞痛	急性阑尾炎	急性胆囊炎
疼痛部位	腰部、侧腹部	右下腹部	右上腹部
疼痛性质	剧烈,腰区疼痛或侧腹部绞痛,呈阵发性	转移性腹痛(发作始于上腹或脐周,数小时后转移并局限在右下腹)	突发性右上腹胁肋区剧痛,持续性绞痛或伴阵发性加剧
放射痛	可沿输尿管行径放射至同侧腹股沟,亦可涉及同侧睾丸或阴唇	后位阑尾炎可向后腰部放射	可放射至胸前、右肩胛部,个别可放射到左肩部
伴随症状	伴有血尿,排尿异常	可伴发热,恶心呕吐,厌食	常伴发热,恶心呕吐、厌食等消化道症状
体征	肾区压痛、叩击痛阳性和/或输尿管走形区的压痛	麦氏点压痛	墨菲征阳性
辅助检查	尿常规可见肉眼或镜下血尿;彩超或 CT 检查提示为肾或输尿管结石	白细胞和中性粒细胞比例增高;腹部平片可见盲肠扩张和气液平面;超声有时可见肿大的阑尾或脓肿	白细胞升高;超声可见胆囊增大、囊壁增厚(>4mm)

问题二　肾绞痛的辨证要点是什么? 应采用什么辨证方法? 该患者如何进行辨证?

辨证思路:对于肾绞痛而言,应根据腰腹部绞痛情况和全身兼症等进行辨证,主要采用脏腑辨证、八纲辨证等辨证方法。四诊时,既要重点关注腰腹部的症状、体征,起病的诱因、缓急、病程,询问第一次发作情况以确认疼痛发作及其放射的部位、排尿情况,既往有无结石病史或家族史,查看腰部肾区、输尿管、腹部压痛等,还要搜集全身兼症、舌脉等。四诊合参进行诊断,辨证要点是辨兼症。

辨兼症:兼见小便黄赤,淋沥不畅,或有尿血,身热等,舌红,苔黄腻,脉弦滑,为下焦湿热;见排尿无力,小便续断,甚至点滴而下,腰膝酸软,神疲乏力,舌淡,苔薄白,脉沉细,为肾气不足证。

辨证分析:患者以右腰部绞痛 7 天,再发并加重 1 天为主诉,可诊断为"肾绞痛"。《金匮要略》曰:"淋之为病,小便如粟状,小腹弦急,痛引脐中。"湿热蕴结下焦,煎熬日久,熬液成石,肾与膀胱气化不利,通降失利,从而表现为右腰部突发绞痛,尿中有砂石,肾区叩击痛。舌红,苔黄腻,脉弦滑,是为湿热之象。

中医诊断:石淋(下焦湿热证);

西医诊断:肾绞痛(右肾结石)。

问题三　该患者应如何进行针刺治疗? 还有哪些有效的针灸方法?

针灸治疗思路:

1. 针刺治疗　本患者诊断为石淋,属于实证,下焦湿热证,病位在肾,故要遵循

"实则泻之"的法则进行治疗。

治法:清利湿热,通淋止痛。取肾和膀胱的俞募穴为主。

取穴:肾俞、膀胱俞、中极、三阴交、阴陵泉、委阳、合谷。

刺灸方法:毫针泻法。针刺中极前,嘱患者排空膀胱,向下斜刺 1~1.5 寸,以针感向膀胱传导为佳。余穴按照常规刺法。留针时间 30 分钟。

知识点 2

肾绞痛主穴、配穴

主穴	配穴	
	辨证选穴	对症选穴
肾俞、膀胱俞、中极、三阴交、阴陵泉	下焦湿热—委阳、合谷 肾气不足—气海、关元	尿路上段结石—京门、天枢 尿路中、下段结石—水道、次髎 恶心呕吐—内关、足三里 尿中砂石—次髎、水道 尿血—地机、血海

2. 其他针灸方法

(1) 耳针法:取交感、皮质下、肾、膀胱、输尿管、三焦。每次选用 3~4 穴,毫针刺法,或压丸法。

(2) 穴位注射法:取肾俞、膀胱俞、三焦俞。每次选一对穴,用注射用水或丹参注射液,每穴注射 0.5~1ml。

【临证要点】

1. 针灸对肾绞痛有较好的止痛效果,疼痛缓解后,应进一步治疗原发病。

2. 患者以剧烈腰区疼痛就诊时,要注意鉴别是肾绞痛,还是腰痛或者胆绞痛等,对于选穴、选择针灸方法有指导意义。

3. 本病的基本病机是湿热蕴结下焦,煎熬尿液成石,阻于水道,通降失利。其发生常与过食辛辣、情志不遂、肾气亏虚等因素有关。病位在肾,与膀胱、脾关系密切。主要采用脏腑辨证、八纲辨证等方法,针灸治疗重在清利湿热,通淋止痛,取肾和膀胱的俞募穴为主,主穴包括肾俞、膀胱俞、中极、三阴交、阴陵泉。在此基础上,结合辨证选穴、对症选穴。

古代医家治疗肾绞痛,多以小腹、腰骶穴为主。针法上泻多于补。

4. 针刺中极以针感向膀胱传导为佳。针刺背腰部腧穴,注意针刺方向、角度和深度,避免意外事故发生。使用电针时应注意患者耐受度,避免晕针。

5. 针灸排石有一定疗效,其取决于结石的部位、大小、形状。一般认为,以结石直径 <1cm,卵圆形,表面光滑,部位低的排出可能性较大。治疗期间宜多饮水,适当做跑跳运动,促进排石,增强治疗作用。

【诊疗流程】

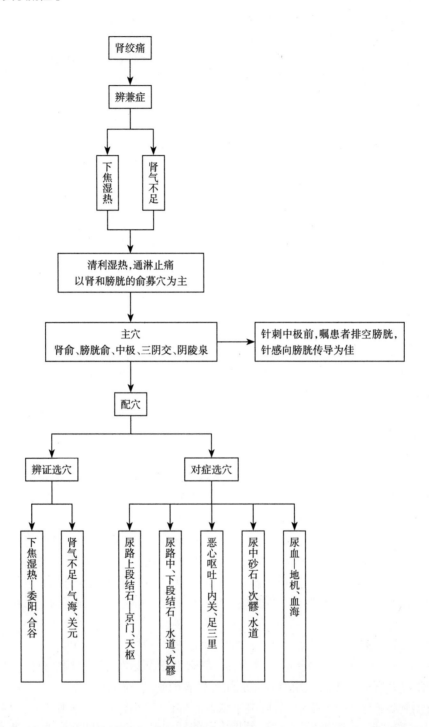

四、术后胃肠功能紊乱

 培训目标

    1. 掌握术后胃肠功能紊乱的诊断与鉴别诊断；

    2. 掌握术后胃肠功能紊乱的辨证要点、常用辨证方法；

    3. 掌握术后胃肠功能紊乱的针灸取穴规律、针灸操作方法。

    术后胃肠功能紊乱是指以术后出现腹胀、恶心呕吐、泄泻、排便排气困难等胃肠功能障碍的一系列症状，又称为"术后胃肠功能障碍"。西医学认为其发生主要与麻醉及手术创伤、术后禁食、卧床、电解质紊乱、腹腔炎症等因素相关。

    本病属于中医学"痞满""呕吐""肠结""便秘"等范畴，基本病机是手术金刃之伤，损伤气血，致肝失疏泄，脾失运化，腑气壅塞不畅。病位在胃肠，与肝、胆、脾等脏腑相关。

【典型病例】

    郑某，女，39 岁。2010 年 4 月 8 日初诊，因胆囊切除术后 5 天，上腹部胀闷感不适 3 天就诊。患者诉上腹部胀闷，食欲不振，嗳气，大便 2 天未解，舌淡红，苔薄白，脉沉细。

    问题一 根据上述描述，本患者的初步诊断是什么？为进一步明确诊断，还需要了解哪些病情资料？应与哪些疾病相鉴别？

    诊断思路：患者的病症特点是胆囊切除术后出现胃肠道相关症状，以上腹部胀闷感不适为主，中医可以初步诊断为"痞满"，西医可以初步诊断为"术后胃肠功能紊乱"，但不能排除胃肠道器质性病变的可能，因此，需要进一步查看：既往是否有饮食偏嗜、饮食不洁史，是否有腹痛，明确大便性状，并结合实验室、影像学、内镜等检查。

    入院检查：患者无饮食不洁史，未见腹痛、腹泻等不适，入院所行消化道钡餐造影、胃镜、肠镜、腹部 B 超、大便潜血检验均未见异常。故应诊断为术后胃肠功能紊乱。患者伴有胸闷、头晕、心悸、全身乏力，舌淡红，苔薄白，脉沉细。

 知识点 1

术后胃肠功能紊乱诊断

    术后胃肠功能紊乱诊断标准：

    （1）有外科手术病史；

    （2）临床表现：慢性上腹部胀闷不适，早饱，嗳气，反酸，胃灼热，恶心，呕吐，腹泻或便秘等消化道症状；

    （3）实验室检查：结合三大常规、电解质、肝肾功能，排查代谢相关性疾病；

（4）内镜检查：排除消化道肿瘤等器质性病变；

（5）影像学检查：B超、腹部CT检查排除其他脏器疾病；

（6）既往病史：排除糖尿病、结缔组织病、肾病及精神病病史。

知识点2

术后胃肠功能紊乱与肠道器质性疾病鉴别诊断

	术后胃肠功能紊乱	肠道器质性疾病	
		溃疡性结肠炎	克罗恩病
性别	无明显差异	无明显差异	女性居多
发病年龄	年龄不限	多在55岁以下	多在55岁以上
病程	迁延数月	迁延数月	多在2周内
临床表现	腹胀、腹泻、恶心呕吐、排便排气困难	腹痛、里急后重、黏液脓血便	突发腹痛后便血,黏液少见
常见并发症	少见	可有感染	常伴高血压、糖尿病,感染少见
内镜表现	未见明显异常	直肠呈连续性糜烂,溃疡弥漫	单一肠段受累,直肠少见,溃疡小而表浅
病理表现	无器质性病变	炎性细胞浸润,隐窝炎、隐窝脓肿常见	隐窝炎罕见

　　问题二　术后胃肠功能紊乱的辨证要点是什么？应采用什么辨证方法？该患者如何进行辨证？

　　辨证思路：对于术后胃肠功能紊乱而言,应根据腹部症状、体征、病程长短和全身兼症等进行辨证,主要采用脏腑辨证、病因辨证、八纲辨证等辨证方法。四诊时,既要重点关注腹部的症状、体征、起病缓急、病程,是否有其他胃肠道伴随症状,询问相关病史,还要搜集全身兼症、舌脉等。四诊合参进行诊断,辨证要点是辨经络、辨兼症。

　　辨经络：腹部主要与足阳明、足太阴经筋有关,足阳明经筋"上腹而布,至缺盆而结",其病"腹筋急";足太阴经筋"上腹,结于脐,循腹里",故本病与足阳明、足太阴经筋关系密切。

　　辨兼症：脘痞胀闷,或呕吐吞酸、嗳气、矢气,胸胁胀满,欲便而不得出,为痰湿壅盛;或便而不爽,肠鸣矢气,频发嗳气,腹中胀痛,舌红,苔薄腻,脉弦,为肝郁气滞;恶心呕吐,脘痞食少,大便不畅,或虽有便意但排出费力,便后短气神疲,舌淡苔白,脉弱,为脾胃虚弱;排便费力,嗳气、矢气均减少甚或全无,腹部刺痛拒按,痛有定处,多为瘀血阻络。

辨证分析:患者以胆囊切除术后 5 天,上腹部胀闷感不适 3 天为主诉,可诊断为"痞满"。患者因手术之伤,耗气伤血,以致脾胃虚弱,运化失司,清气不得升,浊气不得降,阻塞中焦,故出现腹胀、嗳气、头晕、全身乏力等症状;"六腑以通为用,以降为顺",脾胃虚弱,气机升降失司,肠腑不通,则出现排气排便困难等症状。舌淡红,苔薄白,脉沉细,为脾胃虚弱之象。

中医诊断:痞满(脾胃虚弱证);

西医诊断:术后胃肠功能紊乱。

问题三　该患者应如何进行针刺治疗? 还有哪些有效的针灸方法?

针灸治疗思路:

1. 针刺治疗　本患者诊断为痞满,辨证为脾胃虚弱,以脏腑、气血亏虚为本,血瘀、气滞为标。故要遵循"虚则补之""标本兼治"的法则进行治疗。

治法:理气醒脾,调理气机。取腹部腧穴、手足阳明经穴为主。

取穴:天枢、支沟、内关、足三里、三阴交、中脘、脾俞、胃俞。

刺灸方法:毫针平补平泻,留针 30 分钟。天枢、足三里、三阴交可加电针或温针灸,电针选用疏密波或连续波,频率 2Hz,强度以患者可耐受为宜。

知识点 3

针灸治疗术后胃肠功能紊乱的主穴、配穴

主穴	配穴	
	辨证选穴	对症选穴
天枢、支沟、内关、足三里、三阴交	肝郁气滞—太冲、期门 瘀血阻络—血海、膻中 脾胃虚弱—脾俞、胃俞 痰湿壅盛—阴陵泉、丰隆	腹泻—公孙、下巨虚 排气困难—上巨虚 呕吐甚者—膈俞 尿潴留—阴陵泉、中极 发热—曲池、大椎

2. 其他针灸方法

(1) 耳针法:选胃、小肠、大肠、肝、脾、交感、神门、皮质下。毫针刺。每次选 2~4 穴,疼痛时用中强刺激捻转,亦可用揿针或王不留行籽按压。

(2) 穴位注射法:选天枢、足三里。用异丙嗪和阿托品各 50mg 混合液,每穴注入 0.5ml 药液,每日 1 次。

【临证要点】

1. 针灸治疗术后胃肠功能紊乱,促进胃肠功能恢复,疗效肯定。可在手术后 12 小时开始进行预防性治疗。

2. 本病应注意与胃肠道器质性疾病的鉴别。

3. 本病的基本病机为手术损伤气血,致肝失疏泄,脾失运化,腑气壅塞不通而发

病。病位在胃肠,与肝、胆、脾等脏腑有关。主要采用脏腑辨证、病因辨证、八纲辨证等辨证方法,针灸治疗重在理气醒脾,调理气机,取手足阳明经穴为主,主穴包括天枢、支沟、内关、足三里、三阴交,再结合对症选穴。在毫针治疗的基础上可加电针或温针灸。

4. 术后需合理安排营养支持和饮食饮水计划,保持有效胃肠减压和循序渐进的功能锻炼。

5. 叮嘱患者保持乐观平和心态,保证充足睡眠。

【诊疗流程】

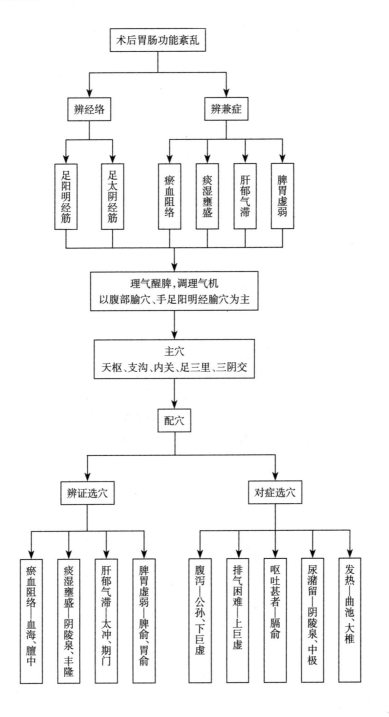

五、癌病

培训目标

1. 掌握癌病的诊断与鉴别诊断;
2. 掌握癌病的辨证要点、常用辨证方法;
3. 掌握癌病的针灸取穴规律、针灸操作方法。

癌病是多种恶性肿瘤的总称,是以脏腑组织发生异常(恶性)增生为基本特征的一组疾病。癌病是目前严重危害人类健康的常见疾病之一,其中癌性疼痛是因肿瘤压迫、侵犯有关组织神经所产生的疼痛,是中晚期肿瘤患者最常见的症状之一;化疗后副反应则主要表现在骨髓抑制和胃肠道反应。

在中医学中,根据各种肿瘤的临床特点而予以相应的命名,如"癥瘕""积聚""肝积""乳岩""噎膈""石瘿"等。本病的发生多与正气内虚、感受邪毒,内伤七情,饮食失调等因素有关,基本病机是脏腑气血阴阳失调,气滞血瘀、痰结毒聚,聚而成积。本病是一类整体属虚,局部属实的疾病。本节主要介绍针灸在癌病辅助治疗中的应用。

【典型病例】

聂某,女,50岁,2年前因出现右上腹部疼痛,诊断为"胃角腺癌",予以化疗。近期右上腹疼痛明显,伴饮食难下,流质饮食,恶心呕吐,饭后腹胀明显,睡眠一般,大便干结,2天一行,小便正常。身体乏力,ECOG评分1分。查体:右侧上腹部压痛(+),肝脏肋下两指,触痛(+),右侧锁骨上触及肿大的淋巴结。舌质黯,苔白,脉细涩。

问题一　癌病的辨证要点是什么? 应采用什么辨证方法? 如何进行辨证?

诊治思路:对于癌病而言,应根据主要症状、病程长短和全身兼症等进行辨证,主要采用八纲辨证、脏腑辨证等辨证方法。四诊时,要重点关注患者的治疗过程、症状、体征、体质、睡眠、饮食情况,舌脉等,四诊合参,综合诊断。辨证要点是辨脏腑、辨虚实、辨兼症。

辨脏腑:不同癌病病变部位不同,多数又与肝、脾、肾关系密切。

辨虚实:本病多为本虚标实,多因虚而病,因虚致实。疾病初期以气滞、血瘀、痰湿、热毒等邪实为主,可无明显症状。中晚期则出现气血亏虚、阴阳失调等正虚为主,常伴有乏力、纳差、低热、消瘦等症状,并呈进行性加重。

辨兼症:胀痛,窜及两胁,口苦心烦,舌淡红,苔薄白,脉沉细,为肝气郁滞;刺痛,痛时拒按,心下痞块,呕血便血,肌肤甲错,舌质紫黯或有瘀点,苔薄白或薄黄,为瘀毒内结;膈满胸闷,呕吐痰涎,面黄虚胖,腹胀便溏,舌淡,苔滑腻,脉滑,为痰湿凝滞;面色无华,少气懒言,全身消瘦,肌肤萎黄,舌质淡,苔薄白,脉沉细无力,为气血亏虚。

辨证分析:患者右上腹部疼痛,饮食难下,结合辅助检查,可诊断为"噎膈"。其病变主要在胃,与肝脾密切相关。肝气犯胃,可见腹部疼痛、恶心呕吐,饭后腹胀,病久耗伤气血,形体消瘦,神疲乏力,精神抑郁。舌质黯,苔白,脉细涩,为虚实夹杂之象。

中医诊断:噎膈(虚实夹杂证);

西医诊断:原发性胃癌,肝转移。

问题二 该患者应如何进行针刺治疗?还有哪些有效的针灸治疗方法?

针灸治疗思路:

1. 针刺治疗 本患者诊断为癌病,属于虚实夹杂证,病位在胃与肝。故要遵循"扶正祛邪"的法则,进行治疗。

治法:标本兼顾,扶正祛邪。选任脉、足阳明、足太阴经穴,相应脏腑的背俞穴为主。

取穴:中脘、气海、内关、足三里、胃俞、肝俞、合谷、太冲。

刺灸方法:毫针刺,平补平泻,留针 30 分钟。足三里、肝俞、胃俞宜加用温和灸或隔姜灸。合谷、太冲可加电针,采用密波。

 知识点 1

针灸减轻癌性疼痛的主穴、配穴

主穴	配穴	
	辨证选穴	对症选穴
合谷、太冲、阿是穴、百会	肝气犯胃—肝俞、胃俞 瘀毒内结—曲池、大肠俞 痰湿凝滞—中脘、阴陵泉 气血亏虚—关元、足三里	疼痛剧烈——内关、四神聪 恶心呕吐——内关、足三里 烦躁不宁——大陵、神门 肝癌—肝俞、地机 肺癌—孔最、列缺 乳腺癌—膻中、梁丘 肠癌—上巨虚、大肠俞 脑瘤—印堂、风池

知识点 2

针灸减轻放化疗反应的主穴、配穴

主穴	配穴
足三里、内关、膈俞、公孙、悬钟	骨髓抑制—肾俞、胆俞、脾俞 消化系统功能异常—中脘、脾俞、胃俞 口腔咽喉反应—照海、列缺、廉泉 直肠反应—天枢、大肠俞、支沟、照海 提高机体免疫力—肺俞、脾俞、肾俞、关元

2. 其他针灸方法

（1）艾灸法：取足三里、肺俞、膈俞、脾俞、胃俞、肾俞、中脘、章门，以艾灸条或隔物灸。用于减轻放化疗后副反应及强壮保健。

（2）耳针法：取心、肝、胃、脾、肾、内分泌、皮质下、交感，病变相应部位，埋针或者压丸。用于癌病疼痛。

（3）穴位贴敷法：中药外敷中脘、下脘、滑肉门等穴治疗。选取芥子、制川乌、制草乌等药物研成粉末，姜汁调和成1cm³膏状，用胶布覆盖敷贴于局部及背俞穴，一般贴敷2小时左右。

【临证要点】

1. 癌病的预后一般较差，针灸治疗的目的，是改善患者的临床症状，提高免疫力。针灸在扶助人体正气、减轻癌性疼痛、减少放化疗副反应等方面具有独特的优势，与药物配合，可相得益彰。

2. 癌病的基本病机是正气虚弱、脏腑功能失调，气滞痰凝，瘀毒搏结，常为虚实夹杂。要注意在辨病的基础上，使用八纲辨证、脏腑辨证等辨证方法，辨证要点是辨虚实、辨兼症。针灸治疗重在标本兼顾，扶正祛邪，根据治疗目的选穴又有不同：为减轻癌性疼痛，重在调整阴阳，通络止痛，取手阳明、足厥阴经穴为主，如合谷、太冲、阿是穴；为减轻放化疗反应，重在健脾和胃、益气养血，取足阳明、足太阴经穴为主，如足三里、内关、膈俞、三阴交；为扶助正气，提高机体免疫力，重在补肾益精，扶正固本，取任脉、足阳明经穴为主，如关元、神阙、足三里。

3. 针灸用于减缓放化疗反应，宜在放化疗前进行针灸治疗，效果更明显。

【诊疗流程】

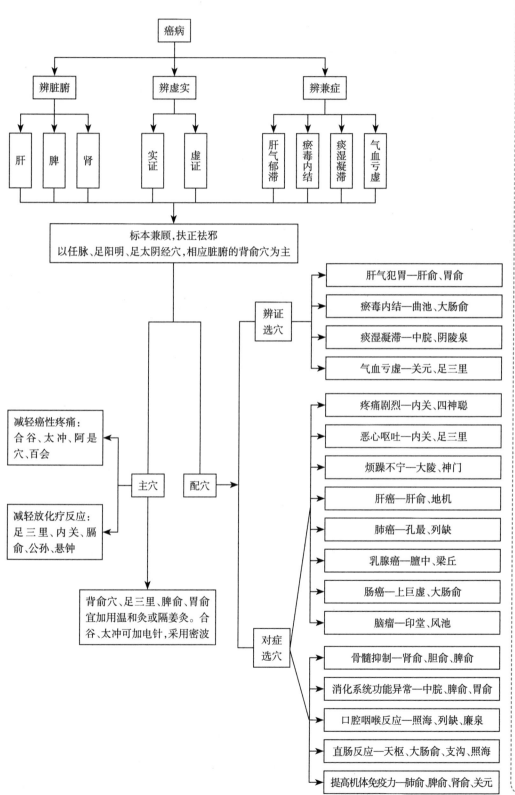

癌病

├─ 辨脏腑 ── 肝 · 脾 · 肾
├─ 辨虚实 ── 实证 · 虚证
└─ 辨兼症 ── 肝气郁滞 · 瘀毒内结 · 痰湿凝滞 · 气血亏虚

标本兼顾,扶正祛邪
以任脉、足阳明、足太阴经穴,相应脏腑的背俞穴为主

主穴 · 配穴

减轻癌性疼痛:
合谷、太冲、阿是穴、百会

减轻放化疗反应:
足三里、内关、膈俞、公孙、悬钟

背俞穴、足三里、脾俞、胃俞宜加用温和灸或隔姜灸。合谷、太冲可加电针,采用密波

辨证选穴:
肝气犯胃—肝俞、胃俞
瘀毒内结—曲池、大肠俞
痰湿凝滞—中脘、阴陵泉
气血亏虚—关元、足三里

对症选穴:
疼痛剧烈—内关、四神聪
恶心呕吐—内关、足三里
烦躁不宁—大陵、神门
肝癌—肝俞、地机
肺癌—孔最、列缺
乳腺癌—膻中、梁丘
肠癌—上巨虚、大肠俞
脑瘤—印堂、风池

骨髓抑制—肾俞、胆俞、脾俞
消化系统功能异常—中脘、脾俞、胃俞
口腔咽喉反应—照海、列缺、廉泉
直肠反应—天枢、大肠俞、支沟、照海
提高机体免疫力—肺俞、脾俞、肾俞、关元

复习思考题

1. 试述面瘫的针灸诊断思路。

2. 简述针灸治疗呕吐的治法、主穴及操作方法。

3. 试述针灸治疗癃闭实证的基本治法、主穴及操作方法。

4. 试述胸痹的针灸辨证思路、辨证要点。

5. 试述痛经的针灸诊治思路。

6. 简述不同类型颈椎病的鉴别诊断。

7. 试述漏肩风的针灸诊治思路。

8. 简述除毫针外三种以上治疗带状疱疹的针灸方法。

9. 试述针灸治疗耳鸣的治法、主穴及操作方法。

10. 试述针灸治疗高热的治法、主穴、操作方法,并列举其他针灸方法。

主要参考书目

1. 梁繁荣,王华. 针灸学[M].10 版. 北京:中国中医药出版社,2016.
2. 赵吉平,李瑛. 针灸学[M].3 版. 北京:人民卫生出版社,2016.
3. 方剑乔,吴焕淦. 刺法灸法学[M].2 版. 北京:人民卫生出版社,2016.
4. 王富春,马铁明. 刺法灸法学[M].10 版. 北京:中国中医药出版社,2016.
5. 赵吉平. 针灸临床技能实训[M]. 北京:人民卫生出版社,2013.

复习思考题答案要点与模拟试卷

复习思考题答案
要点与模拟试卷